医療従事者のための
これだけは知っておきたい61の法律

編集代表
河野公一
大阪医科大学衛生学・公衆衛生学 教授

編集
田邉 昇
中村・平井・田邉法律事務所 弁護士・医師

森田 大
大阪医科大学救急医学 教授

米田 博
大阪医科大学神経精神医学 教授

鈴木俊明
関西医療大学保健医療学部臨床理学療法学 教授

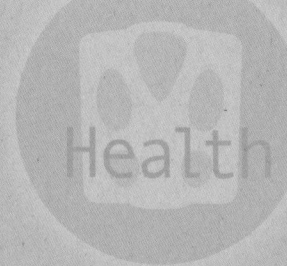

金芳堂

執筆者 (執筆順)

田邉 昇
中村・平井・田邉法律事務所 弁護士・医師

島原 政司
大阪医科大学名誉教授

河野 令
大阪医科大学衛生学・公衆衛生学 助教

木村 基士
大阪医科大学衛生学・公衆衛生学 大学院生

恩田 光子
大阪薬科大学臨床実践薬学 准教授

道重 文子
大阪医科大学看護学部 教授

大石 泰男
大阪府三島救命救急センター所長代理

木野 昌也
医療法人仙養会 北摂総合病院院長

山口 実
医療法人仙養会 北摂総合病院業務部放射線科 科長

山本 展夫
医療法人仙養会 北摂総合病院業務部 部長

坂部 博志
医療法人仙養会 北摂総合病院業務部臨床検査科検査情報管理係 係長

西村 岳洋
医療法人仙養会 北摂総合病院業務部臨床工学室 室長

鈴木 俊明
関西医療大学保健医療学部臨床理学療法学 教授

谷 万喜子
関西医療大学保健医療学部臨床理学療法学 准教授

高崎 恭輔
関西医療大学保健医療学部臨床理学療法学 講師

北川 郁美
奈良女子大学生活環境学部食物栄養学科 特任教授

島本 淳子
医療法人西浦会 長生苑施設長

米田 博
大阪医科大学神経精神医学 教授

河野 武弘
大阪医科大学附属病院輸血室室長 准教授

田中 英高
大阪医科大学小児科学 准教授

濱田 武
大阪医科大学附属病院薬剤部 技術員

畑 武生
大阪医科大学附属病院薬剤部 技術員

西原 雅美
大阪医科大学附属病院薬剤部 薬剤課長

徳本 史郎
浜松医科大学健康社会医学 特任助教

中山 紳
大阪医科大学衛生学・公衆衛生学リサーチアシスタント

杉浦 裕美子
大阪医科大学衛生学・公衆衛生学

深尾 篤嗣
茨木市保健医療センター 所長

瀧内 比呂也
大阪医科大学 内科学(化学療法担当) 専門教授

清水 宏泰
大阪医科大学衛生学・公衆衛生学 准教授

渡辺 美鈴
大阪医科大学衛生学・公衆衛生学 講師

谷本 芳美
大阪医科大学衛生学・公衆衛生学 講師

竹中 義人
たけなかキッズクリニック理事長

井村 俊郎
関西空港検疫所 所長

中野 隆史
大阪医科大学微生物学 准教授

臼田 寛
大阪医科大学衛生学・公衆衛生学 准教授

宮武 秀男
京都大学環境安全保健機構放射性同位元素
総合センター技術専門員

土手 友太郎
大阪医科大学看護学部 教授

金 泰子
大阪医科大学小児科 医師

東 佐保子
大阪医科大学小児科学 非常勤医師

小林 貴子
大阪医科大学看護学部 教授

北村 有香
大阪医科大学看護学部 助教

横山 浩誉
大阪医科大学看護学部 助教

野田 哲朗
大阪府立精神医療センター医務局高度ケア科 主任部長

川﨑 隆士
大阪医科大学衛生学・公衆衛生学 非常勤講師

辰 吉光
オムロン草津診療所

伊藤 正人
パナソニック健康保険組合健康管理センター 副所長

服部 公彦
パナソニック健康保険組合健康管理センター 医師

西川 佳枝
パナソニック(株)AVCネットワークス社南門真健康管理室 産業医

藤本 圭一
大阪医科大学衛生学・公衆衛生学 講師(准)

井上 澄江
関西大学保健管理センター第一診療所 所長

原田 浩二
京都大学医学研究科環境衛生学 准教授

谷口 善仁
慶應義塾大学医学部衛生学公衆衛生学 講師

森本 純司
大阪医科大学実験動物センター 講師

まえがき

　近年，社会制度の変革や経済状況の変化，国際化に伴う科学と技術の急速な進歩，国民のニーズの高まりなどにより，医学・医療，保健・福祉の分野は多様化，専門化しつつあり，これらに対応したきめ細かい高度な技術提供への社会的需要も増加している．

　そのため現在，きわめて多種の専門的職種に属する人々が，相互に協力しあって総合的，継続的な，医療・保健・福祉サービスを実践しており，それに応じてこれらの分野で学び，働く人々の数も増加の一途をたどっている．

　このような変遷に対して，国は様々な法の整備を行うことにより，医療，保健・福祉についてその役割を果たすための対応をしてきた．

　本書では当該職種と関わりの深い医療や保健・福祉，環境に関する法律について，一冊にまとめられ通覧できるようにしてあり，学生にとっては日頃学習の場で，また試験準備のためにも，さらに従事者にとっては手元において日常業務の参考にするにも極めて有効な書となっている．

　医療，保健・福祉に関連する法律の概説にはいくつかの切り口や，まとめ方があるが，本書では以下のような視点からまとめた．

　　A　医療従事者（業務，名称独占）について定めた法律
　　B　医療従事者が関与する業務について定めた法律
　　C　医療従事者が知っておくべき関連法律

について法の趣旨と概要，法が定める責務と役割，その具体的な業務範囲，法律上の守秘義務，今後の課題などの項目ごとに概観する．

　本書の対象者は医師，歯科医師，薬剤師，看護師，保健師，助産師，柔道整復師，あん摩マッサージ指圧師，鍼灸師，理学療法士，作業療法士，診療放射線技師，臨床工学技士，社会福祉士，介護福祉士，精神保健福祉士，管理栄養士，歯科衛生士，歯科技工士，視機能訓練士，言語聴覚士，技士装具士，救命救急士，保育士，眼鏡士，栄養士，ホームヘルパー，カイロプラクター，整体師など医療，保健・福祉の専門職の学生や従事者である．

　本書の執筆にあたられた先生方，並びに企画段階からご協力いただいた株式会社金芳堂編集部の諸氏に深謝する．

編集代表　河野公一

目　次

A　医療従事者（業務・名称独占）について定めた法律

1. **医師法**（田邉　昇）……………………………………………… 3
   - 法の趣旨と概要 ……………………………………………… 3
   - 法が定める資格者の責務・役割 …………………………… 4
   - 医師免許の取得と医師資格 ………………………………… 4
   - 資格者が行う具体的な業務範囲 …………………………… 5
   - 資格者に課せられた法規上の守秘義務 …………………… 12
2. **歯科医師法**（島原政司）…………………………………………… 13
   - 法の趣旨と概要 ……………………………………………… 13
   - 法が定める資格者の責務・役割 …………………………… 13
   - 罰則について ………………………………………………… 14
   - ……………………………………………………………… 15
   - ……………………………………………………………… 19
   - ……………………………………………………………… 19
   - ……………………………………………………………… 21
   - ……………………………………………………………… 21
   - ……………………………………………………………… 22
   - ……………………………………………………………… 23
   - ……………………………………………………………… 23
   - ……………………………………………………………… 23
   - ……………………………………………………………… 24
   - ……………………………………………………………… 25
   - ……………………………………………………………… 25
   - ……………………………………………………………… 27
   - 法の趣旨と概要 ……………………………………………… 27
   - 法が定める資格者の責務・役割 …………………………… 27
   - 資格者が行う具体的な業務範囲 …………………………… 28
   - 資格者に課せられた法規上の守秘義務 …………………… 33
6. **保健師助産師看護師法**（道重文子）……………………………… 34
   - 法の趣旨と概要 ……………………………………………… 34
   - 法が定める資格者の責務・役割 …………………………… 37
   - 資格者が行う具体的な業務範囲 …………………………… 38
   - 資格者に課せられた法規上の守秘義務 …………………… 40
7. **救急救命士法**（大石泰男）………………………………………… 42

正誤表

372 ページ左欄、下から 17 行目から 33 行目まで下記のように訂正します。

　事業者による化学物質の適切な管理の改善を促進するため，対象化学物質またはそれを含有する製品を他の業者に譲渡または提供する際には，化学物質の特性及び取扱いに関する情報である MSDS を事前に提供することが化管法により義務付けられている．事業者は取引先から MSDS の提供を受けることにより，自らが使用する化学物質について必要な情報を入手し，化学物質の適切な管理に役立てることができる．PRTR 法において MSDS を添付することが

法の趣旨と概要 42
　　　法が定める資格者の責務・役割 43
　　　資格者が行う具体的な業務範囲 43
　　　資格者に課せられた法規上の守秘義務 48
　　　今後の展望と問題点 48
　　　おわりに 49
8. **診療放射線技師法**（山口実，山本展夫，木野昌也） 50
　　　法の趣旨と概要 50
　　　法が定める資格者の責務・役割 52
　　　資格者が行う具体的な業務範囲 53
　　　資格者に課せられた法規上の守秘義務 54
　　　おわりに 55
9. **臨床検査技師法**（坂部博志，山本展夫，木野昌也） 56
　　　法の趣旨と概要 56
　　　法が定める資格者の責務・役割 56
　　　資格者が行う具体的な業務範囲 57
　　　資格者に課せられた法規上の守秘義務 59
　　　おわりに 60
10. **臨床工学技士法**（西村岳洋，山本展夫，木野昌也） 61
　　　法の趣旨と概要 61
　　　法が定める資格者の責務・役割 61
　　　資格者が行う具体的な業務範囲 62
　　　資格者に課せられた法規上の守秘義務 71
　　　おわりに 72
11. **柔道整復師法**（鈴木俊明） 73
　　　法の趣旨と概要 73
　　　法が定める資格者の責務・役割 73
　　　資格者が行う具体的な業務範囲 75
　　　資格者に課せられた法規上の守秘義務 76
12. **あん摩マッサージ指圧師，はり師，きゅう師等に関する法律**（谷万喜子） 77
　　　法の趣旨と概要 77
　　　法が定める資格者の責務・役割 77
　　　資格者が行う具体的な業務範囲 79
　　　資格者に課せられた法規上の守秘義務 80
13. **視能訓練士法**（鈴木俊明） 81
　　　法の趣旨と概要 81
　　　法が定める資格者の責務・役割 81
　　　資格者が行う具体的な業務範囲 82
　　　資格者に課せられた法規上の守秘義務 83

14. 言語聴覚士法（鈴木俊明） ……… 84
- 法の趣旨と概要 ……… 84
- 法が定める資格者の責務・役割 ……… 84
- 資格者が行う具体的な業務範囲 ……… 86
- 資格者に課せられた法規上の守秘義務 ……… 87

15. 理学療法士及び作業療法士法（高崎恭輔） ……… 88
- 法の趣旨と概要 ……… 88
- 法が定める資格者の責務・役割 ……… 88
- 資格者が行う具体的な業務範囲 ……… 90
- 資格者に課せられた法規上の守秘義務 ……… 91

16. 栄養士法（北川郁美） ……… 92
- 法の趣旨と概要 ……… 92
- 法が定める資格者の責務・役割 ……… 95
- 資格者が行う具体的な業務範囲 ……… 96
- 資格者に課せられた法規上の守秘義務 ……… 96

17. 社会福祉士及び介護福祉士法（島本淳子） ……… 97
- 法の趣旨と概要 ……… 97
- 法が定める資格者の責務・役割と具体的な業務範囲 ……… 97
- 資格者に課せられた法規上の守秘義務 ……… 99

18. 精神保健福祉士法（米田　博） ……… 101
- 法の趣旨と概要 ……… 101
- 法が定める資格者の責務・役割 ……… 104
- 資格者が行う具体的な業務範囲 ……… 108
- 資格者に課せられた法規上の守秘義務 ……… 108

B　医療従事者が関与する業務について定めた法律

I　臨床・診療業務

1. 医療法（木野昌也） ……… 113
- 法の趣旨と概要 ……… 113
- 法が定める専門職，機関，施設が担う責務・役割 ……… 115
- 法が定める専門職，機関，施設が行う具体的な業務範囲 ……… 117
- おわりに ……… 120

2. 血液法（河野武弘） ……… 121
- 法の趣旨と概要 ……… 121
- 法が定める専門職，機関，施設が担う責務・役割 ……… 122
- 法が定める専門職，機関，施設が行う具体的な業務範囲 ……… 126
- おわりに ……… 128

3. 臓器移植法（田中英高） ……… 130

法の趣旨と概要 …………………………………………………………………………………… 130

II 薬事

4. 薬事法（濱田　武，畑　武生，西原雅美） …………………………………………… 138
法の趣旨と概要 …………………………………………………………………………………… 138
法が定める専門職，機関，施設が担う責務・役割と具体的な業務範囲 ……………………… 138

5. 毒物及び劇物取締法（畑　武生，西原雅美） ………………………………………… 146
法の趣旨と概要 …………………………………………………………………………………… 146
法が定める専門職，機関，施設が担う責務・役割と具体的な業務範囲 ……………………… 146

6. あへん法（畑　武生，西原雅美） ………………………………………………………… 151
法の趣旨と概要 …………………………………………………………………………………… 151
法が定める専門職，機関，施設が担う責務・役割と具体的な業務範囲 ……………………… 151

7. 覚せい剤取締法（畑　武生，西原雅美） ……………………………………………… 155
法の趣旨と概要 …………………………………………………………………………………… 155
法が定める専門職，機関，施設が担う責務・役割と具体的な業務範囲 ……………………… 155

8. 大麻取締法（畑　武生，西原雅美） …………………………………………………… 161
法の趣旨と概要 …………………………………………………………………………………… 161
法が定める専門職，機関，施設が担う責務・役割と具体的な業務範囲 ……………………… 161

9. 麻薬及び向精神薬取締法（畑　武生，西原雅美） …………………………………… 165
法の趣旨と概要 …………………………………………………………………………………… 165
法が定める専門職，機関，施設が担う責務・役割と具体的な業務範囲 ……………………… 165

III 地域保健

10. 地域保健法（德本史郎） …………………………………………………………………… 172
法の趣旨と概要 …………………………………………………………………………………… 172
法が定める専門職，機関，施設が担う責務・役割 ……………………………………………… 177
法が定める専門職，機関，施設が行う具体的な業務範囲 …………………………………… 179

11. 健康保険法（中山　紳） …………………………………………………………………… 183
法の趣旨と概要 …………………………………………………………………………………… 183
法が定める専門職，機関，施設が担う責務・役割 ……………………………………………… 184
法が定める専門職，機関，施設が行う具体的な業務範囲 …………………………………… 187

12. 国民健康保険法（杉浦裕美子） …………………………………………………………… 192
法の趣旨と概要 …………………………………………………………………………………… 192
法が定める専門職，機関，施設が担う責務・役割と具体的な業務範囲 ……………………… 193

13. 健康増進法（深尾篤嗣） …………………………………………………………………… 197
法の趣旨と概要 …………………………………………………………………………………… 197
法が定める専門職，機関，施設が担う責務・役割 ……………………………………………… 200
法が定める専門職，機関，施設が行う具体的な業務範囲 …………………………………… 201

14. がん対策基本法（瀧内比呂也） …………………………………………………………… 202

法の趣旨と概要 ··· 202
　　　法が定める専門職，機関，施設が担う責務・役割と具体的な業務範囲 ············ 205
　　　おわりに ·· 207
15. **介護保険法**（島本淳子） ·· 208
　　　法の趣旨と概要 ··· 208
　　　法が定める専門職，機関，施設が担う責務・役割と具体的な業務範囲 ············ 209
16. **高齢者医療確保法**（島本淳子） ··· 212
　　　法の趣旨と概要 ··· 212
　　　法が定める専門職，機関，施設が担う責務・役割と具体的な業務範囲 ············ 214
17. **予防接種法**（清水宏泰） ·· 219
　　　法の趣旨と概要 ··· 219
　　　法が定める専門職，機関，施設が担う責務・役割 ································· 220
　　　法が定める専門職，機関，施設が行う具体的な業務範囲 ··························· 220
18. **母子保健法**（渡辺美鈴） ·· 223
　　　法の趣旨と概要 ··· 223
　　　法が定める専門職，機関，施設が担う責務・役割 ································· 224
　　　法が定める専門職，機関，施設が行う具体的な業務範囲 ··························· 225
19. **母体保護法**（谷本芳美） ·· 227
　　　法の趣旨と概要 ··· 227
　　　法が定める専門職，機関，施設が担う責務・役割と具体的な業務範囲 ············ 228
20. **児童虐待防止法**（竹中義人） ·· 231
　　　法の趣旨と概要 ··· 231
　　　法が定める専門職，機関，施設が担う責務・役割と具体的な業務範囲 ············ 234
　　　法が定める専門職，機関，施設が行う具体的な業務範囲とその課題 ··············· 235
21. **検疫法**（井村俊郎） ··· 238
　　　法の趣旨と概要 ··· 238
　　　法が定める専門職，機関，施設が担う責務・役割 ································· 240
　　　法が定める専門職，機関，施設が行う具体的な業務範囲 ··························· 240
　　　おわりに ·· 243
22. **感染症法**（中野隆史） ··· 244
　　　法の趣旨と概要 ··· 244
　　　法が定める専門職，機関，施設が担う責務・役割 ································· 245
　　　法が定める専門職，機関，施設が行う具体的な業務範囲 ··························· 246
23. **食品衛生法**（臼田　寛） ·· 253
　　　法の趣旨と概要 ··· 253
　　　法が定める専門職，機関，施設が担う責務・役割 ································· 253
　　　法が定める専門職，機関，施設が行う具体的な業務範囲 ··························· 255
24. **放射線障害防止法**（宮武秀男） ··· 257
　　　法の趣旨と概要 ··· 257

法が定める専門職，機関，施設が担う責務・役割と具体的な業務範囲 …………………… 257

Ⅳ　福祉

25. 生活保護法と周辺法（土手友太郎） …………………………………………………… 263
　　　法の趣旨と概要 ……………………………………………………………………………… 263
26. 身体障害者福祉法と周辺法（土手友太郎） …………………………………………… 270
　　　法の趣旨と概要 ……………………………………………………………………………… 270
27. 児童福祉法（金　泰子） ………………………………………………………………… 275
　　　法の趣旨と概要 ……………………………………………………………………………… 275
　　　法が定める専門職，機関，施設が担う責務・役割 ……………………………………… 276
　　　法が定める専門職，機関，施設が行う具体的な業務範囲 ……………………………… 278
　　　おわりに ……………………………………………………………………………………… 282
28. 母子及び寡婦福祉法（東　佐保子） …………………………………………………… 283
　　　法の趣旨と概要 ……………………………………………………………………………… 283
　　　　今後の課題 ………………………………………………………………………………… 286
29. 老人福祉法（北村有香，小林貴子） …………………………………………………… 287
　　　法の趣旨と概要 ……………………………………………………………………………… 287
　　　法が定める専門職，機関，施設が担う責務・役割 ……………………………………… 288
　　　法が定める専門職，機関，施設が行う具体的な業務範囲 ……………………………… 290
30. 社会福祉法（旧・社会福祉事業法）（小林貴子，横山浩誉） ………………………… 293
　　　法の趣旨と概要 ……………………………………………………………………………… 293
　　　法が定める専門職，機関，施設が担う責務・役割 ……………………………………… 294
　　　法が定める専門職，機関，施設が行う具体的な業務範囲 ……………………………… 295
31. 精神保健福祉法（野田哲朗） …………………………………………………………… 299
　　　法の趣旨と概要 ……………………………………………………………………………… 299
　　　法が定める専門職，機関，施設が担う責務・役割と具体的な業務範囲 …………… 300
　　　おわりに ……………………………………………………………………………………… 306
32. 知的障害者福祉法（米田　博） ………………………………………………………… 307
　　　法の趣旨と概要 ……………………………………………………………………………… 307
　　　法が定める専門職，機関，施設が担う責務・役割 ……………………………………… 313
33. 心神喪失等の状態で重大な他害行為を行った者の医療及び観察等に関する法律
　　　（医療観察法）（米田　博） ……………………………………………………………… 314
　　　法の趣旨と概要 ……………………………………………………………………………… 314
　　　法が定める専門職，機関，施設が担う責務・役割と具体的な業務範囲 …………… 315

Ⅴ　産業保健

34. 男女雇用機会均等法（川崎隆士） ……………………………………………………… 320
　　　法の趣旨と概要 ……………………………………………………………………………… 320
　　　法が定める専門職，機関，施設が担う責務・役割 ……………………………………… 321

法が定める専門職，機関，施設が行う具体的な業務範囲 ………………………………………… 321
　　　おわりに ………………………………………………………………………………………………… 323
35. **労働者派遣法**（川崎隆士）……………………………………………………………………………… 325
　　　法の趣旨と概要 ………………………………………………………………………………………… 325
　　　法が定める専門職，機関，施設が担う責務・役割 ………………………………………………… 326
　　　法が定める専門職，機関，施設が行う具体的な業務範囲 ………………………………………… 327
　　　おわりに ………………………………………………………………………………………………… 329
36. **労働基準法**（辰　吉光）………………………………………………………………………………… 330
　　　法の趣旨と概要 ………………………………………………………………………………………… 330
　　　法が定める専門職，機関，施設が担う責務・役割 ………………………………………………… 330
37. **労働安全衛生法**（伊藤正人，服部公彦，西川佳枝）………………………………………………… 336
　　　法の趣旨と概要 ………………………………………………………………………………………… 336
　　　法が定める専門職，機関，施設が担う責務・役割 ………………………………………………… 337
　　　法が定める専門職，機関，施設が行う具体的な業務範囲 ………………………………………… 338
38. **作業環境測定法**（藤本圭一）…………………………………………………………………………… 343
　　　法の趣旨と概要 ………………………………………………………………………………………… 343
　　　法が定める専門職，機関，施設が担う責務・役割 ………………………………………………… 343
　　　法が定める専門職，機関，施設が行う具体的な業務範囲 ………………………………………… 344
39. **じん肺法**（清水宏泰）…………………………………………………………………………………… 347
　　　法の趣旨と概要 ………………………………………………………………………………………… 347
　　　法が定める専門職，機関，施設が担う責務・役割 ………………………………………………… 348
　　　法が定める専門職，機関，施設が行う具体的な業務範囲 ………………………………………… 348

Ⅵ　学校保健

40. **学校保健安全法**（井上澄江）…………………………………………………………………………… 352
　　　法の趣旨と概要 ………………………………………………………………………………………… 352
　　　法が定める専門職，機関，施設が担う責務・役割 ………………………………………………… 357
　　　法が定める専門職，機関，施設が行う具体的な業務範囲 ………………………………………… 358

C　医療従事者が知っておくべき関連法律

1. **環境基本法**（原田浩二）………………………………………………………………………………… 363
　　　法の趣旨と概要 ………………………………………………………………………………………… 363
2. **化審法と化管法**（谷口善仁）…………………………………………………………………………… 368
　　　法の趣旨と概要 ………………………………………………………………………………………… 368
　　　当該法と医療従事者のかかわり ……………………………………………………………………… 368
　　　当該法について医療従事者が知っておくべき事項 ………………………………………………… 369
　　　関連法 …………………………………………………………………………………………………… 373
　　　当該法の今後の課題 …………………………………………………………………………………… 373

3．獣医師法（森本純司）……374
法の趣旨と概要……374
当該法と医療従事者のかかわり……376
当該法について医療従事者が知っておくべき事項……377
当該法の今後の課題……378

A

医療従事者（業務・名称独占）について定めた法律

1. 医師法

法の趣旨と概要

1. 医師法はいつできたのだろうか

　医師法は，言うまでもなく医事法の中核をなす法令であり，歴史的にも医師の身分法として医事法の中で最も古い沿革を有している．

　人の健康を改善・維持するために行う行為は，社会的に極めて有用性の高い行為であることは論を待たないが，なぜこのような有用な行為を医師をはじめとする医療関係者に資格制を以て独占させるのであろうか．

　古代ギリシア・ローマから医師は独立した専門職とされ[1]，ギリシア神話の医術を掌る太陽神アポロン，その弟子アスクレピウス（WHOの紋章となっている），半人半馬神ケイロンといった医神，中国の神農，黄帝をはじめ医師の元祖のような話は非常に古くから存在する．古来から医師教育は大学で行われてきた．そのため，医師に関する法規制は，医師の養成から免許といったかたちで各国で始まっていることが多い．確立した有用な職業である医師を規制するためには，国家目的に沿った新規の法制度の下での医師を養成し，これらに置き換わることで国家統制を行うことが立法政策としては容易であったためと思われる．

　しかし，法律というかたちで医師という職業が規制されるようになったのは，「法律」が制定されるようになった明治以降である．明治5年2月に文部省内に医務課が置かれたのが医師に関する法的規制のはじまりである．医務課は明治6年には医務局に昇格し，明治7年8月18日から長与専斎らの手による76条からなる医制が東京府に引かれている[2]．最初の医制は医学教育についても書かれていたが，衛生行政の分野が明治8年に文部省から内務省へ移ったことから削除され，現在の医療法で規定されている病院に関する規定が加えられ55条の法典となった[3]．しかし当初の医制はオランダの医療制度を踏襲したもので日本の実情に合致せず，9箇条のみが実施されたという[4]．

　その後，明治39年に医師法，歯科医師法が定められ[5]，戦中昭和17年の国民医療法を経て，昭和23年に現行の医師法となった．

　医師法を学ぶ場合は，制定も古く，簡潔な条文であることから条文をただ読んだだけでは判断が難しい場合もあり，裁判例などの解釈や厚労省などの通達，学者が書いている解釈などからその意味を考えていく必要がある．そのように深く理解していないと日常診療での基本的な態度が揺らぐことになってしまうので法律の話は難しいとか面倒くさいと思わず，よく自分の頭で考えながら勉強して欲しい．

2. 医師法は何を決めている法律か

　医師法は，医師の身分取得について規律する法であり，また，医師の業務についての義務を規定する法である．それぞれの規定の中には罰則もおかれており，特別刑法の側面もある．

　医師が行う行為についての業法的規制は，詳細は医師法第17条の規定の解説で述べるが，医療行為の裁量性，専門性から，原則的に医師法は立ち入った制約を加えていない．健康保険法や国民健康保険法に基づく療養担当者規則は，保険診療に関して非常に詳細な介入を行うが，あくまで健康保険の制約上のものであって医師の行為を直接に制約する趣旨の規定ではない．

医師は古来からの専門職であり，原則的にはその広範な裁量権に基づいて，患者の利益を目的として，その承諾若しくはこれに代替しうるような公益がある限り，自らの知識技能を活用して医療を行うことができる[6]．とりわけ行政機関による具体的な医療行為についての事前的制約は医師法24条の2による厚生労働大臣の介入に止まる．

また，医師法は，直接患者との関係を規定する法律ではないことも注意したい．医師法や医療法のような法律は，公法といって，あくまで国や地方公共団体と民間人である医師や医療機関開設者との関係を規律する法であって，これに違反すれば法律の規定に従って一定のペナルティーは科される可能性があるが，直ちに患者に損害賠償をしなければならないわけではない．民法の解釈の中で，一つの要素として検討されるに過ぎない（東京地方裁判所平成13年7月30日判例タイムズ1098号173p は医療法に違反していても私法上の契約が無効とはならないと判示している）．

法が定める資格者の責務・役割

医師法第1条〔医師の任務〕
医師は，医療及び保健指導を掌ることによって公衆衛生の向上及び増進に寄与し，もつて国民の健康な生活を確保するものとする．

医師の職務は，第1に患者の治療であろうが，医師法は公衆衛生の向上及び増進，国民の健康な生活の確保を医師の使命としている．日本国憲法第25条2項は公衆衛生の向上増進を国の責務としており，医師の職務を「掌る」との表現で顕している．これは旧法では医療及び保健指導を掌り国民の体力向上に寄与するとされていたものを日本国憲法の条文に基づいて変更したものである．

弁護士法1条1項は基本的人権擁護，社会正義実現を弁護士の「使命」とし，2項で使命のための誠実な職務遂行を規定しているほか，公認会計士法1条は専門家として独立した立場での財務情報の信頼性の確保等で国民経済の健全な発展に寄与する使命を負うとしていること，保助看法に至っては保健師等の資質向上が法の趣旨であり（第1条）それぞれは保健指導，助産，看護等を「業とする」（第2，3，5条）としていることからも医師の立場が，単なる一業種であることを超えて国の憲法上の責務を担っている存在であることがわかる．歯科医師法第1条，薬剤師法第1条も医師に倣って同様の文言が用いられている．一方で医師の行為は，私的な行為であっても公共・公益に関係する事項として名誉毀損の成立を妨げる一要素として評価されることも注意する必要がある（刑法第230条の2，東京高裁平成2年9月27日判決，判例時報1359号38p，医師の公共性の根拠条文であるとするものに平野竜一編　注釈特別刑法5-1第2版，青林書院，1992年18p がある）．

医師免許の取得と医師資格

医師になるためには，医師国家試験に合格し（第2条）厚生労働大臣の免許を得て医籍に登録される必要がある（第5条，6条）．医籍への登録は厚生労働省のｗｅｂページで随時確認することができるようになっている．未成年者，成年被後見人又は被保佐人は，免許は与えられない（絶対欠格事由第3条）ほか，心身の障害により医師の業務を適正に行うことができない者として厚生労働省令で定めるもの（第4条1号），麻薬，大麻又はあへんの中毒者（同2号），罰金以上の刑に処せられた者（同3号），医事に関し犯罪又は不正の行為のあつた者（同4号）は厚労大臣は免許を与えないことができる(相対的欠格事由)．

医師免許は現行では更新制度はとられていない．医師は自律的な専門職であり一般に自己研鑽が十分行われていることや，専門分化が著しく技術的に困難であることから当然であろう．弁護士会は会独自の強制研修制度を数年前から開始しているが，医師会は弁護士会と異なり強制加入ではなく，現時点では同

様の研修は難しいと思われる．

　医師が免許取得後絶対的欠格事由に該当したときは当然に，相対的欠格事由に該当したときは医道審議会の審議を経て免許に関する取消しや停止処分（第7条）をし，再教育研修を課する（第7条の2）ことができる．通常の実務では，刑事罰などが確定して1～2年程度を経て都道府県担当者による同条第5項の聴聞がなされ，その後すぐに処分が下されることが多い．

資格者が行う具体的な業務範囲

〔医師でない者の医業禁止・業務独占〕
第17条　医師でなければ，医業をなしてはならない．
第31条1項1号　2年以下の懲役又は200万円以下の罰金．

　医師法第17条は無免許医業についての処罰規定であるが，その法益（何のために刑罰まで科して守らせようとするのかということ）は無免許医業によって被害を受ける者の健康であると解されている[7]．免許制にしないと患者の健康が危険にさらされるので，医療行為を一律に禁止して，免許を持った人間にだけ許すというわけである．これに対しては医師の独占権も法益とするとの解釈もある[8]．医制が引かれた歴史的沿革からはこちらが本来の立法趣旨であったと思われるが，現行法の解釈としては前者が学者の間では通説といえる．

　戦前の法制においても大審院（最高裁判所の前身）の判決（大判大正2年11月25日判決　刑録19輯1288p）では，「無免許医業を禁止するの法意は予め危害を防止せんとするに在り．」と判示しているが，現行の医師法についても大阪高裁（昭和27年2月16日判決　最高刑集7巻11号2273p）は「本法は医療行為が一般公衆衛生上重大な影響があるので，診療過誤等具体的事故発生の場合において責任を問うだけでは足りないとし，医行為を業とする場合はすべて国家の免許を要することとし，無免許者の医業を一般的に禁止し，もって無免許医のおかすことのあるべき社会保健上の危険を抽象的段階において防止しようとするにある．」としている．

　このような医療行為や医業類似行為の免許制による制約は職業選択の自由の保障（憲法22条）に反しているように思えるが，上記理由で合憲と考えられている（最高裁大法廷判決　昭和35年1月27日　刑集14巻1号33p）．

　このような観点から，医療行為に関して医師に免許を与えて独占させる一方，医師をして国家の監督に置く考えは諸外国でも一般的であり，医師を免許制の枠外にしている国は私の知る限りではないようである．

　しかしながら，医師法が無免許医業を禁止し，それに処罰を与えるという特別刑法である以上，刑法学上の解釈の議論が存在しないわけにはいかない．刑罰規定の条文の解釈は，類推解釈（言葉からは違うことが明らかだが，同じようなものだからといって違う規定を適用すること．犬を虐待してはいけないという法律を同じ生き物でかわいそうだからという理由で金魚の虐待を処罰するのは類推解釈である）が許されず，対象者が容易にわかるような明確性が憲法31条の要請から必要であるとされる（大審院昭和15年8月22日判決，最高裁昭和50年9月10日判決　刑集29巻8号489p）．

　そこでまず第1に「医師でなければ」というが「医師」とは何を指すのかが問題になる．今回の東日本大震災の被害など，国際的な災害では国境なき医師団などの活躍がマスコミなどでも取り上げられるが，外国人医師は日本で医業をなしうるのであろうか（「外国医師又は外国歯科医師が行う臨床研修にかかわる医師法第17条の特例等に関する法律」は研修についてのみ例外を認めている）．日本の平均的医師以上に知識や経験のある医師が診療行為を行っても患者には利益にこそなれ，害はないように思える．

　この点の解釈は，まずは，医師免許制に

よって回避しようとする「危険」が抽象的な危険なのか，具体的な当該患者に生ずる具体的な危険かどうかといった問題である．判例は前述のように抽象的危険を防止する趣旨であるといっているので，具体的に医学的知識技能があり，当該患者には危険が生じないとしても日本の医師免許を有しない者の医療行為は医師法17条違反である．一方，研修医の医療行為は，未熟であっても研修医も医師であり違法ではない．なお旧制度下での医師免許取得前のインターンについては医療行為は違法とするのが裁判実務であった（最高裁昭和28年11月20日決定　刑集7巻11号2249p）．

だから天才外科医ブラックジャックは警察に追い回されるのである．

次に「医業」の範囲の問題である．

これは医師にとってもコメディカルにとっても重要である．医療機関で医師の指示で診療の補助的にさまざまな行為を医師資格のないコメディカルが行う場合があるが，その行為が医師法違反ということになると，コメディカルは医師の指示だからといって罪を免れないし，指示した医師も医師法違反の罪を教唆したとして医師であるにもかかわらず医師法違反で処罰されるからである（東京高裁昭和47年1月25日判決　判例タイムス277号357p）．

医師が行う行為については，疾病の治療・軽減といった基本的な診療以外に，疾病の予防，奇形矯正，助産，堕胎，治療目的のための患者への試験，医術上の進歩のための臨床実験などが含まれる[9]とされ，この形態は日進月歩であり[10]，美容整形や性転換，体外受精，移植ドナーからの骨髄採取や臓器採取なども医師が行う業務の範囲である．

古い裁判例では「医行為とは汎く人の疾病を診療治療する行為」とされていたが（大審院昭和21年11月14日判決　刑集6巻453p），この定義では，疾病予防目的で行う消化管内視鏡診断は医師でなくてもできることになってしまうから狭すぎる[11]．

また，広島高裁岡山支部昭和29年4月13日判決（高等裁判所刑事判決　特報31号87p）は「主観的には疾病治療を目的とし，客観的にはその方法が現代医学に基づくもので診察治療可能なもの」とするがこの定義については，あん摩や鍼灸が医行為に含まれるので妥当でないとの批判[12]がなされているが，現代医学に基づくかどうかで医行為から排除しうるし，そもそもあん摩や鍼灸は特別法によって資格要件などが定められ医師法の特別法による例外であるからそんなにおかしな定義ではないと思われる．

現在の司法実務では，「医師が行うのでなければ保健衛生上危害を生ずるおそれのある行為」（最高裁昭和30年5月24日判決　刑集9巻7号1093p）との定義が用いられている．一種の同義反復であるともいえ，定義としては不明確性と批判されている[13]が，医師法第4章の規定から行為者にとっては容易に判断できると思われる．

具体的な事件についての医師法違反を認めた裁判例としては，淋病患者への問診触診（大審院昭和8年7月31日判決　刑集12巻1543p）柔道整復師による膿瘍穿刺（大審院大正12年12月23日判決　刑集2巻1009p）レントゲン撮影（大審院昭和11年6月16日判決　刑集15巻798p）鍼灸業者が子宮鏡を挿入する行為（大審院昭和15年3月19日判決　刑集19巻134p）注射（大審院昭和元年12月2日判決　刑集5巻597p）按摩免許を有する者の腟内への指挿入によるマッサージ（大審院昭和2年7月6日判決　刑集6巻243p）所謂タコの吸い出しによる血液吸引（大審院昭和9年4月5日判決　刑集13巻377p）血圧の測定（名古屋高裁金沢支部昭和33年4月8日判決　高裁特報5巻5号157p）アートメイクと称する刺青（東京地裁平成2年3月9日判決　判例時報1370号159p）植毛のための患者への問診，採血，血圧測定（東京地裁平成9年9月17日判決　判例タイムス983号286p）コンタクトレンズ処方のための検眼およびコンタクトレンズ着脱（最高裁平成9年9月30日判決　刑集51巻671p）レーザー

脱毛（東京地裁平成14年10月30日判例時報1816号164p）などがあるほか，耳へのピアスなども旧厚生省通達医発昭和47年10月3日では医師法違反とされている．医師法違反でないとされたのは，手を患者の患部にあてる掌療法（大審院昭和6年11月30日判決　刑集10巻666p）患部に紅を塗る行為（大審院昭和8年7月8日判決刑集12巻1190p）などがある．

また，医行為は本条文が「医業」としていることから，「業務」として営利などを目的としてしない限り違法にはならないようにも思えるが，判例は1回でも反復継続の意思があれば医業とする解釈がとられている（最高裁昭和28年11月20日決定　刑集7巻11号2249p）．

医師法第18条〔名称の使用制限・名称独占〕
医師でなければ，医師又はこれに紛らわしい名称を用いてはならない．
同第33条の2　1項　50万円以下の罰金

これは名称独占の規定である．鍼師などが医師に紛らわしい名称を用いていたためにこれを取り締まるために戦後制定された[14]．

医師法第19条〔応召義務〕
診療に従事する医師は，診察治療の求があつた場合には，正当な事由がなければ，これを拒んではならない．

この条文については，医師はみな当たり前のように知っている．しかし，誤解が多い点がある．まず，この規定は行政法規であって，患者との関係で直接適用される規定ではない．すなわち，一定の具体的事情を離れて，特定の医師に対して特定の患者が診療を求める権利がこの規定で生まれるわけではない．

もう一つは，何らの罰則がない規定であるということである．医師法21条などは刑事罰が用意されていることは現在では周知の通り

である（参考までに，死体解剖保存法11条は，犯罪に関係のある異状を死体解剖をした法医や病理医が見つけた場合，届けなくても罰則はないことも知っておくとよいであろう）．

また，契約を締結するかどうかは当事者の自由である（契約自由の原則）というのは，近代私法の大原則であるから，これを制限するのはよほどの場合でなくてはならない．命にかかわるといえば，餓死寸前の人が食堂に来た場合に食事を出す義務は課されていない．

医師法第19条のような応召義務が課されている職業としては，司法書士法21条（簡易裁判所の訴訟代理は除外されている），薬剤師の処方箋に基づく調剤義務を定めた薬剤師法21条などがある．薬剤師は利益率の低い薬剤やあまりでない薬剤は店舗に置かないことがあるが，在庫がないという理由で調剤を断られたことも日常診療でよく患者から耳にする．大阪府薬剤師会などでは，1錠から薬剤師会が在庫を薬局に届けてくれるシステムをもっていると聞いたが，現在では機能しているのだろうか．いずれにせよ，比較的定型的な業務についてのみ応召義務が規定されていることに注目すべきである．

また，電気供給（電気事業法第18条1項）や水道法第15条1項など，完全に法律上特定の市町村や会社に独占させているような場合は，供給拒絶は刑事罰がある．武蔵野マンション事件（最高裁平成元年11月7日　判例時報1328号16p）は，市長が行政指導に従わないマンション業者に対して，言うことを聞かないなら水道を引かないとやったものだから刑事罰を受けている．

また，医師法第19条では拒絶できる正当事由については，診療を拒絶した場合，患者が悪化して損害賠償請求を起こされる可能性があるので問題になる．この場合，応召義務自体は公法上の規定であるから，直接損害賠償の根拠とならないという考え方と，民法第709条不法行為の規定で「違法なこと」として医

療ミスと同様に「過失」とされるかどうかは裁判例で分かれている（医師法第19条も斟酌して有責としたものに神戸地裁平成4年6月30日判決判例タイムズ802号196p, 医師法第19条は直接適用されないとしたものに名古屋地裁昭和58年8月19日判決 判例時報1104号107p がある）．

一般人の感覚は，「医者が診てくれない」ということに非常に不快（と同時に不安，恐怖）を抱くものである．仮に，公法上の規定として患者との間に直接適用されなくても，損害賠償の根拠として違法なこととして認定されることはあり得るであろう．また，診れば助かるし，容易に診療治療ができるのに，患者の死亡を望むか，あるいは望まないまでも，死んでもかまわないと思って診療拒絶をすれば「見殺し」であるから，殺人罪（刑法第199条）の成立余地まであることになろうが，そのような起訴事案は（告訴，告発例はあるようだが）寡聞にして知らない．

また，正当事由は一般条項であり，社会通念によって左右されると思われる．以前は，医者が足りない（現在もそうであるが，医療機関は多くなった）ことから，応召義務が厳格に解釈され，正当事由はよほどのことがないと認められないとされていたようである．

モンスターペイシェントが暴れる近年，暴言暴行前歴者は緊急以外は拒絶する大学附属病院もでていることから，職員や他の患者を守る上で正当であろう．また，最近，新型インフルエンザが疑われる（外国人との接触など）患者が来た場合，東京など多くの医療機関がある場所では当該医療機関としての機能を守る上で受診先を指示した上での診療拒否が許されることは感染症の伝播防止のために当然である．

拒否が正当事由にあたるかどうかは，患者の緊急性，医療機関の性質，患者の対応を総合考慮することになる．

第22条〔処方せんの交付義務〕
医師は，患者に対し治療上薬剤を調剤して投与する必要があると認めた場合には，患者又は現にその看護に当つている者に対して処方せんを交付しなければならない．ただし，患者又は現にその看護に当つている者が処方せんの交付を必要としない旨を申し出た場合及び次の各号の一に該当する場合においては，この限りでない．
一　暗示的効果を期待する場合において，処方せんを交付することがその目的の達成を妨げるおそれがある場合
二　処方せんを交付することが診療又は疾病の予後について患者に不安を与え，その疾病の治療を困難にするおそれがある場合
三　病状の短時間ごとの変化に即応して薬剤を投与する場合
四　診断又は治療方法の決定していない場合
五　治療上必要な応急の措置として薬剤を投与する場合
六　安静を要する患者以外に薬剤の交付を受けることができる者がいない場合
七　覚せい剤を投与する場合
八　薬剤師が乗り組んでいない船舶内において薬剤を投与する場合

医師法は原則的に医薬分業を原則としており，医師が自ら調剤することは法第22条但書の例外にあたる．従前は，医師の自家調剤が薬価差益による誘導もあり圧倒的であったが，現在では調剤薬局による医薬分業が主流になっている．本規定は，制定当時のわが国の実情に反したもので，フリードリッヒ大王時代に始まった欧米の慣行を持ち込んだものに過ぎない．本条項はむしろ，病棟内での投薬や（3号，5号）や，プラセボ（1号），拒薬患者や進行癌など疾病名告知に不安を有する患者などへの，インフォームドコンセントの例外の根拠規定として重要な意味を有している．

医師法第21条〔異状死体等の届出義務〕

医師は，死体又は妊娠四月以上の死産児を検案して異状があると認めたときは，二十四時間以内に所轄警察署に届け出なければならない．
医師法第33条の2　50万円以下の罰金

　民事の医療訴訟すなわち損害賠償請求は10年間で2倍に増加し，その後減少に転じているが，刑事事件に至っては，10年間で10倍になっている．急増の原因としては異状死体の届出が多くなったことにあると思われる．すなわち異状死体の届出が，医療刑事事件の捜査の端緒となって，刑事事件として立件される傾向があるからである．

　診療中の患者の死亡の届出については，旧来は衛生行政上，伝染性疾患の早期発見と行政的対応が必要であったことから，広汎に医師に届出義務を課していた．医制（明治7年8月18日文部省通知）第45条は「施治の患者死去するときは医師3日以内に其の数及び死す所以の原因を記し医師の姓名年月日を付して印を押して医務取り締まりに出すべし．」などとされていた．その後明治39年9月3日内務省令第27号第9条では「医師死体又は4ヶ月以上の死産児を検案し異常有りと認めるときは24時間以内に所轄警察署に届るべし」（25円以下の罰金）となっており，ここで，現在の異状死体の届出義務のプロトタイプが生まれることになる．この旧医師法施行令は「異状」ではなく「異常」であることに注意されたい．

　この旧医師法は昭和17年の臨戦状況の中で国民医療法として改正され，同法の昭和17年10月30日施行規則（厚生省令）31条ではまったく旧医師法と同じ条文（「異状」ではなく「異常」）が採用されている．

　しかし，昭和23年7月30日法律第201条として成立した現行の医師法では「異常」ではなく「異状」として規定されている．すなわち，普通でない「経過」といった概念ではなく，普通ではない「外観」を基準とすることが条文上明記されたと理解される．

　異状死体の定義を巡っては，裁判例は，従来は，上記にあげる旧医師法施行規則9条あるいは国民医療法施行規則の「異常死体」の届出義務の規定を引きずってか，東京地裁八王子支部昭和44年3月27日判決では法医学的な異状と解すべきとしていた．

　日本法医学会1994年ガイドラインによれば，「基本的には，病気になり診療を受けつつ，診断されているその病気で死亡することが『ふつうの死』であり，これ以外は異状死である」として，きわめて広汎な異状死概念を提唱している（日法医誌48巻1994年357-358p）．具体的な異状死体としては，外因死，外因死の疑いで解剖したが病死であった場合，解剖に付されるまでの死体，死因が不明の死体はすべて異状死であるとしている論者もいる（日医雑誌110巻1993年1671-1675p）．

　死体解剖保存法の規定は，医師法第21条と同様の「異状」の文言を用いているが，犯罪関連死体すなわち変死体の発見の際の規定であることを明示しているばかりか，届出義務違反について罰則規定もないことに比して広範に失する．

　この法医学会の見解については，外科医の間から強く批判されており，平成13年に外科系の12学会（後に13学会）は「診療に関連した異状死について」なる声明を公表し，平成14年には日本外科学会は「診療行為に関連した患者の死亡・傷害の報告について」のガイドラインを公表して，重大な医療過誤による死亡が懸念される場合に，異状死体として届けるべきとの見解を宣言するに至っているが，解釈論を超えるとして法律家から批判がある．

　医師法第21条の「異状」定義については既に最高裁判決によって解決している．

　本件事案は，主治医の執刀により慢性関節リウマチを患っていた女性患者が平成11年2月10日に東京都立広尾病院で左中指滑膜切除手術を受けたが，術翌日に看護師が誤って消毒薬ヒビテングルコネート液入りの注射器を

ヘパリンナトリウム生理食塩水の注射器と思いこんで，点滴ラインから注射したところ，急変したという医療過誤事案である．主治医は蘇生処置を試みるも，家族の意向もあり平成11年2月11日午前10時44分に死亡を確認した．その後，病理解剖を行い，最終的にはヒビテン注射による急性肺塞栓症による右室不全が死因と同定されている．その解剖の際に，主治医は，ヒビテン注射による「赤い痕」が腕についているのをじっくりと見ている．

主治医は，思わぬ急変と，医療過誤事件に直面し，どうしようかと病院長と相談したが，院長は東京都の幹部に相談した．東京都の幹部は，届出を待つように要請し，結局警察への届出が遅れ，22日になってはじめて届出がなされた．

遺族が，この件では当然のことながら，被害感情を非常に強く持っており，刑事事件になった．そして，主治医と病院長，東京都の事務方が異状死体の届出義務違反の「共同正犯」すなわち，結託して届出義務違反があったとして起訴された．刑事裁判として判例集などに載っているのは，刑事責任を争った病院長の事件である．

第1審　東京地方裁判所平成16年1月30日判決（判例時報1771号156p）は，患者について病状が急変するような疾患等の心当たりが全くなかったので，薬物を間違えて注入したことにより患者の病状が急変したのではないかとも思ったことを認定した上で，診療中の入院患者であっても診療中の傷病以外の原因で死亡した疑いのある異状が認められるときは，死体を検案した医師は医師法21条の届け出をしなければならないものと解するのが相当」として診療中の死亡であっても「検案」に該当すると判断した．

しかし，控訴審　東京高等裁判所平成15年5月19日判決（判例タイムズ1153号99p）では，死亡診断書を書くような診療中の死亡であっても，医師法第21条の死体「検案」にあたるが，患者の主治医は，予期せぬ患者の急変，医療過誤の認識，外表面の一応の異状の認識，死亡原因不明を認定した上でなお，「死体の検案とは，既に述べたとおり，死因を判定するために死体の外表検査をすることである．」として，死亡診断時に医師が行った死体の検案すなわち外表検査は，患者の死亡を確認すると同時に，患者の死体の着衣に覆われていない外表を見たことにとどまり，異状性の認識については，医療過誤や説明のつかない急変の認識があっても，右腕の色素沈着に医師が気付いていたとの点については，証明が十分であるとはいえないから，死亡診断時の医師法違反の成立は否定した．

本件は最高裁に上告されたが最高裁判所平成16年4月13日判決（刑集58巻4号247p）「医師法21条の検案とは，医師が死因等を判定するために死体の外表を検査することをいい」として外表面の異常を異状死体の定義としている．医療過誤や主観的に異常と認識するような経過をもって異状死体の判断とすることは憲法38条1項に照らして黙秘権侵害（最高裁昭和27年（あ）第838号同32年2月20日大法廷判決・刑集11巻2号802p参照）になることから，医師法21条を合憲限定解釈したものであるが（一方では事実上，届出によって自己の医療過誤が露呈する場合があっても已むを得ないとする）妥当であろう．

医師法第23条〔療養方法等の指導義務〕
医師は，診療をしたときは，本人又はその保護者に対し，療養の方法その他保健の向上に必要な事項の指導をしなければならない．

医療訴訟では，医療過誤を問うほかに原告側から説明義務違反が主張されることも非常に多い．説明義務違反の根拠が損害賠償請求である以上，私法上の規定である民法709条（不法行為による損害賠償）や415条（債務不履行による損害賠償）が根拠になり，行政上の規定である医師法が直接適用されるものではない．つまり，医師法は患者に対しての義務ではなく，国に対しての義務である．逆に

患者の要望に従った行為であっても，絶対に咎められないわけではない．

そもそも，医師の患者に対する説明がニュルンベルグ裁判〜ヘルシンキ宣言などで医師の義務とされた流れは，患者の自己決定権保障や専断的な医療行為（患者に対する後見的な役割を隠れ蓑に，社会防衛的，果ては優生学的な議論に依拠した政策的なものまで治療行為として強制的に患者に実施された経緯があることはご存じの通り）を防止する趣旨による．すなわち普通の医師の行動を類型化して行為規範としたものというより，特殊な状況での医師の行動を制約するために生み出された抽象的な法律論（自己決定権という言葉自体が，非常に抽象的な法概念である）によるものである．これが医療訴訟で用いられ，とにかく医療者側を敗訴させて患者に金を払わせようとする道具として患者側の弁護士に上手に利用され発展してきた経緯がある．

もっとも，doctor の語源が「教える者」であるように（博士資格は本来教授資格），古来説明は医師の仕事だったはずである．医師は，たとえ目の前の患者を治せなくても，その患者が不知の病であり，よほどの僥倖がない限りあと3日の寿命であると告げるだけで相応の信頼を獲得していたのではない．そして薬石の投与や外科手術などはしなくても，病気について説明し（これは怨霊の祟りだとか）療養上のアドバイスをしておけば（日に当てず涼しい場所に寝かせ，日に7度椀3杯の白湯を与えよとか）職務上の義務が果たされたといえる時期が長かったと思われる．

医師法第23条の規定は，このような沿革から療養上の説明を医師に求めている．またこの規定は，患者の生活状況にも配慮してアドバイスをすることを求めており，往診で患家に赴くことが主であった時代の医師患者関係をベースにしている．生活習慣病などという言葉がない時代の方がむしろ，生活習慣と疾病の結びつきは強かったとも思われる．

現在でも，生活習慣に起因する疾病はいわゆる生活習慣病以外にも多くあり，医師の責務として療養上の説明をすることは必要であろう．核黄疸回避のための退院時の説明についての最高裁判所第3小法廷平成7年5月30日（最高裁判所裁判集民事175号319p）なども，医師法を適用条文としてあげている．

もっとも，療養上の注意について，裁判所は厳しい義務を医師に要求していることは注意すべきである．東京地方裁判所平成15年5月28日判決（医療訴訟ケースファイル第1巻．判例タイムス社）などは「太っているから腹八分目にして，毎日よく体を動かすように」という指示では糖尿病の指導として食事療法や運動療法を指導したことにはならないと断じている．

医師法第24条
1 医師は，診療をしたときは，遅滞なく診療に関する事項を診療録に記載しなければならない．
2 前項の診療録であつて，病院又は診療所に勤務する医師のした診療に関するものは，その病院又は診療所の管理者において，その他の診療に関するものは，その医師において，五年間これを保存しなければならない．

第33条の2　1項　50万円以下の罰金

診療録とは医師によって記載されたもので，看護記録などはこれに含まれず，保管期間も2年と異なる（医療法第21条1項9号，医療法施行規則20条10号）．

また，「遅滞なく」とは不合理に放置していなければよく，当日に記載しなければならないわけでもない．また，外国語でも問題なく（大正13年7月2日内務省衛医発950号）補助者の記載でもよい（大審院大正5年3月28日判決　刑録22輯477p）．

最近は個人情報保護法によってカルテの開示が法的に義務づけられたと考える向きもあるが，患者がこの法律によって直接医師等に開示を請求出来るわけではない（東京地裁平

成19年6月27日判決　判例タイムズ1275号323p）．

医師法第24条の2
厚生労働大臣は，公衆衛生上重大な危害を生ずる虞がある場合において，その危害を防止するため特に必要があると認めるときは，医師に対して，医療又は保健指導に関し必要な指示をすることができる．
　2　厚生労働大臣は，前項の規定による指示をするに当つては，あらかじめ，医道審議会の意見を聴かなければならない

　本条項は，医師は広範な裁量権を有する専門家であり，軽々に厚生労働大臣の指示は出すべきではないが，診療上の行為が社会全体に大きな問題を生ずるような限定的な場合に限り医師の行為を規制することが許容される趣旨で作られた規定である（東京地裁昭和53年9月25日　判例時報907号24p）．従って，国がこの規定に従って医師への指示を出さなくても違法にはならない（富士見産婦人科事件での東京地裁平成11年6月30日判決　訟務月報47巻7号78p，未熟児網膜症についての甲府地裁平成元年5月10日判決　判例時報1324号97p，大腿四頭筋拘縮についての名古屋地裁昭和60年5月28日判決　訟務月報32巻2号13pなど）．本条に基づく輸血に関する基準（厚生省告示昭和27年138号）が最近まで有効であったが平成元年からはガイドラインに落とされている．
　また本条の厚生労働大臣の告示に対しても医師が従うべきかどうかについて福島地裁会津若松支部昭和35年1月27日判決（法律時報33巻6号79p）はこの規範性を認めたが，控訴審の仙台高裁ではいまだ訓示的なものに過ぎないとして従わなくてもよいとした，東京地裁昭和53年9月25日判決（判例タイムス386号175p）も指示に従うべきことが法令上明記されておらず法的拘束力はないとしているし，学説でも支持されている（野田寛「医事法」上巻164p　昭和59年）．

資格者に課せられた法規上の守秘義務

（刑法第134条：秘密漏示）
医師，薬剤師，医薬品販売業者，助産師，弁護士，弁護人，公証人又はそれらの職にあった者が，正当な理由がないのに，その業務上取り扱ったことについて知り得た人の秘密を漏らしたときは，6月以下の懲役又は10万円以下の罰金に処する．

　　　　　　　　　　　　　（田邉　昇）

文　献

1）手嶋豊ほか：医事法，有斐閣，p57，2000．
2）厚生省医務局編：医制百年史　記述編，11-14，1976．
3）野田寛：医事法　上，青林書院，p9，1984．
4）菅谷章：日本医療制度史，p25，1976．
5）野田寛：医事法　上，青林書院，p19，1984．
6）大谷実：第三者排除の原則，医療行為と法，弘文堂，p9，1980．
7）磯崎辰五郎，高島学司：医事・衛生法（新版）法律学全集，有斐閣，p184，昭和54年．
8）高橋勝好：医師に必要な法律，南山堂，p141，1971．
9）松倉豊治：医師からみた法律，医療と法律，大阪府医師会篇，p17
10）PLエルトラゴ：医者と患者，榎本稔訳，p100．
11）津田秀夫：判例にあらわれた医業の概念について，順天堂医学雑誌626号，p783．
12）小松進：注釈特別刑法5-1，青林書院，p40，1992．
13）髙木武：新診察室の法律，中央法規，1977．
14）高橋勝好：医師に必要な法律，南山堂，1971．
15）外科67巻：302-307，2005．

2．歯科医師法

法の趣旨と概要

　歯科医師法（昭和23年7月30日法律202―最終改正平成19年6月27日法96号とは，日本の法律の一つであり，歯科医師全般の職務・資格などに関して規定した法律である．歯科三法（歯科医師法，歯科衛生士法，歯科技工士法）の一つである．

　歯科医師法の目次は，第1章：総則（第1条），第2章：免許（第2条～第8条），第3章：試験（第9条～第16条），第3章の2：臨床研修（第16条の2～第16条の4），第4章：業務（第17条～第23条の2），第5章：歯科医師試験委員（第24条～第28条），第5章の2雑則（第28条の2），第6章：罰則（第29条～第31条の2）となっており，内容において医師法と同一の点が多い．

法が定める資格者の責務・役割

　歯科医師法により定められている歯科医師の義務は下記の如くであるが，歯科医師の日常の臨床においては多くの法律に関連している．例えば，健康保険法，患者情報における守秘義務，虚偽記載，業務上過失傷害などについては刑法・刑事訴訟法により規定されている．さらに医療機関の要件については医療法に記載されている．

　近年，個人情報保護法が歯科医療においても重要な事項となっている．したがって，これらの法律をはじめ民法に関しても運用動向および法改正に十分関心を持つ必要がある．

　その他，多くの法律が歯科医療に関与しているが，それらについては他の項目を参照されたい．

1．臨床研修

　歯科診療に従事する場合には臨床研修を行い，歯科医籍に登録する必要がある．

第16条の2
診療に従事しようとする歯科医師は，一年以上，歯学若しくは医学を履修する過程を置く大学に附属する病院（歯科医業を行わないものを除く．）又は厚生労働大臣の指定する病院若しきは診療所において臨床研修を受けなければならない．

第16条の4
厚生労働大臣は，第16条の2第1項の規定による臨床研修を修了した者について，その申請により，臨床研修を修了した旨を歯科医籍に登録する．

2．歯科医師法による歯科医師の義務

　歯科医師法に定められている歯科医師の義務は以下の如くである．

　＊療養指導義務
　＊応招義務
　＊診断書の交付義務
　＊無診療治療の禁止
　＊処方箋の交付義務
　＊歯科医師の現状届け
　＊診療録の記載および保存義務
　以下に関連した法律を記載する．

第17条
歯科医師でなければ，歯科医業をしてはならない．

第18条
歯科医師でなければ，歯科医師又はこれに紛らわしい名称を用いてはならない．

第19条
診療に従事する歯科医師は，診察の求めがあった場合には，正当な事由がなければこれ

を拒んではならない．

2　診療をなしに歯科医師は，診断書の交付の求めがあった場合は，正当な事由がなければ，これを拒んではならない．

第20条

歯科医師は，自ら診察しないで治療をし，又は診断書若しくは処方せんを交付してはならない．

第21条

歯科医師は，患者に対し治療上薬剤を調剤して投与する必要があると認めた場合には，患者又は現にその看護に当っている者に対して処方せんを交付しなければならない．ただし，患者又は現にその看護に当っている者が処方せんの交付を必要としない旨を申し出た場合及び次各号の1に該当する場合においては，その限りでない．

1．暗示的効果を期待する場合において，処方せんを交付することがその目的の達成を妨げるおそれがある場合
2．処方せんを交付することが診療又は疾患の予防について患者に不安を与え，その疾病の治療を困難にするおそれがある場合
3．病状の短期間ごとの変化に即応して薬剤を投与する場合
4．診断又は治療方法の決定していない場合
5．治療上必要な応急の措置として薬剤を投与する場合
6．安静を要する患者以外に薬剤の交付を受けることができる者がいない場合
7．薬剤師が乗り組んでいない船舶内において，薬剤を投与する場合

第22条

歯科医師は，診療をしたときは，本人又はその保護者に対し，療養の方法その他保健の向上に必要な事項の指導をしなければならない．

第23条

歯科医師は，診療をしたときは遅滞なく診療に関する事項を診療録に記載しなければならない．

2　前項の診療録にあつて，病院又は診療所に勤務する歯科医師のした診療に関するものは，その病院又は診療所の管理者において，その他の診療に関するものは，その歯科医師において，5年間これを保存しなければならない．

業務内容については医師法に類似しているが，医師法第19条2，第20条，第21条において出産などの項目が掲げられているのが，異なる点である．

罰則について

歯科医師法においては，歯科医師以外の者の歯科医業禁止，名称の使用制限，無診療治療の禁止，処方せんの交付，診療記録の記載，および保存の条項に関して具体的な罰則規定がある．罰則に関しては医師法とほぼ同様で大差はない．

以下に

第29条

次のいずれかに該当する者は，3年以下の懲役若しくは100万円以下の罰金に処し，又はこれを併科する．関連した法律を記載する．

1．第17条（歯科医師以外の医業行為）の規定に違反した者
2．虚偽又は不正の事実に基づいて歯科医師免許を受けた者

2　前項第1号の罪を犯した者が，歯科医師又はこれに類似した名称を用いたものであるときは，3年以下の懲役若しくは200万円以下の罰金に処し，又はこれを併科する．

第30条

第7条2項（歯科医師の処分）規定により歯科医業の停止を命ぜられた者で当該停止を命ぜられた期間中に，歯科医業を行つたものは，1年以下の懲役若しくは50万円以下の罰金に処し，又はこれを併科する．

第31条の2

次の各号のいずれかに該当する者は50万円以

下の罰金に処する．
1．第6条3項（歯科医師の現状届），第18条，第20条，第21条又は第23条の規定に違反した者
2．第7条の2第1項の規定による命令に違反して再教育研修を受けなかつた者
3．第7条の3第1項の規定による陳述をせず，報告をせず，若しくは虚偽の陳述若しくは報告をし，物件を提出せず，又は検査を拒み，妨げ，若しくは忌避した者

資格者に課せられた法規上の守秘義務

歯科医療は，個人情報保護法が施行される以前より「刑法」で守秘義務が課せられ，「歯科医師法」ならびに「医療法」などを遵守することにより患者の個人情報が守られてきた．個人情報保護法が平成15年5月30日に公布，平成17年4月1日に施行され，歯科医療においても患者自身が自分自身の個人情報がどのように取り扱われているかさらに関心を持つようになってきた．そこで歯科医療に関係が深いと考えられる個人情報保護法に関に関して，日常臨床における具体例を中心に述べる．

(1)厚生労働省は，医療（歯科医療）・介護関係事業者が個人情報を適切に取扱えるよう支援するために，「医療・介護関係事業者における個人情報の適切な取扱いのためのガイドライン」を定めている（以下ガイドラインと略す）．ガイドラインでは，特別に以下の事項が盛り込まれている．

＊個人情報保護法では，取扱う個人情報（個人データ）の数が5,000件以下の小規模事業者は，個人情報取扱事業者としての義務を負わないが，ガイドラインでは，小規模業者に対してもガイドラインを厳守する努力を求めている．
＊個人情報保護法が対象としている個人情報は，生存する個人に関する情報に限定しているが，ガイドラインでは，死亡した患者の情報を保存している場合は，漏えい，滅失またはき損などの防止に努め，遺族に対する診療情報の提供を「診療情報の提供等に関する指針」に従って行うように求めている．
＊厚生労働大臣が，勧告および命令を行う．
＊個人情報保護法に関する考え方や方針に関する宣言を公表することを求めている．
＊個人情報を取扱う場合は，個人情報保護法やガイドラインに示す項目のほかに，守秘義務に関する他の法令（刑法，関係資格法等）を遵守するように示してある．
＊個人情報である診療情報を開示する場合は，「診療情報の提供等に関する指針」に従うことを求めている．

（ガイドライン1〜5頁）

(2)歯科医院での「個人情報」に関する事項については主に以下のものがある．なお，歯科医院に関連する個人情報には，患者及びその家族だけではなく，従業員や委託業者（技工所など）に関する情報が含まれる．

＊患者およびその家族に関するもの
診療申込書，医療面接票（問診票），診療録，歯科衛生士業務記録，健康相談業務記録，エックス線検査記録および他の各種検査記録（歯周組織検査記録，顔面及び口腔内・外写真記録，研究（診断）用模型など），各種調査記録（口腔ケア記録，生活記録，患者満足度調査記録など），治療計画書，医療情報提供所，補綴物維持管理票，患者同意書（患者承諾書），処方せん（服薬説明書を含む），紹介状，照会状，コンピュータに入力した患者情報，歯科技工指示書，その他患者にかかわる情報（患者の氏名が記載されたメモ，領収書（治療費清算書），日計表，留守番電話メッセージなど）
＊従業員に関するもの
履歴書（経歴書），人事考課記録，税務に関する記録，労務に関する記録（給与証明書，健康診断結果など），その他医療従事者にかかわる情報

*委託・取引業者に関するもの
歯科技工所，歯科材料商（店），廃棄物処理業者などの情報
　　　　　　　　　　（ガイドライン6頁）
(3)個人情報保護法における個人情報取扱事業者の条件は以下の如くである．
*個人情報データベースなどを事業に利用する目的で役立たせている者．
*個人情報データベースなどを構成する個人情報（個人データ）の数が過去6ヵ月のうち1日でも5,000件（人）を越える事業者．
*歯科医院が個人情報取扱事業者であるか否かは，患者の個人データだけでなく，従業員ならびに委託業者に関する個人データも含まれる．
*歯科医院で5,000人を越える個人データを持っていれば，個人情報取扱事業となり，個人情報取扱事業者の義務を守らなければならない．なお，ガイドラインでは，個人データが5,000件（人）以下の歯科医院の場合でもガイドラインを遵守する努力を求めている．
　　　　　　　　　　（ガイドライン3頁）
　なお，個人データの件数は，特定できる生存する個人の数を計算する．同一人物の情報が，診療録，歯科衛生士業務記録，エックス線写真，歯科技工指示書等，複数保存されている場合には1件とする．保存期間を経過ものは，法令で規定された保存期間に関係なく，廃棄していなければ個人データの件数とする．
(4)個人情報収集業者であるための個人情報5,000件(人)の条件は以下の如くである．
*患者の情報が，診療録，歯科衛生士業務記録，エックス線写真，歯科技工指示書などの複数の資料が保存されている場合でも，同一人物であば1件とする．
*診療録などに，患者本人の情報のほか，家族などに関する記述などがある場合は，1人1件とする．
*従業員，歯科技工所，歯科材料商（店），廃棄物処理業者などの個人データについても件数に入れる．
*過去6ヵ月間のうち1日でも5,000件（人）以上の個人情報を保有する事業者が対象になる．なお，5,000件以下の歯科医院であっても，ガイドラインを遵守する努力が求められる．
　　　　　　　　　　（ガイドライン2頁）
(5)個人情報を取扱うにあたり，自院の業務を考慮し，その重要な利用目的をできるだけ院内ホームページなどで公表しなければならない．個人情報保護方針の策定および公表は義務付けていないが，ガイドラインでは求めている．
　個人情報保護方針には以下の項目を記載する．
　必ず記載すべき項目：
*歯科医院の個人情報取扱いに関する理念
*個人情報保護法，関係法令の遵守と確認
*利用目的の通知
*第三者への提供
*個人情報の安全管理措置
*苦情相談への対応（苦情窓口の設置）
　記載した方が望ましい項目：
*個人情報の取扱責任者
*個人データの本人への開示手続，手数料
*従業員の教育　など
(個人情報保護法第3条，ガイドライン3頁)
　具体的注意事項：
(1)歯科医師が退職し他の医療機関に勤務する場合，退職前に診察していた患者の診察を新たな勤務先で引き続き行うために画像データや検査データなどをそのまま持ち出すことは，個人情報保護法に違反する．この場合院長の了解を得るとともに，歯科医院として患者一人ひとりの同意を得る必要がある．この手続を行ったうえで，退職する歯科医師に「診療情報提供書」としてデータを渡すことができる．
　　　　　（個人情報保護法第15条，第16条，
　　　　　　　　第18条，ガイドライン9～13頁）
(2)診療申込書，問診票などにおける個人情

報については，通常の診療に利用することは問題ないが，リコールや連携医療機関などで利用することがあれば，その旨を個人情報の利用目的として，診療申込書などに明示するか，院内掲示しておく必要がある．そのような表示がない場合は原則として利用することはできない．

　　　　　（個人情報保護法第18条2項，
　　　　　第4項，ガイドライン12，13頁）

(3)歯周病などの定期検診のリコールのために葉書を送付する場合には，受付などで口頭で同意を得るか，はがきの送付先の宛名を患者本人に記入してもらうことにより，患者の同意が得られたと考えられる．

　　　　　（個人情報保護法第15条，第16条，
　　　　　第18条，ガイドライン9〜13頁）

(4)臨床研修医療機関では，研修医教育機関であることを掲示し，研修医が診療に携わることを公表する必要がある．院内掲示などで公表し，特に患者から明確な反対・保留の意思表示がなければ黙示による同意があったものとみなされる．

　　　　　（個人情報保護法第18条，
　　　　　ガイドライン7，9，12頁）

(5)歯科医院が歯科衛生士学校の実習機関になっている場合，実習生の実習書への記録の記載や診療録，エックス線写真を実習生に説明する場合には，実習生は雇用されていないため，患者の同意を得る必要がある．特に患者の名前や住所などは，原則として実習書への記載は不可である．院内にポスターなどで掲示後，文書や口頭でも必ず患者の同意が必要である．

患者の治療目的の院内の症例検討においては問題ないが，研修が目的であれば，患者の氏名の匿名化とともに院内掲示により明示することが必要である．

　　　　　（ガイドライン16頁，25頁）

(6)同意に関しては，院内掲示をすれば黙示的に患者の同意があったものとみなす事項と，個々に必ず同意を必要とする事項がある．個々に同意を必要とする項目には以下のものがあり，これら以外は原則として院内掲示でよいと考えられる．

個々の同意が必要な項目：
＊治験（新薬や材料）の場合．
＊医学研究（当院の研究者も含む），研修会の資料のための提供，共同研究（だだし匿名化された資料を除く）．
＊法的な規制がない外部機関（学校，職場，保険会社など）からの問合せに対する回答．なお，患者の家族からの問合せに対応してよいかどうかを，対象者はどこまでかを，事前に患者に確認しておく．

　　　　　（ガイドライン21頁）

(7)診療室で診療内容の会話が隣で治療中の患者に聞こえることがある．この場合必ずしも防音のための設備は必要でない．しかしながら，当該患者の不利益になるような情報が漏れないような慎重な配慮が必要である．例えば，患者が一人の時を選ぶとか，別室で会話などをすることなどが必要である．

　　　　　（個人情報保護法第20条）

(8)本人または家族から治療内容などで問い合わせがあった場合，本人からの場合でも，氏名，生年月日などの確認が必要で，機微な情報に関する会話はしない方がよい．家族からの場合には，原則として本人の承諾が無いかぎり電話での応答はしない方がよい．

　　　　　（個人情報保護法第20条）

(9)他の医療機関からの紹介状の回答にFAXを使用した時に，FAX番号を間違って送信した場合には，故意あるいは過失にかかわらず，個人情報の漏えいにあたり，責任が問われかねない．かかる場合には速やかに送信先に連絡して，当該情報を廃棄してもらうなどの対応が必要である．

　　　　　（個人情報保護法第20条）

(10)委託先（技工所など）へ印象や模型などを出す場合，伝票上で患者の氏名をいかにするかについては，委託業者と個人情報保護についての契約や誓約書を取り交わし，また，外部委託することを，利用目的に掲載し院内掲示しておけばよい．しかし，データ漏えい

を考慮すると氏名の記号化は有益である．
（個人情報保護法第20条，ガイドライン17，18頁）

⑾業務を委託する際（技巧所などに発注），委託先との関係に注意しなければならない．医療機関は委託先に対する監督責任があり，個人情報の取扱いについて事前に具体的内容などを十分に協議して，医療機関と委託先の責任分担を明確にしておく必要がある．特に，委託先での再委託上の問題（再委託する場合には，歯科医院への事前の確認と承諾）ならびに問題が発生した場合の対応などについて，明確にしておく必要がある．また，委託先が個人データを適切に取扱っていることを定期的に確認する必要がある．
（個人情報保護法第20条，第21条，第22条，ガイドライン18頁）

⑿受付で患者を呼び出す場合，患者の取り違えをなくすために氏名を呼ぶことは問題ない．しかし，氏名で呼び出されることを希望しない場合には，その旨申し出れば対応することを明示することが望ましい．

（島原政司）

文　献

1）診療情報の提供等に関する指針（H15.9医政発）：http://www.mhlw.go.jp/shingi/2-4/06/s0623-15m.html
2）島原政司，末澤誠之：歯科医師法，歯科衛生士法，歯科技工士法．Modern Physician, 30:1226-1268, 2010.
3）厚生労働省・「医療・介護関係者における個人情報の適切な取扱いのためのガイドライン：http://www.mhlw.go.jp/shingi/2004/12/dl/s1224-11a.pdf
4）個人情報の保護に関する法律（平成十五年法律第五十七号）：http://www5.cao.go.jp/seikatsu/kojin/gaiyou/index.html
5）末澤誠之：法律の知識，歯科医師臨床研修ハンドブック（島原政司，他編）第1版，金芳堂，p17，2008.

3．歯科衛生士法

法の趣旨と概要

　歯科衛生士法は昭和23年，法律第204号に定められており，歯科衛生士の職務，資格について記載されている．それまでは歯科疾患の予防を専門とする職種がなかった．昭和22年に保健所法の改正で「歯科衛生」が保健所業務に新設された．そのため，歯科疾患の予防を専門とする歯科衛生士をつくることになったのである．

　しかし，その当時，歯科診療の補助は，主に看護婦に認められており，歯科衛生士の業務として認められていなかった．

　そのため，昭和30年の法改正により，歯科衛生士も歯科診療の補助が行えるようになった．

　また，平成元年の法改正では，新たに歯科保健指導が歯科衛生士の業務となった．平成22年からは，歯科衛生士の修業年限が3年以上となっている（歯科衛生士学校養成所指定規則参照）．

1．法の目的

　第1条に，「この法律は，歯科衛生士の資格を定め，もって歯科疾患の予防及び口くう衛生の向上を図ることを目的とする」と記載されている．

2．資格取得の条件

　まず，歯科衛生士国家試験の受験資格を取得するには，①文部科学大臣の指定した歯科衛生士学校を卒業した者，②厚生労働大臣の指定した歯科衛生士養成所を卒業した者，③外国の歯科衛生士学校を卒業し，又は外国において歯科衛生士免許を得た者で，厚生労働大臣が①②と同等以上の知識及び技能を有すると認めた者，と①から③のいずれかに該当しなければならない（第12条参照）．

　以上の受験資格を満たした上で歯科衛生士になろうとする者は，歯科衛生士国家試験に合格し，厚生労働大臣の歯科衛生士免許を受けなければならない（第3条参照）．

　しかし，①罰金以上の刑に処せられた者，②①に該当する者を除くほか，歯科衛生士の業務（歯科診療の補助の業務及び歯科衛生士の名称を用いてなす歯科保健指導の業務を含む）に関し犯罪又は不正の行為があった者，③心身の障害により，業務を適正に行うことができない者として厚生労働省令で定めるもの，④麻薬，あへん又は大麻の中毒者，のいずれかに該当する場合，免許を与えないことがある（第4条参照）．

　③の厚生労働省令で定める者は，視覚，聴覚，音声機能若しくは言語機能又は精神の機能の障害により歯科衛生士の業務を適正に行うに当たって必要な認知，判断及び意思疎通を適正に行うことができない者とする（歯科衛生士法施行規則第1条参照）．

　また，免許を申請したものが，③に該当すると認め，同条の規定により免許を与えないこととするときは，厚生労働大臣はあらかじめ当該申請者にその旨を通知し，その求めがあったときは，厚生労働大臣の指定する職員にその意見を聴取させなければならない（第7条参照）．

3．歯科衛生士国家試験について

　歯科衛生士国家試験は，歯科衛生士として必要な知識および技能について，これを行う．また，試験は厚生労働大臣が，毎年少なくとも1回行う（第10条，第11条参照）．

試験科目は，①人体（歯・口腔を除く.）の構造と機能，②歯・口腔の構造と機能，③疾患の成り立ち及び回復過程の促進，④歯・口腔の健康と予防に関わる人間と社会の仕組み，⑤歯科衛生士概論，⑥臨床歯科医学，⑦歯科予防処置論，⑧歯科保健指導論，⑨歯科診療補助論である（歯科衛生士法施行規則第11条参照）．

試験停止，無効，罰則については，以下の法律に記載がある．

厚生労働大臣は試験に関して不正のあった場合には，その不正の行為に関係のある者について，その受験を停止させ，又はその試験を無効とすることができ，厚生労働大臣はその処分をうけた者について期間を定めて試験を受けることができないものとすることができる（第12条の二，第12条の二2参照）．

指定試験機関が試験事務を行う場合において，指定試験機関は，試験に関して不正の行為があったときは，その不正行為に関係ある者について，その受験を停止させることができる（第12条の七参照）．

試験を施行する期日，及び場所，受験願書の提出期限はあらかじめ，官報で公告する（歯科衛生士法施行規則第12条参照）．

4．歯科衛生士免許，歯科衛生士名簿への登録

歯科衛生士業務を行うには歯科衛生士免許を受ける必要がある．そのためには，国家試験に合格し，申請し，歯科衛生士名簿に登録されなければならない．

厚生労働省に歯科衛生士名簿を備え，免許に関する事項を登録する．免許は，試験に合格した者の申請により，歯科衛生士名簿に登録することによって行う．厚生労働大臣は，免許を与えたときは，歯科衛生士免許証を交付する（第5条，第6条，第6条2）．

歯科衛生士名簿には，①登録番号及び登録年月日，②本籍地都道府県（日本の国籍を有しない者については，その国籍），氏名，生年月日，③試験合格の年月，④免許取消しま

たは業務停止の処分に関する事項，⑤再免許の場合は，その旨，⑥歯科衛生士免許証若しくは歯科衛生士免許証明書を書換え交付し，又は再交付した場合には，その旨並びにその理由および年月日，⑦登録の抹消をした場合には，その旨並びにその理由及び年月日，が登録されている（歯科衛生士法施行規則第2条参照）．

5．歯科衛生士資格の喪失（行政処分）

歯科衛生士資格は以下の法に該当する場合，業務停止や罰則，又は資格を喪失することがある．

歯科衛生士が，第4条各号のいずれかに該当し，又は歯科衛生士として品位を損するような行為があったときは，厚生労働大臣は，その免許を取り消し，又は期間を定めて業務の停止を命ずることができる．

2　前項の規定による取消処分を受けた者であっても，その者がその取消しの理由となった事項に該当しなくなったとき，その他その後の事情により再び免許を与えるのが適当であると認められるに至ったときは，再免許を与えることができる．この場合においては，第6条第一項及び第二項の規定を準用する（第8条，第8条2参照）．

次の各号のいずれかに該当する者は，1年以下の懲役若しくは50万以下の罰金に処し，又はこれを併科する．
二　虚偽または不正の事実に基づいて免許を受けた者（第14条，第14条2参照）．

次の各号のいずれかに該当する者は，6月以下の懲役若しくは30万円以下の罰金に処し，又はこれを併科する．
一　第8条第一項の規定により業務の停止を命ぜられた者で，当該停止を命ぜられた期間中に業務を行ったもの（第18条，第18条一参照）．

名簿の登録の抹消を申請するには，様式第3号による申請書を厚生労働大臣に提出しなければならない．

2　歯科衛生士が死亡し，または失踪の宣告を受けたときは，戸籍法（昭和22年法律第

224号）による死亡又は失踪の届出義務者は，30日以内に，名簿の登録の抹消を申請しなければならない．

3　前項の規定による名簿の登録の抹消を申請するには，申請書に，当該歯科衛生士が死亡し，又は失踪の宣告を受けたことを証する書類を添えなければならない（歯科衛生士法施行規則第4条，第4条2，3参照）．

歯科衛生士は，名簿の登録の抹消を申請するときは，免許証又は免許証明書を厚生労働大臣に返納しなければならない．第4条第二項の規定により名簿の登録の抹消を申請する者についても，同様とする．

2　歯科衛生士は，免許を取り消されたときは，5日以内に，免許証又は免許証明書を厚生労働大臣に返納しなければならない（歯科衛生士法施行規則第7条，第7条2参照）．

法が定める資格者の責務・役割

歯科衛生士は厚生労働大臣の免許を受けて，歯科医師（歯科医業をなすことのできる医師を含む．以下同じ．）の直接の指導の下に，歯牙及び口腔の疾患の予防処置として次に掲げる行為を業とする女子をいう．
①歯牙露出面及び正常な歯茎の遊離縁下の付着物及び沈着物を機械的操作によって除去すること．②歯牙および口腔に対して薬物を塗布すること．
2　歯科衛生士は保健師助産師法（昭和23年法律第203号）第31条第一項及び，第32条の規定にかかわらず，歯科診療の補助をなすことを業とすることができる．
3　歯科衛生士は前二項に規定する業務のほか，歯科衛生士の名称を用いて，歯科保健指導をなすことを業とすることができる（第2条参照）．

ここでの「女子」であるが，歯科衛生士法附則第二項において「第2条に規定する業務を行う男子については，この法律の規定を準用する」と規定されていて，男性も歯科衛生士になることは可能である．

次に，業務に従事する歯科衛生士は，厚生労働省令が定める2年ごとの年の12月31日現在における氏名，住所その他厚生労働省令で定める事項を，該当年の翌月1月15日までに，その就業地の都道府県知事に届けでなければならない（第6条3参照）．

そして，この厚生労働省令で定める2年ごとの年は，平成2年を初年とする同年以後の2年ごとの各年とし，法第6条三項の規定による届出事項は，①氏名及び年齢，②本籍地都道府県（日本の国籍を有しない者については，その国籍）及び住所，③名簿の登録番号及び登録年月日，④業務に従事する場所の所在地及び名称，を様式第5号で届けなければならない（歯科衛生士法施行規則第9条，第9条2，3参照）．

また，これを届けなかった場合，30万円以下の罰金に処されることがある（第20条，第20条一参照）．

歯科衛生士でない者は，歯科衛生士またはこれに紛らわしい名称を使用してはならない（第13条の六参照）．

また，これに違反した者は，30万以下の罰金に処される（第20条，第20条二参照）．

歯科衛生士は，その業務を行った場合には，その記録を作成して3年間これを保存するものとする（歯科衛生士法施行規則第18条参照）．

資格者が行う具体的な業務範囲

歯科衛生士の業務内容は，以下のとおりである．

歯科衛生士とは厚生労働大臣の免許を受けて，歯科医師（歯科医業をなすことのできる医師も含む）の直接の指導の下に，歯牙及び口腔の疾患の予防処置として，①歯牙露出面及び正常な歯茎の遊離縁下の付着物及び沈着物を機械的操作によって除去する，②歯牙及び口腔に対して薬物を塗布することができる（第2条，第2条一，二参照）．

また，③歯科診療の補助，④歯科衛生士の

名称を用いて，歯科保健指導を行うことができる（第2条2, 3参照）．
　歯科衛生士でなければ，①②はおこなってはならない．但し，歯科医師法（昭和23年　法律第202号）の規定に基づいてなす場合は，この限りではない（第13条参照）．
　歯科衛生士は，歯科診療の補助をなすに当たっては，主治の歯科医師の指示があった場合を除くほか，診療機械を使用し，医薬品を授与し，又は医薬品について指示をなし，その他歯科医師が行うのでなければ衛生上危害を生ずるおそれのある行為をしてはならない．ただし，臨時応急の手当をすることはさしつかえない（第13条の二参照）．
　また，歯科衛生士は歯科保健指導をなすに当たって主治の歯科医師又は医師があるときは，その指示を受けなければならない（第13条の三参照）．
　歯科衛生士は，歯科保健指導の業務に関して就業地を管轄する保健所の長の指示を受けたときは，これに従わなければならない．ただし，前条の規定の適用を妨げない（第13条の四参照）．
　業務範囲の罰則については以下のとおりである．
　次の各号のいずれかに該当する者は，一年以下の懲役若しくは50万以下の罰金に処し，又はこれを併科する．
一　第13条の規定に違反した者（第14条，第14条一参照）．
　次の各号のいずれかに該当する者は，6月以下の懲役もしくは30万円以下の罰金に処し，又はこれを併科する．
二　第13条の二から第13条の四までの規定に違反した者（第18条，第18条二参照）．

資格者に課せられた守秘義務の関係

　歯科衛生士には守秘義務がある．守秘義務を破ると罰則がある．
　歯科衛生士は正当な理由がなく，業務上知り得た人の秘密を漏らしてはならない．歯科衛生士でなくなった後においても，同様とする（第13条の五）．
　第13条の五の規定に違反した者は，50万以下の罰金に処する．
2　前項の罪は，告訴がなければ公訴を提起することができない（第19条，第19条2）．

（河野　令）

文　献

1）e-Gov（イーガブ）《総務省》
歯科衛生士法（昭和23年7月30日法律第204号，最終改正：平成23年6月24日法律第74号），歯科衛生士法施行規則（平成元年10月31日厚生省令第46号，最終改正：平成22年6月30日厚生労働省令第84号），歯科衛生士学校養成所指定規則（昭和25年2月17日文部省・厚生省令第一号，最終改定：平成22年4月1日文部科学省・厚生労働省令第二号）
（http://low.e-gov.go.jp/）
2）河野公一　企画・編集：モダンフィジシャン10　知っておきたい医療と法律，vol.30 No.10，新興医学出版社，2010．
3）末高武彦：歯科衛生士のための衛生行政　社会福祉　社会保険　第6版，医歯薬出版，2011．
4）全国歯科衛生士教育協議会監修：最新　歯科衛生士教本　歯・口腔の健康と予防に関わる人間と社会の仕組み2　歯科衛生士と法律，医歯薬出版，2011．

4. 歯科技工士法

法の趣旨と概容

　近年，歯科医療は大きく進歩し，以前では考えられないような治療法や材料が用いられるようになった．その進歩とともに，歯科技工の範疇も劇的に広がった．

　従来，歯科技工は歯科医師が行うことも多かったが，昭和30年に「歯科技工士法」の前身である「歯科技工法」が施行，歯科技工士の業務・名称の独占が確立され，実質，歯科技工士が歯科技工操作の大部分を担うようになった．

　その後，昭和57年1月8日の改正により，それまで都道府県知事免許であった歯科技工士の免許は，厚生労働大臣免許となり試験も国家試験となった．

　そして，平成6年2月2日に「歯科技工法」から「歯科技工士法」へと名称が改められた．これにより，歯科技工士の受験資格が「文部大臣の指定した歯科技工士学校を卒業した者」に認められるようになった．すなわち歯科技工士専門学校を卒業した者が専門士（医療専門課程）を称することが認められたのである．

　こうして「歯科技工士法」は現在に至るわけであるが，様々な問題が浮上している．本稿では，「歯科技工士法」の内容，周辺法や問題等も織り交ぜながら筆耕することとする．

　第1章「総則」では，歯科技工士法の目的について述べてある．

第1条（法律の目的）
歯科技工士の資格を定めるとともに，歯科技工の業務が適正に運用されるように規律し，もって，歯科医療の普及及び向上に寄与することを目的とする．

　歯科技工士法では，歯科技工士の資格，歯科技工の在り方，歯科技工所についての規定を示している．これらは基礎的な内容が多く，詳しい規定については他の法で述べられていることが多い．たとえば，「薬事法」には歯科医師または歯科技工士が作成する「歯科技工物」に用いることができる材料に関する記載がある．

法が定める資格者の責務・役割

　第2条においては用語の定義がなされている．

第2条
この法律において，「歯科技工」とは，特定人に対する歯科医療に用いる補綴物，充填物，または矯正装置を作成，修理，または加工することをいう．ただし，歯科医師（歯科医業を行うことができる医師を含む．以下同じ．）がその診療中の患者のために自ら行う行為は除かれる．
2．この法律において，「歯科技工士」とは，厚生労働大臣の免許を受けて，歯科技工を業とする者をいう．
3．この法律において，「歯科技工所」とは歯科医師または歯科技工士が業として歯科技工を行う場所を指す．ただし，病院または診療所内の場所であって，当該病院または診療所において診療中の患者以外のための歯科技工が行われないものを除く．

　歯科技工とは，歯科技工士，または歯科医

師（歯科医業を行うことのできる医師を含む）が診療中の患者に対して直接補綴処置や修復処置を行うことなく，口腔外で間接的に歯科医療に用いる補綴物，充填物，または矯正装置を作成，修理，または加工すること指す．

また，歯科技工所とは，診療中の患者のためだけに歯科技工を行うものは歯科技工所としない．

そして，歯科技工士とは，厚生労働大臣の免許を受けて歯科技工を業とする者を指す．現在，日本国での歯科技工士の位置付けは，歯科技工法に基づく歯科技工士試験に合格した者に対する厚生労働大臣免許の国家資格であり業務独占資格である．しかし，欧米諸国では歯科技工士は国家資格ではない場合が多く，日本のように国家資格としての歯科技工士を規定している国は少ない．

資格者が行う具体的な業務範囲

歯科技工士法第17条では歯科技工を行うことのできる者が明記されている．

第17条
歯科医師または歯科技工士でなければ，業として歯科技工を行ってはならない．

日本の歯科医師免許または歯科技工士免許を取得した者以外は，日本国内で歯科技工を行うことが禁止されている．

また，歯科医師が歯科技工士に歯科技工を委託する際には「歯科技工指示書」が必要となる．たとえ歯科技工士であっても歯科医師の発行した歯科技工指示書なく歯科技工を行うことは禁止されている．歯科技工指示書に関しては，歯科技工士法第18条に示されている．

第18条
歯科医師または歯科技工士は，厚生労働省令で定める事項を記載した歯科医師の指示書によらなければ，業として歯科技工を行ってはならない．ただし，病院または診療所内において，かつ，患者の治療を担当する歯科医師の直接の指示に基づいて行う場合はこの限りではない．

前述のように，歯科技工士は歯科技工指示書がなければ歯科技工を行うことができない．そして，この歯科技工指示書の発行権限は歯科医師のみが有する．つまり歯科技工所には歯科技工指示書の発行権限がないため，歯科技工所から歯科技工所への直接の再委託はできない．仮に国内のある歯科技工所から他の国内の歯科技工所に再委託する場合，歯科医師の承諾，指示が必要になる．この場合，両歯科技工所の名称が記載された指示書の交付を受け，それぞれの歯科技工所がこれを保管する義務がある．

この歯科技工指示書の保存に関しては第19条に述べられている．

第19条
病院，診療所または歯科技工所の管理者は，当該病院，診療所または歯科技工所で行われた歯科技工に係る前条の指示書を，当該歯科技工が終了した日から起算して2年間保存しなければならない．

歯科診療録の保存義務が「歯科医師法」で5年と定められているのに対し，技工指示書の保存義務は歯科技工士法で2年間と定められている．

「歯科技工士法」における「歯科技工所」についての内容はどうであろうか．「歯科技工士法」では歯科技工所の開設についての明記はされている．しかし，歯科技工操作を行う歯科技工所の構造，設置基準，作業環境についてはこの法の中で述べられていない．

技工所の構造や設備基準等は平成17年に厚生労働省医政局長より出された通達「歯科技工所の構造設備基準及び歯科技工所における

歯科補綴物の作成等及び品質管理指針について」に述べられている．この通達の中では同時に歯科技工物に関する作成，品質管理についての指針も示されている．これらは昭和30年に施工された歯科技工士法に構造設備基準や歯科技工物の品質管理の指針が定められていないことから通達されたわけであるが，実に50年経って通達されたわけである．

また，歯科技工の作業環境については，「歯科技工法」で特別な基準が述べられているわけではない．現在，作業環境に関しては，「労働安全衛生法」を基準としている．

この他に第26条で広告の制限も求めている．
第26条
歯科技工の業または歯科技工所に関しては，文書その他いかなる方法によるを問わず，何人にも，次に掲げる事項を除くほか，広告をしてはならない．
　一．歯科医師または歯科技工士である旨
　二．歯科技工に従事する歯科医師または歯科技工士の氏名
　三．歯科技工所の名称，電話番号および所在の場所を表示する事項
　四．その他都道府県知事の許可を受けた事項

これ以外の事項の広告は原則禁止となっている．しかし，「医療法」で定められている医療広告の規制については現在，緩和策が図られている．また，インターネット上の広告に関しては，様々な見解があり，一元化できていないのが現状である．

資格者に課せられた法規上の守秘義務

第20条の二項において歯科技工士の守秘義務が述べられている．

第20条
歯科技工士は，正当な理由がなく，その業務上知り得た人の秘密を漏らしてはならない．歯科技工士でなくなった後においても，同様とする．

歯科技工士にも守秘義務は課せられる．なお，守秘義務違反を行った場合，50万円以下の罰金が課せられる（ただし，告訴がなければ公訴を提起することができない）．

歯科技工士法の問題点

歯科技工士法には様々な規定がある．その一つが「歯科技工所」に関する規定である．設備・構造については前述の「歯科技工所の構造設備基準及び歯科技工所における歯科補綴物」の作成等及び品質管理指針について」の通達でなされている．作業環境についてはどうだろうか．歯科技工士法で述べられていない問題の一つは歯科技工士の健康問題を扱う規定である．歯科技工作業ではかつて石綿を含むアスベストリボンが広く使われていた．石綿は中皮腫と関連があることは，現在では周知の事実であるが，欧州では1960年ごろから歯科技工士の中皮腫の報告がされていた．このことを考えると，日本の法的な整備は遅れていると言わざるを得ない．また石綿や重金属を扱う歯科技工では粉じん作業が広く行われる．これは前述の「労働安全衛生法」とは別に「じん肺法」の中で特に述べられている．

次に問題となっているのが「歯科技工物の海外委託問題」である．これは，日本国外の歯科技工士および歯科技工所で日本国内の歯科技工物が作られることが歯科技工士法に反しないかどうか問題として提起されている．
この問題がメディアに顔を出したのは，海外で作成された義歯から日本の薬事法に反する材料が検出されたことにある．薬事法に反する材料を用いるということは，当然，それらを切削，研磨する歯科医師や歯科技工士の健康を害する恐れがあり，「労働安全衛生法」に抵触する恐れがある．さらにそれらを

口腔内に入れる患者に関しては長期的に健康被害をこうむる可能性も考えられる．

一方で，歯科技工士の減少によって国内の需給バランスが保たれていないこともこの問題の引き金となっている．診療報酬の減少，金属価格の高騰，歯科技工士の離職率の上昇によって，海外の技工所に委託する流れが増えつつあることも事実である．また技術の進歩とともに，より精度の高い技工が必要となった場合，海外にしかない機械を用いた技工が必要になる症例も増加している．

平成17年9月8日に厚生労働省からの「国外で作成された補綴物等の取り扱いについて」の中で，厚生労働省は海外で制作された歯科技工物の使用を容認する通達を出した．

厚生労働省からの通達内容は，当該患者に国外で作成された補綴物等を供給する必要性がある場合に，歯科医師の判断のもと患者の理解と同意を得た上で行われることを示していると考えられる．しかし，このことは日本国外であれば，無資格者，無登録技工所で技工指示書もないまま日本国内の歯科技工物が作られ輸入される事態を容認するとして批判する声も多い．

その後，平成22年3月31日に，使用する歯科材料を明示して指示を行い，その内容の要点を診療録等に記録することを通知している．なお，指示に際しては，歯科材料の組成・性状や安全性等に関する情報を添付文書等により事前に把握し，ISO規格や昭和60年の「歯科鋳造用ニッケルクロム合金（冠用）の製造（輸入）の承認申請について」で定める基準を満たした歯科材料を選定した上，その歯科材料が特定されるよう，製造販売業者名を含む製品名を明示して指示を行うこととした．

また，平成23年6月28日に海外からの歯科技工物についての安全性や流通の透明性を高めるために「歯科医療における補綴物等のトレーサビリティーに関する指針」を取りまとめた．指針は，歯科補綴物の作成委託に関わる形態や流通システムが多様化する中，海外歯科技工物の作成過程や流通経路などの情報を歯科医療関係者が共有するために策定された．

このように，歯科技工物の海外委託問題は，現在も制度が見直されている段階で，今後の動向が注目される．

私たち国民が良質で安全な医療の提供を受けるには，国民一人一人が正しい知識を持つ必要がある．多くの情報が錯綜する中で歯科医師，歯科技工士の治療方針や考え方はまさに十人十色である．患者側もしっかりと説明を受け，十分に理解したうえで治療を選択する時代が到来している．

（木村基士）

文献

1) 保健・衛生行政業務報告：厚生労働省，平成20年度
2) 歯科技工士実態調査報告書，社団法人日本歯科技工士会，2009．
3) 新歯科技工士教本　歯科技工学概論：全国歯科技工士教育協議会編，第1版，p1，医歯薬出版，2006．
4) 歯科技工所の構造設備基準及び歯科技工所における歯科補てつ物等の作成等及び品質管理指針について：厚生労働省医政局長通知：医政歯発0318003号，平成17年3月18日
5) 国外で作成された補てつ物等の取り扱いについて：厚生労働省医政局歯科保健課長通知：医政歯発第0908001号，平成17年9月8日
6) 補てつ物等の作成を国外に委託する場合の使用材料の指示等について：厚生労働省医政局歯科保健課長通知：医政歯発第0331第1号，平成22年3月31
7) 歯科鋳造用ニッケルクロム合金（冠用）の製造（輸入）の承認申請について：厚労省薬務局審査課長通知：薬審第294号，昭和60年3月30日
8) 歯科医療における補てつ物等のトレーサビリティに関する指針：厚生労働省医政局歯科保健課長通知：医政歯発0628第4号，平成23年6月28日
9) 歯科補綴物の多国間流通に関する調査研究：厚生労働科学研究，平成20年度

5. 薬剤師法

法の趣旨と概要

薬剤師法は，薬剤師の身分に関する事項を定めた法律で，その内容は，憲法第25条に定める「生存権」の趣旨に基づき，①任務，②免許，③試験，④業務，⑤罰則の5章から構成されている．平成13年に薬剤師に係る欠格条項の改正，平成16年には，修業年限の6年制化にともなう国家試験受験資格の改正，平成18年には，調剤の場所や薬剤師の処分に関する新たな規定が設けられた．

法が定める資格者の責務・役割

1．薬剤師の任務
第1条
薬剤師は，調剤，医薬品の供給その他薬事衛生をつかさどることによって，公衆衛生の向上及び増進に寄与し，もって国民の健康な生活を確保するものとする．

医師法，歯科医師法と同様に，薬剤師法第1条は「任務条項」であり，国が薬剤師という身分に対して期待するところを明確化し，上記任務における最高責任者に位置づけている．

1）調剤
薬剤師の独占業務である．法文での定義はないが，過去の判例における解釈では，「特定の人又は家畜の特定の疾病に対する薬剤を調製すること」をいう．つまり，医師，歯科医師等の処方せんにより特定患者の特定疾病に対する薬剤，特定の使用法に適合するように調製し患者に交付する業務をいい，薬剤師の職能により患者に投与する薬剤の品質，有効性及び安全性を確保する．

一方，調剤指針によると，調剤の概念は以下のように説明されている．

「調剤とは，常に対象が「患者」であることを念頭におき，(1)処方という情報を「薬のスペシャリストとして評価し，(2)処方情報に基づき薬剤を調製し，(3)患者が相互作用あるいは副作用などを回避し適正に使用するための情報提供（服薬指導）とともに交付し，(4)患者が適正に使用したことを確認し，(5)使用後の有効性の評価および相互作用や副作用出現の有無などを確認し，(6)これらの情報を処方へフィードバックするまでの一連のサイクルをいう．」

以上から，現在は，処方せんの受付から始まる処方内容の確認（処方鑑査），薬剤調製，調剤薬鑑査，薬袋への必要事項の記入，薬剤交付時の服薬指導，薬剤服用歴（薬歴）の作成など，調剤技術上の行為の他，種々のメンタル業務を含む一連の行為を包含したものと考えることが妥当とされている．

2）医薬品の供給
研究開発，製造，輸出入，販売等はもとより，これにかかる医薬品の保存，管理，各種試験などを含む．

3）その他薬事行政
薬学の専門知識に基づいて処理すべき保健衛生上の事項で，食品衛生，環境衛生関係の化学的試験研究や検査，犯罪化学の鑑定等を含む．

2．免許
第2条
薬剤師になろうとする者は，厚生労働大臣の免許を受けなければならない．
第3条

薬剤師の免許は，薬剤師国家試験に合格した者に対して与える．

ただし，国家試験に合格しても，免許が与えられない場合がある．
・絶対的欠格事由：未成年者，成年被後見人又は被保佐人　　　（薬剤師法第4条）
・相対的欠格事由：麻薬，大麻又はあへんの中毒者，罰金以上の刑に処せられた者など　　　　　　　　　（薬剤師法第5条）

資格者が行う具体的な業務範囲

1．調剤業務
1）調剤権
第19条
薬剤師でない者は，販売又は授与の目的で調剤してはならない．

ただし，医師若しくは歯科医師が次に掲げる場合において自己の処方せんにより自ら調剤するとき，又は獣医師が自己の処方せんにより自ら調剤するときは，この限りでない．
①患者又は現にその看護に当たっている者が特にその医師又は歯科医師から薬剤の交付を受けることを希望する旨を申し出た場合
②医師法第22条各号の場合又は歯科医師法第21条各号の場合

薬剤師の調剤独占権を明記した条文で，医師法第22条（処方せんの交付義務）と併せて日本の医薬分業体制の法的根拠を成している．
参考：処方せんの交付義務（医師法第22条〔抜粋〕）

医師は，患者に対し治療上薬剤を調剤して投与する必要があると認めた場合には，患者又は現にその看護に当たっているものに対して処方せんを交付しなければならない．ただし，患者又は現にその看護に当たっている者が処方せんの交付を必要としない旨を申し出た場合及び次の各号の一に該当する場合においては，この限りでない．

①暗示的効果を期待する場合において，処方せんを交付することがその目的の達成を妨げるおそれがある場合
②処方せんを交付することが診療又は疾病の予後について患者に不安を与え，その疾病の治療を困難にするおそれがある場合
③病状の短時間ごとの変化に即応して薬剤を投与する場合
④診断又は治療方法の決定していない場合
⑤治療上必要な応急の措置として薬剤を投与する場合
⑥安静を要する患者以外に薬剤の交付を受けることができる者がいない場合
⑦覚せい剤を投与する場合
⑧薬剤師が乗り組んでいない船舶内において，薬剤を投与する場合

2）調剤応需義務
第21条
調剤に従事する薬剤師は，調剤の求めがあった場合には，正当な理由がなければ，これを拒んではならない．

病院，診療所，薬局などで調剤に従事する薬剤師に課せられた義務であり，調剤に従事しない薬剤師は対象外である．
調剤拒否の正当な理由としては，以下のような例が該当する．
・処方せんの内容に疑義があり，処方医（または当該処方せんの発行医療機関）に照会しようとしたが連絡がつかない場合
・疑義照会したが，その回答が薬学的観点から妥当でないと判断され得る場合
・冠婚葬祭，急病等により薬剤師が不在の場合
・患者の症状等から判断して早急に調剤薬を交付する必要があるが，医薬品の調達に時間を要する場合（この場合は，調剤可能な薬局を紹介するなどの対応が必要）
・災害，事故等により，物理的に調剤が不可能な場合
・病院，診療所に勤務する薬剤師が，当該施

設の勤務医によらない院外処方せんによる調剤を求められた場合

3）調剤の場所の制限
第22条〔調剤の場所〕
薬剤師は，医療を受ける者の居宅等（居宅その他の厚生労働省令で定める場所[注1]）をいう．）において医師又は歯科医師が交付した処方せんにより，当該居宅等において調剤の業務のうち厚生労働省令で定めるものを行う場合[注2]を除き，薬局以外の場所で，販売又は授与の目的で調剤してはならない．ただし，以下の場合[注3]はこの限りでない．

注1）厚生労働省令で定める場所（規則第13条）
　①居宅（有料老人ホーム，ケアハウス，グループホームなどを含む）
　②児童福祉法，生活保護法，売春防止法，老人福祉法，障害者自立支援法で定める各種施設の居室
注2）厚生労働省令で定める調剤の業務（薬剤師法施行規則第13条の2）とは，処方せん鑑査と疑義照会である．また，当該規則にかかわらず，医療を受ける者の居宅等における処方せんの受領，FAXで送られた処方内容と処方せん原本との照合，薬剤交付等は実施可能であるが，薬剤の調製（計量，粉砕，混合など）は薬局で行う．
注3）①病院若しくは診療所又は飼育動物診療施設の調剤所*）において，その病院若しくは診療所又は飼育動物診療施設で診療に従事する医師，歯科医師又は獣医師の処方せんによって調剤する場合（調剤所*）：医療法に規定する調剤所をいう）
　②その他特殊な事由により薬剤師が薬局において調剤することができない場合
　③その他厚生労働省令で定める特別な事情[注4]がある場合
注4）厚生労働省令で定める特別の事情（施行規則第13条の3）
　①災害により薬剤師が薬局において調剤することができない場合（災害とは，地震，火災による消失など天災，事変をいう）
　②患者が負傷等により寝たきりの状態にあり，または歩行が困難である場合，患者又は現にその看護に当たっている者が運搬することが困難な物が処方された場合，その他これらに準ずる場合に，薬剤師が医療を受ける者の居宅等を訪問して調剤（処方せん鑑査と疑義照会）の業務を行う場合

上記業務を行うに当たり，都道府県知事への届出あるいは許可の取得は不要

4）処方せんによる調剤
第23条
薬剤師は，医師，歯科医師又は獣医師の処方せんによらなければ，販売又は授与の目的で調剤してはならない．
薬剤師は，処方せんに記載された医薬品につき，その処方せんを交付した医師，歯科医師又は獣医師の同意を得た場合を除くほか，これを変更して調剤してはならない．

a）処方と処方せん：「処方」とは特定人の特定疾病に関する薬剤による処置方法に対する意見であり，その処方を記したものが「処方せん」である．
　「処方せん」とは，特定の患者の特定の疾病の治療に必要な医薬品を交付するために，薬品名，分量，用法，用量などを記載した指示書である．処方せんの交付は，患者への医療情報開示の1つである

b）無処方せん調剤：処方せんなしの販売又は授与目的の調剤は例外なく禁止されており，処方医の同意なしの処方変更（品目，用法，用量，投与期間等の変更）による調剤は「無処方せん調剤」に該当する．処方医の同意を得て変更した場合は，処方せんにその旨の記載が必要である（薬剤師法施行規則第15条）．また，たとえ医師の指示であっても，処方せんの形式を有しないもの，処方せんのコピーやファックス送信された処方せん，また非医師の作成した処方せんや偽造処方せんによる調剤も全面禁止である．

c）処方せんの記載変更：処方せんに一般名又は局方名で医薬品が記載されている場合，それらに該当するどの医薬品で調剤してもよいが，商品名で記載されている場合は，処方せんを発行した医師等の同意を得なければ，その商品名以外の医薬品に変更

して調剤することはできない．ただし，調剤上必要な賦形剤等の追加は，医師等の同意は不要である．

　d）分割調剤：薬剤学上の理由等により，処方せんに記載された投与日数を一部変更して調剤すること（分割調剤）が認められている．その場合，処方せんと調剤録に必要事項を記入し，処方せんは患者に返却する．

5）処方せんの記載事項（表1）
（医師法施行規則第21条，歯科医師法施行規則第20条）
医師（歯科医師）は，患者に対する処方せんに，患者の氏名，年齢，薬名，分量，用法・用量，発行年月日，使用期間及び病院若しくは診療所の名称及び所在地又は医師の住所を記載し，記名押印又は署名しなければならない．

　a）保険処方せん（保険医療機関及び保険医療養担当規則第23条の様式第2号）
・所定の様式を用いる
・記号，番号，保険者名，保険医療機関の電話番号の記載が原則
・使用期間は特に記載のある場合を除き，交付の日を含めて4日以内が原則
・使用可能な医薬品は薬価基準収載品
・約束処方などによる医薬品名の省略記載は不可
・保険薬局で保険調剤に従事する薬剤師は，保険薬剤師の登録を受けなければならない

　b）麻薬処方せん（麻薬が処方されている処方せんをいう）
　一般処方せんへの記載事項の他に，備考欄に下記の2項目の記載が必要
・患者の住所
・麻薬施用者免許証番号
（麻薬及び向精神薬取締法第27条の6，同施行規則第9条の2）
　麻薬処方せんの発行者は麻薬施用者の免許証を所持し，麻薬を調剤し交付する薬局の開設者は麻薬小売業者の免許を受ける必要がある．

　c）院内処方せん
　院内処方せんは，特定の病院，診療所内でのみ通用する処方せんで，医師法第22条但し書きの規定により，当該病院の調剤所で調剤する場合のみ有効である．様式は医療機関により様々であるが，厚生労働省の通達には，「院内処方せんには，医師法施行規則第21条または歯科医師法第20条に規定する記載事項をすべて網羅する必要はないが，その処方せんには患者の氏名，年齢，薬名，分量，用法・用量および医師の

表1　処方せんの種類と記載事項

処方せんの種類	処方せん	保険処方せん	麻薬処方せん	保険麻薬処方せん
被保険者証の記号・番号		✓		✓
保険者番号		✓		✓
患者氏名・年齢・性別	✓	✓	✓	✓
患者の住所			✓	✓
薬品名・分量・用法・用量（投与日数）	✓	✓	✓	✓
処方せんの発行年月日	✓	✓	✓	✓
処方せんの使用期間*	✓	✓	✓	✓
麻薬施用者の免許番号			✓	✓
医師名の記名押印または署名	✓	✓	✓	✓
医療機関の名称・所在地	✓	✓	✓	✓

処方せんの使用期間*：特に記載がある場合を除き，交付日を含めて4日以内が原則
保険処方せんは特定の様式のものを用いる（保険医療機関及び保険医療養担当規則第23条の様式第2号）

氏名を記載した文書を当該薬剤師に交付するよう指導されたい」と記載されている．

汎用する処方について医局と院内の薬局であらかじめ薬剤の分量や用法，略名などを定め「約束処方」とすることで，医師の記載行為の簡略化や予製化が可能になり，調剤を迅速化することができる．

6）処方せん中の疑義照会
第24条
薬剤師は，処方せん中に疑わしい点があるときは，その処方せんを交付した医師，歯科医師又は獣医師に問い合わせて，その疑わしい点を確かめた後でなければ，これによって調剤してはならない

医療安全の観点から，処方の過誤による生命・健康被害の発生を未然に回避するため，薬剤師の処方せん鑑査を義務づけている．

a）照会後の処置
　処方変更の有無に関わらず，照会内容とその結果は，処方せんの備考欄と薬剤服用歴管理簿（薬歴）に記録しておく．また，処方せんの記載内容を変更する場合は，状況に応じて，たとえば下記のいずれかの方法をとる．
- 医師，歯科医師，又は獣医師に訂正を依頼する
- 新たな処方せんの交付を受ける
- 医師等の同意を得て薬剤師が処方変更する　など

b）疑義照会の例
- 医師，歯科医師，又は獣医師が発行した処方せんかどうか疑わしい
- 形式的に不備がある（例）所定の記載事項が抜けているなど）
- 薬学的観点から確認すべき点がある
  例）配合禁忌，相互作用などのおそれがある
  　　薬名，用法・用量が不明または妥当でない可能性がある
  　　薬歴や患者インタビューの内容から，処方薬が妥当でない可能性がある
  　　記載内容が法令違反に該当するおそれがある

【参考：疑義照会対応の義務】
（保険医療機関及び保険医療養担当規則第23条の2）
保険医は，その交付した処方せんに関し，保険薬剤師から疑義の照会があった場合には，これに適切に対応しなければならない

7）情報提供義務
①調剤された薬剤の表示
第25条
薬剤師は，販売又は授与の目的で調剤した薬剤の容器又は被包に，処方せんに記載された患者の氏名，用法，用量その他厚生労働省令で定める事項を記載しなければならない

　a）記載すべき項目
第25条，施行規則第14条
①患者の氏名　②用法用量　③調剤年月日　④調剤した薬剤師の氏名　⑤調剤した薬局又は病院若しくは家畜診療施設の名称及び所在地

②情報の提供
第25条の2
薬剤師は，販売又は授与の目的で調剤したときは，患者又は現にその看護に当たっている者に対し，調剤した薬剤の適正な使用のために必要な情報を提供しなければならない

　薬剤師が薬剤交付時に行う「服薬指導」により，個々の患者に応じた情報を提供することが義務づけられている．この際，薬剤師には口頭・書面双方による情報提供が求められる．

8）処方せんへの記入義務
第26条
薬剤師は，調剤したときは，その処方せんに，調剤済みの旨（その調剤によって，当該処方せんが調剤済みとならなかったときは，調剤量），調剤年月日その他厚生労働省令で定める事項を記入し，かつ，記名押印し，又

は署名しなければならない

処方せんへの記入は，調剤した薬剤師の義務である．
処方せんへの記入事項
① 調剤済みになった場合（✓の印は調剤録にも必要）
・調剤済みの旨
✓調剤年月日
✓調剤した薬局又は医療施設の名称及び所在地
✓医師，歯科医師又は獣医師の同意を得て処方せん変更し調剤した場合は，その内容
✓疑義照会の内容と医師，歯科医師又は獣医師その回答の内容
✓記名押印又は署名
② 調剤済みにならなかった場合
　分割調剤や備蓄薬不足等の理由により調剤が完了しなかった場合，当該処方せんで次に調剤する薬剤師が必要とする事項を記載する．
・調剤量＋第26条の解説の✓項目

9）処方せんの保存義務
① 調剤済みになった場合
第27条
薬局開設者は，当該薬局で調剤済みとなった処方せんを，調剤済みとなった日から3年間，保存しなければならない．
② 調剤済みにならなかった場合
　未調剤の分は別の薬局で薬剤交付を受けることもできるので，処方せんは患者に返却する．

2．調剤録の保管・管理
1）調剤録とは
　調剤録は，薬局において薬剤師が処方せんに基づく調剤を行ったことを示す記録である．
　調剤録を作成する主な目的は下記のとおりである．
・調剤した者の責任の所在を明確化する
・正確な作業記録を残し，適正な調剤を実践する
・事故や患者からの問い合わせに適切に対処する

2）調剤録の管理
第28条
① 薬局開設者は，薬局に調剤録を備えなければならない．
② 薬剤師は，薬局で調剤したときは，調剤録に厚生労働省令で定める事項を記入しなければならない．ただし，その調剤により当該処方せんが調剤済みとなったときは，この限りでない．
③ 薬局開設者は，第1項の調剤録を，最終の記入の日から3年間，保存しなければならない．

3）調剤録への記入
① 調剤済みになったとき
　調剤済みとなった処方せんに必要事項を記載したものを調剤録に代えることができる．
② 調剤済みにならなかった場合の調剤録への記入事項（薬剤師法施行規則第16条）
　・患者の氏名及び年齢
　・薬名及び分量
　・調剤年月日
　・調剤量
　・調剤した薬剤師の氏名
　・処方せんの発行年月日
　・処方せんを交付した医師，歯科医師又は獣医師の氏名
　・処方せんを交付した医師等の住所又は勤務する医療施設の名称及び所在地
　・医師等の同意に基づく変更があればその内容及び疑義確認があればその回答の内容

【参考：健康保険法に基づく保険調剤を行った場合】
　調剤済みになった際にも調剤録を作成し，定められた事項を記載する．
　保険薬局及び保険薬剤師療養担当規則において記載を義務づけられている事項は，薬剤師法上で定められている事項に加えて以下の

項目がある．
- 患者の被保険者証の記号番号
- 薬剤料，調剤技術料，指導管理料，特定保険医療材料，請求点数，患者負担金

4) 調剤録の保存

薬局開設者に3年間保存する義務がある．

資格者に課せられた法規上の守秘義務

刑法第134条〔秘密漏示〕

医師，薬剤師，医薬品販売業者，助産師，弁護士，弁護人，公証人又はそれらの職にあった者が，正当な理由がないのに，その業務上取り扱ったことについて知り得た人の秘密を漏らしたときは，6月以下の懲役又は10万円以下の罰金に処する．

a) 薬剤師には医師と同様，その業務上取扱ったことで知った患者の秘密を正当な理由なく漏らしてはならないという，刑法に基づく守秘義務が課せられている．

b) 従来，医療機関で実践されてきた患者のプライバシーへの配慮や，情報の取扱いについて患者の同意を得ることなどは個人情報保護に関連している．

c) 個人情報の保護に関する法律第2条の規定によると，6ヵ月前から現在に至るまでの間に1日でも取得・管理・廃棄する個人情報が5,000人分を超えない事業者は「個人情報取扱事業者」から除外されている．しかし，薬局には，処方せん，調剤録，レセプト，薬剤服用歴管理簿（薬歴），医療機関からの診療情報提供書，ケアプラン，顧客データなど，多くの個人情報が存在している．したがって，「個人情報取扱事業者」に該当しなくても，業務を行う上では個人情報の保護に関する法律を遵守するよう努めなければならない．

(恩田光子)

文 献

1) 薬事衛生六法：薬事日報社，東京，2011.
2) 木方 正 他編：わかりやすい薬事関係法規・制度．廣川書店，東京，2009.
3) 中村 健 他編：薬事法規・制度・倫理マニュアル，南山堂，東京，2011.
4) 恩田 光子：医療従事者に関わる法律 薬の処方・調剤に関わる法律（薬剤師法を中心に），Modern Physician, 30:1269-1272, 2011.

6. 保健師助産師看護師法

法の趣旨と概要

1．趣旨

保健師助産師看護師法（以下，「保助看法」という）は，日本国憲法第25条に定められた生存権および国の社会的使命に関わる規定を受け，国民が医療を受けるにあたって必要な最低限の質を保証するための法律の一つとして定められた．

医師や看護職を含むその他の関係職種の資格が各法律によって定められているのは，医療という行為が国民の生命を脅かしうる危険な行為でもあるため，国民の権利を制限する必要があり，資格制度を作って，そこで許可された人のみにその行為を解禁する必要があったためである．

この法律が制定される第二次世界大戦の終結までは，看護職は，「産婆規則」「看護婦規則」および「保健婦規則」の3つの規則に基づいて活動していた．戦後，GHQ公衆衛生局長 Grawford F.Sama（サムス）准将を中心として，日本の保健医療行政全般にわたる改革が実行され，看護の改革は Grace E. Alt（オルト）看護課長のリーダーシップにより，保健師，助産師，看護師の業務は分離するけれども，広義の「看護」の概念をもとに一本化した保助看法が，昭和23年7月30日に制定された．

また，保助看法の制定にかかわった金子みつ氏によれば，保助看法は2つの基本的思想に基づいて看護を専門職業として認めるとともに，医療の一翼を担う重要な職業として定めているという．

その1つは，「看護」の機能を傷病者の療養上の世話だけでなく，健康のあらゆるレベルへのかかわりを看護という1つの概念で包括したこと，2つ目は，看護は診療の補助だけでなく，療養生活の世話を責任をもって行うことが重要な要素であると位置づけたことである[1]．

2．概要

保助看法は本則が「総則」「免許」「試験」「業務」「罰則」の5章で構成され，これに施行期日や経過措置などの附則がついている．

1）保健師助産師看護師法の内容[2]

第1章「総則」

第1条〔法律の目的〕
保健師，助産師及び看護師の資質を向上し，もって医療及び公衆衛生の普及向上を図ることを目的としている．

第2条から第6条〔看護職の定義〕（第4条は削除）

第2条　保健師とは厚生労働大臣の免許を受けて，保健師の名称を用いて，保健指導に従事することを業とする者をいう．

第3条　助産師とは，厚生労働大臣の免許を受けて，助産又は妊婦，じょく婦若しくは新生児の保健指導を行うことを業とする女子をいう．

第5条　看護師とは，厚生労働大臣の免許を受けて，傷病者若しくはじょく婦に対する療養上の世話又は診療の補助を行うことを業とする者をいう．

第6条　准看護師とは，都道府県知事の免許を受けて，医師，歯科医師又は看護師の指示を受けて，前条に規定することを行うことを業とする者をいう．

保健師，助産師，看護師は厚生労働大臣の免許であるが，准看護師は都道府県知事の免許であり，医師，歯科医師又は看護師の指示

を受けて傷病者若しくはじょく婦に対する療養上の世話又は診療の補助を行わなければならないことが定義されている．

第2章「免許」
第7条　第8条〔免許〕
保健師，助産師，看護師は各国家試験に合格し，厚生労働大臣の免許を受けなければならない．保健師，助産師は各国家試験と看護師国家試験に合格しなければならない．
准看護師は，准看護師試験に合格し，都道府県知事の免許を受けなければならない．

第9条〔欠格事項〕
①罰金以上の刑に処せられた者，②前号に該当する者を除くほか，保健師，助産師，看護師又は准看護師の業務に関し犯罪又は不正の行為があつた者，③心身の障害により保健師，助産師，看護師又は准看護師の業務を適正に行うことができない者として厚生労働省令で定めるもの，④麻薬，大麻又はあへんの中毒者には免許が与えられない．

第10条　第11条〔保健師籍，助産師籍，看護師籍，准看護師籍について〕
保健師，助産師，看護師は厚生労働省に，准看護師は都道府県にそれぞれの免許に関することを登録する．

第12条〔免許の付与及び免許証の交付〕
国家試験に合格した後，申請しなければ，それぞれの「籍」に登録されない．

第13条〔意見の聴取〕
第9条の欠格事由のうち心身の障害をもつ者に免許を付与しない場合，求めがあれば意見を聴取しなければならないことが規定されており，障害をもつ免許申請者の権利を保護する内容が定められている．

第14条　第15条　第16条〔免許の取り消し，業務停止及び再免許，政令への委任〕
第九条各号のいずれかに該当するに至つたとき，又は保健師，助産師若しくは看護師としての品位を損するような行為のあつたときには，戒告，三年以内の業務の停止，免許の取消しの処分がされる．処分をする際は，医道審議会の意見を聞かなければならない．再免許を受けようとする者に対しては，再教育研修が規定されている．

第3章「試験」
第17条〔内容〕
保健師，助産師，看護師の国家試験および准看護師は，それぞれに必要な知識技能について行う．

第18条〔試験実施〕
平成2年から，毎年少なくとも1回とされている．

第19条から第22条〔受験資格〕
保健師，助産師，看護師および准看護師の受験資格は，「文部科学省令・厚生労働省令で定める基準に適合するもの」という言葉が使われている．保健師，助産師，看護師および准看護師の養成は，大学，短期大学，養成所，高等学校などの教育機関で行われ，これらの教育機関は「保健師助産師看護師学校養成所指定規則」で定められた，教員，施設設備，実習施設，教育課程などの基準を満たすことが求められている．保健師，助産師は文部科学大臣の指定した学校において必要な学科を修めた者であり，平成21年に就学期間が，6カ月から1年以上と変更になった．また，近年，経済協定によりフィリピンやインドネシアの看護師をわが国に受け入れることになっているが，外国において看護師免許に相当する免許を受けた者も受験しなければならない．そして，3年以内の合格が求められている．

第23条〔保健師助産師看護師試験委員を設置する規定〕

第24条　削除
第25条　准看護師試験委員を設置する規定
第27条　保健師助産師看護師試験委員，准看護師試験委員やその他の試験に関与する者が不正行為をしないように求める規定

第4章「業務」

第29条から第32条〔保健師，助産師，看護師および准看護師の業務の制限〕

　免許を有しない者が業をしてはならないことを規定している．保健師については，名称独占のみであり，第30条から32条は，助産師，看護師および准看護師でない者は，法第3条，5条，6条に規定する業をしてはならないという業務独占の規定である．なお，詳細については，「資格者が行う具体的な業務範囲」で示す．

第33条〔氏名住所等の届け出の義務〕

　業務に従事する保健師，助産師，看護師又は准看護師は，2年ごとに現在における氏名，住所その他厚生労働省令で定める事項を，その就業地の都道府県知事に届け出なければならない．

第34条削除
第35条　第36条〔保健師に対する主治医，保健所長の指示〕

　保健師が，傷病者の療養上の指導を行うときは，主治の医師又は歯科医師があるときは，その指示を受けなければならない．就業地を管轄する保健所の長の指示を受けたときは，これに従わなければならない．

第37条〔特定行為の禁止〕

　診療機械を使用し，医薬品を授与し，医薬品について指示をすることは医行為の範疇とされるが，3つの除外規定があり，①主治医からの指示があった場合，②臨時応急手当の場合，③助産師の業務に当然付随する行為の場合は，行うことが可能とされている．

第38条〔異常妊産婦等の処置禁止〕

　助産師の異常妊産婦等に対する処置は禁止されているが，正常妊産婦の分べん介助を行うことが可能とされている．

第39条から第42条〔助産師に対する規定〕

　詳細については，「資格者が行う具体的な業務範囲」で示す．

第42条の2〔秘密を守る義務〕
第42条の3〔保健師，助産師，看護師又は准看護師の名称独占〕

　保健師，助産師，看護師又は准看護師でない者は紛らわしい名称を使用してはならない．

第4章の2「雑則」

第42条の4〔事務の区分〕

　都道府県が処理することになっている事項は地方自治法に規定する法定受託事務とすること．

第42条の5〔権限の委任〕

　厚生労働大臣の権限を，厚生労働省令で定めるところにより，地方厚生支局長に委任すること．

第5章「罰則」

第43条〔業務制限違反に関する罰則〕
第44条〔試験委員等の不正行為に対する罰則〕
第44条の2〔禁止行為違反に対する罰則〕
第44条の3〔秘密漏洩違反に対する罰則〕
第45条〔義務違反に対する罰則〕
第45条の2〔名称独占違反に対する罰則〕

2）主な改正点

　法律の改正は，社会情勢や人々の生活の変化や要望，他の法律の変更等に伴って行われる．看護制度も，その影響や，看護職自らが変更を要望することによって改正が行われている．以下の改正内容は，看護制度に特に影響したものである．

昭和26年
　①甲種・乙種看護婦の区別を廃止し，看護婦のみとし，准看護婦が創設された．
　②保健婦，助産婦の教育を1年から6ヵ月以上に短縮された．
　③旧看護婦規則によって免許を得た看護婦は，講習を受けることなく無条件で厚生大臣免許に切り替えることができるようになった．

昭和27年
　保健婦・助産婦の受験資格の適用が拡大された．

昭和43年6月
　男性看護人を看護士と呼称する変更がされた．

平成5年
　保健士が創設され，男子が保健士の名称を用いて保健指導の業務を行うことができるようになった．

平成13年
　①欠格事由の適性化：視力障害や聴覚障害などをもっている人が，看護職の免許を得られるようにするために改正された．
　②守秘義務が規定された．
　③名称変更：「保健婦助産婦看護婦法」が「保健師助産師看護師法」，「婦」と「士」を統一して性別を問わないひとつの名称に変更された．

平成18年
　①保健師，助産師，看護師および准看護師の名称独占が規定された．
　②保健師・助産師の免許登録要件に看護師国家試験合格が追加された．
　③業務停止などの行政処分を受けた看護師等の再教育などが規定された．

平成21年
　①看護師国家試験受験資格の1番目に「大学」が明記された．
　②保健師及び助産師の基礎教育年限について，それぞれ「6ヵ月以上」から「1年以上」に延長された．
　③卒後臨床研修の「努力義務」が明記された．

法が定める資格者の責務・役割

　保助看法は，第1条に示されているように「この法律は，保健師，助産師及び看護師の資質を向上し，もって医療及び公衆衛生の普及向上を図ること」を目的として制定された．この法律の中には，責務と役割を内包していると言えよう．保健師，助産師及び看護師は資質を向上し安全で安心・信頼される看護を提供することが責務であり，医療および公衆衛生の普及向上を図ることが役割である．

　安全で安心・信頼される看護を提供するためには，看護職の自己研鑽が求められるが，資質を向上させるための看護職員に対する研修の努力義務規定はなかった．平成21年に「保健師，助産師，看護師及び准看護師は，免許を受けた後も，臨床研修その他の研修（保健師等再教育研修及び准看護師再教育研修を除く．）を受け，その資質の向上を図るように努めなければならない．」（第28条の2）として規定が追加された．このような規定が設けられた背景には，新人看護職員の臨床実践能力を向上させる必要性やチーム医療を担う一員としての看護職員がその専門性を発揮することが求められており，資質や能力を一層向上する必要があることからこのような規定が設けられた．

　また，「看護師等の人材確保の促進に関する法律」においては，第6条「看護師等は，保健医療の重要な担い手としての自覚の下に，高度化し，かつ，多様化する国民の保健医療サービスへの需要に対応し，研修を受ける等自ら進んでその能力の開発及び向上を図るとともに，自信と誇りを持ってこれを看護業務に発揮するよう努めなければならない．」と看護師等の責務が明記されている．さらに，研修については，国及び病院等の開設者等の責務として第5条「病院等の開設者等は，病院等に勤務する看護師等が適切な処遇

の下で，その専門知識と技能を向上させ，かつ，これを看護業務に十分に発揮できるよう，病院等に勤務する看護師等の処遇の改善，新たに業務に従事する看護師等に対する臨床研修その他の研修の実施，看護師等が自ら研修を受ける機会を確保できるようにするために必要な配慮その他の措置を講ずるよう努めなければならない.」と新規採用者に対する研修の実施等の努力義務が規定された.

「医師及び医療関係職と事務職員等での役割分担の推進について（医政発第1228001号平成19年12月28日）」，「チーム医療の推進に関する検討会報告書（平成22年3月19日）」において，看護職，看護師，助産師に対する期待する役割が示されている．看護職は，患者の治療・療養生活を総合的に支援する存在であるため，チーム医療のキーパーソンとして医療スタッフの連携・推進役となること，看護師には，個々の医療機関等の状況に応じてであるが，個別の看護師等の能力を踏まえ，1）薬剤投与量の調節，2）静脈注射，3）救急医療等における診療の優先順位の決定，4）入院中の療養生活に関する対応，5）患者・家族への説明等について実施すること，助産師には，周産期医療における取組として，院内助産所・助産師外来の設置や周産期医療ネットワークにおいて地域の助産所との連携体制を構築することにより，助産師の専門性を活かし正常分べんの助産業務を自立して実施することなど，が求められている.

保健師の役割は，保健指導であるが，「地域における保健師の保健活動について（健康局長通知　平成15年10月10日）」において，地域における保健師の保健活動について，地域関連施策の企画，立案，実施および評価を行い，総合的な健康施策に積極的にかかわることの必要性が説かれている.

少子高齢化の進行，要介護高齢者の増加，生活習慣病の増加，医療費の増大，高度先進医療の発達，新型感染症対策等の時代背景に則し，看護職が担わなければならない役割が拡大している.

資格者が行う具体的な業務範囲

保健師助産師看護師および准看護師の業務内容については，第2条から第6条の定義のなかに示され，第29条から第32条に業務の制限が，第37条に特定行為の禁止が規定されている．特に助産師業務については，第38条には異常妊産婦の処置の禁止規定，第39条から第42条には義務が規定されている．助産師に関しての規定が多いのは，この法律が定められた時代背景と関係している．昭和26年当時は，自宅での分べんが多く，助産師たちは，助産所を開業し活動していたため，1人ですべての社会的責任を負うことになるため，多くの義務規定が制定された.

1. 保健師の業務

保健師の業務は，第2条「『保健師』とは，厚生労働大臣の免許を受けて，保健師の名称を用いて，保健指導に従事することを業とする者をいう.」から「保健指導」といえる．しかし，「保健指導」についての詳細な内容についての明記はない.

現在，保健指導の内容は広範囲にわたり，看護師が行う退院後の生活指導，助産師が行う妊婦やじょく婦に対する保健指導や児童や生徒を対象とした性に関する指導，栄養士が行う栄養指導，理学療法士が行う運動指導等さまざまな関係職種が保健指導を行っている．そのため，保健師には業務独占がないといえる.

保健師は，地域や行政，企業内で市町村保健師や保健所保健師，産業保健師として活躍している．市町村保健師は，老人保健対策の充実，母子保健事業の市町村移管，介護予防事業，精神保健福祉事業，老人保健事業，母子保健事業（児童虐待予防対策を含む）の推進，保健所保健師については，精神保健福祉事業，母子保健事業，エイズ対策事業推進，健康フロンティア戦略（健康づくり，介護予

防）の推進，医療制度に改革に伴う生活習慣病対策の充実，児童虐待予防対策の実施，自殺予防対策など精神保健福祉対策の実施など．産業保健師は，健康診断の結果通知，健康教育，労働衛生教育，職場適応へのかかわり，職場環境・作業条件の改善，産業保健活動の企画・運営への参画等，時代のニーズに合わせて拡大する業務に取り組んでいる[3]．

2．助産師の業務

助産師の業務は，第3条「『助産師』とは，厚生労働大臣の免許を受けて，助産又は妊婦，じょく婦若しくは新生児の保健指導を行うことを業とする女子をいう．」から，「助産」と「保健指導」といえる．第37条の特定行為の禁止，第38条には異常妊産婦等の処置禁止が規定されているが，それらを除外した，「正常産」は，助産師が扱えることを意味している．

第38条に助産師は，妊婦，産婦，じょく婦，胎児又は新生児に異常があると認めたときは，医師に受診するようにすすめなければならず，自らがこれらの者に対して処置をしてはならないことが示されている．「ただし，臨時応急の手当については，この限りでない．」とあり，母児ともに生命の危機的状況と判断される出産時の大量出血や新生児仮死時には，応急の処置をすることは可能である．

また，分べんの進行状況をみるための「内診」については，診療補助業務として看護師・准看護師に認めるべきとの論争もあったが，平成16年9月13日の看護課長通知により，「産婦に対して，子宮口の開大，児頭の下降度等の確認および分べん進行の状況を目的として内診を行うことは，診療の補助に該当せず，助産に該当する」と助産業務であることが明確にされた．

助産業務に関連して，第39条から第42条に以下の義務内容が規定されている．

・助産又は妊婦，じょく婦若しくは新生児の保健指導の求めがあつた場合は，正当な事由ない場合は，拒否してはいけない（応召義務）．
・分べんの介助又は死胎の検案をした場合は，出生証明書，死産証書，死胎検案書の交付の義務がある
・妊娠4ヵ月以上の死産児を検案して異常があると認めたときは，24時間以内に所轄警察署に届け出なければならない．
・分娩の介助をしたときは，助産録を記載し5年間保存しなければならない．

3．看護師・准看護師の業務

看護師の業務は，第5条「『看護師』とは，厚生労働大臣の免許を受けて，傷病者若しくはじょく婦に対する療養上の世話又は診療の補助を行うことを業とする者をいう．」から，「療養上の世話」と「診療の補助」である．療養上の世話および診療の補助に関する詳細な内容についての記載はない．看護師は，医師，歯科医師の指示がなくても独自の判断で療養上の世話および診療の補助を行えることを示している．

准看護師の業務は，第6条「『准看護師』とは，都道府県知事の免許を受けて，医師，歯科医師又は看護師の指示を受けて，前条に規定することを行うことを業とする者をいう．」から，医師，歯科医師又は看護師の指示を受けて「療養上の世話」と「診療の補助」を行うことである．この規定では，看護師からだけの指示だけではなく，医師，歯科医師の指示により看護師と同じ業務ができる．

「療養上の世話」とは，看護師が，行われている治療や治療方針・患者の身体・心理・社会的状況を踏まえた上で，患者の安静度を決め，適切な食事の内容や摂取の仕方，入浴など身体の適切な清潔保持方法，排泄や姿勢など療養生活に関わることを判断し，看護師自らの責任のもとで計画を立案し，安全・安心な方法で実施し，評価修正するまでの過程である．准看護師は，看護師の指示のもとで実施することになるが，現在，看護師と准看

護師の明確な業務基準がない.

「診療の補助」とは,第37条「保健師,助産師,看護師又は准看護師は,主治の医師又は歯科医師の指示があった場合を除くほか,診療機械を使用し,医薬品を授与し,医薬品について指示をしその他医師又は歯科医師が行うのでなければ衛生上危害を生ずるおそれのある行為をしてはならない.ただし,臨時応急の手当をし,又は助産師がへその緒を切り,浣腸を施しその他助産師の業務に当然に付随する行為をする場合は,この限りでない.」に示されているように,①診療機械の使用,②医薬品の授与,③医薬品についての指示であり,医師又は歯科医師の指示があり,患者の生命に直接影響を与えない場合には,看護職はこれらの行為を行ってもかまわない.また,臨時応急の手当て,つまり救命が必要な場合は,指示がなくても行うことができる.例えば,医師がすぐに来れない状況で心停止の患者に対して,心電図をとり,心室細動と判断して除細動器を扱ったり,血管確保のために静脈針を留置したり,尿閉を起こしている患者に尿道カテーテルを挿入したりすることなどである.

看護職が診療の補助として行える行為を「相対的医行為(相対的看護行為)」,医師のみが行える行為を「絶対的医行為」という区分がなされているが,これらの区分は絶対的なものではなく,看護師の専門的知識および技術の向上により変化し[4],看護教育の大学化,専門看護師や認定看護師制度の発展により看護に委譲される範囲が拡大してきている(図1).看護職が行える「相対的医行為(相対的看護行為)」については,看護の専門職として許される範囲の業務を主体的に行っているものであり,診療の補助というより,医行為の代行を許されているものと言える[5].

なお,静脈注射については,昭和26年9月の医務局長通知により,第5条に規定する看護師の業務の範囲を超えるもので,第37条の適用範囲外の行為であるとされ50年以上認められてこなかった.しかし,看護教育水準の向上,医療器材の進歩,医療現場の実態と通知との乖離,在宅医療のニーズなどから,平成14年9月30日(医政発0930002号)により,診療補助行為の範疇として取り扱われるようになった.

資格者に課せられた法規上の守秘義務

業務と守秘義務の関係(業務上の具体的な守秘義務の解釈)

守秘義務については,第42条の2「保健師,看護師又は准看護師は,正当な理由がなく,その業務上知り得た人の秘密を漏らしてはならない.保健師,看護師又は准看護師で

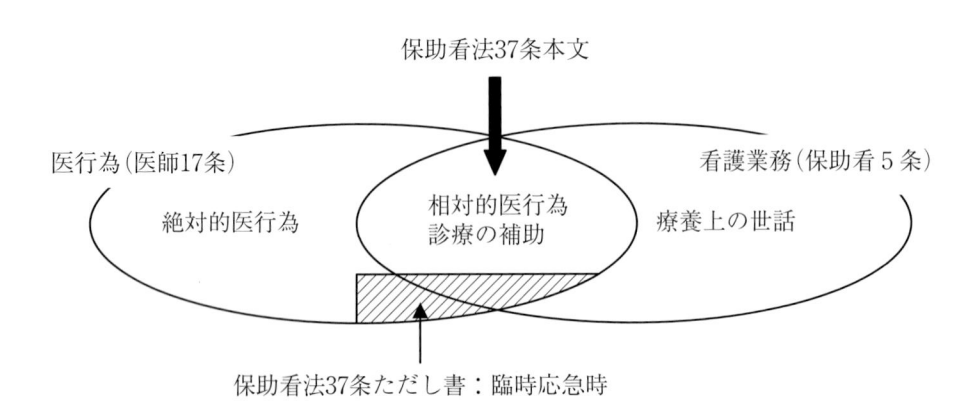

図1 看護師の業務区分

引用改変)加藤済仁他編著:看護師の注意義務と責任―Q&A事故事例の解説,新日本法規,p15,2006.

なくなった後においても，同様とする．」と規定されている．しかし，チーム医療では，患者を中心としてチーム全体が共通の理解に立ち適切な医療を提供しなければならない．各職種が必要とする情報については，電子カルテの普及とともに，関係職種が記録を共有し相互に情報を入手しやすい環境が作られてきているが，個人情報の保護上，患者に共有する情報内容や使用目的を説明し了解を得ることが必要である．

看護職は，直接人と接し，療養上の世話や保健指導，助産師であれば助産を行う．患者や対象者に対して適切な看護をするためには，身体面，生活の維持に影響する家族関係や経済的なことなど他者や家族にも知られたくないことも知ることが多くなる．これらの情報は，看護職間でも共有が必要な情報と看護職者と対象者との個人的なプライバシーにかかわる情報も含まれるため，知り得た情報をどこまで共有するかは，看護職の倫理的な判断が求められる．

（道重文子）

文　献

1) 田村やよひ：私たちの拠りどころ　保健師助産師看護師法，日本看護協会出版会，27-37，2008.
2) 厚生労働省：厚生労働省法令等データベースシステム，保健師助産師看護師法　最新：http://wwwhourei.mhlw.go.jp/hourei/index.html 平成23年6月1日
3) 保健師助産師看護師法60年史編纂委員会編：保健師助産師看護師法60年史—看護行政のあゆみと看護の発展，日本看護協会出版会，154-170，2008年，2009.
4) 加藤済仁他編著：看護師の注意義務と責任　—Q＆A事故事例の解説，新日本法規，30-33，2006.
5) 清水嘉与子：保健師助産師看護師法　法を基に考える看護の役割，看護，61，46-47，2009.

7. 救急救命士法

法の趣旨と概要

わが国における救急医療体制は，昭和52年より厚生省（現厚生労働省，以下同）の指導のもと，初期，二次，三次救急医療体制が全国的に整備されはじめた．結果，救命救急センターや救急告示病院をはじめとする救急医療施設が整備されるようになった．しかし，その一方で院外心肺停止患者の蘇生率，救命率が欧米に比べて著しく低いことが表面化した．

院外心肺停止患者は，発生から医療機関到着までの間の救急救命処置が予後を大きく変える．そのため，例えばアメリカではパラメディック制度，フランスではSAMUなど，欧米では国情に応じた病院前救急医療体制が構築されていた．一方，救急救命士誕生までのわが国における救急業務は，傷病者を医療機関に搬送することに限られていた．そのため，わが国におけるプレホスピタルケアに問題があるのではないか，との意見が続出し，各方面において検討された．

まず，東京消防庁救急業務懇話会は平成2年4月，「呼吸，循環不全に陥った傷病者に対する救急隊員の行う救急処置はいかにあるべきか」という答申書を出した．続いて，厚生省の救急医療体制検討小委員会，自治省（現総務省）の救急業務研究会が，それぞれ「DOA（注1）患者を中心に緊急に取り組むべき方策について」，「救命率向上の為の方策について」という報告書を相次いで提出した．これらの報告書により，厚生省は救急隊員の行う応急処置の充実を図ることとし，新たに250時間の教育を受けた救急隊員に救急業務範囲の拡大が認められた．そして，さらに一歩進んで，院外心肺停止患者に対して，器具を用いた気道の確保，除細動，輸液などの処置を行いうる救急隊員を新たに誕生させることになった．これが平成3年4月18日に国会で可決成立した救急救命士法[1]による救急救命士である．

1. 救急救命士と救急隊員

「消防法」第2条には「救急業務とは，災害により生じた事故若しくは屋外若しくは公衆の出入りする場所において生じた事故（中略）による傷病者のうち，医療機関その他の場所へ緊急に搬送する必要があるものを，救急隊によって，（中略）搬送すること」とあり，救急隊員が行う「応急処置」は，「傷病者が医師の管理下におかれるまでの間において，緊急やむを得ないものとして，応急の手当てを行うこと」とある．すなわち，救急業務は傷病者を医療機関に搬送することに限られており，搬送途上の傷病者は医師の管理下におかれておらず，医療提供の枠外であった．傷病者の状態などから，応急の処置を施さなければ生命が危険，または症状が悪化する恐れがあると認められる場合にのみ，やむを得ず，いわゆる緊急避難的に「応急処置」を行うものとされていた．

また，応急処置を行うために国家資格等は必要なく，定められた講習を終了することで認められていた．救急救命士法による救急救命士制度は，傷病者の搬送途上の医療の確保を目的に，医師の指示のもとに「救急救命処置」を行うことができる国家資格として誕生した（第2条）．救急救命士が介在することで，傷病者は搬送段階から間接的にではある

注1：dead on arrival
　　　院外心肺停止患者に対する当時の呼称．

が医師の管理下におかれ，医療の確保が行われることとなったのである．

2．救急救命処置

かつて医療に関する行為は医師による「医行為」と看護師による「診療の補助行為」の2つしか存在しなかった．しかしながら，医療の高度化，専門化が進むにつれ，看護師だけでは十分には補助しきれない業務が増え，そのため医師の補助業務として行う新たな職種が定められた．臨床検査技師，理学療法士などの医療関係職種がこれに相当する．救急救命士は，同様の考え方で，看護師が行う「診療の補助」行為のなかから，「救急救命処置」を独立させ施行することを許可した職種である（第43条）．言い換えれば，看護師が行う「診療の補助」行為のなかから，傷病者のためには病院到着前，すなわちプレホスピタルに行うべき「診療の補助」行為を選定し，これを「救急救命処置」として救急救命士にも行うことを認めたのである．

法が定める資格者の責務・役割

1．救急救命士の資格

医療関連行為は，医学的知識と技能をもってあたらなければ，行為を受ける者に危害を及ぼすものである．そのため，医療関連行為を業務とするものは，専門のカリキュラムのもとに教育を受け，国家試験受験資格を得たうえで国家試験の合格をもって認定される必要がある．このことを示したものに，「医師法」，「保健師助産師看護師法」等があり，「救急救命士法」もこれに相当する[2]．

救急救命士法には救急救命士の資格について以下のごとく定められている．

「救急救命士とは，厚生労働大臣の免許を受けて，救急救命士の名称を用いて，医師の指示の下に，救急救命処置を行う」者をさす．また，免許は救急救命士国家試験（受験資格も厳密に定められている）に合格したものにのみ与えられる．すなわち，救急救命士は国家資格である．また，「救急救命士でない者は，救急救命士又はこれに紛らわしい名称を使用してはならない．」（第48条）と名称の独占が許されている．このように救急救命士の資格は非常に重いのである．なお，消防関係で働いている救急救命士は，総務省に所属する身分で厚生労働省からさらに免許をもらっていることになる．

2．救急救命士の業務

「救急救命処置」とは，その症状が著しく悪化するおそれがあり，又はその生命が危険な状態にある傷病者（重度傷病者）が病院又は診療所に搬送されるまでの間に，重度傷病者に対して行われる緊急に必要な処置である．気道の確保，心拍の回復その他の処置，症状（病態）の著しい悪化を防止し，または生命の危険を回避するために緊急に必要な処置が含まれている（第2条）．救急救命士法が定めた具体的な業務については後述するが，表1に示すように，時代とともに救急救命士が行いうる処置が徐々に拡大している．

資格者が行う具体的な業務範囲

1．救急救命処置の範囲[2][3]

1）特定行為（医師の具体的指示が必要）
・乳酸リンゲル液を用いた静脈路確保のための輸液
・食道閉鎖式エアウエイ，ラリンゲアルマスクまたは気管内チューブによる気道確保
・心臓機能停止に対するアドレナリンの投与

2）特定行為以外の救急救命処置
・半自動式除細動器による除細動
・精神科領域の処置
　精神障害者で身体的疾患を伴う者および身体的疾患に伴い精神的不穏状態に陥っている者に対しては，必要な救急救命処置を実施するとともに適切な対応をする必要がある
・小児科領域の処置
　基本的には成人に準ずる

7．救急救命士法

表1　救急救命士の歴史

平成3年4月	救急救命士法成立
平成3年8月	救急救命士法施行
平成12年5月	病院前救護体制のあり方に関する検討会（厚生労働省）設置
平成13年3月	救急業務高度化推進委員会（総務省消防庁）設置
平成15年4月	メディカルコントロール（Medical Control：MC）体制の構築開始
平成15年4月	除細動が包括的指示下に改定※
平成16年7月	気管挿管が可能となる（認定救命士のみ）
平成18年4月	心停止患者に対してアドレナリン投与が可能となる（認定救命士のみ）
平成21年3月	アナフィラキシーに対しエピペン®使用可能となる（患者自己所有分のみ）

※救急救命士発足当時，除細動は医師の指示の下に施行しなければならなかった．しかし，除細動は一分一秒を争う処置であり，救急救命士が使用を許されていた除細動器は半自動式（器械が心室細動を感知しない限り電流が流れない）のため，医師への指示受け時間が無駄である，との声が大きくなった．
　そこで，地域MC体制構築下に，事前の勉強や研修を充分に受け，事後，その処置について検証し，レベルアップを図れる体制を作ることにより，現場で救急救命士が自らの判断で除細動を施行できるようになった．これが「包括的指示」下における除細動の施行である．

　　新生児については，専門医の同乗を原則とする
・産婦人科領域の処置
　　墜落産時の処置‥臍帯処置（臍帯結紮・切断）
　　　　　　　　　　胎盤処置
　　　　　　　　　　新生児の蘇生（口腔内吸引，酸素投与，保温）
　　子宮復古不全（弛緩出血時）‥子宮輪状マッサージ
・気管内チューブを通じた気管吸引
・傷病者があらかじめ処方されているアドレナリン自己注射用製剤（エピペン®）の使用

下記は救急救命士以外の救急隊員も「応急処置」として実施可能である．
・自動体外式除細動器による除細動
・聴診器の使用による心音・呼吸音の聴取
・血圧計の使用による血圧の測定
・心電計の使用による心拍動の観察および心電図伝送
・鉗子・吸引器による咽頭・声門上部の異物の除去
・経鼻エアウエイによる気道確保
・パルスオキシメーターによる血中酸素飽和度の測定
・ショックパンツの使用による血圧の保持および下肢の固定
・自動式心マッサージ器の使用による体外式胸骨圧迫心マッサージ
・特定在宅療法継続中の傷病者の処置の維持
・口腔内吸引
・経口エアウエイによる気道確保
・バッグマスクによる人工呼吸
・酸素吸入器による酸素投与

　救急救命士制度誕生のきっかけとなったのは，わが国における院外心肺停止患者の蘇生効果をあげることであった．したがって，これらの処置の中でも，除細動，器具を用いた気道確保，静脈路確保，薬剤投与は救急救命士の役割として最も大きなものであろう．ただし，救急救命士の行う「救急救命処置」はあくまでも診療の補助であり，原則的には医師の指示に基づいて行われるものである．表2に示す「救急救命処置」は「特定行為」と呼ばれるものであり，これらの行為を行う場合は，必ず医師の具体的な指示が必要である．それぞれの項目について，処置の具体的内容，医師の具体的指示の例が示されてい

る．

　なお除細動に関してだが，かつては半自動式除細動器による除細動は「特定行為」の一つであった．しかし「包括的指示」下における施行で，医師の指示は必要としないこととなった（表1）．平成16年7月からは，自動体外式除細動器（AED: automated external defibrillator）が救急救命士以外の救急隊員や一般市民にも使用が可能となった．半自動式除細動器とAEDの違いは，傷病者に除細動パッドを装着後，心電図モニター波形の解析を任意に行えるか（半自動式除細動器）否か（AED）である．

　これらの「救急救命処置」を，救急救命士ならいつでもどこでも行ってよいわけではない．「救急救命士は，救急用自動車その他の重度傷病者を搬送するためのもの（中略）以外の場所においてその業務を行ってはならない．ただし，病院又は診療所への搬送のため重度傷病者を救急用自動車等に乗せるまでの間において救急救命処置を行うことが必要と認められる場合は，この限りではない．」（第44条）と，救急救命士が「救急救命処置」を行うことが許されているのは，傷病者を現場から医療機関に搬送するまでの間であることが明確に定められている．

　また，救急救命士は，「救急救命処置」を行った場合は，遅滞なく厚生労働省令で定める事項を救急救命処置録に記載しなければならない．また，この救急救命処置録は，医師の診療録と同様に5年間の保存が義務づけられている（「救急救命士法」第46条）．

表2　医師の具体的指示を必要とする救急救命処置（文献3より引用・改変）

項目	処置の具体的内容	医師の具体的指示の例
(1)乳酸リンゲル液を用いた静脈路確保のための輸液	留置針を利用して，上肢においては①手背静脈，②橈側皮静脈，③尺側皮静脈，④肘正中皮静脈，下肢においては①大伏在静脈，②足背静脈を穿刺し，乳酸リンゲル液を用い，静脈路を確保するために輸液を行う	静脈路確保の適否，静脈路確保の方法，輸液速度等
(2)食道閉鎖式エアウエイ，ラリンゲアルマスクまたは気管内チューブによる気道確保	食道閉鎖式エアウエイ，ラリンゲアルマスクまたは気管内チューブを用い，気道確保を行う	気道確保の方法の選定．（酸素投与を含む）呼吸管理の方法等
(3)アドレナリンの投与（アナフィラキシーに対するエピペン®使用の場合を除く）	アドレナリンの投与（アナフィラキシーに対するエピペン®使用の場合を除く）	薬剤の投与量，回数等

【共通事項】
①医師が具体的指示を救急救命士に与えるためには，指示を与えるために必要な医療情報が医師に伝わっていること及び医師と救急救命士が常に連携を保っていることが必要である．なお，医師が必要とする医療情報としては，全身状態（血圧，体温を含む），心電図，聴診器による呼吸の状況などが考えられる．
②上記(1)，(2)及び(3)の処置は心肺機能停止状態の患者に対してのみ行うことが認められるものであるが，心肺機能停止状態の判定は，原則として，医師が心臓機能停止又は呼吸機能停止の状態をふまえて行わなければならない．
　但し，気管内チューブによる気道確保については，心臓機能停止の状態及び呼吸機能停止の状態である患者に対してのみ行うことが認められ，アドレナリンの投与（アナフィラキシーに対するエピペン®使用の場合を除く）については，心臓機能停止の状態である患者に対して行うことが認められる．
・心臓機能停止の状態とは，心電図において，心室細動，心静止，電導収縮解離，無脈性心室頻拍の場合又は臨床上，意識が無く，頸動脈，大腿動脈（乳児の場合は上腕動脈）の拍動が触れない場合である．
・呼吸機能停止の状態とは，観察，聴診器等により，自発呼吸をしていないことが確認された場合である．

2．特定行為とメディカルコントロール[4]

1）特定行為

表2に特定行為に関する取り決めが記されている．これらの行為は，心肺機能停止状態の患者に対してのみ行うことが認められている．但し，気管内チューブによる気道確保については，心臓機能停止の状態<u>かつ</u>呼吸機能停止の状態である患者に対してのみ行うことが認められ，アドレナリンの投与については，心臓機能停止の状態である患者に対して行うことが認められる．しかし，救急救命士の業務は搬送途上であって，直接的には医師の目が届かないところにある．従って，救急救命士が特定行為の指示を医師から受けるためには，現場から傷病者の状態を正確に伝えること，医師がその報告に全幅の信頼をおくことが不可欠である．当然そこには，救急救命士の傷病者を観察する技量のたゆまぬ研鑽と医師を含む医療関係者との信頼関係の構築が必須である．

これらを鑑み，また救急救命士の業務の質を保証するために，メディカルコントロール（MC: Medical Control）体制が構築された．

2）MC体制

救急救命士以外の救急隊員も，傷病者が医師の管理下にあるときには，医師の指示に従い応急処置を行うこととされている．すなわち，MCは救急救命士以外の救急隊員に対しても適応されると解釈できる[2]．MC体制について解説する本項においては，「救急隊員」とは，救急救命士資格の有無を問わず全隊員を対象としている．

① 「MC体制の概念」

すべての救急患者に対して医師が現場まで出向き，対応することは不可能である．そのため，救急隊員が医師の目，耳，手足の代わりとなり現場で傷病者を観察し，プレホスピタルケアを行わなければならない．そこで，医師は救急隊員への教育のみならず，救急現場から医療機関へ搬送されるまでの間の指示・指導・助言を行い，事後には救急隊活動の適否を検証し，救急隊活動の「質」を保証する必要がある．このシステムをMC体制という．救急救命士の誕生（特定行為の実施）を契機にMC体制の重要性が認識されるようになった．結果，救急救命士法による救急救命士の業務は，MC体制の確立を前提として施行されることが原則となった．

② 「MC協議会」

総務省消防庁，厚生労働省は平成14年に全国へ地域MC協議会の設置をよびかけた．さらに翌平成15年には救急救命士の包括的指示下での除細動実施に伴い，再度協議会の設置を指導した．これはMC体制を充実，強化させる目的にほかならない．地域MC協議会は，その当該地域の救命救急センターなど中核となる救急医療機関を中心に，消防機関，医療行政担当者，医師会などで構成される．そして，当該地域のMC体制を企画し，実行し，さらに検証し，質を保証するのが役割である．

③ 「MC体制の種類（表3）」

MC体制には「指示・指導・助言」，「事後検証」，「再教育」の三因子がある．この三因子の具体的な内容は，直接的MC（オンラインMC）と間接的MC（オフラインMC）の2つに大別される．

a. 直接的MC（オンラインMC）

医師が電話や無線などで，現場や搬送途上の救急隊員と連絡を取り，観察，処置，病院選定などに関する指示，指導，助言を与えることである．

b. 間接的MC（オフラインMC）

救急現場や搬送途上における観察，処置などに関するプロトコールの作成，救急活動記録表にもとづく救急活動の検証とフィードバック，病院実習やその評価，症例検討会，学会発表の実施など救急隊員の教育，研鑽をサポートする．

④ 「指示・指導・助言」

救急隊員が救急現場や搬送途上で，傷病者の状態をリアルタイムに医師に伝え「指示・指導・助言」を得て，より早期から傷病者へ

の対処を行おうとするものである．救急救命士は，現場や搬送途上の直接的には医師の目が届かないところで医師に代わって心機能停止，呼吸機能停止を判断し，医師に報告したうえで救急救命処置を施行することになる．これには24時間いつでも医師と直接交信できる体制が必須であり，救命救急センターなど救急医療機関の医師や消防本部通信指令室に医師が常駐し，その役割を担う必要がある．また，当然ではあるが救急救命士が現場から傷病者の状態を正確に伝えること，医師がその報告に全幅の信頼をおくことが大前提である．従って，後述の事後検証や救急救命士への教育などが極めて重要である．

⑤「事後検証」

救急隊員が実施した処置などを，医師が医学的見地から検証する．方法としては，地域MC協議会が決めた事後検証対象症例の事例について救急隊が作成した活動記録票（心肺停止事例にはウツタイン記録票を含む）をもとに，協議会から選ばれた検証医が適切な活動であったか否かを検証し，フィードバックする．

⑥「再教育」

救急救命士が資格修得後に，「再教育」として定期的に病院実習を行う体制である．救急救命士の資格維持，および医療に関する知識のさらなる習得と技量の維持が目的である．しかし何より重要なのは，医師や看護師とともに搬送されてくる傷病者の診療を行い，病院側の視点を経験することである．救急救命士の業務として，自らが普段行ってい

表3 メディカルコントロールの種類（文献5より引用・改変）

Ⅰ．直接的メディカルコントロール（オンライン・メディカルコントロール） 　医療機関又は消防本部等の医師が電話，無線等により救急現場又は搬送途上の救急隊員と医療情報の交換を行い，救急隊員に対して処置に関する指示，指導あるいは助言等を与えること，又は救急現場において救急隊員に直接口頭で指示，指導あるいは助言等を行うことを意味する． 　（例示） 　・プロトコールにない症状等に遭遇した場合の医学的な助言 　・プロトコールから外れる処置の是非に関する医学的な判断 　・傷病者の状態が急変した場合に行うべき処置の助言，指示 　・特定行為の具体的な指示 　・消防本部の指令職員が救急要請を受けた場合の医学的な判断 　・消防本部等に常駐する医師に助言，指導等を仰ぐ 等
Ⅱ．間接的メディカルコントロール（オフライン・メディカルコントロール） 　1．前向き（事前）の間接的メディカルコントロール 　（例示） 　・地域の救急医療のニーズに応じた地域の救急医療体制の構築への医師の積極的な参加 　・救急隊員の教育カリキュラムの作成，教育の実施及び評価 　・救急救命士の資格取得後の病院実習等のカリキュラムの作成，実施及び評価 　・救急現場及び搬送途上での処置・搬送のプロトコール（手順書）の策定 　・重症度の判定及び搬送先医療機関選別の基準の作成 　・消防本部等の指令職員の教育 　・指令室における救急要請の受信から情報の収集を経て搬送優先順位の決定に係るプロトコールの策定 　・電話によるCPRの口頭指導のプロトコールの策定 等 　2．後ろ向き（事後）の間接的メディカルコントロール 　（例示） 　・救急隊員の救急活動記録（救急救命処置録を含む）の検討・評価 　・救急隊員の判断，医行為等に関する記録・転帰の観点からの質の向上策及び検証 　・救急活動の医学的評価に基づくプロトコールの再検討 　・生涯教育，危機管理教育を含む救急隊員の医療の質の向上策の検討 　・評価結果の救急隊員，救急救命士教育，実習へのフィードバック 等

る情報伝達や処置の質を見直すきっかけとなる．また医師や看護師と同じく，医療に従事する者の一員である自覚を再認識できる機会でもある．

その他，事例検討会や学会への参加や発表，ICLS や JPTEC™ への参加など救急隊員全員が能力の向上のために研修できる体制を作ることも重要である．

資格者に課せられた法規上の守秘義務

第47条に守秘義務に関しての記載がある．「救急救命士は，正当な理由がなく，その業務上知り得た人の秘密を漏らしてはならない．救急救命士でなくなった後においても，同様とする．」

救急救命士も医療関係職種として，その業務の性格上，傷病者の個人的な秘密を知る機会が多い．

傷病者の状態を把握し，医師へ情報提供する必要から，詳細な観察，問診が必要となることは言うまでもない．また，能動的に個人情報（プライバシー）を聴取する必要もある．

もし救急救命士が正当な理由もなく，傷病者の秘密を漏洩するならば，傷病者と救急救命士の信頼関係は損なわれ，結果，適正な医療を困難にしてしまうおそれも生じる．そのため，傷病者のプライバシー保護の観点から，救急救命士に秘密を守る義務を課している．

前項でも述べたが，救急救命士が症例検討会での発表や学会発表を行うことは，オフライン MC に含まれる救急救命士に対する教育，研鑽のひとつの大事な要素である．ただこの発表の際には，傷病者の承諾を得ない限り，内容が傷病者個人を特定できることのないようにプライバシーに十分配慮する必要がある．

今後の展望と問題点

1．今後の展望

平成15年より包括的指示下の除細動施行が可能となり，平成16年に気管挿管認定救命士，平成18年に薬剤投与（心機能停止に対するアドレナリン）認定救命士が誕生，平成21年からはアナフィラキシーショックに対して自己注射が可能なアドレナリン製剤（エピペン®）の使用（処置の対象となる重度傷病者があらかじめエピペン®を交付されていることが条件である）が認められ，救急救命士の処置範囲の拡大が図られてきている．平成23年8月現在，（ⅰ）血糖測定と低血糖発作症例へのブドウ糖溶液の投与，（ⅱ）重症喘息患者に対する吸入 β 刺激薬の使用，（ⅲ）心肺機能停止前の静脈路確保と輸液の実施の三行為について救急救命士の処置範囲に追加すべきかどうか検討中である．

2．問題点

1）救急救命士の養成，資格維持に関しての問題点

一般的に救急救命士の養成は，各市町村で選ばれた救急隊員が救急救命士養成所に入校することから始まる．大都市なら救急隊員の人数が多く，毎年複数の隊員を入校させることができるが，人数が少ない地方では不可能である．また，救急救命士の資格維持や気管挿管認定，薬剤投与認定の資格維持に必要な一定期間内での病院実習時間数や特定行為実施数が厚生労働省から一応は示されてはいる（例えば，薬剤投与認定は3年間で3例の実施，気管挿管認定は3年間で6例の実施）が，各地域がそれぞれの地域の実情にあった基準を設けている．結局，救急救命士の数的にも質的にも地域格差が生じているのが現状である．

2）気管挿管に関する問題点

救急救命士が行う特定行為に関しての事件は，平成13年10月に一消防本部における，組

織的,地域ぐるみで違法との認識がありながらの気管挿管容認事件が挙げられる.皮肉なことにこの事件を契機に,救急救命士に気管挿管の実施が認められるようになった.これは例えばアメリカのパラメディックは,院外心肺停止患者以外でも気管挿管をはじめさまざまな医行為が可能である一方,わが国の救急救命士は,当時,院外心肺停止患者の気管挿管すら認められていない点に,同情的な世論の高まりを受ける形で法律が整備された結果である.

また平成16年に気管挿管が可能となってからは,食道への誤挿管の報告がしばしば新聞紙上を賑わせることとなった.心肺蘇生のガイドラインでは気管挿管の重要性が低下してきており,救急救命士による気管挿管の有効性と安全性,適応に関する判断など更なる検証が求められている.

3) エピペン®に関する問題点

エピペン®は,わが国では平成15年に蜂アレルギー患者に対して処方が可能になり,平成17年からは食物アレルギーによるアナフィラキシーにも処方が認可された.そして平成21年から,救急救命士にも使用が認められた.

平成20年に文部科学省から,学校がアレルギー疾患の児童・生徒にどう対応すべきかまとめた初のガイドラインが発表され,その中でアナフィラキシーショックに対処する自己注射を,本人に代わって教職員らが打つことは医師法に違反しないとする見解を示した.しかし平成22年に公立小学校において,エピペン®を処方されていた生徒がアナフィラキシーショックに陥ったが,教師は保護者から預かっていたエピペン®を「注射する取り決めを保護者と交わしていない」などとして使用しなかった.連絡を受けた家人が急いでかけつけて注射し,事なきを得たという事例が報告された.このような日本の社会情勢から考えると,今後,救急救命士がエピペン®を使用するために救急要請される事例が増える可能性がある.

おわりに

救急救命士法に関し,主たることを述べた.救急救命士は国家資格であり,プレホスピタルにおける役割は極めて重いことを強調して稿を終える.

(大石泰男)

文献

1) 救急救命士法,平成3年4月23日.
2) 日本救急医学会メディカルコントロール体制検討委員会:救急医療を支える法律,病院前救護におけるメディカルコントロール(横田順一朗,他編),第1版,へるす出版 p12,2010,東京.
3) 厚生省健康政策局指導課長:救急救命処置の範囲等について,平成4年指第17号,最終改正平成21年3月2日.
4) 大石泰男:救急救命士の活動とメディカルコントロール:メディカルコントロールの現状と今後の可能性,治療 93:p1756,2011.
5) 厚生労働省:病院前救護体制のあり方に関する検討会報告書,平成12年5月12日.

8．診療放射線技師法

法の趣旨と概要

　診療放射線技師は，「診療放射線技師法」により規定される国家資格である．この法律は，昭和26年法律第226号として制定され，直近では平成21年4月の改定を経て，診療放射線技師の資格と責務・職務などが規定されている．

第1条1
本法律は，診療放射線技師の資格を定めるとともに，その業務が適正に運用されるように規律し，もつて医療及び公衆衛生の普及及び向上に寄与することを目的として制定する．

第1章　総則（第1条・第2条）（この法律の目的，定義）

第2章　免許（第3条～第16条）（免許，免許，欠格事由，登録，意見の聴取，診療放射線技師籍，免許証，免許の取消し及び業務の停止，聴聞等の方法の特例，免許証の返納，政令への委任）

第3章　試験（第17条～第23条）（試験の目的，試験の実施，試験委員，受験資格，不正行為の禁止，試験手数料，政令及び厚生労働省令への委任）

第4章　業務等（第24条～第30条）（禁止行為，画像診断装置を用いた検査の業務，名称の禁止，業務上の制限，他の医療関係者との連携，照射録，秘密を守る義務，権限の委任，経過措置）

第5章　罰則（第31条～第37条）
附則

　病院・診療所等の医療施設においては，エックス線装置をはじめ各種の放射線照射装置，放射性同位元素等が備えられ，診断・治療に使用されている．このような装置，放射性同位元素等から発生する放射線の医療への使用は，医療法及び関係法令に基づく様々な規制の基に行われる．

　一方，昭和52年に国際的な放射線の専門家組織である国際放射線防護委員会（ICRP：International Commission on Radiological Protection）を中心に「全ての被ばくは社会的，経済的要因を考慮に入れながら合理的に達成可能な限り低く抑えるべきである（ALARA：As Low As Reasonably Achievable）」という考え方が確立され，この考えに則り日本に於いても放射線の利用に於ける法律が整備されている．

　国際放射線防護委員会（ICRP）の勧告では，人体に対する放射線照射に伴う有益性（放射線診断・治療）と欠点（放射線被ばく）を適切に判断し放射線照射行為の正当化を図ることは医師・歯科医師の義務であり，その放射線照射行為の最適化を図る（必要最低限の線量で最大限の効果を生む）ことは診療放射線技師（医師・歯科医師が照射を行う場合は当事者）の義務であるとしている．

　診療用放射線の防護については，医療法の通常の手続きの他に，医療法第23条に基づき，医療法施行規則第4章で構造設備上の基準の詳細を定めている．

　「放射性同位元素等による放射線障害の防止に関する法律」（略称「放射線障害防止法」，「障防法」，所轄：文部科学省）は，原子力基本法の精神に則り，放射性同位元素の使用，販売，賃貸，廃棄その他の取扱い，放射線発生装置の使用及び放射性同位元素によって汚染された物の廃棄その他の取扱いを規制することにより，これらによる放射線障害を防止し，公共の安全を確保することを目

的としている．障防法では，診療用放射性同位元素，エックス線装置以外の装置，器具等についてその使用の基準が規定されている他に，使用者に対する安全管理基準の遵守，放射線施設に立ち入る者に対する教育訓練，健康診断等の義務などが規定されている．

「労働安全衛生法電離放射線障害防止規則」（略称「電離則」，所轄：厚生労働省）は，労働安全衛生法に基づき，放射線障害から労働者（船員，国家公務員については船員電離放射線障害防止規則，人事院規則（所轄：人事院）に基づく）を保護するという観点より施設で使用するすべての放射線機器等に対して適用され，使用者に対する健康診断の義務づけ等の規制を行う．

人体に対する放射線照射を行う者を規制する法律は，放射線技師法の他にも，以下のものがある．
・医師法
・歯科医師法
・放射線施設を規制する法律
・医療法，医療法施行規則
・放射性同位元素等による放射線障害の防止に関する法律（放射線障害防止法，障防法）
・労働安全衛生法電離放射線障害防止規則（電離則）
・作業環境測定法
・職員の保健及び安全保持（人事院規則）
・職員の放射線障害の防止（人事院規則）

なお，放射線施設の適用法規と申請系統の所轄に関しては，医療施設の開設者により，表1のように分かれているので，留意が必要である．

さらに，診療放射線技師が業務を行う上で関係する法律として，以下のものがある．

薬事法：放射性医薬品の有効性，安全性を確保するとともに，製造・輸入販売業者，薬局販売業者が，放射性医薬品を製造，輸入販売，販売する際の放射線障害の発生を防止するための規制を行う．

電波法：10キロヘルツ以上の高周波電流を利用するもののうち，総務省令で定めるもの（MRI，直線型加速装置（リニアック），サイバーナイフ）を設置する際には，電気通信監理局に申請し，許可を受けなければならない．

消防法：放射性同位元素（密封，非密封）を使用する際には消防署への使用届（核燃料物質等（貯蔵，取扱）届出書）が必要である．

輸送関係では，放射性同位元素等車両運搬規則（国土交通省所管　運輸省令）が関与する．また，下記の各法令により定められた，放射線同位元素および放射線器機あるいは放射線業務への規制，あるいは地域の状況に応じた独自の条例を定めている地方自治体もあるので，その点にも留意が必要となる．

1. 医療法施行規則が規制する放射性同位元素および放射線機器

1) X線装置：定格管電圧10kV以上1MeV未満の診療用X線装置
2) 診療用高エネルギー放射線発生装置
   エネルギー1MeV以上の電子線またはX線発生装置
3) 診療用放射線照射装置
4) 診療用放射線照射器具
5) 放射性同位元素装備診療機器
6) 診療用放射性同位元素または陽電子断層撮影診療用放射性同位元素
   密封されていない医薬品または治験薬

表1

開設者	法律	所管
医療施設（国立を除く）	障害防止法	文部科学省（文部科学大臣許可・届出）
	医療法	都道府県　（届出）
	電離則	労働基準監督署（届出）
国立の医療施設	障害防止法	文部科学省（文部科学大臣許可・届出）
	医療法	地方厚生局　（届出）
	電離則	人事院　　（届出）

である放射性同位元素

2．障害防止法が規制する放射性同位元素および放射線機器
1）密封されていない放射性同位元素（核燃料物質や放射性医薬品，治験薬などは除く）
2）密封された放射性同位元素
3）放射線発生装置（1 MeV 未満のX線，電子線発生装置は除く）
4）放射性同位元素装備機器（表示付認証機器）

3．電離放射線障害防止規則の規定する放射線業務
1）X線装置の使用，当該装置の検査業務
2）荷電粒子加速装置の使用，当該装置の検査業務
3）X線管などのガス抜き，これに伴う検査業務
4）放射性物質装備機器の取扱業務
5）放射性物質または汚染物の取扱業務
6）原子炉の運転業務
7）坑内での核燃料物質の採掘業務

なお，百万電子ボルト未満のエネルギーの電子線やX線を発生させる装置は，放射線障害防止法の規制対象ではなく，電離放射線障害防止規則により規制される．

法が定める資格者の責務・役割

第2条2
診療放射線技師は，厚生大臣の免許を受けて，医師又は歯科医師の指示の下に，放射線を人体に対して照射することを業とする者である．

第24条1
医師，歯科医師又は診療放射線技師でなければ，放射線を人体に対して照射することはできない．

診療放射線技師の業務は，医療機関等に於いて医師又は歯科医師の指示に基づき，検査や治療を目的として，放射線等を人体に照射することである．検査の場合には，検査結果として画像情報を作成し，医師又は歯科医師に提供する．

診療放射線技師になるためには，文部科学大臣が指定した学校又は厚生労働大臣が指定した診療放射線技師養成所を卒業しなければならない（大学24校，短期大学1校，専門学校16校，計41校）（診療放射線技師法　第20条）．その上で，診療放射線技師国家試験に合格し，厚生労働大臣の免許を受けなければならない（診療放射線技師法　第3条）．また，外国で該当する学校や養成所を卒業し，又は外国で診療放射線技師免許に相当する免許を受けた者で，厚生労働大臣が認めた者も免許を取得できるとしている．診療放射線技師教育は，現在では大学教育が主流となり，大学院出身者も大幅に増加している．

第28条1
診療放射線技師は，放射線を人体に対して照射したときは，遅滞なく厚生労働省令で定める事項を記載した照射録を作成し，その照射について指示をした医師又は歯科医師の署名を受けなければならない．

照射録に記載する事項は，次のとおりとする（施行規則第16条）．
1．照射を受けた者の氏名，性別及び年齢
2．照射の年月日
3．照射の方法（具体的にかつ精細に記載すること．）
4．指示を受けた医師又は歯科医師の氏名及びその指示の内容

診療放射線技師は，放射線を人体に対して照射した際には，定められた照射録を延滞無く作成する責務がある．なお，医師本人が撮影した場合には照射録は不必要となっている．

また，現行では照射録は原則として紙媒体で残すこととなっており，電子媒体で照射録を作成する際は「e-文書法」に則り電子署名

を行う必要がある．

資格者が行う具体的な業務範囲

　診療放射線技師の行う業務，あるいはその行為に用いる放射線の種類は，診療放射線技師法第1条2で定められ，同法令に示す放射線とは，次に掲げる電磁波又は粒子線を指している．また，診療放射線技師の具体的な業務内容は表2の通りである．
　1．アルファ線及びベータ線
　2．ガンマ線
　3．百万電子ボルト以上のエネルギーを有する電子線
　4．エックス線
　5．その他政令で定める電磁波又は粒子線
　診療放射線技師法では看護師の場合と異なりいわゆる「診療の補助」の規定はなく医師法第17条の医療行為に抵触する行為があるので注意を要する．
　CTやMRIなどの造影検査の際に注射針を刺入する行為は，多くの国では診療放射線技師が行うが，日本では医師法違反であり，医師・看護師が行うことになっている．

　上部消化管造影（UGI）や下部消化管造影（注腸や小腸造影）の際にバリウム等の造影剤を服用指導（または検査中に指示）や注入する行為，CTやMRI検査の際に造影剤注入装置により造影剤を注入する行為や抜針については，多くの医療施設において診療放射線技師により行われているが，これらは医師法に抵触している．
　さらに，大腸造影検査の際のシリンジや血管造影検査の際のカテーテル等の挿管操作も，医師以外の者が行うことも医師法に抵触する．
　また，照射の指示が形骸化している場合もある．集団検診では医師がその場にいないことも多い．CT，MRI検査では医師の指示がなくとも診療放射線技師の判断で診断しやすい画像処理を追加することがある．
　このように診療放射線技師による医師法に抵触している医療行為に対しては，医師と診療放射線技師間の連携と同時に，あくまで医師の責任と指示のもとに行われるということを施設内で合意しておくことが必要である．

第24条2
**診療放射線技師はMRI，超音波検査，眼底

表2　診療放射線技師の業務内容

X線撮影	全身の骨や組織の撮影（一般撮影，断層撮影，マンモグラフィー，デンタル撮影）
CT	コンピュータ解析による人体の輪切りX線断層画像の撮影
血管撮影	心臓・脳・消化器・四肢等の血管のX線撮影
X線透視	X線透視下にて行う消化器・整形・泌尿生殖器領域の撮影・処置
骨塩定量	骨密度の検査（放射線を用いない装置もある）
核医学検査	放射性薬品を用いた人体の生理機能の画像検査（対外計測，体内計測）
放射線治療	放射線照射による疾患（主に悪性腫瘍）の治療（外部照射・腔内照射・組織内照射・内用療法）X線，α線，β線，γ線，電子線，中性子線，陽子線，重イオン線を使用
MRI	磁気と電波を用いた人体の任意断面の撮影
超音波検査	超音波による人体軟部組織の検査
眼底撮影	網膜周辺毛細血管の撮影（無散瞳のみ）
画像処理	各種検査で得られた画像を解析し，疾病の診断に有用な情報の取得・作成
治療計画	放射線治療における照射方法の立案（線量分布の計算）
放射線管理	放射線使用施設の安全管理（診療放射線技師あるいは医師・歯科医師）

写真（無散瞳）など，放射線を利用しない検査を行うこともできる．

MRI・超音波検査・眼底写真は，いずれも臨床検査技師および看護師も扱うことができ，視能訓練士は散瞳眼底写真撮影ができる．他に，撮影データの画像処理，放射線治療における治療計画（線量計算），放射線利用の安全管理（医療機関における放射線診療に用いる機器・器具の安全管理者は診療放射線技師あるいは医師・歯科医師である），放射線診療に用いる機器・器具の管理等，職種の専門性を生かした業務も行う．

一方，医療現場において放射線画像はアナログからデジタルへとほぼ移行し，放射線検査機器等も高度化していることから診療放射線技師に必要とされる知識・能力は大きく変遷している．このことから検査を行うための専門的な資格が各関連医学団体から認定されている（検診マンモグラフィ撮影放射線技師，放射線治療専門技師，核医学専門技師，医学物理士等）．

これらの資格については法律上の規定はなく，診療放射線技師免許を取得していれば業務は行える．しかし，その業務に関して十分な知識・技能を持ち合わせていることの客観的な指標となる．また，診療放射線技師でない者が上記の資格（医学物理士や放射線治療品質管理士など）を取得しても，法律上の規定により診療業務自体に直接携わることはできない．

他にも診療放射線業務を行う上で有用な資格は，医用画像情報管理士，医療情報技師等多数ある．核医学検査，放射線治療を行うには放射線取扱主任者資格を取得している診療放射線技師が必要であり，所定の講習（定期講習，PET研修セミナー等）の受講が義務付けられており，核医学検査，放射線治療施設の開設の際に要件を満たす必要がある．

チーム医療の推進

近年，質が高く，安心・安全な医療を求める患者・家族の声が高まる一方で，医療の高度化や複雑化に伴う業務の増大により医療現場の疲弊が指摘されるなど，医療の在り方が根本的に問われている．この問題に対し，多種多様な医療スタッフが，各々の高い専門性を生かし，目的と情報を共有し，医療の高度化に伴い，業務分担を計りながら互いに連携・補完し合い，患者の状況に的確に対応した医療を提供する「チーム医療」が注目され，様々な医療現場で実践されつつある．

平成22年4月30日厚生労働省医政局長通知「医師及び医療関係職と事務職員等との間等での役割分担の推進について」により「チーム医療の推進」が明記された．診療放射線技師についても，「その業務を行うに当たっては，医師その他の医療関係者との緊密な連携を図り，適正な医療の確保に努めなければならない（診療放射線技師法 第27条）．」とし，チーム医療の推進を規定している．医療技術の進展により，悪性腫瘍の放射線治療や画像検査等が一般的なものになるなど，放射線治療・検査・管理や画像検査等に関する業務が増大するなか，専門家として医療現場での役割は大きなものとなっている．

以下の業務については，現行制度の下で診療放射線技師が実施し得るため，積極的に実施することが望まれる．
①画像診断における読影の補助を行うこと
②放射線検査等に関する説明・相談を行うこと

放射線検査は診療放射線技師が単独で行うもの以外に医師，看護師等の他のスタッフと協力連携して行うものもある．検査個別に各職種の業務分担と責任の所在を明確にすることで検査を効率的に行うことができる．放射線治療においても同様である．

資格者に課せられた法規上の守秘義務

第29条

診療放射線技師は，正当な理由がなく，その業務上知り得た人の秘密を漏らしてはならな

い，診療放射線技師でなくなった後においても，同様とする（罰則30万円以下の罰金）．

放射線技師は，その業務で知り得た秘密を漏らしてはならないことが，放射線技師法に明記されている．また，他にも刑法・医療法・医師法による規制も同様に受ける．

さらに，個人情報の保護に関する法律（個人情報保護法　平成15年5月30日）第4章第1節にも，個人情報取扱事業者の義務が記されており，同様に規制される．

診療放射線技師はカルテ情報の他にも検査を行う上で個人の情報とプライバシーに関わる．診療放射線技師が特に関わるものとして，画像情報や検査時の情報がある．学術や統計等に利用する際には，本人の承諾を得るだけでなく，氏名等を消すなどして個人が特定できる事が無いよう配慮しなければならない．

おわりに

平成11年以降，電子保存に関する法令やガイドラインが発行・改定されながら現在に至っており，医療全体で電子化・情報化が進められている状況にある．電子カルテやPACSなど医療情報システムの普及に伴い，診療放射線技師画像情報はHL7やDICOMの国際的標準規格に適用したもので扱われ，この分野でも診療放射線技師が専門家として期待されている．

近年の診療放射線技術の高度化により検査の専門性がより高まり，今まで以上に高度な医学的知識や電子情報の知識が必要となり，これに伴い診療放射線技師の職務も多様化・専門化する傾向にある．

診療放射線技師は，そもそも人体に対し放射線を照射する行為の専門家として法制化されたが，同時に放射線被ばくの管理も担っている．さらに，医用画像情報を扱う者，専門性の高い検査を行う者でもあり，関係する法規は多岐に亘る．これらの法律は医療の状況に応じて改定もよく行われるので注意が必要である．

（山口　実，山本展夫，木野昌也）

文　献

1）(社)日本アイソトープ協会：2010年版　アイソトープ法令集 I ―放射線障害防止法関係法令―，(社)日本アイソトープ協会，2010.
2）(社)日本アイソトープ協会：2011年版　アイソトープ法令集 II ―医療放射線防護関係法令―，(社)日本アイソトープ協会，2011.
3）(社)日本アイソトープ協会：2007年版　アイソトープ法令集 III ―労働安全衛生・輸送・その他関係法令―，(社)日本アイソトープ協会，2008.
4）厚生労働省法令等データベースサービス：第2編医政第1章医政　診療放射線技師法
　　http://wwwhourei.mhlw.go.jp/hourei/html/hourei/contents.html
5）文部科学省（原子力・放射線の安全確保ホームページ）原子力・放射線安全確保
　　http://www.mext.go.jp/a_menu/anzenkakuho/boushihou/index.html

9. 臨床検査技師法

法の趣旨と概要

臨床検査技師は,「臨床検査技師等に関する法律」により規定される国家資格である.この法律は昭和33年法律第76号において,その前身である衛生検査技師等に関する法律により制定された.免許は所管知事から交付されるが,高等学校卒業後2年教育を受けたもので厚生大臣の行う試験に合格した者,または医師・薬剤師には無試験で交付される.主たる業務は,資格設置の当初は検体検査のみであった.その後,厚生労働省令で定める生理学的検査等を行うために,臨床検査技師が創設された.これに伴い昭和45年法律第83号にて「臨床検査技師,衛生検査技師等に関する法律」に改題された.さらに新規の衛生検査技師免許の廃止を機に平成17年法律第39号にて「臨床検査技師,衛生検査技師等に関する法律」の一部を改正する法律が公布され,法律名称は「臨床検査技師等に関する法律」に変更された.本法律は第一章から第五章で構成されており,法の趣旨は「厚生労働大臣の免許を受け,臨床検査技師の名称を用いて,医師の指示のもと,法定の検査を業とする.」ことである.

法が定める資格者の責務・役割

第1章 第1条
この法律は,臨床検査技師の資格等を定め,もって医療及び公衆衛生の向上に寄与することを目的とする.

この目的は,憲法第25条第2項「国は,すべての生活部面について,社会福祉,社会保障及び公衆衛生の向上及び増進に努めなければならない.」との規定に基づき制定されている.臨床検査技師の役割は,医療において医師が患者の病気を診断して病名を特定するために,医師の具体的な指示を受け,根拠となる情報を専門知識を持って正確かつ迅速に提供・支援することにある.それは,医療の現場では,臨床検査データに基づき病気の診断や病態を把握して,治療方針が決定されるからである.

第2章 第3条
臨床検査技師の免許(以下「免許」という.)は,臨床検査技師国家試験(以下「試験」という.)に合格した者に対して与える.

臨床検査技師は厚生労働大臣から与えられる国家資格であり,免許は臨床検査技師国家試験に合格しなければ,いかなる方法を講じようと絶対に与えられない.また,この免許の欠格事由などの取り扱いについては,下記の第2章第4条で述べている.

第4条〔欠格事由〕
次の各号のいずれかに該当する者には,免許を与えないことができる.
1 心身の障害により臨床検査技師の業務を適正に行うことができない者として厚生労働省令で定めるもの
2 麻薬,あへん又は大麻の中毒者
3 第2条に規定する検査の業務に関し,犯罪又は不正の行為があった者

欠格事由とは免許を受けるにあたり,必要な条件を欠いていることをいう.なお,臨床検査技師の免許を得てからでも,上記の欠格事由が発生した場合は免許を与えない,または取り消される可能性があるとされている.

資格者が行う具体的な業務範囲

第1章　第2条
この法律で「臨床検査技師」とは，厚生労働大臣の免許を受けて，臨床検査技師の名称を用いて，医師又は歯科医師の指示の下に，微生物学的検査，血清学的検査，血液学的検査，病理学的検査，寄生虫学的検査，生化学的検査及び厚生労働省令で定める生理学的検査を行うことを業とする者をいう．

　臨床検査技師が行う業務は，医師又は歯科医師の指示の下に，今日では多岐にわたっており，その範囲は第1章第2条，厚生労働省令で規定されている．

1．検体検査

　上記の法で規定される検査のうち，患者から尿・血液・痰・組織などの検体（材料）を採取し，それらを化学的あるいは形態学的に検査するものを検体検査といい，表1のような検査をいう．

表1　検体検査

微生物学的検査	感染症がどのような微生物，ウイルスによって起こるかを調べ，さらに治療に有効な抗生物質の決定を行うための検査．
血清学的検査	肝炎やリウマチなどの疾患の診断のため，血清中の抗体や補体など調べる検査．
血液学的検査	赤血球や血色素から貧血の程度を，白血球の多さから炎症の程度などを把握する検査．
病理学的検査	人体組織の顕微鏡観察標本を作製して病気の原因や良悪性を組織細胞学的に追求する検査．
寄生虫学的検査	食物摂取などにより人体に寄生した回虫や鉤虫などの寄生虫の卵，幼虫を便から検出する検査．
生化学検査	血液中の糖質，蛋白質，ビタミン，ホルモンなどを調べ，臓器の異常を把握する検査．

　表1の検体検査は病院・診療所以外の場所で行われている場合があり，かつ古くから医療行為と認められておらず，本法制定までは無資格者が行っても規制する法律は存在しなかった．

　近年の医療技術の進歩は目覚ましく，臨床検査の領域においても検査機器の自動化・システム化により，検査業務の迅速化が図られ，より精密なデータが得られるようになっている．また，遺伝子検査が可能になるなど年々新しい検査が開発され，臨床現場でも使用されている．さらに検査の多様化に伴い，高度な特殊検査などは病院単独で行うことがもはや困難であり，外部の検査専門施設である衛生検査所へ委託することが常識となっている．

　この衛生検査所については，設立当初は任意の登録制であったため，その検査精度等については疑わしいところであった．そこで，昭和55年の法律改正に伴い，登録なしで検体検査を行うことが出来る施設を，病院・診療所・保健所・検疫所・犯罪鑑識施設と定め，衛生検査所を開設する場合は所管の知事等の登録を受けることなどを第4章の2　衛生検査所で規定した．

　現在では，病院内等あるいは衛生検査所で行う検体検査については，ISOやWHO等を中心として国際的に標準化を進める動きがあり，標準物質の作成や基準分析法の設定等を行い，正しい検査結果を得るための努力が積極的になされている．国内においても臨床検査の標準化について，関係者の間で徐々に進められつつあり，今後とも国際的動向を踏まえながら継続的に臨床検査の標準化を進めていくことが求められている．

2．生理学的検査

　生理学的検査は，患者の心臓や脳などの動きを電気的にとらえて波形にして表示したり，体内の状態を超音波や磁力線などを利用して画像に変換し観察する検査である．これらは，厚生労働省令で定める生理検査として「臨床検査技師等に関する法律施行規則（昭

和33年厚生省令第24号）で規定されており，表2の検査をいう．

なお，除外業務については，高度の医療行為等に該当する為，臨床検査技師は行うことができないとされている．その他の生理学的検査については，その時代の技術水準に達している方法であれば特に規制される法律はない．

表2　生理学的検査

生理学的検査法	検査の概要	除外業務
心電図検査	心筋の活動電位の変化をグラフに記録し不整脈や心筋梗塞などの心筋の機能状態を探る検査．	体表誘導によるものに限る．
心音図検査	心臓の弁などから発せられる振動などの機械的減少を曲線として記録し，弁膜症などを推定する検査．	
脳波検査	脳神経細胞の電位の変化を，頭皮上の電極でとらえ，増幅し波形として表すことにより，てんかんなどの発作性疾患，脳腫瘍などの異常を調べる検査．	頭皮誘導によるものに限る．
筋電図検査	筋肉が収縮するときの活動電位の変化を電極でとらえ記録し，筋ジストロフィー，筋無力症，パーキンソン病などの診断する検査．	針電極による場合の穿刺を除く．
基礎代謝検査	安静恒常状態での消費されるエネルギー量を測定する検査．	
呼吸機能検査	肺から出入りする空気の量と速度を測り，換気機能障害の有無を診断する検査．	マウスピース及びノーズクリップ以外の装着器具によるものを除く．
脈波検査	身体表面の血管の圧力や容積の変化を経時的に記録し分析し，心血管系の病気を診断する検査．	
熱画像検査	体表面の温度分布を等温線で描いた画像によって診断を行う検査．	
眼振電図検査	眼振（眼球の不随意的な運動）が生理的なものか病的なものかを判断するために行う検査．	冷水若しくは温水，電気又は圧迫による刺激を加えて行うものを除く．
重心動揺計検査	起立時の身体の小さな動揺を測定し，身体のバランス維持機能を調べる検査．	
超音波検査	超音波の透過性を利用して画像を描き，軟部組織の内部構造を非観血的に観察，診断を行う検査．	
核磁気共鳴画像検査	MRI検査のこと．人体を強い磁場に置き，電磁波を当てると体内の水素が励起され，そのときに放出する電磁波を利用して画像を得る検査．	
眼底写真検査	暗室内での自然散瞳を利用して赤外線でピントを合わせて眼底の写真を撮影，眼底出血などの状態を知る検査．	散瞳薬を投与して行うものを除く．
毛細血管抵抗検査	毛細血管の脆弱性と血小板機能を調べる検査．	
経皮的血圧ガス分析検査	皮下の細動脈血液に含まれている酸素と二酸化炭素の分圧を測定して，肺と血液とのガス交換を調べる検査．	
聴力検査	どのぐらい小さな音まで聞こえるかを測定する検査．	気導により行われる定性的な検査であつて次に掲げる周波数及び聴力レベルによるものを除いたものに限る．） 周波数／聴力レベル ・1000Hz／30db ・4000Hz／25db ・4000Hz／30db ・4000HZ／40db

3．採血

採血は安全な血液製剤の安定供給を確保す

る法律第30条（昭和31年法律第160号）にて医療行為とされており，これについては保健師助産師看護師法に規定される診療の補助行為にあたるとされているが，検査の為の採血に限り特例として，業務として解放されるにあたり，第20条の2項で規定されている．

第30条〔業として行う採血と医業〕
業として人体から採血することは，医療及び歯科医療以外の目的で行われる場合であっても，医師法（昭和23年法律第201号）第17条に規定する医業に該当するものとする．

第20条の2〔保健師助産師看護師法との関係〕
臨床検査技師は，保健師助産師看護師法（昭和23年法律第203号）第31条第1項及び第32条の規定にかかわらず，診療の補助として採血（医師又は歯科医師の具体的な指示を受けて行うものに限る）及び第2条の厚生労働省令で定める生理学的検査を行うことを業とすることができる．

さらに採血行為は患者への危険性を伴う行為であることから，採血部位については臨床検査技師等に関する法律施行令（昭和33年政令第226号）にて厳しく規制している．

第8条〔採血〕
臨床検査技師等に関する法律　第11条の政令で定める行為は，耳朶，指頭及び足蹠の毛細血管並びに肘静脈，手背及び足背の表在静脈その他の四肢の表在静脈から血液を採取する行為とする．

採血量については法律での規定は無いが，法制定当時はおおむね20 mLを目安に許可されていた経緯がある．しかし近年では，検査の多様化にともない必要量が通達を超えることも増えてきたため，日本臨床検査医学会からの疑義照会の回答として厚生労働省医政局医事課長通知（平成20年1月17日，医政医発第0117001号）により，20 mL以上の採血量も可能と解釈されている．ただし，この通知においても，あくまで検査に対する採血のみで，輸血用の採血，瀉血などの採血について行うことは許されていない．

なお，上記の生理検査ならびに採血については，医療行為・診療の補助行為であることから医師の指示のもと，つまり診療を行う医師がいることが大前提であり，診療が行える場所は病院・診療所以外の場所での行為は許されず，医師法の医療行為の禁止に抵触する．しかしながら，例えば医師の往診に立ち会い具体的に医師の指示により採血する際，あるいは生理検査を行う場合も医療施設の出張としては認められている．

またこの生理検査・採血については，臨床検査技師の独占業務であり，医師・歯科医師及び診療の補助としての一部の行為を除き，臨床検査技師・看護師以外の者が行うことは出来ない．加えて，法8条3項で臨床検査技師の名称使用停止中の者は行うことが出来ず，罰則については免許停止中の者は第24条により30万円以下の罰金に処されることになる．

4．病理解剖

病理学的検査の一部として，死亡患者の病因解明を目的として病理医が行う病理解剖の助手を臨床検査技師が務めることについては，1988年に医道審議会死体解剖資格審査部会がまとめた病理解剖指針の中で解剖の補助者は臨床検査技師が行うべきであり，死体からの血液採取・摘出臓器の標本作成・縫合等の医学的行為についても，臨床検査技師等が行うべきであるとされている（病理解剖指針について　昭和63年11月18日付厚生省健康政策局長通知健政発第693号）．

資格者に課せられた法規上の守秘義務

臨床検査技師は，臨床検査技師の名称を用いて診療の補助行為に携わっているわけであり，当然ながら第4章第18条で信用失墜行為の禁止が述べられている．また，医療従事者はその業務の性質上，個人情報，いわゆる秘密を知る機会が多い．従って，医療に携わるものの全ての法律には，守秘義務が課せられ

ており，臨床検査技師も例外なく，第4章第19条にて規定されている．

第4章　業務等

第18条〔信用失墜行為の禁止〕
臨床検査技師は，臨床検査技師の信用を傷つけるような行為をしてはならない．

第19条〔秘密を守る義務〕
臨床検査技師は，正当な理由がなく，その業務上取り扱つたことについて知り得た秘密を他に漏らしてはならない．臨床検査技師でなくなつた後においても，同様とする．

　これを守秘義務といい，もし知られたくない秘密を漏らしたことにより，第23条2項に基づき被害者から捜査機関へ訴えられれば，裁判を経て第23条1項に基づき50万円以下の罰金に処される．
　しかし，この秘密漏洩罪は親告罪といい被害者が告訴しない限り裁判にかけることができないこととなっている（刑法第264条）．告訴とは，被害者が警察署あるいは検察庁に対し犯罪の事実を申告し，犯人の処罰を要求する意思表示のことをいう．告訴は本人または代理人でもできるが，犯人を知った時から6ヵ月以内に行わなければならない（刑事訴訟法第235条）．また，告訴は起訴までに取り消すことはできるが，一度取り消した場合は同じ事件については告訴できない（刑事訴訟法第237条）．
　例えば，公衆の集まる場，たとえば料理屋等などにおいて，あの患者は糖尿病だから等の患者の個人情報を漏らし，それを関係者が聞いており，なおかつ，それにより被害者が公訴すれば犯罪として成立する．または病院内で患者の往来のある場所にて，検査データ放置するなどして，結果を第3者が閲覧できる状態になっている場合なども，それにより患者がなんらかの被害を受け公訴すれば成立する可能性がある為，十分配慮する必要がある．しかしながら医療従事者は，業務上の知り得た秘密について下例のように漏らさざるを得ない場合も存在する．

例1）採血室で，この患者はB型肝炎であり，感染防御の為，採血針の取り扱いには充分注意するように申し送りする．

例2）心電図検査で，この患者はMRSA保菌者であり，他患者への菌の感染経路にならないよう前後の消毒，手洗いに注意するよう申し送りする．など

　上記のような例では，正当な理由がある場合と認められ，守秘義務違反には該当しないとされている．また，医療事故による加害者の場合は，裁判にて証言を求められた場合に正当な理由がなければこれを拒むことが出来ないとされている．

おわりに

　厚生労働省では，「チーム医療」を推進する観点から，「医師及び医療関係職と事務職員等との間等での役割分担の推進について」（平成19年12月28日付け医政発第1228001号厚生労働省医政局長通知）を発行し，各医療機関の実情に応じた適切な役割分担を推進するよう周知している．
　この観点からも，臨床検査技師の業務は，医療の高度化・複雑化に伴い量的にも増加することが予想される．関係法令に照らし合わせ，医師以外の医療スタッフが実施することができる業務の内容については適時検討されるとのことであるが，臨床検査技師を含め，医療スタッフの協働・連携によるチーム医療を進めることとし，質の高い医療の実現はもとより，快適な職場環境の形成や効率的な業務運営の実施に努める必要がある．

（坂部博志，山本展夫，木野昌也）

文　献

佐藤乙一：臨床検査学講座第3版　関係法規，13-49，医歯薬出版，2001．

10. 臨床工学技士法

法の趣旨と概要

　臨床工学技士法は，昭和62年（昭和62年6月2日法律第60号）に初めて制定された比較的新しい法であり，その後，平成19年6月27日に改定（平成19年12月26日施行）され臨床工学技士の資格ならびに業務内容等が規定されている．
第1条〔目的〕
この法律は，臨床工学技士の資格を定めるとともに，その業務が適正に運用されるように規律し，もって医療の普及及び向上に寄与することを目的とする．
第2条〔定義〕
この法律で「生命維持管理装置」とは，人の呼吸，循環又は代謝の機能の一部を代替し，又は補助することが目的とされている装置をいう．

　法制定の趣旨および概要については，健康政策局長通知「臨床工学技士法の施行について」（昭和63年4月1日健政発第198号各都道府県知事宛厚生省健康政策局長通知）において，「近年，医療機器の目覚ましい進歩を遂げ，医療の重要な一翼を担うようになっており，特に，血液浄化装置・人工心肺装置・人工呼吸器等，人の呼吸・循環または代謝の機能を代替または補助するために使用される生命維持管理装置は，医療の分野に新たな可能性を開くものとして大きな役割を果たしている．しかし，生命維持管理装置の操作及び保守点検には，単に医学的知識ばかりではなく，工学の知識も必要とし，装置そのものも時代とともにますます高度かつ複雑なものとなってきている．この法律制定の趣旨は，このような現状にかんがみ，生命維持管理装置の操作及び保守点検に従事する専門技術者として臨床工学技士の資格を定め，その資質の向上を図るとともにその業務が適正に運用されるように規律し，もって医療の普及及び向上に寄与することにある．」と示されている．

　臨床工学技士には，医師の医学的知識，あるいは看護師の看護学・他の医療関係者の専門的知識に加えて，工学的知識と技術が「生命維持管理装置の操作及び保守点検」の業務として含まれていることが，本資格の特色である．

　日進月歩で多様化・高度化を続ける生命維持装置の知識や技術の習得に，多くの医師・看護師が日常的に対応するには事実上困難となってきており，それ故，臨床工学技士には，これらに対応するため，多様化・高度化し続ける生命維持管理装置の知識や技術の維持・向上が常に求められている．

法が定める資格者の責務・役割

第37条〔業務〕
臨床工学技士は，保健師助産師看護師法（昭和23年法律第203号）第31条第1項及び第32条の規定にかかわらず，診療の補助として生命維持管理装置の操作を行うことを業とすることができる．
第38条〔特定行為の制限〕
臨床工学技士は，医師の具体的な指示を受けなければ，厚生労働省令で定める生命維持管理装置の操作を行ってはならない．

　臨床工学技士は，厚生労働大臣の免許を受けて，臨床工学技士の名称を用いて，医師の指示の下に，生命維持管理装置の操作（生命維持管理装置の先端部の身体への接続又は身

体からの除去であって政令で定めるものを含む．以下同じ．）および保守点検を行うことを業とするものである．

また，法第38条で臨床工学技士は「医師の具体的な指示がなければ，厚生労働省令で定める生命維持管理装置の操作を行ってはならない」とされているが，この場合の医師の指示に指導・監督という責任は含まれていないと解釈されている．つまり，医師と臨床工学技士の間には，生命維持管理装置を扱うにあたり業務提携をする関係と解釈するのが，適当と考えられる．

また，臨床工学技士は生命維持管理装置の保守点検を行うことで，事前に機器自体の特性を習熟し，安全操作を行うことができるよう準備すべきことも職務として尽くすべき安全性保持義務に含まれていることを周知しておかなければならない．

資格者が行う具体的な業務範囲

臨床工学技士の具体的な業務は，法第四章の業務等に関わる条例として定められている．また，業務遂行上の基本的指針が，安全かつ適切な業務実施を確保する観点から「臨床工学技士業務指針」（昭和63年9月14日付け医事第57号厚生省健康政策局医事課通知の別添）として示されている．

しかしながら，平成22年3月19日に厚生労働省「チーム医療の推進に関する検討会」が取りまとめた報告書「チーム医療の推進について」において，制定施行から20年以上が経過し十分に制度が成熟した現状においては，医療技術の高度化等に対応しながら適切な業務実施が確保されるべきであり，同指針については廃止も含め検討すべきと提言されたところである．

この提言を受けて，社団法人日本臨床工学技士会及び関連学会団体等から構成された臨床工学合同委員会において，平成22年10月10日付けで「臨床工学技士基本業務指針2010」（以下，業務指針2010）が策定された．この臨床工学技士業務指針2010で特筆すべきは，新たに人工呼吸器装着時の喀痰等の吸引及び動脈留置カテーテルからの採血行為を，臨床工学技士が実施できる行為としたことである．

臨床工学技士業務指針2010で定める，生命維持管理装置操作の具体的内容は下記1）から3）となっている．
 1）身体への血液，気体又は薬剤の注入
 2）身体からの血液又は気体の抜き取り（採血を含む）
 3）身体への電気的刺激の負荷

また，個別業務に関する事項に臨床工学技士の主な業務を，「呼吸治療業務」・「人工心肺業務」・「血液浄化業務」・「手術（周術期を含む）での領域」・「集中治療領域での業務」・「心・血管カテーテル業務」・「高気圧治療業務」・「その他の治療関連業務（除細動器，ペースメーカ業務，植込み型除細動器）」・「医療機器管理」に分類し，さらに「時系列的に治療開始前の業務」・「治療開始から終了までの業務」・「治療終了後の業務及びその他の業務」の4種類に分類されている．

政令で定める「生命維持管理装置の先端部の身体への接続又は身体からの除去」の具体的内容は，下記のとおりであり，これらの医療行為の場合には，臨床工学技士は医師の指示の下で行うべきことが法律で定められている．

1）呼吸治療業務
 ・人工呼吸装置回路の先端部（コネクター部分）の気管チューブへの接続又は気管チューブからの除去
 ・人工呼吸装置回路の先端部のあらかじめ接続用に形成された気管切開部（気管チューブの挿入部分等）への接続又は気管切開部からの除去
 ・人工呼吸装置回路の先端部（マスク，口腔内挿入用マウスピースおよび鼻カニューレ等）の口，鼻への接続又は口，鼻からの除去

2）人工心肺業務

- 人工心肺装置の先端部（接続用部分）のあらかじめ術野に固定されたカニューレの末端への接続又はカニューレの末端からの除去

3）血液浄化業務
- 血液浄化装置の先端部（穿刺針）の内シャントへの接続及び内シャントからの除去
- 血液浄化装置の先端部（回路チューブの接続用部分）の外シャント及びあらかじめ身体に設置されたカテーテルへの接続及び当該部分からの除去
- 血液浄化装置の接続及び除去に当たっての消毒及び止血等の処置

4）手術領域（周術期を含む）での業務
- 生命維持管理装置の先端部への接続又は除去

5）心・血管カテーテル業務
- 使用する生命維持管理装置及びカテーテル関連機器の電極や対極板等の身体への装着
- 清潔野での使用する生命維持管理装置及びカテーテル関連機器の操作及び接続
- 使用した生命維持管理装置及びカテーテル関連機器の電極や対極板等の身体からの脱着

6）その他の治療関連業務
　a）除細動器
- 緊急蘇生時での注射等により身体に対して直接行う薬剤の投与を臨床工学技士は行ってはならない
- 生命維持管理装置領域においては，患者の容体が急変することもあり，体外式除細動器等必要な機器・材料が直ちに使用できる体制を整えておかなければならない

　b）ペースメーカ業務
- ペースメーカ接続用に身体に設置された電極への機器の接続又は電極からの除去，又はプログラミングヘッドの設置及び除去

　c）植込み型除細動器（両室ペーシング機能付き植込み除細動器：CRT-Dを含む）
- 植込み型除細動器接続用に身体に設置された電極への機器の接続又は電極からの除去，あるいはプログラミングヘッドの設置及び除去

さらに，医師の具体的な指示を受けて行わなければならない法令上の特定行為として，「医師の具体的指示を受けて行わなければならない法令上の特定行為」が別途に示されている．この項では，新たに医師の具体的指示を受ければ，「動脈留置カテーテルからの採血を行うことができる．」ことが特徴となっている．

1）呼吸治療業務
治療開始から終了まで
- 人工呼吸装置の運転条件及び監視条件（一回換気量，換気回数等）の設定及び変更
- 吸入薬剤及び酸素等の投与量の設定及び変更
- 動脈留置カテーテルからの採血

2）人工心肺業務
治療開始から終了まで
- 人工心肺装置の運転条件（血液流量，吹送ガス等）及び監視条件の設定及び変更
- 血液，補液及び薬剤の投与量の設定及び変更
- 人工心肺装置の操作に必要な人工心肺装置からの採血
- 留置カテーテルからの採血

3）血液浄化業務
治療開始から終了まで
- 血液浄化装置の運転条件（治療時間，血液流量，除水量等）及び監視条件の設定及び変更
- 血液，置換液，補液及び薬剤の投与量の設定及び変更
- 血液浄化装置の操作に必要な血液浄化装置からの採血
- 留置カテーテルからの採血

4）手術領域（周術期を含む）での業務

治療開始から終了まで
- 生命維持管理装置の操作条件及び監視条件の設定及び変更
- 留置カテーテルからの採血

5）心・血管カテーテル業務

治療開始から終了まで
- 使用する生命維持管理装置及びカテーテル関連機器の電極や対極板等の身体への装着
- 使用する生命維持管理装置及びカテーテル関連機器の操作条件及び監視条件の設定及び変更
- 留置カテーテルからの採血

治療終了後
- 使用した生命維持管理装置及びカテーテル関連機器の電極や対極板等の身体からの脱着

6）高気圧酸素治療業務

治療開始から終了まで
- 高気圧酸素治療装置その他使用する生命維持管理装置の監視条件を含む操作条件（加圧時間，加圧条件，換気条件等）の設定及び変更
- 留置カテーテルからの採血

7）その他の治療関連業務

a）除細動器

治療開始から終了まで
- 除細動器の操作条件及び監視条件の設定及び変更

b）ペースメーカ業務

治療開始から終了まで
- ペースメーカのペーシングパラメータ条件及びペーシングシステムデータ監視条件の設定及び変更
- 動脈留置カテーテルからの採血

治療終了後
- ペースメーカのペーシングパラメータ条件及びペーシングシステムデータ監視条件の確認及び変更

c）植込み型除細動器（両室ペーシング機能付き植込み除細動器：CRT-D を含む）

治療開始から終了まで
- 植込み型除細動器のペーシングパラメータ条件及びペーシングシステムデータ監視条件の設定及び変更
- 動脈留置カテーテルからの採血

治療終了後
- 植込み型除細動器のペーシングパラメータ条件及びペーシングシステムデータ監視条件の確認及び変更

また，その他，各業務における特記事項として，一連の業務の各段階で医師の指示で行える業務が，「業務別，特記事項」として示されている．

1）呼吸治療業務
- 気管挿管チューブ及び気管切開チューブの挿入及び設置又は除去は医師が行う．
- 気管内洗浄については，医師が行いこれを補助するものとする．
- 喀痰等の吸引については，人工呼吸装置の操作を安全かつ適切に実施する上で必要な行為であり必要に応じて適宜行う．また，実施後は人工呼吸装置の正常な作動状態を監視すること．
- 呼吸訓練に際しての人工呼吸装置の操作に関する医師の指示は具体的に受けるようにし，医師，その他の医療関係職種等と十分に連携した上で業務を行う．
- 医師の決めた人工呼吸装置の操作条件及び薬剤の投与量等に従い，臨床工学技士はこれらの条件等の設定及び変更を行う．こうした指示については操作前に医師から受ける書面等による指示の他，操作中の指示についても，できる限り具体的に受けなければならない．
- 治療開始前に，人工呼吸装置の操作に必要な薬剤・治療材料及び使用する機器等の操作条件（監視条件を含む）の指示を医師から受けている場合であっても，業務を遂行するに当たり機器等の操作に関して疑義のある点については治療に先立ち，改めて医師の最終確認を受けなければならない．
- 身体に直接針を穿刺して行う血管からの

採血及び血管内への輸血等を，臨床工学技士は行ってはならない．
- 動脈留置カテーテル採血は医師の具体的な指示を受けなければならない．
- 呼吸治療業務の対象と考えられる機器は人工呼吸装置，吸入療法機器，給湿器，酸素濃縮器，気体流量計，酸素濃度計及び監視機器等である．
- 在宅呼吸療法では，人工呼吸装置の操作及び日常点検及び緊急時の対処法等を，予め医師その他の医療関係職種等と緊密な連携の下に，患者及び家族等に指導を行い，十分な安全の確保に努めなければならない．

2）**人工心肺業務**
- 身体（術野）側のカニューレはすべて医師により身体に接続・固定される．
- 医師の決めた人工心肺装置の操作条件及び薬剤の投与量等に従い，臨床工学技士はこれらの条件等の設定及び変更を行う．こうした指示については操作前に医師から受ける書面等による指示の他，操作中の指示についても，できる限り具体的に受けなければならない．
- 治療開始前に，人工心肺装置の操作に必要な薬剤・治療材料及び使用する機器等の操作条件（監視条件を含む）の指示を医師から受けている場合であっても，業務を遂行するに当たり機器等の操作に関して疑義のある点については治療に先立ち，改めて医師の最終確認を受けなければならない．
- 回診や術前検討会に際しては，医師又はその他の医療関係職種が必要とする情報の提供を十分に行う．
- 身体に直接針を穿刺して行う血管からの採血及び血管内への輸血等を，臨床工学技士は行ってはならない．
- 留置カテーテル採血は医師の具体的な指示を受けなければならない（動脈ライン等を含む）．
- 心内除細動（開胸時）にあっては，通電用（刺激）電極を身体に接触させ，保持し又は接続した後固定することは医師が行う（身体からの除去にあっても同様である）．
- 人工心肺業務の対象となる装置は，人工心肺装置，冠灌流装置，拍動流生成装置，血液冷却装置等である．またIABP，ECMO，PCPS，VAS等の循環補助装置業務は人工心肺業務に準ずる．

3）**血液浄化業務**
- 血液浄化装置とは，血液透析，血液濾過，血液透析濾過，血液吸着，アフェレシス，持続血液浄化の業務に使用する装置である．
- 医師の決めた血液浄化装置の操作条件及び薬剤の投与量等に従い，臨床工学技士はこれらの条件等の設定及び変更を行う．こうした指示については操作前に医師から受ける書面等による指示の他，操作中の指示についても，できる限り具体的に受けなければならない．
- 治療開始前に，血液浄化装置の操作に必要な薬剤・治療材料及び使用する機器等の操作条件（監視条件を含む）の指示を医師から受けている場合であっても，業務を遂行するに当たり機器等の操作に関して疑義のある点については治療に先立ち，改めて医師の最終確認を受けなければならない．
- 腹膜透析装置，腹水濃縮濾過装置の業務は血液浄化装置の業務に準ずる．
- 腹膜透析用のカテーテル等が必要な時は，あらかじめ医師がそれを設置する．
- 身体に直接針を穿刺して行う血管からの採血及び血管内への輸血等を，臨床工学技士は行ってはならない．
- 留置カテーテル採血は医師の具体的な指示を受けなければならない（動脈ライン等を含む）．
- 在宅医療では，血液浄化装置の操作及び日常点検等の適切な使用方法を予め，医師，その他の医療関係職種等と緊密な連

携の下に，患者及び家族等に指導を行い，十分な安全の確保に努めなければならない．
・血液浄化業務における「内シャント」は「バスキュラーアクセス」と読み替える．

4) 手術領域（周術期を含む）での業務
・医師の決めた生命維持管理装置の操作条件及び薬剤の投与量等に従い，臨床工学技士はこれらの条件等の設定及び変更を行う．こうした指示については操作前に医師から受ける書面による指示の他，操作中の指示についても，できる限り具体的に受けなければならない．
・治療開始前に，生命維持管理装置の操作に必要な薬剤・治療材料及び使用する機器等の操作条件（監視条件を含む）の指示を医師から受けている場合であっても，業務を遂行するに当たり機器等の操作に関して疑義のある点については治療に先立ち，改めて医師の最終確認を受けなければならない．
・身体に直接針を穿刺して行う血管からの採血及び血管内への輸血等を，臨床工学技士は行ってはならない．
・留置カテーテル採血は医師の具体的な指示を受けなければならない．（動脈ライン等を含む）
・麻酔の導入，維持管理，覚醒は医師が行い，臨床工学技士は麻酔器及び各種監視装置による監視と患者状態の把握を行う．
・周術期の各種生命維持管理装置の使用においては，術中の業務に準ずるものとする．
・手術領域の対象となる生命維持管理装置は，麻酔器及び麻酔の際に使用する人工呼吸器，人工心肺装置，補助循環装置，除細動器，各種監視装置等の業務の必要性に応じて使用する機器である．
・手術関連機器とは，電気メス，レーザー・高エネルギー超音波装置，内視鏡手術機器，手術ナビゲーション装置等の必要性に応じて使用する機器である．
・生命維持管理装置及び手術関連機器や再使用する器具・備品の消毒・滅菌及び洗浄は，他の医療職との十分な連携で適切に行うものとする．

5) 集中治療領域での業務
・医師の決めた生命維持管理装置の操作条件及び薬剤の投与量等に従い，臨床工学技士はこれらの条件等の設定及び変更を行う．こうした指示については操作前に医師から受ける書面等による指示の他，操作中の指示についても，できる限り具体的に受けなければならない．
・治療開始前に，生命維持管理装置の操作に必要な薬剤・治療材料及び使用する機器等の操作条件（監視条件を含む）の指示を医師から受けている場合であっても，業務を遂行するに当たり機器等の操作に関して疑義のある点については治療に先立ち，改めて医師の最終確認を受けなければならない．
・身体に直接針を穿刺して行う血管からの採血及び血管内への輸血等を，臨床工学技士は行ってはならない．
・留置カテーテル採血は医師の具体的な指示を受けなければならない．（動脈ライン等を含む）
・集中治療領域で対象となる機器は，人工呼吸器，酸素療法機器，NOガス治療機器，血液浄化装置，補助循環装置（IABP，ECMO，PCPS，VAS等），保育器，除細動器，各種監視装置等の業務で必要性に応じて使用する生命維持管理装置等である．
・NICU，CCU，HCU，SCU，PICU，救命救急室での業務は集中治療領域での業務に準ずる．

6) 心・血管カテーテル業務
・医師の決めた生命維持管理装置及びカテーテル関連機器の操作条件及び薬剤の投与量等に従い，臨床工学技士はこれらの条件等の設定及び変更を行う．こうし

た指示については操作前に医師から受ける書面等による指示の他，操作中の指示についても，できる限り具体的に受けなければならない．
- 開始前に，生命維持管理装置及びカテーテル関連機器の操作に必要な薬剤・治療材料及び使用する機器等の操作条件（監視条件を含む）の指示を医師から受けている場合であっても，業務を遂行するに当たり機器等の操作に関して疑義のある点については治療に先立ち，改めて医師の最終確認を受けなければならない．
- 身体への電気的負荷を実施する際には負荷条件等，医師からできる限り具体的な指示を受けなければならない．
- 身体に直接針を穿刺して行う血管からの採血及び血管内への輸血等を，臨床工学技士は行ってはならない．
- 留置カテーテル採血は医師の具体的な指示を受けなければならない（動脈ライン等を含む）．
- 心・血管カテーテル業務で対象となる生命維持管理装置は，人工呼吸器，補助循環装置，心臓刺激装置，体外式除細動器，及び監視装置である．
- カテーテル関連機器とは，アブレーション装置，多チャンネル記録装置（ポリグラフ），電気刺激装置，3次元マッピング装置，IVUS（血管内超音波）装置，ロータブレータ等の冠動脈インターベンション機器及び全身の動静脈に対する血管内診断治療機器及びバックアップ機器等である．
- 他の医療関係者との連携で十分な被ばく軽減対策を講ずること．
- 清潔野での作業では十分な知識を習得し特に注意を払わなくてはならない．他の医療関係者との連携で十分な感染対策を講ずること．
- 患者の急変に備え，緊急蘇生に必要な機器・機材が直ちに使用できる体制を整えておかなければならない．

7）高気圧酸素治療業務
- 高気圧酸素治療装置と他の生命維持管理装置を組合せて用いる場合は，当該装置の操作についても医師の指示を受けなければならない．
- 患者等の圧力及び酸素濃度変化に対する準備等危険防止のための医学的患者評価は医師が行い，臨床工学技士は，医師その他の医療職との連携で毎回治療開始前に患者の身辺の点検を行い，危害が生ずる恐れがあると認めた場合は，以下の必要な措置を講じなければならない．また，その確認内容を記録し，医師へ報告しなければならない．
    - ⅰ）静電気防止のため帯電防止能を有する木綿又は木綿と同等以上の衣類や寝具への変更
    - ⅱ）不適当な所持品の除去
- 医師の決めた高気圧酸素治療装置の操作条件及び薬剤の投与量等に従い，臨床工学技士はこれらの条件等の設定及び変更を行う．こうした指示については操作前に医師から受ける書面等による指示の他，操作中の指示についても，具体的に受けなければならない．
- 治療開始前に，高気圧酸素治療装置の操作に必要な薬剤・治療材料及び使用する機器等の操作条件（監視条件を含む）の指示を医師から受けている場合であっても，業務を遂行するに当たり機器等の操作に関して疑義のある点については治療に先立ち，改めて医師の最終確認を受けなければならない．
- 身体に直接針を穿刺して行う血管からの採血及び血管内への輸血等を，臨床工学技士は行ってはならない．
- 留置カテーテル採血は医師の具体的な指示を受けなければならない（動脈ライン等を含む）．

8）その他の治療関連業務
a）除細動器
- 緊急蘇生時での注射等により身体に対し

て直接行う薬剤の投与を臨床工学技士は行ってはならない．
・生命維持管理装置領域においては，患者の容体が急変することもあり，体外式除細動器等必要な機器・材料が直ちに使用できる体制を整えておかなければならない．

b）ペースメーカ業務
・ペースメーカ本体及び電極の身体への設置及び接続又は身体からの除去は医師が行う．
・医師の決めた生命維持管理装置及びプログラマ等の操作条件及び薬剤の投与量等に従い，臨床工学技士はこれらの条件等の設定及び変更を行う．こうした指示については操作前に医師から受ける書面等による指示の他，操作中の指示についても，できる限り具体的に受けなければならない．
・治療開始前に，生命維持管理装置の操作に必要な薬剤・治療材料及び使用する機器等の操作条件（監視条件を含む）の指示を医師から受けている場合であっても，業務を遂行するに当たり機器等の操作に関して疑義のある点については治療に先立ち，改めて医師の最終確認を受けなければならない．
・留置カテーテル採血は医師の具体的な指示を受けなければならない（動脈ライン等を含む）．
・外来管理ではペースメーカ本体の作動状況，設定及びリード状態の確認を行う．また，必要なデータ測定及び患者情報を収集し管理を行い，医師へ報告しなくてはならない．
・患者への説明は，必要に応じて医師をはじめ他の関係職種と連携し行う．
・電気メスを使用する外科手術や放射線治療，検査等電磁干渉の恐れがある場合でのペースメーカの正常動作を確保するための技術協力を行う．

c）植込み型除細動器（両室ペーシング機能付き植込み除細動器：CRT-Dを含む）
・植込み型除細動器本体及び電極の身体への設置及び接続と身体からの除去は医師が行う．
・医師の決めた生命維持管理装置及びプログラマ等の操作条件及び薬剤の投与量等に従い，臨床工学技士はこれらの条件等の設定及び変更を行う．こうした指示については操作前に医師から受ける書面等による指示の他，操作中の指示についても，できる限り具体的に受けなければならない．
・治療開始前に，植込み型除細動器の操作に必要な薬剤・治療材料及び使用する機器等の操作条件（監視条件を含む）の指示を医師から受けている場合であっても，業務を遂行するに当たり機器等の操作に関して疑義のある点については治療に先立ち，改めて医師の最終確認を受けなければならない．
・留置カテーテル採血は医師の具体的な指示を受けなければならない（動脈ライン等を含む）．
・外来管理では植込み型除細動器本体の作動状況，設定及びリード状態の確認を行う．また，必要なデータ測定及び患者情報を収集し管理を行い，医師へ報告しなくてはならない．
・患者への説明は，必要に応じて医師をはじめ他の関係職種と連携し行う．
・電気メスを使用する外科手術や放射線治療，検査等電磁干渉の恐れがある場合，植込み型除細動器の正常動作を確保するための技術協力を行う．
・情報技術（IT）を活用した遠隔操作機器を用いての作動状況の確認等の情報収集は医師と緊密な連携の基に行う．

d）保守点検関連業務
・臨床工学技士は，医療機器の専門医療職として積極的に，医療機関の電気設備及び医療ガス設備の安全管理を推進しなければならない．

- 臨床工学技士による機器の保守点検は，当該機器製造販売業者の指定した手順に従い実施しなければならない．
- 臨床工学技士による機器の修理は，医療機器を安全に管理できる部屋で当該機器製造販売業者の指定した部品及び手順書に従い実施し，修理後は機器製造販売業者が指定した性能の確認を行わなければならない．
- 臨床工学技士は保守点検または修理を実施した場合に，その内容を記録して保管しなければならない．
- 臨床工学技士は常に機器のトラブル（不具合等）の調査に心がけ，「医薬品・医療機器等安全性情報報告制度」及び「医薬品・医療機器等安全性情報」を活用すること．
- 医療機器業公正取引協議会「医療機関等における医療機器の立会いに関する基準」を遵守すること．

e）その他
- 機器の保守点検に必要な機器と設備との整合性の調査及び設備の整備の企画等へ参加すること．
- 機器の保守点検に必要な機器安全管理に関する他の医療職種との合同勉強会等へ参加すること．

一方，チーム医療を行う上で他の医療関係職種との関係において特に留意すべき点が別途に掲げられているが，各業務で対象と考えられる機器は下記の通りとなっている．

1）呼吸治療業務の対象と考えられる機器
人工呼吸装置，吸入療法機器，給湿器，酸素濃縮器，気体流量計，酸素濃度計及び監視機器等

2）人工心肺業務の対象となる装置
人工心肺装置，冠灌流装置，拍動流生成装置，血液冷却装置等

IABP，ECMO，PCPS，VAS等の循環補助装置業務は人工心肺業務に準ずる．

3）血液浄化装置
血液透析，血液濾過，血液透析濾過，血液吸着，アフェレシス，持続血液浄化の業務に使用する装置

4）手術領域の対象となる生命維持管理装置
麻酔器及び麻酔の際に使用する人工呼吸器，人工心肺装置，補助循環装置，除細動器，各種監視装置等の業務の必要性に応じて使用する機器

手術関連機器とは，電気メス，レーザー・高エネルギー超音波装置，内視鏡手術機器，手術ナビゲーション装置等の必要性に応じて使用する機器．

5）集中治療領域で対象となる機器
人工呼吸器，酸素療法機器，NOガス治療機器，血液浄化装置，補助循環装置（IABP，ECMO，PCPS，VAS等），保育器，除細動器，各種監視装置等の業務で必要性に応じて使用する生命維持管理装置等．

NICU，CCU，HCU，SCU，PICU，救命救急室での業務は集中治療領域での業務に準ずる．

6）心・血管カテーテル業務で対象となる生命維持管理装置
人工呼吸器，補助循環装置，心臓刺激装置，体外式除細動器，及び監視装置である．カテーテル関連機器とは，アブレーション装置，多チャンネル記録装置（ポリグラフ），電気刺激装置，3次元マッピング装置，IVUS（血管内超音波）装置，ロタブレータ等の冠動脈インターベンション機器及び全身の動静脈に対する血管内診断治療機器及びバックアップ機器等．

なお，これらの機器の他にも，各業務において「できる限り医師の具体的指示によらなければならない．」とされている．

臨床工学技士が，これら対象となる医療機器で業務を行う上で，特に引き続き一連の業務の各段階で医師の指示で行える業務として，前述の「生命維持管理装置の先端部の身体への接続又は身体からの除去」業務の他に，

- 各装置の始業点検

- 血液浄化装置の接続及び除去に当たっての消毒及び止血等の処置
- カテーテル，ガイドワイヤ等の医師への受け渡し
- 清潔野での使用する生命維持管理装置及びカテーテル関連機器の操作及び接続
- 心内電位，刺激閾値等の測定と記録

などが上げられており，「一連の各段階で医師の指示で行える業務」として，より具体的に示されている．この項では，新たに，「人工呼吸装置の使用時の吸引による喀痰等の除去を行うことができる．」とされたことが特徴である．

1）呼吸治療業務

治療開始前
- 人工呼吸装置の始業点検

治療開始から終了まで
- 人工呼吸装置回路の先端部（コネクター部分）の気管チューブへの接続又は気管チューブからの除去
- 人工呼吸装置回路の先端部のあらかじめ接続用に形成された気管切開部（気管チューブの挿入部分等）への接続又は気管切開部からの除去
- 人工呼吸装置回路の先端部（マスク，口腔内挿入用マウスピース及び鼻カニューレ等）の口，鼻への接続又は口，鼻からの除去
- 呼吸訓練に使用する人工呼吸装置の操作
- 人工呼吸装置の使用時の吸引による喀痰等の除去

2）人工心肺業務

治療開始前
- 人工心肺装置の始業点検

治療開始から終了まで
- 人工心肺装置の先端部（接続用部分）のあらかじめ術野に固定されたカニューレの末端への接続又はカニューレの末端からの除去

3）血液浄化業務

治療開始前
- 血液浄化装置の始業点検

治療開始から終了まで
- 血液浄化装置の先端部（穿刺針）の内シャントへの穿刺及び内シャントからの抜去
- 血液浄化装置の先端部（回路チューブの接続用部分）の外シャント及びあらかじめ身体に設置されたカテーテルへの接続及び当核部分からの除去

その他
- 血液浄化装置の接続及び除去に当たっての消毒及び止血等の処置

4）手術領域（周術期を含む）での業務

治療開始前
- 使用する生命維持管理装置及び手術関連機器の始業点検

治療開始から終了まで
- 生命維持管理装置の先端部への接続又は抜去

5）集中治療領域での業務

治療開始前
- 使用する生命維持管理装置の始業点検

6）心・血管カテーテル業務

治療開始前
- 使用する生命維持管理装置及びカテーテル関連機器の始業点検とその記録
- 使用する生命維持管理装置及びカテーテル関連機器の稼働時の患者観察及び記録と確認
- 身体への電気的負荷及び関連する装置の使用状態等の記録
- カテーテル，ガイドワイヤ等の医師への受け渡し
- 清潔野での使用する生命維持管理装置及びカテーテル関連機器の操作及び接続
- 生体情報の監視及び報告

7）高気圧酸素治療業務

治療開始前
- 高気圧酸素治療装置の始業点検

8）その他の治療関連業務

a）除細動器

治療開始前
- 除細動器の始業点検

b）ペースメーカ業務

治療開始前
・ペースメーカ及びプログラマの始業点検

治療開始から終了まで
・ペースメーカ接続用に身体に設置された電極への機器の接続又は電極からの除去，又はプログラミングヘッドの設置及び除去
・心内電位，刺激閾値等の測定と記録

c）植込み型除細動器（両室ペーシング機能付き植込み除細動器：CRT-Dを含む）

治療開始前
・植込み型除細動器及びプログラマの始業点検

治療開始から終了まで
・植込み型除細動器接続用に身体に設置された電極への機器の接続又は電極からの除去，あるいはプログラミングヘッドの設置及び除去
・心内電位，刺激と除細動の閾値等の測定と記録

　医師の具体的な指示には，生命維持管理装置など機器の条件設定以外に，医師の診療補助の業務として診察・治療を受ける者に対し医師その他の医療関係者との緊密な連携を図り，治療目的並びにそれに付随する治療機器を使用し，情報連携を密に保ち，患者状態に応じた様々な病状に対する観察を行うことまでが含まれると解釈でき，業務に際しては，それら指示を医師から事前に的確に受けておくことが求められる．

　臨床工学技士が業務を遂行するなかで他職種との関わりも多岐多様となる．そのため，法令第39条「他の医療関係者との連携」として，「臨床工学技士は，その業務を行うに当たっては，医師その他の医療関係者との緊密な連携を図り，適正な医療の確保に努めなければならない．」と記されており，「業務指針2010」にも同様の記載がある．

　この事は，臨床工学技士が「緊密な連携」という「チーム医療」を怠ってはならないことを意味している．

　臨床工学技士は，上記に挙げた臨床的業務遂行だけでなく，保守点検関連業務として関連した機器の安全性と性能の定期点検を行い，日常的なトラブルの調査と対処，新規購入機器の安全性・性能の調査・評価なども日常業務として行い，保守点検に関する計画や安全使用に関する研修会の実施，他の医療職への啓蒙も積極的に推進しなければならない．

　さらに，医療機器業公正取引協議会「医療機関等における医療機器の立会いに関する基準」を遵守することも求められている．

資格者に課せられた法規上の守秘義務

　法第40条（秘密を守る義務）臨床工学技士は，正当な理由がなく，その業務上知りえた人の秘密を漏らしてはならない．臨床工学技士でなくなった後においても，同様とする．

　臨床工学技士に課せられた守秘義務は，生命維持管理装置の操作及び保守点検業務で知り得た情報は勿論のこと，高度化する医療機器を取り扱う事業者との関係にも配慮が必要となる．

　手術室や心臓カテーテル業務，ペースメーカ操作等で，医療機器事業者の立会いの制限が平成18年に厚生労働省から「医療機関等における医療機器事業者の立会いに関する基準について」で通知され，同一空間内（ここでいう空間内とは診察・治療の行われている医療現場）に，医療機器事業者が操作や操作方法の指導を行う「立会い」を制限した内容となっている．

　臨床工学技士の業務である保守点検は，医療行為ではないので特定の免許を必要とする医療機器でなければ，誰もが行える業務である．ただし，医療法では「保守点検」は医療機関が自ら適切に実施するべきものと明記されているものの，「保守点検」を適正に行うことができると認められる者に委託して行うことも差し支えないとされている．

　また，医療現場での「立会い」について

は，医療機器事業者はそもそも，医療関係者の守秘義務を負ってはおらず，「立会い」業務で知り得た情報を個人情報保護法（平成17年4月1日全面施行）以前では漏洩しても罰則が無かったと考えられる．

更に，医療機器事業者の「立会い」に関して，診察・治療を行っている同一空間内での医療機器の操作は，診療補助の行為にあたり，たとえそれが医師の指示の下であったとしても，有償・無償を問わず医療機器事業者が行ってはならない行為である．このことは，派遣業法，更に無償であれば独占禁止法，医師・看護師・臨床工学技士等でない無資格者であれば，医師法第17条「医師でなければ医業をなしてはならない．」の医業独占の規定，保健師助産師看護師法第31条第1項及び第32条の規定等に抵触し，法律違反に問われる恐れがある．なお，このような状況下にあって，臨床工学技士の職域は今後も拡大すると推測されている．

おわりに

臨床工学技士には，法令の定めるところにより，生命維持管理装置の保守点検の工学的業務と，臨床で生命維持管理装置を取り扱い，医師その他の医療関係者の医療行為に対し適正な医療の確保に努める臨床的業務に大別できる．これら臨床工学技士の業務に必要なのは，向上だけでなく，多様化・高度化する医療機器について，臨床に添う工学的研究並びに臨床応用への研修等に参加し，常に新しい技術・知識を習得していくことにある．臨床工学技士が取り扱う生命維持管理装置は，今後も進歩を続けるため，常に研修を受講し，医師や他の医療職種への指導も重要な業務の一つと捉えておきたい．

（西村岳洋，山本展夫，木野昌也）

文 献

1) 厚生労働省：臨床工学技士法，法律第60号交付，昭和62年6月2日 http://wwwhourei.mhlw.go.jp/cgi-bin/t_docframe 2 .cgi?MODE=hourei&DMODE=SEARCH&SMODE=NORMAL&KEYWORD=%97%d 5 % 8 f%b 0 % 8 d%48% 8 a%77% 8 b% 5 a% 8 e% 6 d%96%40&EFSNO=285&FILE=FIRST&POS= 0 &HITSU= 3，2011年7月27日 accessed

2) 臨床工学合同委員会：臨床工学技士基本業務指針2010，2-14, 2010.
http://www.jacet.or.jp/cms/02about/kihongyoumushishin2010.pdf，2011年7月29日 accessed

3) 社団法人日本臨床工学技士会：医療機器の"立会い"に関する臨床工学技士の対応〈Q & A〉，19-20, 2008.
http://www.jacet.or.jp/cms/02about02houki.html，2011年7月29日 accessed

11. 柔道整復師法

法の趣旨と概要

 柔道整復師法の制定の経緯は，以下のようである．柔道整復の技術は，古来より「ほねつぎ」という名称で行われていた．このほねつぎの技術が柔術と結びついて考えられるようになったのは近世に入ってからのことである．日本でのほねつぎに関する記録で最も古いのは，「医心方」という書物に記されている記録で，この本は984年のものといわれている．この当時にほねつぎの治療を受けられたのは，貴族階級の人々だけであった．本格的に一般庶民がほねつぎの治療を受けられるようになったのは江戸時代に入ってからで，「骨継療治重宝記」（延享3年）や，「正骨範」（文化5年）の書物が残されている．しかし，明治27年には「従来の接骨業の廃止」が明治政府により発令され，医師がほねつぎ治療を行うことは認められていたが，ほねつぎ治療を専門に扱う人は存在できなくなりかけた時期があった．

 柔道整復術と柔道との関連については，「柔道の教授を為す者に於いて打撲，捻挫，脱臼及び骨折に対してこれを行う」（明治44年安摩術取締規則　大正9年改正）と記されていたように，柔道の際に発生する運動器系の障害に対する処置法として伝授されてきた手技が柔道整復術の起源とされる．WHOの伝統医療と，相補・代替医療に関する報告（Legal Status of Traditional and Complementary/Alternative Medicine）には，厚生労働省の回答に基づき，わが国の伝統医療，相補・代替医療として，鍼灸按摩マッサージとともに柔道セラピー（judotherapy），柔道整復師（judotherapist）と紹介された．

 戦前は「按摩術営業取締役規定」（内務省令）の付則により準用されていたが，昭和21年に「柔道整復術営業取締規則」（厚生省令），昭和22年に「あん摩，はり，きゅう，柔道整復等営業法」として制定された．昭和45年には，「あん摩マツサージ指圧師，はり師，きゆう師，柔道整復師等に関する法律」から柔道整復師に関する法律を独立して制定した．また，昭和63年には，免許権者が厚生大臣になった．

 柔道整復師法は，柔道整復師の資格を定めるとともに，その業務が適正に運用されるように規律することを目的とする（柔道整復師法第1条）．また，本法は全7章32章で構成されており，具体的には，第1章　総則（第1条〜第2条），第2章　免許（第3条〜第9条），第3章　試験（第10条〜第14条），第4章　業務（第15条〜第18条），第5章　施術所（第19条〜第23条），第6章　雑則（第24条〜第25条の3），第7章　罰則（第26条〜第32条）で構成されている．

法が定める資格者の責務・役割

第2条第1項

 この法が定める資格者は柔道整復師であり，「柔道整復師」とは，厚生労働大臣の免許を受けて，柔道整復を業とする者をいう

 柔道整復師は柔道整復師国家試験に合格し，厚生労働大臣から柔道整復師の免許を取得しなければならない（第3条）．国家試験の受験資格は，学校教育法第90条第1項の規定により大学に入学することができる者（高等学校卒業者等）であることを入学資格とする文部科学大臣および厚生労働省認定の養成

校で，3年以上，文部科学大臣の指定した学校または厚生労働大臣の指定した柔道整復師養成施設において解剖学，生理学，病理学，衛生学その他の柔道整復師になるのに必要な知識および技能を習得した者としている（第12条）．国家試験の試験科目は，解剖学，生理学，運動学，病理学概論，衛生学・公衆衛生学，一般臨床医学，外科学概論，整形外科学，リハビリテーション医学，柔道整復理論，関係法規とされている（柔道整復師法施行規則第10条）．柔道整復師の免許は，国家試験に合格した者の申請により，柔道整復師名簿に登録することによって行うとされている．また，厚生労働大臣は，免許を与えたときは，柔道整復師免許証を交付する（第6条）．

養成校の基準に関しては，柔道整復師法施行令の規定に基づき，柔道整復師学校養成施設指定規則により制定されている．柔道整復師が行う柔道整復術は，もともとは柔道の練習中に生じた障害を治療するために発達してきた技術であるために，柔道整復師には柔道の素養が不可欠とされる．そのため，養成校の授業においても柔道の実技が必須である．

また，柔道整復術は，日本古来の伝統ある武術が生んだ治療術であるが，近年ではリハビリテーション理論や運動学のような西洋医学の理論をとりこんだうえでの発展を見せている．そのために，養成校の講義においても西洋医学の授業が取り入れられている．柔道整復師学校養成施設規定規則によると，具体的な教育科目は基礎分野，専門基礎分野，専門分野に分けられており，教育内容と単位数は下記に定めるもの以上とされている．

教育内容

a）基礎分野
 ・科学的思考の基礎（14単位）
 ・人間と生活

b）専門基礎分野
 ・人体の構造と機能（13単位）
 ・疾病と傷害（12単位）
 ・保健医療福祉と柔道整復の理念（7単位）

c）専門分野
 ・基礎柔道整復学（9単位）
 ・臨床柔道整復学（14単位）
 ・柔道整復実技（臨床実習を含む．）（16単位）

合計85単位となる．

各科目の教員の資格は，科目によって規定されている．基礎分野の教員資格は，教授するのに適当と認められるものとされている．専門基礎分野の教員資格は，次のいずれかに該当するものであって教育内容に関し相当の経験を有するもの，または，これと同様以上の知識および経験を有する者である．その用件は，1　医師，2　教育職員免許法施行規則第63条に規定する特別支援学校の理療の教科の普通免許状を有する者，保健医療福祉と柔道整復の理念を教授するものに関しては，3　柔道整復師の免許を取得してから3年以上実務に従事した後，厚生労働大臣の指定した教員講習会を終了した者とされている．専門分野の教員資格も同様に，1　医師，2　柔道整復師の免許を取得してから3年以上実務に従事した後，厚生労働大臣の指定した教員講習会を終了した者とされている．平成21年の時点で，柔道整復師の免許取得者数は67,241人であり，柔道整復師を養成する養成校も104施設，入学定員9,205人となっている．

心身の障害により柔道整復師の業務を適正に行うことができない者として厚生労働省令で定めるもの，麻薬，大麻，あへんの中毒者，罰金以上の刑に処せられた者，前号に該当する者を除くほか，柔道整復の業務に関し犯罪または不正の行為があった者のような欠格事由のあるものには，免許を与えないことがある（第4条）．心身の障害により柔道整復師の業務を適正に行うことができない者として厚生労働省令で定めるものとは，精神の機能の障害により柔道整復師の業務を適切に行うに当たって必要な認知判断および意思疎通を適切に行うことができないものとしてい

る（柔道整復師法施行規則第1条）．

資格者が行う具体的な業務範囲

柔道整復は日本古来固有の伝統医療，代替医療であり，柔道整復師は日本国でのみ認められている日本固有の国家資格である．日本で業務として柔道整復を行うことができるのは医師と柔道整復師に限られている（第15条）．要するに，柔道整復業は柔道整復師の独占業務である．

柔道整復は俗に「ほねつぎ」や「接骨」ともいわれており，そのため柔道整復師は，外力によって発生する非開放性の骨折や脱臼，打撲，捻挫，挫傷（筋・腱損傷）などを施術する国家資格者である．ただし脱臼・骨折の患部に施術する場合には，医師の同意を得ることが必要とされている（第17条）．要するに，骨折，脱臼，捻挫および，筋腱などの軟部損傷に対し，非観血的整復，整復位での固定および後療法として手技，運動，物理療法などを行うものである．

また，柔道整復師は，外科手術を行い，または薬品を投与し，若しくはその指示をするなどの行為をしてはならない（第16条）．同意なしで施術した場合には，30万円以下の罰金に処せられる．都道府県知事は，衛生上害を生じるおそれがあると認めるときは，柔道整復師に対し，必要な指示をすることができる．医師の団体はこの指示に関し意見を述べることができるとされている．

さらに骨折，脱臼，捻挫などの後療法の場合を除いて，按摩マッサージなどを行うことは認められていない．また柔道整復師は来院者の傷病の評価を行い，証明書などを作成する場合があるが，医師のように診断を行い，診断書を作成することはできない．一方，柔道整復師は開業権を認められており，臨床研修の後に施術所を独立開業する場合が多い．また，コメディカルとして病院や医院に勤務する柔道整復師もおり，この場合は医師の指示により院内で柔道整復術を行う．柔道整復の業務範囲は柔道整復師法および行政の通達により定められているものの，一部の柔道整復施術所において明らかな外傷機転のない慢性腰痛や頸肩腕症候群，肩関節周囲炎，変形性関節症などに対して長期にわたり施術が行われているなど，業務範囲が遵守されているか明確でないとの指摘もなされている．

柔道整復師は，福祉分野で活動できる機能訓練指導員の資格も与えられている．平成12年の介護保険制度のスタートに伴い，開業のかたわらケアマネジャーや機能訓練指導員として高齢者をサポートしている柔道整復師も年々増加している．柔道整復術の利点としては，柔道整復は健康保険や傷害保険の適応があり，自己負担額が少ない点から，比較的軽微な外傷を中心に利用されている患者は多い．また医療機関を受診して診断を受けたものの，手術などの適応がなく，消炎鎮痛薬の処方で終了し，満足が得られなかった場合などに，柔道整復が利用される場合もある．実際に柔道整復は施術を円滑に行うために治療台を増やし，物理療法の機器を整備するなど理学療法の設備を充実させて来院者のニーズを満たす努力をしている場合が多い．骨折の際も非観血的治療と手術の両方の適応がある場合には，手術を避けたいとの患者の要望により，非観血的治療に積極的な柔道整復師による治療が選択される場合がある．一般に非観血的治療においても整復操作に問題がなく，骨折部の良好な接合と安定が得られる場合には，機能回復を図ることが可能である．手術に伴う侵襲や合併症のリスクを回避することができ，また経済的にも患者負担が軽減されるなどコストを抑制するメリットも考えられる．さらに骨折，脱臼，捻挫などの運動器系の傷害では，ギプス固定や車椅子，杖歩行などにより行動範囲が制限され，遠距離の通院が困難となる場合も少なくないことから，特に近隣に医療機関がない場合に理学療法などの後療法の目的で柔道整復施術所が利用される場合がある．

柔道整復師が柔道整復の業務を行う場所は

「施術所」といわれる．施術所を開設した者は，開設後10日以内に，開設の場所，業務に従事する柔道整復師の氏名，その他厚生労働省令で定める事項を施術所の所在地の都道府県知事に届け出なければならない．その届出事項に変更を生じたときも，同様に届けることとする（第19条）．なお，施術所の構造設備は，厚生労働省令で定める基準に適合したものでなければならない（第20条）．この構造設備基準は，6.6平方メートル以上の専用の施術室を有すること，3.3平方メートル以上の待合室を有すること，施術室は室面積の七分の一以上に相当する部分を外気に開放し得ること，施術に用いる器具，手指などの消毒設備を有することも基準とされている（柔道整復師法施行規則第18条）．

また，第24条には広告の制限があり，柔道整復師の業務または施術所に関しては，何人も，文書その他いかなる方法を問わず，1．柔道整復師であること，氏名および住所，2．施術所の名称，電話番号，3．施術日または施術時間などしか広告してはならない．特に，柔道整復師の技能，施術方法または経歴に関することは広告してはいけない．

資格者に課せられた法規上の守秘義務

柔道整復師は，正当な理由がなく，その業務上知り得た人の秘密を漏らしてはならない．柔道整復師でなくなった後においても，同様とする（第17条の2）．守秘義務を違反したものは50万円以下の罰金に処せられる．

（鈴木俊明）

文　献

1）荘村明彦：医療六法，平成23年版，1938-1978，中央法規出版，2011．
2）本井治：よくわかる医療・福祉関係法規の手引き，2版，99-101，共和書院，2011．
3）田村清：医療と福祉における柔道整復師の役割-高齢者の転倒，骨折予防への取り組みを視野に，医学のあゆみ217巻，4号，353-355，医歯薬出版，2006．
4）塚田信吾，白石洋介：柔道整復，治療89巻，増刊号，946-952，南山堂，2007．

12. あん摩マッサージ指圧師，はり師，きゆう師等に関する法律

法の趣旨と概要

あん摩業，はり業及びきゅう業等は，わが国で伝統的に行われていた．戦前は，法律から独立した命令である内務省令（「按摩術営業取締規則」「鍼術灸術営業取締規則」）によって規制されていたが，昭和22年の日本国憲法の施行に伴って内務省令は失効することとなった．そのため，新たに法律を制定する必要が生じたことと，あん摩，はり，きゅう，柔道整復の業務に従事する人々の資質向上の必要性を鑑みて，昭和22年に「あん摩，はり，きゅう，柔道整復等営業法」として制定された．従来は営業免許であったが，本法によって資格免許となった．その後，身分法であることを明らかにするため昭和26年に「あん摩師，はり師，きゅう師及び柔道整復師法」，あん摩師の名称変更にともなって昭和39年に「あん摩マッサージ指圧師，はり師，きゅう師，柔道整復師等に関する法律」と名称が変わり，昭和45年に柔道整復師に関する部分が分離して「柔道整復師法」が制定された結果，現行の「あん摩マッサージ指圧師，はり師，きゅう師等に関する法律」となった．

法の制定以降，時代や社会的背景を考慮して改訂が繰り返されたが，昭和63年に公布され，平成2年4月1日から施行された法律第71号において大きな改訂がなされた．この改訂によって，免許を与える者および試験を実施する者が，都道府県知事から厚生大臣（現厚生労働大臣）に改められ，大半の保険医療関連資格と同様に国家試験によって免許を受けることとなった．

本法は，章としての構成はなく，19条から成り，免許・欠格事由・試験・業務・広告制限・守秘義務・施術所に対する規制・臨検検査・罰則等について規定されている．

法が定める資格者の責務・役割

本法で定める資格は，「あん摩マッサージ指圧師」「はり師」「きゅう師」の3つである．それぞれの資格者が行いうる業の範囲は，第1条に，「医師以外の者は，あん摩マッサージ指圧師免許を受けなければ，あん摩マッサージ指圧を，はり師免許を受けなければはりを，きゅう師免許を受けなければきゅうを，それぞれ業として行うことはできない．」と規定されている．この規定に違反して，あん摩，マッサージ若しくは指圧，はり又はきゅうを業とした者は，50万円以下の罰金に処せられる（第13条の7第1項第1号）．

それぞれ，免許を得るための要件は，第2条に規定されている．「大学に入学することのできる者で，3年以上，文部科学大臣の認定した学校又は厚生労働大臣の認定した養成施設において解剖学，生理学，病理学，衛生学その他あん摩マッサージ指圧師，はり師又はきゅう師となるのに必要な知識及び技能を修得したもの」であって，「厚生労働大臣の行うあん摩マッサージ指圧師国家試験，はり師国家試験又はきゅう師国家試験に合格した者」である．以上の要件を満たしたものに対して，厚生労働大臣が，それぞれの免許を与える．この規定では，学校または養成施設の修業年限は3年であるが，第18条の2第1項に視覚障害者に対する受験資格の特例措置が規定されている．程度の著しい視覚障害のある者では，高等学校に入学することができる

者であつて，文部科学大臣の認定した学校又は厚生労働大臣の認定した養成施設において，あん摩マッサージ指圧師については3年以上，はり師及びきゅう師については5年以上，これらの者となるのに必要な知識及び技能を修得したものは，試験を受けることができる，としている．ここで言う「程度の著しい視覚障害」とは，「万国式試視力表によつて測つた両眼の視力（屈折異常がある者については，両眼の矯正視力とする．）が0.3未満のもの又は視力以外の視機能障害が高度のものとする（あん摩マッサージ指圧師，はり師，きゅう師に係る学校養成施設認定規則第4条）．」

一方，第3条に「次の各号のいずれかに該当する者には，免許を与えないことがある．」と，欠格事由が規定されている．すなわち，①心身の障害によりあん摩マッサージ指圧師，はり師又はきゅう師の業務を適正に行うことができない者として厚生労働省令で定めるもの，②麻薬，大麻又はあへんの中毒者，③罰金以上の刑に処せられた者，④前号に該当する者を除くほか，第1条に規定する業務に関し犯罪又は不正の行為があつた者，である．

それぞれの資格における国家試験の試験科目は，あん摩マッサージ指圧師，はり師，きゅう師等に関する法律施行規則に規定されている．あん摩マッサージ指圧師では，「医療概論（医学史を除く．），衛生学・公衆衛生学，関係法規，解剖学，生理学，病理学概論，臨床医学総論，臨床医学各論，リハビリテーション医学，東洋医学概論・経絡経穴概論，あん摩マッサージ指圧理論，東洋医学臨床論」（施行規則第11条）の12科目である．はり師，きゅう師については，「医療概論（医学史を除く．），衛生学・公衆衛生学，関係法規，解剖学，生理学，病理学概論，臨床医学総論，臨床医学各論，リハビリテーション医学，東洋医学概論，経絡経穴概論，東洋医学臨床論」（施行規則第12条，第13条）の共通する12科目に加えて，はり師では「はり理論」，きゅう師では「きゅう理論」のそれぞれ13科目である．ただし，施行規則第14条に「同時にはり師国家試験及びきゅう師国家試験を受けようとする者に対しては，試験科目中共通なものについては，受験者の申請によりその一方の試験を免除する」と試験科目の免除が規定されている．

免許の申請ならびに登録については，「あん摩マッサージ指圧師，はり師，きゅう師等に関する法律施行規則」に規定されている．

施術者は，施術所の開設あるいは出張のみの業務等を行う場合に届出を必要とする．施術所の開設および休止については，第9条の2第1項「施術所を開設した者は，開設後10日以内に，開設の場所，業務に従事する施術者の氏名その他厚生労働省令で定める事項を施術所の所在地の都道府県知事に届け出なければならない．」および第9条の2第2項「施術所の開設者は，その施術所を休止し，又は廃止したときは，その日から10日以内に，その旨を前項の都道府県知事に届け出なければならない．休止した施術所を再開したときも，同様とする．」と規定されている．第9条の2第1項および第2項の規定による届出をしなかった，あるいは虚偽の届出をした者は，30万円以下の罰金に処せられる（第13条の8第5項）．また，施術所が法人経営の場合などには第14条の規定に従って，行為者を罰するほか，その法人又は人に対しても刑を科する．これは，両罰規定といわれる．出張のみの業務を行う場合は，第9条の3に「専ら出張のみによつてその業務に従事する施術者は，その業務を開始したときは，その旨を住所地の都道府県知事に届け出なければならない．その業務を休止し，若しくは廃止したとき又は休止した業務を再開したときも，同様とする．」と定められている．

また，施術所の構造設備等については，第9条の5第1項に「施術所の構造設備は，厚生労働省令で定める基準に適合したものでなければならない．」，第9条の5第2項に施術所の開設者は，その施術所につき，厚生労働

省令で定める衛生上必要な措置を講じなければならない.」と規定されている．施術所の構造設備について具体的には，施行規則第25条に，次のように規定されている.「①6.6平方メートル以上の専用の施術室を有すること．②3.3平方メートル以上の待合室を有すること．③施術室は，室面積の7分の1以上に相当する部分を外気に解放し得ること．ただし，これに代わるべき適当な換気装置があるときはこの限りでない．④施術に用いる器具，手指等の消毒設備を有すること．」さらに，衛生上必要な措置については，施行規則第26条に「①常に清潔に保つこと．②採光，照明及び換気を充分にすること．」と規定されている．都道府県知事は，施術所の構造設備が第9条の5第1項の基準に適合していないと認めるとき，又は施術所につき同条第2項の衛生上の措置が講じられていないと認めるときは，その開設者に対し，期間を定めて，その施術所の全部若しくは一部の使用を制限し，若しくは禁止し，又はその構造設備を改善し，若しくは衛生上必要な措置を講ずべき旨を命ずることができる（第11条第2項）．この規定に基づく処分又は命令に違反した場合，30万円以下の罰金に処せられる（第13条の8第7項）．両罰規定である．

さらに，施術所の開設にあたって重要なものとして，広告の制限を規定した第7条がある．条文には，「あん摩業，マッサージ業，指圧業，はり業若しくはきゅう業又はこれらの施術所に関しては，何人も，いかなる方法によるを問わず，左に掲げる事項以外の事項について，広告をしてはならない．」とあり，広告することができる事項は次の通りである．①施術者である旨並びに施術者の氏名及び住所，②第1条に規定する業務の種類，③施術所の名称，電話番号及び所在の場所を表示する事項，④施術日又は施術時間，⑤その他厚生労働大臣が指定する事項．その他厚生労働大臣が指定する事項は，以下のとおりである（平成11年厚生省告示第69号）．①もみ療治，②やいと，えつ，③小児鍼（はり），④医療保険療養費支給申請ができる旨（申請については医師の同意が必要な旨を明示する場合に限る.），⑤予約に基づく施術の実施，⑥休日又は夜間における施術の実施，⑦出張による施術の実施，⑧駐車場設備に関する事項．第7条の広告制限に違反した場合，30万円以下の罰金に処せられる（第13条の8第1項）．両罰規定である．

都道府県知事は，施術者若しくは施術所の開設者から必要な報告を提出させ，又は当該職員にその施術所に臨検し，その構造設備若しくは第9条第2項の規定による衛生上の措置の実施状況を検査させることができる（第10条第1項）．この規定による報告をせず，若しくは虚偽の報告をし，又は検査を拒み，妨げ，若しくは忌避した者は，30万円以下の罰金に処せられる（第13条の8第5項）．両罰規定である．

資格者が行う具体的な業務範囲

あん摩マッサージ指圧師，はり師，きゅう師は，それぞれの資格においてあん摩マッサージ指圧，はり及びきゅうを行うことについて，第1条の元に業務を独占している．そのほか，本法では，業務の範囲外となる事項を規定している．施術者は，外科手術を行い，又は薬品を投与し，若しくはその指示をする等の行為をしてはならない（第4条），あん摩マッサージ指圧師は，医師の同意を得た場合の外，脱臼又は骨折の患部に施術をしてはならない（第5条），という条文がそれにあたる．第4条に違反した場合の処罰規定は本法にはないが，この場合，医師法第17条違反として医師法第31条第1項第1号の規定によって，3年以下の懲役又は100万円以下の罰金に処せられる．第5条に違反して施術した場合，30万円以下の罰金に処せられる（第13条の8第1項）．両罰規定である．

また，第6条には，「はり師は，はりを施そうとするときは，はり，手指及び施術の局部を消毒しなければならない．」との規定が

ある．特にはり師に対してこの規定が設けられていることには，身体表面から治療を行う他の資格の業務とは違って直接人体内にはりを挿入するという治療方法であるため，種々の感染を生じさせないために注意を促すものと考えられる．この規定に違反したときは，30万円以下の罰金に処せられる（第13条の8第2項）．消毒義務に関連して，AIDSや肝炎に対する感染防止の観点から，昭和62年3月には，厚生省健康政策局医事課長通知「鍼灸におけるAIDS感染等の防止について」が出されている．

資格者に課せられた法規上の守秘義務

施術者は，正当な理由がなく，その業務上知り得た人の秘密を漏らしてはならない．施術者でなくなつた後においても同様とする（第7条の2），と規定されている．なお，この規定に違反した者には50万円以下の罰金が科せられる（第13条の7）． （谷　万喜子）

文　献

1) 本井　治：よくわかる医療・福祉関係法規の手引き，1版，共和書院，94-98，2008．
2) 前田和彦：関係法規（社団法人東洋療法学校協会・医歯薬出版株式会社　編），第7版，医歯薬出版，6-46，2011．
3) 医療六法　平成23年版，中央法規，1887-1937，2011．

13. 視能訓練士法

法の趣旨と概要

　視能訓練士法制定の経緯を説明する．弱視などの機能障害は，かつては治療法がないとされ，患者はもとより，眼科医も関心を示さなかった．しかし，医学・医療技術の進歩の結果，弱視，斜視の問題が眼科領域で再認識され，その治療が次第に普及していく傾向にあった．また，その治療には長期間にわたる回復訓練が必要なこと，その矯正訓練は必ずしも医師が直接行う必要がないことなどの理由から，もっぱら弱視，斜視等両眼視機能に障害のあるものに対する矯正訓練に従事する専門技術者を養成すべきであるという要請が強くなされるようになった．そこで，視能訓練士法は，これらの養成に応えて，昭和46年に制定されたものである．医学の進歩に対応して，医療関係者間の効率的かつ適切な役割分担を図る観点から，平成5年に法改正が行われ，視能訓練士の業務として，人体に及ぼす影響が高くない眼科検査の業務が追加された．

　本法の趣旨と目的は，視能訓練士の資格を定めるとともに，その業務が適正に運用されるように規律し，もつて医療の普及および向上に寄与することを目的とする（第1条）．

　本法は，第1章　総則（第1条〜第2条），第2章　免許（第3条〜第9条），第3章　試験（第10条〜第16条），第4章　業務等（第17条〜第20条の3），第5章　罰則（第21条〜第24条）で構成されている．

　業務内容としては，視能訓練士の業務は，医師の指示のもとで，弱視，斜視など両眼視機能に障害のあるものに対するその両眼視機能回復のための矯正訓練およびこれに必要な検査を行うことができる．業務内容の詳細は，「資格者が行う具体的な業務範囲」を参考にしていただきたい．

　免許，試験に関する内容は，免許を与える条件や欠格事由および国家試験の受験資格について記載されており，詳細は「法が定める資格者の責務・役割」に述べる．

法が定める資格者の責務・役割

　この法が定める資格者とは「視能訓練士」であり，視能訓練士とは厚生労働大臣の免許を受けて，視能訓練士の名称を用いて，医師の指示の下に，両眼視機能に障害のある者に対するその両眼視機能の回復のための矯正訓練およびこれに必要な検査を行うことを業とする者をいう（第2条）．

　視能訓練士になるには，3つの方法がある．養成校の教育は，視能訓練士学校養成所指定規則に規定された内容である．第一には，高校卒業後，文部科学大臣指定の学校または厚生労働大臣指定の養成所で3年以上必要な知識や技術を修得したものである．この学校または養成所では，科学的思考の基盤などの基礎分野14単位，視覚機能の基礎と検査機器などの専門基礎分野29単位，臨地実習などの専門分野50単位の93単位の教育が行われており，下記の通りである．

教育内容
a）専門基礎分野
- 人体の構造と機能及び心身の発達（4単位）
- 疾病と障害の成り立ち及び回復過程の促進（5単位）
- 視覚機能の基礎と検査機器（8単位）
- 保健医療福祉と視能障害のリハビリ

テーションの理念（3単位）
b）専門分野
・基礎視能矯正学（10単位）
・視能検査学（10単位）
・視能障害学（6単位）
・視能訓練学（10単位）
・臨地実習（11単位）
合計67単位となる．

　第二には，大学，看護師養成所などで，2年以上修業して心理学，保健体育など厚生労働大臣の指定する科目を修めたものであって，文部科学大臣指定の学校または厚生労働大臣指定の養成所で1年以上修業したものである．この学校または養成所では，専門基礎分野20単位，臨地実習などの専門分野47単位の67単位について教育が行われる．第3には，外国の視能訓練士の学校，養成所の卒業者または免許取得者で厚生労働大臣が相当と認定した者である．

　視能訓練士になろうとする者は，視能訓練士国家試験に合格し，厚生労働大臣の免許を受けなければならない（第3条）．免許は，視能訓練士名簿に登録することによって行い，登録された場合には免許証が交付される．国家試験の科目は，基礎医学大要，基礎視能矯正学，視能検査学，視能障害学，視能訓練学の5つである．平成21年4月時点で，視能訓練士の養成校数23施設，入学定員1,173人である．また，視能訓練士の免許取得者数は平成21年末現在で8,759人である．この人数は，平成19年より1,272人の増加となっている．

　しかし，次のいずれかに該当する者には，免許を与えないことがある（欠格事由，第4条）．①罰金以上の刑に処せられた者，②前号に該当する者を除くほか，視能訓練士の業務（第17条第1項に規定する業務を含む．第18条の2および第19条において同じ．）に関し犯罪または不正の行為があった者，③心身の障害により視能訓練士の業務を適正に行うことができない者として厚生労働省令で定めるもの，④麻薬，大麻またはあへんの中毒者である．視能訓練士の業務を適正に行うことができない者とは，視覚，聴覚，音声機能若しくは言語機能または精神の機能の障害により視能訓練士の業務を適正に行うに当たって必要な認知，判断および意思疎通を適切に行うことができない者とするとされている．

資格者が行う具体的な業務範囲

　視能訓練士は，第2条に規定する医師の指示の下に，両眼視機能に障害のある者に対するその両眼視機能の回復のための矯正訓練およびこれに必要な検査だけでなく，視能訓練士の名称を用いて，医師の指示の下に，眼科に係る検査（人体に影響を及ぼす程度が高い検査として厚生労働省令で定めるものを除く．）（施行規則第14条の2）を行うことを業とすることができ（第17条），さらに，医師その他の医療関係者との緊密な連携を図り，適正な医療の確保に努めなければならない（第18条）とされている．人体に影響を及ぼす程度が高い検査として厚生労働省令で定めるものとは，涙道通水色素検査（色素を点眼するものを除く）のことである（視覚訓練士法施行規則第14条の2）．具体的な業務としては，視能訓練士法施行規則第15条で，矯正訓練として，抑制除去訓練法，異常対応矯正法，眩惑刺激法，残像法，そして検査として，散瞳薬の使用，眼底写真撮影，網膜電図検査，眼球電図検査，眼振電図検査，視覚誘発脳波検査が示されている．したがって，眼科一般検査はもとより特殊検査など，ほとんどの眼科検査が視覚訓練士の業務である．

　これらの業務のなかで，矯正訓練として抑制除去訓練法，検査として視覚誘発脳波検査を紹介する．抑制除去訓練法とは，外斜視の場合，外斜視になりやすい眼に抑制がかかってしまうと斜視なのに複視を感じなくなり，手術をしてももとの位置近くまでもどってしまう．また，手術しない程度の外斜視でも，抑制がかかるとより目にする輻輳訓練をしても著明な効果を認めない．したがって斜視眼

の抑制を除去することが必要となる．抑制除去訓練は，手術をする場合は手術前に約1週間行い外斜視再発の防止を，手術しない場合は数週間訓練を行ってから輻輳訓練，生理的複視訓練，融像訓練の順に行い眼位の正常化を図ることを目的としている．次に，視覚誘発脳波検査であるが，視覚誘発電位の検査では一般的には，パターンリバーサル刺激やフラッシュ刺激といったものを画面上に映し出し，患者は椅子に座って画面を眺めていただく．そして，刺激を複数回提示して視覚誘発電位の解析を行うことが可能になる．視覚誘発電位は後頭部にある視覚野で発生する．刺激の特徴に対して，固有のニューロンが発火（スパイク）し，複数のニューロンが同期することで，視覚誘発電位は発生する．視覚誘発電位の最も特徴的な成分は刺激から100msに生じる成分である．この成分が遅れている場合や，波形が正常よりも小さい場合に，異常を認めることとなる．

また，これらの矯正訓練や検査は，視能訓練士が医師の具体的な指示を受けなければ，厚生労働省令で定める矯正訓練または検査を行ってはならないとされている（第18条）．

視能訓練士は，医師その他の医療関係者との緊密な連携を図り適正な医療の確保に努めなければならないとされている（第18条の2）．視能訓練士は眼科という単科における勤務だけであるので，将来的には更に他のコメディカルとの交流や外部での活躍が期待され，国民のみなさんが強く認知されるべき職種である．

●資格者に課せられた法規上の守秘義務

視能訓練士は，正当な理由がある場合を除き，その業務上知り得た人の秘密を他に漏らしてはならない．視能訓練士でなくなった後においても，同様とする（第19条）．

視能訓練士でない者は，視能訓練士またはこれに紛らわしい名称を用いてはならない（第20条）．違反した場合には，30万円以下の罰金に処される．

（鈴木俊明）

文　献

1) 荘村明彦：医療六法，平成23年版，中央法規出版，1621-1645，2011．
2) 本井治：よくわかる医療・福祉関係法規の手引き，2版，共和書院，71-73，2011．
3) 田淵昭雄：視能訓練士学校における教育の実際，あたらしい眼科15巻，メディカル葵出版，789-797，1998．

14. 言語聴覚士法

法の趣旨と概要

　言語聴覚士法の制定の経緯は，以下のようである．脳卒中などによる言語機能障害や先天的難聴等の聴覚障害を有する者に対するリハビリテーションについては，近年の人口の高齢化，疾病構造の変化に伴い，その必要性，重要性が高まってきている．これらのリハビリテーションの推進を図るためには，その従事者の確保および資質の向上が喫緊の課題となっている．このような現状を踏まえ，音声機能，言語機能および聴覚に関するリハビリテーションを行う専門職種として言語聴覚士の資格を定め，その資質の向上を図るとともにその業務が適正に運用されるように規律し，もって医療の普及および向上に寄与するために制定された．

　言語聴覚士の国家資格制定に関する歴史は長く，今を遡ること昭和39年頃に医療制度調査会によって「言語士および聴能士の制度化を早急に図る必要がある」との答申が提出されたことに始まる．その後，今回の資格成立に至る間に2回，厚生省による言語聴覚士資格制度の検討会が開催されたが，資格成立に達しなかった．第1回目は昭和56年で，養成過程について「大学での養成か，医療短大以上か」について合意が得られず，それ以後の検討が中断した．第2回目は昭和62年で，「言語聴覚療法士」を含む5職種の新たな医療関係職種についての検討会が開催された．この際には職務領域をめぐって，一部教育か医療か等の議論が残り，検討調整が必要とのことで，資格化が見送られた．その後26の関連医学，歯科医学団体によって医療言語聴覚士資格制度推進協議会が発足し，現任者の認定講習会および認定試験，養成施設の認定，医療言語聴覚士の国家資格の必要性についてのアンケート等の事業を行った．そして平成6年に至り資格化に関する懇談会が厚生省によって設けられた．懸案の養成課程については高卒3年以上で幅広い養成課程を設けること，業務範囲については福祉，教育分野における言語聴覚士業務を考慮して，言語聴覚士の定義に診療補助職であることを明記せず，別に医師の指示を必要とする業務内容を明記することで合意が得られた．この懇談会の報告を受けて厚生省は法制化作業に着手し，平成9年度臨時国会に「言語聴覚士法」が提出され，12月に成立した．

　言語聴覚士法は，言語聴覚士の資格を定めるとともに，その業務が適正に運用されるように規律し，もって医療の普及および向上に寄与することを目的とする（第1条）．

　言語聴覚士法は，第1章　総則（第1条〜第2条），第2章　免許（第3条〜第28条），第3章　試験（第29条〜第41条），第4章　業務等（第42条〜第46条），第5条　罰則（第47条〜第52条）の全5章52条で構成されている．

法が定める資格者の責務・役割

　言語聴覚士法で定める資格者は「言語聴覚士」であり，言語聴覚士は，厚生労働大臣の免許を受けて，音声機能，言語機能または聴覚に障害のある者についてその機能の維持向上を図るため，言語訓練その他の訓練，これに必要な検査および助言，指導その他の援助を行うことを業とする者をいう（第2条）．この法が定める「言語聴覚士」とは，厚生労働大臣の免許を受けて，言語聴覚士の名称を

用いて，音声機能，言語機能または聴覚に障害のある者についてその機能の維持向上を図るため，言語訓練その他の訓練，これに必要な検査および助言，指導その他の援助を行うことを業とする者をいう（第2条）．具体的には，言葉によるコミュニケーションが困難な人に対して，機能の回復や言語以外のコミュニケーション能力の獲得を図り，日常生活と社会生活ができるように支援すること，摂食や嚥下に問題がある人の機能向上を図る．そのためには，検査を行い評価することが必要であり，医師や理学療法士，作業療法士などの医療専門職，ソーシャルワーカーなどの福祉専門職教師や臨床心理士などとチーム医療を行う．言語聴覚士が活躍する職場としては，病院，診療所，リハビリテーションセンター，発達支援センター，児童相談所，老人ホーム，介護老人保健施設，通所リハビリテーション施設，ことばの教室・特別支援学級・特別支援学校，保健所などがある．さらに平成16年4月からは訪問リハビリテーションにまで範囲が拡大しており，その社会的認知も定着しつつある．

　言語聴覚士は言語聴覚士国家試験に合格し，厚生労働大臣の免許を受けなければならない（第3条）．国家試験の受験資格は，①学校教育法の規定により大学に入学することができる者，その他その者に準ずるものとして厚生労働省令で定める者で，文部科学大臣が指定した学校または厚生労働大臣が指定した言語聴覚士養成所において，3年以上言語聴覚士として必要な知識および技能を習得したもの，②学校教育法に基づく大学等において2年以上修業し，かつ，厚生労働大臣の指定する科目を修めた者で，文部科学大臣が指定した学校または厚生労働大臣が指定した言語聴覚士養成所において，1年以上言語聴覚士として知識および技術を習得したもの，③学校教育法に基づく大学等において1年以上修業し，かつ，厚生労働大臣の指定する科目を修めた者で，文部科学大臣が指定した学校または厚生労働大臣が指定した言語聴覚士養成所において，2年以上言語聴覚士として必要な知識および技術を習得したもの，④学校教育法に基づく大学（短期大学を除く）等において厚生労働大臣の指定する科目を修めて卒業した者等，⑤学校教育法に基づく大学（短期大学を除く）を卒業した者等で，文部科学大臣が指定した学校または厚生労働大臣が指定した言語聴覚士養成所において，2年以上言語聴覚士として必要な知識および技術を習得したもの，⑥外国で言語聴覚士の業務に関する学校若しくは養成所を卒業し，または外国で言語聴覚士に係る厚生労働大臣の免許に相当する免許を受けた者で，厚生労働大臣が①～⑤に掲げる者と同等以上の知識および技術を有すると認定したものとしている（第33条）．①の養成校における教育の内容は，下記の内容以上でなければいけないとされている．具体的には，基礎分野，専門基礎分野，専門分野，選択必修分野に分けられている．また，②，③の養成校における教育内容は，下記の専門基礎分野，専門分野を履修することになっている（言語聴覚士学校養成所指定規則第4条）．

教育内容
　a）専門基礎分野
　・基礎医学（3単位）：医学総論，解剖学，生理学及び病理学を含む．
　・臨床医学（6単位）：内科学，小児科学，精神医学，リハビリテーション医学，耳鼻咽喉科学，臨床神経学及び形成外科学を含む．
　・臨床歯科医学（1単位）：口腔外科学を含む．
　・音声・言語・聴覚医学（3単位）：神経系の構造，機能及び病態を含む．
　・心理学（7単位）：心理測定法を含む．
　・言語学（2単位）
　・音声学（2単位）
　・音響学（2単位）：聴覚心理学を含む．
　・言語発達学（1単位）
　・社会福祉・教育（2単位）：社会保障制度，リハビリテーション概論及び関

係法規を含む.
b）専門分野
- 言語聴覚障害学総論（4単位）
- 失語・高次脳機能障害学（6単位）
- 言語発達障害学（6単位）：脳性麻痺及び学習障害を含む.
- 発声発語・嚥下障害学（9単位）：吃音を含む.
- 聴覚障害学（7単位）：聴力検査並びに補聴器及び人工内耳を含む.
- 臨床実習（12単位）：実習時間の3分の2以上は病院又は診療所において行うこと.

合計73単位となる.

平成21年4月現在で言語聴覚士の養成校数は63施設，入学定員2,656人である.

国家試験の試験科目は，①基礎医学，②臨床医学，③臨床歯科医学，④音声・言語・聴覚医学，⑤心理学，⑥音声・言語学，⑦社会福祉・教育，⑧言語聴覚障害学総論，⑨失語・高次脳機能障害学，⑩言語発達障害学，⑪発声発語・嚥下障害学，⑫聴覚障害学の12分野に分けられている（言語聴覚士法施行規則第10条）．言語聴覚士の免許は，国家試験に合格したものの申請により，言語聴覚士名簿に登録することによって行う．厚生労働大臣は，免許を与えたときは，言語聴覚士免許証を交付する（第6条）．平成21年現在で言語聴覚士の免許取得者数は15,675人であり，平成19年と比較すると3,132人の増加となっている.

罰金以上の刑に処せられた者，前号に該当する者を除くほか，言語聴覚士の業務に関し犯罪または不正の行為があった者，心身の障害により言語聴覚士の業務を適切に行うことができない者として厚生労働省令で定めるもの，麻薬，大麻，またはあへんの中毒者には免許を与えないことがある（第4条）．

資格者が行う具体的な業務範囲

言語聴覚士は，名称の使用の停止を命ぜられている場合を除き，保健師助産師看護師法の規定にかかわらず，診療の補助として，医師または歯科医師の指示の下に，嚥下訓練および人工内耳の調整等の行為を行うことを業とすることができる（第42条）．その業務を行うに当たっては，医師，歯科医師その他の医療関係者との緊密な連携を図り，適正な医療の確保に努めなければならない（第43条第1項）．また，音声機能，言語機能または聴覚に障害のある者に主治の医師または歯科医師があるときは，その指導を受けなければならない（第43条第2項）．さらに，音声機能，言語機能または聴覚に障害のある者の福祉に関する業務を行う者その他の関係者との連携を保たなければならない（第43条第3項）．

言語聴覚士法施行規則　第22条では，厚生労働省令で定める行為を以下のように定めている.

1　機器を用いる聴覚検査（気導により行われる定性的な検査で次に掲げる周波数および聴力レベルによるものを除く.）
　①周波数1000Hz および聴力レベル30db のもの
　②周波数4000Hz および聴力レベル25db のもの
　③周波数4000Hz および聴力レベル30db のもの
　④周波数4000Hz および聴力レベル40db のもの
2　聴性脳幹反応検査
3　音声機能に係る検査および訓練（他動運動もしくは抵抗運動を伴うものまたは薬剤もしくは器具を使用するものに限る）
4　言語機能に係る検査および訓練（他動運動もしくは抵抗運動を伴うものまたは薬剤若しくは器具を使用するものに限る）
5　耳形の採型
6　補聴器装用訓練

このなかで「2　聴性脳幹反応検査」について説明する．聴性脳幹反応検査は，電極を装着した被検者をシールドルーム内のベッド

へ仰向けに寝かせ，ヘッドホンを装着し，安静閉眼状態で記録する．ヘッドホンからは，持続時間0.1〜0.2msec程度のクリック音や矩形波を刺激頻度10〜30回/秒で刺激する．この刺激で聴覚神経系を興奮させることによって得られる脳幹部での電位を頭皮上より記録したものである．蝸牛神経と脳幹部聴覚路由来の反応で音刺激から10msecの間に発生する6〜7個の電位により構成される．この反応は，意識や睡眠状態の影響を受けにくく，極めて再現性のよい安定した波形が得られる．聴性脳幹反応検査で得られる各波形の起源も明らかにされており，診断的価値が極めて高く，難聴や脳幹障害の診断に幅広い臨床応用がされている．乳幼児の聴覚障害のスクリーニングにも使われている．

要するに言語聴覚士は，コミュニケーションをとるのに障害がある人に対して，リハビリテーションを行いサポートする専門職である．コミュニケーションに問題がある患者は，心理的な障害を認めることもある．そのため，言語聴覚士の治療によりコミュニケーション能力が回復することは，心理的な要因も改善することになる．そのため，大変やりがいのある職種ともされている．また，現在の高齢化社会のなかで，嚥下障害，脳血管障害による失語症，難聴などが多くなり，言語聴覚士はそれらの障害を持つ高齢者の機能回復に関しても期待されている．

資格者に課せられた法規上の守秘義務

言語聴覚士は，正当な理由がなく，その業務上知り得た人の秘密を漏らしてはならない．言語聴覚士でなくなった後においても，同様とする（第44条）．業務上知り得た人の秘密を洩らした者は，50万円以下の罰金に処する（第50条）．

言語聴覚士の名称の使用制限としては，言語聴覚士でない者は，言語聴覚士またはこれに紛らわしい名称を用いてはならない（第45条）．

（鈴木俊明）

文　献

1) 荘村明彦：医療六法, 平成23年版, 中央法規出版, 1646-1678, 2011.
2) 本井治：よくわかる医療・福祉関係法規の手引き, 2版, 共和書院, 74-76, 2011.
3) 種村純：言語聴覚士法の成立にあたって, 作業療法17巻, 日本作業療法士協会, 346-347, 1998.
4) 前川真人：医療従事職種を知る, 臨床病理レビュー, 臨床病理刊行会, 34-36, 2009.
5) 熊倉勇美：言語聴覚士（ST）領域, 日摂食嚥下リハ会誌9巻, 日本摂食・嚥下リハビリテーション学会, 39-39, 2005.

15. 理学療法士及び作業療法士法

法の趣旨と概要

　身体または精神に障害のある人を速やかに社会復帰させるための医学的リハビリテーション（medical rehabilitation）については，先進諸国では早くから取り組まれており，理学療法士，作業療法士としての専門性も制度として定められていた．

　わが国においては，専門職としての教育は遅れていたが，高齢化，疾病構造の変化等により，物理療法，作業療法，呼吸訓練，言語訓練などは行われていた．それらの対象患者が増加する中で，本格的な普及と発達が望まれていた．治療から社会復帰に至るまでの間の橋渡しを行ういわゆる医学的リハビリテーションに対する需要が高まったのは戦後の昭和30年代後半である．この理由としては①治療医学の進歩により重症であっても治療可能となり，リハビリテーションの対象者が増加したこと，②交通事故，労働災害，その他社会生活様式の複雑化，多様化にもたらされる障害が増加したこと，③リハビリテーションの分野の医学，心理学，社会学的水準の進歩によって，従来は困難とされていた障害についても更生が可能となってきたこと等が挙げられる．このような社会状況を背景として昭和38年3月，厚生労働大臣の諮問機関である医療制度調査会が，理学療法士，作業療法士等の医学的リハビリテーション専門職種の資格制度化を提言し，厚生省はこれを受けて法案を作成し国会において，社会復帰への重要な役割を担う専門的知識技術者としての養成，資質の向上と資格制度の確立のため，昭和40年6月29日に制定されたものが理学療法士及び作業療法士法である．

　理学療法士および作業療法士の資格を定め，その業務が適正に運用されるよう規律し，医療の普及と向上に寄与されることを目的としている（第1条）．

法が定める資格者の責務・役割

1．理学療法士，作業療法士の定義

　「理学療法」とは，医師の指示の下に[*1]，身体に障害のある者に対し，主としてその基本的動作能力の回復をはかるため，治療体操などの運動を行わせ，電気刺激・マッサージ・温熱その他の物理的手段を加えることをいう（第2条第1項）．

　「作業療法」とは，医師の指示の下に，身体または精神に障害のある者に対し，主としてその応用的動作能力または社会的適応能力の回復をはかるため，手芸・工作その他の作業を行わせることをいう（第2条第2項）．

　「理学療法士 physical therapist」とは，厚生労働大臣の免許を受け理学療法士の名称を用いて，医師の指示[*1]のもとに理学療法を業とする者をいう（第2条第3項）．

　「作業療法士 occupational therapist」とは，厚生労働大臣の免許を受け作業療法士の名称を用いて，医師の指示[*1]のもとに作業療法を業とする者をいう（第2条第4項）．

---

*1　「医師の指示」とは
　「医師の指示」とは，医師が患者を診察したうえで，理学療法又は作業療法を行う必要があると認め，その補助者に対して，施術の方法，施術の量を明らかに示してこれを行うことを命ずることをいうものであって，患者の病勢に変化があったときは施術者はそのつど医師の指示を受けることを要するものであること（法の施行について　第3条4項ニ）．

2. 資格要件

免許は，厚生労働大臣が行う国家試験に合格し（第3条），欠格事由もなく（第4条），厚生労働省に備えてある当該名簿に登録する（第5条）ことによって免許証が交付される．（第6条）免許の取消等処分を行うとき，適正手続の趣旨から当然本人に有利な証拠の提出，弁明の機会を与え，最終的には医療関係審議会の意見をきいて厚生労働大臣が決定することになる（第7条第1項・第4項）．

1) 免許

理学療法士又は作業療法士になろうとする者は，理学療法士国家試験，または作業療法士国家試験に合格し，厚生労働大臣の免許を受けなければならない（第3条）．

2) 欠格事由

欠格事由は次のとおりであり，該当する場合は免許を与えないことがある（第4条）．
①罰金以上の刑に処せられた者
②理学療法士または作業療法士の業務に関して犯罪または不正の行為のあった者
③心身の障害により理学療法士または作業療法士の業務を適正に行うことができない者[*2]として厚生労働省令で定めるもの
④麻薬，大麻，あへんの中毒者

[*2] 理学療法士または作業療法士の業務を適正に行うことができない者
理学療法士または作業療法士の業務を適性に行うことが出来ないものの条件として，「厚生労働省で定めるものは，精神の機能の障害により理学療法士及び作業療法士の業務を適正に行うに当たって必要な認知，判断及び意思疎通を適切に行うことができない者とする．」（施行規則第1条）と定められている．その場合，当該者に免許を与えるかどうかを決定するときは，当該者が現に受けている治療等により障害の程度が軽減している状況を考慮する（施行規則第1条第2項）．

3) 理学療法士名簿及び作業療法士名簿

厚生労働省に理学療法士名簿及び作業療法士名簿を備え，免許に関する事項を登録する（第5条）．

4) 登録及び免許証の交付

免許は理学療法士国家試験又は作業療法士国家試験に合格した者の申請により理学療法士名簿又は作業療法士名簿に登録することによって行う（第6条）．

厚生労働大臣は，免許を与えたときは，理学療法士免許証又は作業療法士免許証を交付する（第6条2項）．

3. 試験と受験資格

理学療法士に関する国家試験の受験資格等は第9条，第10条，第11条に，作業療法については，そのほか第12条に規定されている．

理学療法士および作業療法士の国家試験は，厚生労働大臣が毎年少なくとも1回行う（第10条）．

1) 試験科目（施行規則第8条）

理学療法士または作業療法士の国家試験科目は以下のとおりである．

理学療法士国家試験科目
　①解剖学
　②生理学
　③運動学
　④病理学概論
　⑤臨床心理学
　⑥リハビリテーション医学（リハビリテーション概論を含む）
　⑦臨床医学大要（人間発達学を含む）
　⑧理学療法

作業療法士国家試験科目
　①解剖学
　②生理学
　③運動学
　④病理学概論
　⑤臨床心理学
　⑥リハビリテーション医学（リハビリテーション概論を含む）
　⑦臨床医学大要（人間発達学を含む）
　⑧作業療法

2) 受験資格

理学療法士または作業療法士の国家試験の

受験資格は，①高等学校卒業または同等以上の学力がある者で，文部科学大臣が指定した学校または厚生労働大臣が指定した養成施設において3年以上（すでに理学療法士または作業療法士の免許を得ている者，その他政令で定める者が作業療法または理学療法の国家試験を受ける場合は2年以上）修業した者，②外国の学校，養成所を卒業し，または免許を得た者で，①と同等以上の知識および技能を有すると認められたものとされる（第11条，第21条）．

3）免許の申請について

理学療法士又は作業療法士の免許を受けようとする者は，申請書に厚生労働省令で定める書類を添え，住所地の都道府県知事を経由して，これを厚生労働大臣に提出する（施行令第1条）．

4．養成課程について

高校卒業程度の者を入学又は入所資格とする文部科学大臣又は厚生労働大臣指定の学校または養成施設では，科学的思考の基盤等の基礎分野，人体の構造と機能及び心身の発達等の専門基礎分野，臨床実習等の専門分野について教育が行われる．

1）理学療法に係る学校又は養成施設の指定基準

修業年限は，3年以上であることとし（養成施設指定基準第2条第2項），教育の内容は下記に定めるもの以上であることとする（養成施設指定基準第2条第2項）．

1）教育内容
  a）基礎分野
   ・科学的思考の基礎 ⎫
   ・人間と生活   ⎭ （14単位）
  b）専門基礎分野
   ・人体の構造と機能及び心身の発達（12単位）
   ・疾病と障害の成り立ち及び回復過程の促進（12単位）
   ・保健医療福祉とリハビリテーションの理念（12単位）
  c）専門分野
   ・基礎理学療法学（6単位）
   ・理学療法評価学（5単位）
   ・理学療法治療学（20単位）
   ・地域理学療法学（4単位）
   ・臨床実習（18単位）
    実習時間の3分の2以上は病院又は診療所において行うこと．
  合計93単位となる．

2）作業療法に係る学校又は養成施設の指定基準

修業年限は，3年以上であることとし（養成施設指定基準第3条第1項），教育の内容は下記に定めるもの以上であることとする（養成施設指定基準第3条第2項）．

1）教育内容
  a）基礎分野
   ・科学的思考の基礎 ⎫
   ・人間と生活   ⎭ （14単位）
  b）専門基礎分野
   ・人体の構造と機能及び心身の発達（12単位）
   ・疾病と障害の成り立ち及び回復過程の促進（12単位）
   ・保健医療福祉とリハビリテーションの理念（12単位）
  c）専門分野
   ・基礎作業療法学（6単位）
   ・作業療法評価学（5単位）
   ・作業治療学（20単位）
   ・地域作業療法学（4単位）
   ・臨床実習（18単位）
    実習時間の3分の2以上は病院又は診療所において行うこと．
  合計93単位となる．

資格者が行う具体的な業務範囲

1．資格者の業務

1）「保健師助産師看護師法」の規定にかかわらず，診療の補助として理学療法または作業療法を行うことを業とすることができる

（第15条第1項）．診療の補助の業務は，保健師助産師看護師法の規定により看護師及び准看護師の独占業務とされているが，理学療法士又は作業療法士は，診療の補助として理学療法又は作業療法を行うことができることとなっている．

2）理学療法士が病院，診療所において，または医師の指示を受けて理学療法士として行うマッサージについては，「あん摩マッサージ指圧師，はり師，きゅう師等に関する法律」第1条[*3]の規定は適用しない（第15条第2項）．

*3 「あん摩マッサージ指圧師，はり師，きゅう師等に関する法律」──────
第1条
医師以外のもので，あん摩，マッサージ若しくは指圧，はり又はきゅうを業としようとする者は，それぞれ，あん摩マッサージ指圧師免許，はり師又はきゅう師免許を受けなければならない．

2．業務独占・名称独占について

理学療法又は作業療法の業務のうちには，理学療法士又は作業療法士の免許取得者以外の者が行っても必ずしも危害を生ずるおそれのないものもあり，また，業務従事者に対する需要の現状からみても，業務の全部を免許取得者の独占分野にすることは必ずしも実情にそぐわないことからして，その業務を免許取得者の独占とはしないが，理学療法士または作業療法士でないものが，理学療法士もしくは作業療法士又はそれにまぎらわしい名称を用いることは禁止し[*4]，医学的リハビリテーションの推進を期することとするものである．

*4 名称の使用制限 ──────
理学療法士でない者は，理学療法士という名称または機能療法士その他理学療法士に紛らわしい名称を用いてはならない（第17条第1項）．
作業療法士でない者は，作業療法士という名称または職能療法士その他作業療法士に紛らわしい名称を用いてはならない（第17条第2項）．

資格者に課せられた法規上の守秘義務

正当な理由がある場合を除き，業務上知り得た人の秘密を漏らしてはならない．理学療法士，作業療法士でなくなった後においても同様である（第16条）．また，これに違反した者は50万円以下の罰金が処せられる（第21条）ただし，この罪は告訴がなければ公訴を規定することができない（第21条第2項）．

（高崎恭輔）

文　献

1）小笠原　正・他：医療秘書実務シリーズ・6（医療秘書教育全国協議会　編）医療関連法規，改訂版，p36，2001，建帛社．
2）本井　治：よくわかる医療・福祉関係法規の手引き，1版，p62，2008，共和書院．
3）前田和彦：医事法講義，改訂版第5版，p38，2001，信山社．
4）前田和彦：関係法規（社団法人東洋療法学校協会・医歯薬出版　編），第6版，p79，2007，医歯薬出版．
5）医学法制研究会　編：医療六法，平成23年版，p1583，2011，中央法規．

16. 栄養士法

法の趣旨と概要

▶趣旨◀

栄養士及び管理栄養士の資格と業務を明らかにする.

改正の趣旨:管理栄養士制度の見直し

国民の健康面における大きな課題である生活習慣病の増加を防止するためには,生活習慣の改善,食生活の改善が重要な課題である.食生活改善のための栄養指導において,個人の身体状況や栄養状態を総合的,継続的に判断し指導する栄養評価・判定の手法と栄養指導に必要な高度の専門知識及び技術を身に付けた傷病者に対する療養のため必要な栄養指導を行うことができる管理栄養士の育成を図る.

昭和22年12月29日法245号

最終改正 平成19年6月27日法96号

▶概要◀

1. 第1条（定義）

A. 栄養士

「栄養士」とは都道府県知事の免許を受けて,栄養士の名称を用いて栄養の指導に従事することを業とする者をいう.

B. 管理栄養士

「管理栄養士」とは,厚生労働大臣の免許を受けて,管理栄養士の名称を用いて,個人の身体状況,栄養状態等に応じた高度の専門的知識及び技術を要する健康の保持増進のための栄養の指導並びに特定多数人に対して継続的に食事を供給する施設における利用者の身体の状況,栄養状態,利用の状況に応じた特別の配慮を必要とする給食管理及びこれらの施設に対する栄養改善上必要な指導等を行うことを業とする者をいう.

2. 第2条（免許）

A. 栄養士

厚生労働大臣の指定した栄養士の養成施設において2年以上栄養士として必要な知識及び技能を修得した者に対して都道府県知事が与える.

B. 管理栄養士

管理栄養士の国家試験に合格した者に対して厚生労働大臣が与える.

3. 第3条（免許を与えない場合）

次の各号のいずれかに該当する者には,栄養士又は管理栄養士の免許を与えないことがある.

1. 罰金以上の刑に処せられた者
2. 前号に該当する者を除くほか,第1条に規定する業務に関し犯罪又は不正の行為があった者

4. 第3条2（名簿の登録）

A. 栄養士

都道府県に栄養士名簿を備え,栄養士の免許に関する事項を登録する.

B. 管理栄養士

厚生労働省に管理栄養士名簿を備え,管理栄養士の免許に関する事項を登録する.

5. 第4条（免許証）

A. 栄養士

1. 栄養士の免許は,都道府県知事が栄養士名簿に登録することによって行う.
2. 都道府県知事は,栄養士の免許を与

えたときは，栄養士免許証を交付する．
B．管理栄養士
3．管理栄養士の免許は，厚生労働大臣が管理栄養士名簿に登録することによって行う．
4．厚生労働大臣は，管理栄養士の免許を与えたときは，管理栄養士免許証を交付する．

6．第5条（免許の取り消し等）
A．栄養士
栄養士が第3条各号のいずれかに該当するに至ったときは，都道府県知事は，当該栄養士に対する免許を取り消し，又は1年以内の期間を定めて栄養士の名称の使用の停止を命ずることができる．
B．管理栄養士
管理栄養士が第3条各号のいずれかに該当するに至ったときは，厚生労働大臣は，当該管理栄養士に対する免許を取り消し，又は1年以内の期間を定めて管理栄養士の名称の使用の停止を命ずることができる．

7．第5条の2（管理栄養士国家試験）
厚生労働大臣は，毎年少なくとも1回，管理栄養士として必要な知識及び技能について，管理栄養士国家試験を行う．

8．第5条の3（受験資格（図1））
栄養士であって次の各号のいずれかに該当するものでなければ，受けることができない．
1．修業年限が2年である養成施設を卒業して栄養士の免許を受けた後厚生労働省令で定める施設において3年以上栄養の指導に従事した者
2．修業年限が3年である養成施設を卒業して栄養士の免許を受けた後厚生労働省令で定める施設において2年以上栄養の指導に従事した者
3．修業年限が4年である養成施設を卒業して栄養士の免許を受けた後厚生労働省令で定める施設において1年以上栄養の指導に従事した者
4．修業年限が4年である管理栄養士養成施設を卒業した者

9．第5条の4（不正行為）
管理栄養士国家試験に関して不正の行為があつた場合には，当該不正行為に関係のある者について，その受験を停止させ，又はその試験を無効とすることができる．
この場合においては，なお，その者について，期間を定めて管理栄養士国家試験を受けることを許さないことができる．

10．第5条の5（主治医の指導[*1]）
管理栄養士は，傷病者に対する療養のため必要な栄養の指導を行うに当たっては，主治の医師の指導を受けなければならない．

11．第6条（名称の使用制限[*2]）
1．栄養士でなければ，栄養士又はこれに類似する名称を用いて第1条第1項に規定する業務を行ってはならない．
2．管理栄養士でなければ，管理栄養士又は

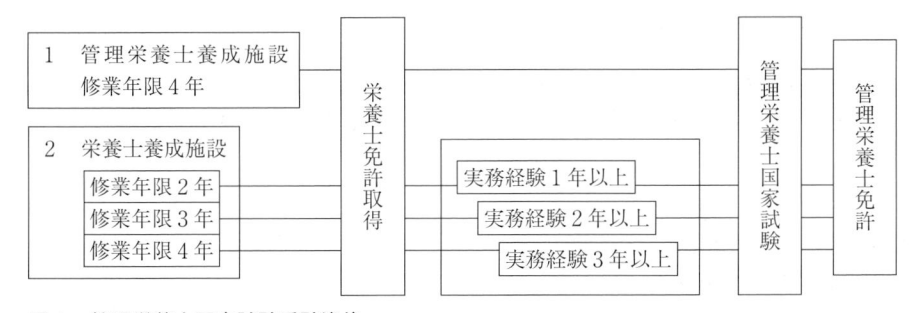

図1　管理栄養士国家試験受験資格

これに類似する名称を用いて第1条第2項に規定する業務を行ってはならない．

＊1　主治医の指導について
　管理栄養士は，病院等で療養中の傷病者に対して，栄養評価などの専門知識や技術を活用し，療養のために必要な栄養の指導を行う．かかる栄養指導は食事の献立の調整など独自の専門性をもち，医師が行う診療行為や看護師，保健師が行う診療補助行為とは別個の専門性をもつ．一方，栄養の指導に際して，傷病者の身体状況や治療方針を熟知するなど医師との十分な連携を図る必要があることから，主治の医師の「指導」を受けなければならないとされた．

＊2　名称の使用制限について
　この規定は栄養士・管理栄養士の名称の独占を保証したものであるが，業務独占ではない．従って，栄養士・管理栄養士またはこれに類似の名称を用いなければ栄養指導に従事してもこの法律にふれることはない．
　栄養指導に従事しなくても肩書きなどに栄養士・管理栄養士と用いれば法律に違反し，30万円以下の罰金に処せられる．また，名称使用停止中に栄養士または管理栄養士の名称を使用したものも同様である．栄養士に類似する名称とは，「栄」または「士」に代えて「営」または「師」の文字などを使用することも該当する．

12. 第6条の2（管理栄養士国家試験委員）

　管理栄養士国家試験に関する事務をつかさどらせるため，厚生労働省に管理栄養士国家試験委員を置く．

13. 第6条の3（管理栄養士国家試験委員等の義務）

　管理栄養士国家試験委員その他管理栄養士国家試験に関する事務をつかさどる者は，その事務の施行に当たって厳正を保持し，不正の行為がないようにしなければならない．

14. 第6条の4（権限の委任）

　この法律に規定する厚生労働大臣の権限は，厚生労働省令で定めるところにより，地方厚生局長に委任することができる．
２　前項の規定により地方厚生局長に委任された権限は，厚生労働省令で定めるところにより，地方厚生支局長に委任することができる．

15. 第7条（政令への委任）

　この法律に定めるもののほか，栄養士の免許及び免許証，養成施設，管理栄養士の免許及び免許証，管理栄養士養成施設，管理栄養士国家試験並びに管理栄養士国家試験委員に関し必要な事項は，政令でこれを定める．

16. 第7条の2（罰則（国家試験））

　第6条の3の規定に違反して，故意若しくは重大な過失により事前に試験問題を漏らし，又は故意に不正の採点をした者は，3月以下の懲役又は50万円以下の罰金に処する．

表1　栄養士法施行令

第1条	免許の申請等	第12条	指定養成施設の内容変更
第2条	名簿の登録事項	第13条	届出事項
第3条	名簿の訂正	第14条	指定養成施設の名称等の変更の届出
第4条	登録の抹消	第15条	廃止等の届出
第5条	免許証の書換え交付	第16条	指定の取消
第6条	免許証の再交付	第17条	管理栄養士国家試験
第7条	栄養士免許の取消し等に関する通知	第18条	管理栄養士国家試験委員
第8条	免許証の返納	第19条	主務大臣等
第9条	養成施設又は管理栄養士養成施設の指定	第20条	事務の区分
第10条	養成施設の指定の基準	第21条	権限の委任
第11条	管理栄養士養成施設の指定の基準	第22条	省令への委任

昭和28年8月31日　政令231号　　最終改正　平成13年9月5日　政令第287号

表2　栄養士法施行規則

第1章　免許		第3章　試験	
第1条	免許の申請手続き	第15条	試験科目
第2条	名簿の登録事項	第16条	施設の指定
第3条	免許証の様式	第17条	試験施行期日等の公告
第4条	名簿の訂正の申請手続き	第18条	受験の申請
第5条	登録の抹消の申請手続き	第19条	合格証の交付
第6条	免許証の書換え交付申請	第20条	合格証の再交付
第7条	免許証の再交付申請	第4章　雑則	
第2章　養成施設			
第8条	養成施設の指定申請手続き		
第9条	養成施設の指定の基準		
第10条	管理栄養士養成施設の指定申請手続き		
第11条	管理栄養士養成施設の指定の基準		
第12条	内容変更の承認		
第13条	変更の届け出		
第14条	報告の請求及び指示		

昭和23年1月16日　厚令　第2号　最終改正：平成21年3月31日　厚令83号

17．第8条（罰則（名称の使用））

次の各号のいずれかに該当する者は，30万円以下の罰金に処する．

1. 第5条第1項の規定により栄養士の名称の使用の停止を命ぜられた者で，当該停止を命ぜられた期間中に，栄養士の名称を使用して第1条第1項に規定する業務を行ったもの
2. 第5条第1項の規定により管理栄養士の名称の使用の停止を命ぜられた者で，当該停止を命ぜられた期間中に，管理栄養士の名称を使用して第1条第2項に規定する業務を行ったもの
3. 第6条第1項の規定に違反して，栄養士又はこれに類似する名称を用いて第1条第1項に規定する業務を行った者
4. 第6条第2項の規定に違反して，管理栄養士又はこれに類似する名称を用いて第1条第2項に規定する業務を行った者

法が定める資格者の責務・役割

1．栄養士法（第1条）

A．栄養士
　栄養の指導

B．管理栄養士

(1)傷病者に対する療養のため必要な栄養の指導

(2)個人の身体状況，栄養状態等に応じた高度の専門的知識及び技術を要する健康の保持増進のための栄養指導

(3)特定多数人に対して継続的に食事を供給する施設（特定給食施設）における利用者の身体状況，栄養状態，利用の状況等に応じた特別の配慮を必要とする給食管理およびこれらの施設に対する栄養改善上必要な指導

2．健康増進法（第12条）健康増進法施行規則（第3条）

国民健康・栄養調査員として，調査に従事する．

　国民健康・栄養調査員：医師，管理栄養士，保健師等他の者のうちから，毎年，都道

府県知事が任命する．

3．健康増進法（第19条，第18条（栄養指導員））

栄養指導員として
　1）住民の健康の増進を図るために必要な専門的な栄養指導及び
　2）特定かつ多数の者に対して継続的に食事を供給する施設（特定給食施設）に対し，栄養管理の実施について必要な指導及び助言を行う．

　栄養指導員：都道府県知事は，栄養指導に係るものとして医師又は管理栄養士の資格を有する都道府県，保健所を設置する市又は特別区の職員のうちから，栄養指導員を命ずる．

4．高齢者の医療確保に関する法律（第18条第1項）

　特定健康診査及び特定保健指導の実施に関する基準（厚生労働省令157第5条）
特定保健指導の実施
　保健指導に関する専門的知識及び技術を有するものが行う．
保健指導に関する専門的知識及び技術を有する者：医師，保健師または管理栄養士

資格者が行う具体的な業務範囲

1．身体の状況，栄養状態等の把握

　利用者の身体状況，栄養状態，生活習慣等を定期的に把握し，これらに基づき，適当な熱量及び栄養素の量を満たす食事の提供と品質管理を行う．

2．献立の作成

　身体状況，栄養状態等のほか，生活習慣，病状，治療状況，摂取量，嗜好等を考慮した献立を作成する．

3．栄養に関する情報の提供

　献立表の掲示並びに熱量及びたんぱく質，資質，食塩等の主な栄養成分の表示等により，利用者に対して，栄養に関する情報の提供を行う．食事提供の前に，献立表を喫食者に配布する．

4．栄養指導

　入院患者や外来患者に対する栄養指導を行う．

5．書類の整備

　栄養管理業務を適切に実施し，その内容を評価するために，業務内容が確認できるよう，献立表や，喫食者の性，年齢，給与栄養量の目標量，推定栄養素摂取量等の帳簿を作成する．

6．衛生管理

　衛生的かつ安全な給食の運営を行う．具体的には，食品衛生法その他関係法令に従って行う．

資格者に課せられた法規上の守秘義務

　栄養士には法規上の守秘義務が課せられていない．

（北川郁美）

文　献

栄養調理関係法令研究会編集：平成23年度栄養調理六法，新日本法規出版社，2010．

17. 社会福祉士及び介護福祉士法

法の趣旨と概要

（社会福祉士及び介護福祉士法第1条）
社会福祉士及び介護福祉士の資格を定めて，その業務の適正を図り，もって社会福祉の増進に寄与することを目的とする．

法が定める資格者の責務・役割と具体的な業務範囲

1．社会福祉士とは
（社会福祉士及び介護福祉士法第2条）
専門的知識及び技術をもって，身体上若しくは精神上の障害があること又は環境上の理由により日常生活を営むのに支障がある者の福祉に関する相談に応じ，助言，指導，福祉サービスを提供する者又は医師その他の保健医療サービスを提供する者その他の関係者との連絡及び調整その他の援助を行うことを業とする者をいう．

具体的な業務内容は，高齢者，身体障害者，知的障害者，児童など支援を必要とする人やその家族に対し，様々な相談や助言，援助を行う．特に社会福祉施設の生活相談員や児童指導員，行政機関における社会福祉主事，児童福祉司，保健・医療機関における医療ソーシャルワーカー（MSW），社会福祉協議会（社協）の福祉活動指導員や福祉活動専門員などとして高齢者，身体障害者，知的障害者，児童及びその家族に対し，主として社会福祉に関わる相談に応じたり，助言や指導，援助に当たる．それだけに，これらの業務にあたっては，常に利用者の立場に立ち，社会福祉に関する情報をわかりやすく説明する一方，本人が主体的に必要なサービスを利用することができるように努めるとともに，関係機関との連結・調整を図ることが求められる．

社会福祉士の仕事を一言でいうと「相談援助」（ソーシャルワーク）であり，次の3つに分けられる

1）直接援助技術
・個別援助技術（ケースワーク）
　利用者と援助者（社会福祉士）が1：1で対面し，援助者は利用者の抱えている問題について相談に乗り，利用者が自主的に問題解決にあたれるよう，援助，指導していく．
・集団援助技術（グループワーク）
　利用者と援助者（社会福祉士）は複数：1となる．同じような問題を抱えた利用者が何人か集まり，援助者はあくまでも補佐する形でグループに参加し，利用者達の自主的な問題解決を援助する．一般的な利用者間で情報を交換することにより，問題解決が早まる．

2）間接援助技術
　地域援助技術（コミュニティーワーク）
　援助者（社会福祉士）から利用者への直接支援ではなく，地域を対象にした支援体制づくりや，直接援助技術を有効に活用するための様々な技術のこと．環境に働きかけることによって，福祉サービスを利用する人や家族に対して間接的に援助を行い，問題解決を図る方法．社会福祉士は，コミュニティーワーカーとして，地域における福祉の組織化を推進したり，地域の福祉機関との連絡調整業務を行う．このように，社会福祉士は，地域社会における福祉の重要な担い手である．

3）関連援助技術
　社会福祉援助技術を支援する援助技術のこと．適切なサービスを様々なニーズをもつ利

用者に提供するためには，社会福祉士と多職種にわたる専門職の連携とチームによるアプローチが重要であり，社会福祉士にはそれらの能力が求められている．それらを可能とする技術としてケアマネジメント，スーパービジョン，コンサルテーション，カウンセリングなどがある．

・ケアマネジメント

　利用者の社会生活上での複合的なニーズを充足させる為適切な社会資源と結びつける手続きの総体．利用者の立場に立つ，機関の範囲を超えたサービスを統合する，ケアの継続性を達成する，安全で安定した自分らしい日常生活を自宅で長期的に維持できるよう利用者一人一人の為の態勢をマネジメントする地域ケアの技術である．各機関の提供するサービスが利用者のもとに過不足なく効果的に統合されて提供されることが重要．多職種からなる支援者チームが円滑かつ効果的に協働する為の職際的ともいうべき援助技術である．利用者の意思を中核に据えた上での支援者チームの合意によって，無駄や混乱のない効果的なサービスを円滑に利用できる．

・スーパービジョン

　相談援助の実践家が，その人にとり責任のあるもう一人の実践家に，その人の能力を最高まで行うことができるように援助する過程．

・コンサルテーション

　ある分野の専門家が，目の前の相談者に対して，その相談の事柄のみに焦点を当てて，専門知識や科学的なデータをもとに，問題を分析し，診断し，評価して，最も適切だと思われる対処方法を提示することをいう．相談者側にある程度の受入れる用意が必要．つまり，本人自らが，その問題のありかたも，それに対する解決の方向性も見えていて，その具体的解決策だけを教わりたいというときには極めて有効である．

・カウンセリング

　利用者の抱えている問題・悩み等に対して，専門的な知識や技術を用いて行われる相談援助のこと．援助者（社会福祉士）が明確な対応策や解決策を直ちに提示することは原則的にない．利用者が主体的に問題や悩みに相対できるよう，カウンセリングを通じ新しい知見や洞察にたどり着くことを目的としている．

2．介護福祉士とは

　（社会福祉士及び介護福祉士法第2条の2）専門的知識及び技術をもって，身体上又は精神上の障害があることにより日常生活を営むのに支障がある者につき心身の状況に応じた介護を行い，並びにその者及びその介護者に対して介護に関する指導を行うことを業とする者をいう．

　高齢者や身体的・精神的に障害がある人（利用者）への食事から入浴，排泄までの直接的な介護はもちろん，本人やその家族など，介護者に対しても相談を受けたり，指導を行ったりする国家資格を持つ人のことで，別名「ケアワーカー」とも呼ばれている．

　求められる役割は少しずつ変化してきており，身の回りの介護支援だけではなく，利用者がいかに自立した生活や，生きがいを持って生活できるかを見据えた支援，また，介護する家族にも指導しながら，共に取り組む姿勢が求められている．

　役割は，利用者の生活全般を捉える視点を持って，人権を尊重し，利用者の生活を理解し，行動することができること．また，利用者とどんなときも協力を怠ることなく，介護ができること，サービスを提供するのに必要な人間関係を築くコミュニケーション能力があること，利用者のその時々の心身状態を適切に判断し，臨機応変な行動がとれることなどである．つまり，介護福祉士の役割は，ただ介護をするだけではなく，利用者の生活全般を多方面から捉え，分析し，対応ができる能力や，利用者と良い人間関係が築けるコミュニケーション能力を備えていることである．

　具体的な業務内容は，利用者を対象に食

事・入浴・整容・行為，排泄の介助や，移動（歩行や車椅子での移動）・移乗（ベッドや車椅子への乗り移り）などのサポート．その中で，病状などの健康を確認・把握し管理していく．本人のみならず，その家族への助言や指導を行うことで，スムーズな日常生活を営むための総合的フォローができる．

活躍の場として，ホームヘルパーと呼ばれる訪問介護員や身体障害者更生援護施設・重症心身障害者施設・肢体不自由者更生施設・身体障害者福祉ホーム・老人デイサービスセンター・養護老人ホーム・特別養護老人ホームなどの各種福祉施設，病院などで介護業務にあたっていることが多い．あくまでも利用者の自立を支援することを目標にした介護を目指している．

詳細な業務内容

A．身体介護

食事の介助，排泄の介助，衣服の着脱，入浴の介助，洗顔，歯磨き，ベッドから車椅子への移乗，自動車への乗り降り，歩行補助，車椅子での移動など

B．生活援助

利用者の身の回りの家事などの援助をすることで，利用者の家に訪問して，食事を作る，洗濯，掃除，整理整頓，必要な買物など，生活を送るための家事全般．

C．相談・助言

利用者本人や，その家族からの介護に関する相談に乗ったり，助言をすること．介護をするだけでなく，その指導を行ったり，利用者が生きがいをもって，自立した生活が送れるように支援したりする．

D．社会活動支援

高齢者や障害者など利用者が，一番身近な家族はもちろんのこと，近隣の住人などとよい対人関係が築けるように支援すること．利用者と家族との対人関係は，その苦労や課題をうまく聞き出して，なるべく両者が穏やかな安定した生活が送れるように助言しながら援助する．また，様々な社会活動の情報を提供したり，参加を奨励したりすることも大事な仕事であり，それが励みになったり生きがいになったりすることがある．

（社会福祉士及び介護福祉士法第44条の2）

社会福祉士及び介護福祉士は，その担当する者が個人の尊厳を保持し，自立した日常生活を営むことができるよう，常にその者の立場に立って，誠実にその業務を行わなければならない．

（社会福祉士及び介護福祉士法第45条）

社会福祉士及び介護福祉士は，社会福祉士又は介護福祉士の信用を傷つけるような行為をしてはならない．

（社会福祉士及び介護福祉士法第47条）

社会福祉士は，その業務を行うに当たっては，その担当する者に，福祉サービス及びこれに関連する保健医療サービスその他のサービス（次項において「福祉サービス等」という．）が総合的かつ適切に提供されるよう，地域に即した創意と工夫を行いつつ，福祉サービス関係者等との連携を保たなければならない．

介護福祉士は，その業務を行うに当たっては，その担当する者に，認知症（介護保険法（平成9年法律第123号）第8条第16項に規定する認知症をいう．）であること等の心身の状況その他の状況に応じて，福祉サービス等が総合的かつ適切に提供されるよう，福祉サービス関係者等との連携を保たなければならない．

（社会福祉士及び介護福祉士法第47条の2）

社会福祉士及び介護福祉士は，社会福祉及び介護を取り巻く環境の変化による業務の内容の変化に適応するため，相談援助又は介護等に関する知識及び技能の向上に努めなければならない．

資格者に課せられた法規上の守秘義務

秘密保持義務

（社会福祉士及び介護福祉士法第46条）

社会福祉士及び介護福祉士は，正当な理由がなく，その業務に関して知り得た人の秘密

を漏らしてはならない．社会福祉士又は介護福祉士でなくなった後においても，同様とする．

違反したら，1年以下の懲役または30万円以下の罰金に処せられる．

支援に必要な情報は，より良い支援の為に関係機関・スタッフ間で共有する必要がある．また，警察などから情報の開示などを求められることもある．しかし，ご家族に対する情報提供などを含め，情報提供する際には，ご本人の同意が大前提である．ところが，守秘義務が守られていないことが多い．例えば，事例研究の資料に実名等を記載，ヘルパーが守秘義務違反になることを自覚せずある利用者宅で他の利用者の話をすることが多々ある．

（島本淳子）

文　献

1）「社会福祉及び介護福祉士法」最終改正：平成22年12月10日法律第71号
2）厚生労働省「社会福祉士及び介護福祉士法」改正のポイント，平成19年12月5日．
3）厚生労働省老健局2008年2月Q＆Aより2012年の資格制度改正（介護職員基礎研修修了資格取得の必要性）

18. 精神保健福祉士法

法の趣旨と概要

　精神障害のある人の社会復帰を促進する上では精神障害のある人の保健・福祉に関する専門的知識・技術を有する者による相談・援助が重要である．このため，精神障害のある人の社会復帰に関する相談・援助を行う精神保健福祉士（Psychiatric Social Worker, PSW）を国家資格化する「精神保健福祉士法」が平成9年12月に成立し，10年4月から施行された．平成23年3月末の有資格者数は49,545人である（平成23年版障害者白書）．法の目的は，精神保健福祉士の資格を定めて，その業務の適正を図り，もって精神保健の向上及び精神障害者の福祉の増進に寄与すること（第1条）であり，「精神保健福祉士」とは，「法第28条の登録を受け，精神保健福祉士の名称を用いて，精神障害者の保健及び福祉に関する専門的知識及び技術をもって，精神科病院その他の医療施設において精神障害の医療を受け，又は精神障害者の社会復帰の促進を図ることを目的とする施設を利用している者の社会復帰に関する相談に応じ，助言，指導，日常生活への適応のために必要な訓練その他の援助を行うこと（以下「相談援助」という．）を業とする者をいう」と定義されている（第2条）．法第2章で受験資格や試験の手続き等が定められており，図1に示すような様々な資格取得のルートがある．このうち

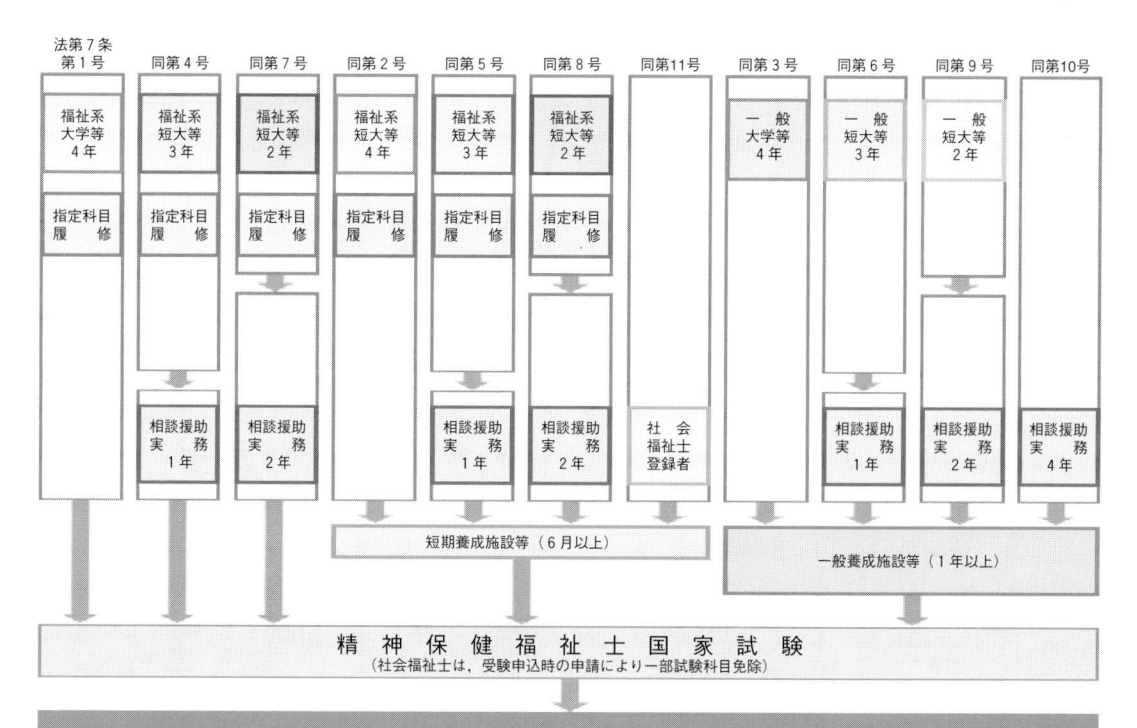

図1　資格取得ルート

（財団法人社会福祉振興・試験センター）

履修すべき指定科目及び基礎科目の内容については，表1，2に示す如く平成20年厚生労働省告示第307号及び第308号において決められている．また図1にある一般養成施設，短期養成施設における教育内容についても教育時間数まで決められており，平成22年には高い専門性を担保できるような養成の在り方への見直しに向けてカリキュラムの変更が行われており（厚生労働省ホームページ http://www.mhlw.go.jp/shingi/2010/03/s0331-21.html を参照），精神保健福祉士育成の標準化が図られている．しかしカリキュラムのうち実習については，実習が行われる施設の特性や実習そのものが個別性の高いものであり，資格取得後に業務の中で修得しなければならない部分が大きいと考えられ，今後専門性の高い生涯教育をいかに進めてゆくのかが課題となる．そこで社団法人日本精神保健福祉士協会は，平成20年より研修制度をスタートさせ，一定の研修修了者を「研修認定精神保健福祉士」として認定している．なお国家試験科目は，精神医学，精神保健学，精神科リハビリテーション学，精神保健福祉論，社会福祉原論，社会保障論，公的扶助論，地域福祉論，精神保健福祉援助技術，医学一般，心理学，社会学及び法学であり，社会福祉士である者については，社会福祉原論，社会保障論，公的扶助論，地域福祉論，医学一般，心理学，社会学及び法学の試験が免除されている．

ここで精神医療保健福祉の流れを法改正を中心に振り返り，精神保健福祉士の役割について考えたい（表3）．まず戦前においては，明治33年に精神病者監護法が私宅監置の防止を目的に公布されたが，実質的には警察の監督下に置くことになっており，医療の関与を明確にしたのは大正8年の精神病院法からである．戦後，昭和25年に精神衛生法が施行され精神保健福祉行政の基本的な枠組みが示され，国及び地方公共団体の責任が明記された．また措置入院や同意入院などのいわゆる不同意入院が導入された．しかしこの頃の精神医療体制は病床数が3万床余りと極めて乏しい状態にあり，昭和29年に法改正され，民間病院の設置，運営費の国庫補助規程を設けた．この結果精神科病床数は急激に増加し，10年余りで20満床を超え，現在も約35万床という諸外国の中でも人口比病床数が極端に多くなっている．昭和40年の改正はライシャワー事件の影響を受けたが，一方で社会復帰や地域精神医療を重視する方向を示すものであった．しかし精神科病床数は増加し続け，保護の方向からの転換はみられなかった．このような中，宇都宮病院問題が発生し，患者の人権保護が社会問題となって昭和

表1　精神保健福祉士法第7条第1号の規定に基づく精神障害者の保健及び福祉に関する指定科目

1. 人体の構造と機能及び疾病，心理学理論と心理的支援，社会理論と社会システム　のうち1科目
2. 現代社会と福祉
3. 地域福祉の理論と方法
4. 社会保障
5. 低所得者に対する支援と生活保護制度
6. 福祉行財政と福祉計画
7. 保健医療サービス
8. 権利擁護と成年後見制度
9. 精神医学
10. 精神保健学
11. 精神科リハビリテーション学
12. 精神保健福祉論
13. 精神保健福祉援助技術総論
14. 精神保健福祉援助技術各論
15. 精神保健福祉援助演習
16. 精神保健福祉援助実習

（平成20年厚生労働省告示第307号）

表2　精神保健福祉士法第7条第2号の規定に基づく精神障害者の保健及び福祉に関する基礎科目

1. 人体の構造と機能及び疾病，心理学理論と心理的支援，社会理論と社会システム　のうち1科目
2. 社会保障
3. 低所得者に対する支援と生活保護制度
4. 福祉行財政と福祉計画
5. 保健医療サービス
6. 権利擁護と成年後見制度
7. 精神保健福祉援助技術総論

（平成20年厚生労働省告示第308号）

表3　精神医療保健福祉の歴史

1900	精神病者監護法：監護手続きを定める
1919	精神病院法：監護から医療への転換
1950	精神衛生法：精神保健福祉行政の基本的枠組み
1954	精神衛生法改正：民間精神病院設置・運営に国庫補助
1965	精神衛生法改正：地域精神医療への転換
1987	精神保健法：入院患者の人権確保，社会復帰促進
1993	障害者基本法：精神障害者を障害者として位置づけ
1993	精神保健法改正：社会復帰促進への努力を明確化
1995	精神保健福祉法：精神障害者福祉手帳の創設，精神保健福祉施設の充実，精神保健指定医制度
1996-2002	障害者プラン：社会復帰施設やグループホームの整備
1998	精神保健福祉士法
1999	精神保健福祉法改正：精神障害者への生活支援，保護者の負担軽減
2003-2007	新障害者プラン：ノーマライゼーション
2004	精神保健医療福祉の改革ビジョン：入院医療中心から地域生活へ
2006	障害者自立支援法：身体・知的・精神の3障害のサービス体系を統一

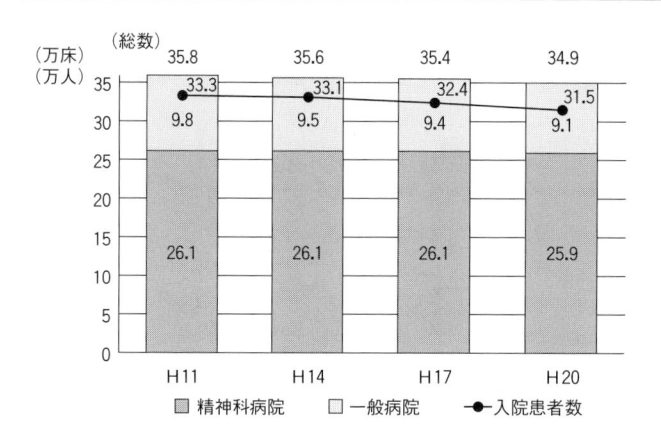

図2　精神病床数および入院患者数
（厚生労働省　医療施設調査・病院報告）

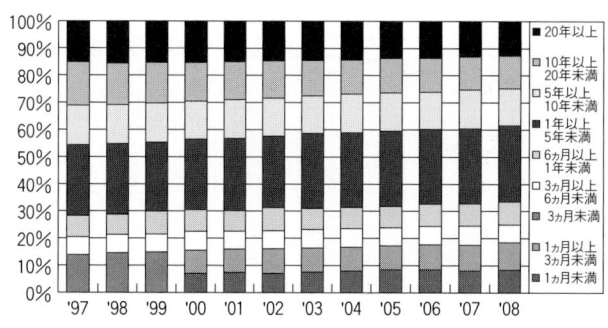

図3　在院期間別の患者割合
（厚生労働省　患者調査）

62年精神保健法公布へとつながった．この中では人権保護の施策と共に社会復帰促進策が具体的に盛り込まれている．平成5年には障害者基本法が制定され，精神障害者が障害者として初めて規定され，同年の精神保健法改正で社会復帰促進への努力が明確化された．さらに平成7年には精神保健福祉法となり，その目的が「自立と社会参加の促進と自立及び社会参加への援助」，すなわち精神保健福祉士の主要な役割がうたわれている．その後同法の目的を現実化するために平成8年に障害者プランが策定され，平成11年の精神保健福祉法改正を経て，いわゆるノーマライゼーションを目標とした新障害者プランが2003年にスタートしている．また平成16年には10年間の精神保健医療福祉の改革ビジョンが示されている．このように精神科医療は入院中心の医療から地域医療へという基本的な方針で施策が進められている．しかし図2の如く，精神科病床数，入院患者数共に減少傾向にはあるものの，平成20年の調査で精神科病床は約35万床，入院患者数は31.5万人であった．また長期入院患者の割合は減少しつつあるものの，平成20年の入院患者のうち38.9％が5年以上の入院となっている（図3）．すなわちまだまだ入院患者の多い状態が続いており，退院促進と地域で援助を強力に推進する必要がある．また図4に示すように，調査が異なるため一概に比較はできないものの，精神障害者は身体・知的障害

者に比べて就業率が全年齢層に渡って低く，就業への支援が極めて重要であり，精神保健福祉士の役割は大きいと考えられる．さらに精神疾患構造が近年大きく変化しており，10年余りの間に精神科受診患者数は1.5倍，うつ病患者は2.5倍，認知症患者は3倍に増加している（図5）．このような傾向は入院患者についても認められ，統合失調症患者数は減少しているが，認知症は2倍になっている（図6）．このような疾患構造の変化は，精神保健福祉士へのニーズが広がることにつながると考えられる．

法が定める資格者の責務・役割

精神保健福祉士の責務については，第2条（定義）にあるように，精神保健福祉士の名称を用いて，精神障害者の保健及び福祉に関する専門的知識及び技術をもって，精神科病院その他の医療施設において精神障害の医療を受け，又は精神障害者の社会復帰の促進を図ることを目的とする施設を利用している者の社会復帰に関する相談に応じ，助言，指導，日常生活への適応のために必要な訓練その他の援助を行うことである．またその際，法第41条（連携）において，「精神保健福祉士は，その業務を行うに当たっては，医師その他の医療関係者との連携を保たなければならない．また精神保健福祉士は，その業務を行うに当たって精神障害者に主治の医師があるときは，その指導を受けなければならない」とされている．しかしながら精神保健福祉士の資格は，第43条（名称の使用制限）「精神保健福祉士でない者は，精神保健福祉士という名称を使用してはならない．」とされ，保健師と同じくいわゆる名称独占資格ではあるものの，医師や看護師のような特定の業務に際して特定の資格を取得しているもののみが従事可能な業務独

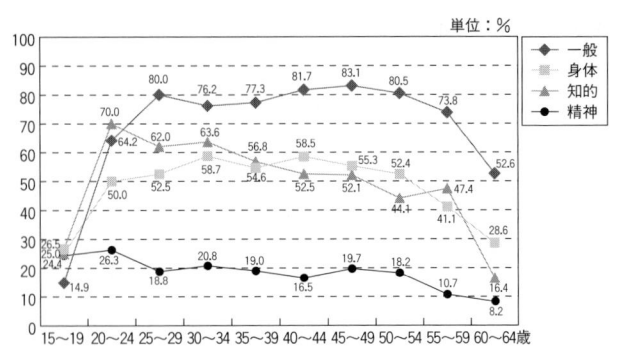

図4 障害者の年齢階層別就業率
（身体障害者・知的障害者及び精神障害者就業実態調査　平成18年）

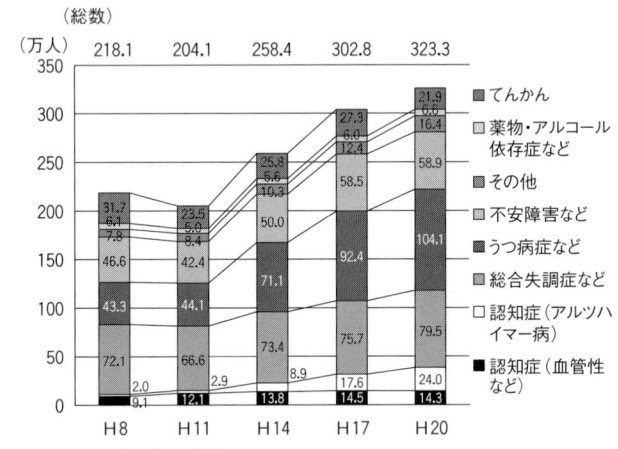

図5 精神疾患の患者数
（医療機関に受診する患者の疾病別内訳）
（厚生労働省　患者調査）

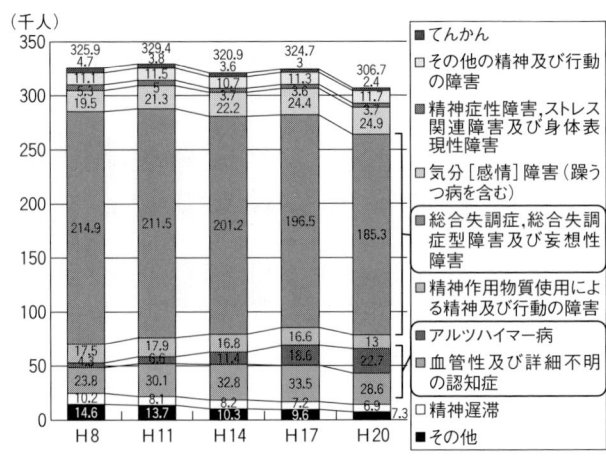

図6 精神病床入院患者の疾病別内訳
（厚生労働省　患者調査）

表 4　精神保健福祉士の責務

倫理基準	倫理綱領（社団法人日本精神保健福祉士協会倫理綱領）			
	倫理基準1 クライエントに対する責務	倫理基準2 専門職としての責務	倫理基準3 機関に対する責務	倫理基準4 社会に対する責務
	ソーシャルワーク機能概要			
レベル	① 個人／集団	② 専門	③ 組織	④ 地域　　　⑤ 社会／共生
精神保健福祉士の責務	人々のニーズに応じ生活者の視点でかかわることで，その人の持つ力が発揮できるような支援を行う．	目標①，③，④，⑤を遂行できるよう，精神保健福祉士としての力量を備える．	目標①を組織として遂行できるような組織づくり	目標①を果たすための地域内の調整，連携等（生活レベル）　目標①を果たすための社会づくり（政策レベル）
目標	人々が持っている力を発揮し，主体的に本人が望む生活を実現する．	人々の持っている力を肯定的に評価し，主体的に生きられるような支援（かかわり）を担保する．	組織が人々の人権を尊重し，公共性を保持し，円滑な運営を促進する．	地域の中で本人が望む暮らしを保障するための地域づくり　本人が望む暮らしを保障するための社会施策を発展させ，改善する．
目的	・本人，集団（グループ），地域（コミュニティ），社会の主体性を尊重し，それぞれがそれぞれなりに力をつけていくプロセス（エンパワメント）を支援する． ・本人の訴えや語り，思いに寄り添い，受容，傾聴，共感等の援助技術を活用した「かかわり」をとおして信頼関係を構築する． ・本人の望む生き方，暮らしと合わせて，今おかれている生活の現状把握（本人の力，生活のしづらさ，周囲環境の状況など），困っていること（ニーズ）を的確に把握し，望む生き方，暮らしに近づけるための具体的な方策をともに考える．	専門職としての資質を向上する． 専門職としての行為（行動）基準，価値，倫理を共有し推進する． サービスの提供や共有における効率と効果の増大を図る． 専門職として組織内及び／あるいは社会的要請に応じて各種会議等へ参加し専門的知見から意見を述べる．	社会的ニーズを充足するための組織運営を行う． サービスに関して利用者のニーズ中心の組織運営を行う． 組織内の人権意識を高め，個別性を重視したサービス提供を促進する．	人々が地域の中でよりよい暮らしをするための，フォーマル及びインフォーマルネットワークづくり 地域内に不足している社会資源を開発・開拓する． セルフヘルプグループ活動への支援 精神保健福祉の課題について地域住民と共有する． スティグマの克服にかかわる．	法令，規則等の理解，解釈する． ニーズに応じた政策展開を提言する． 不適当な政策や法令の見直しまたは改善を申し入れる．（運用の適正化） 農村地域等，人的資源が不足している地域への支援 災害時等の支援
機能	受理（インテーク），審査（スクリーニング），選別（トリアージ），事前評価（アセスメント），エンパワメント，情報収集，情報提供，支援計画（プランニング），支援，各種制度の申請・利用に関する支援，グループワーク，プロセス評価（モニタリング），事後評価（エヴァリュエーション），連携／調整／コーディネート，紹介／リンケージ，セルフヘルプ，ピア活動への支援	自己研鑽，教育・育成（スーパービジョン），研修企画・開催，記録，調査，統計，研究	管理，運営，コーディネーション，協議，コンサルテーション，苦情解決，連携調整	地域理解／地域アセスメント，資源開発・開拓，組織化，ネットワーク化，動員／誘致，紹介／交流促進，ソーシャルアクション，啓発，予防	政策分析，政策主張，政策展開，啓発／企画，予防，災害支援
視点（共通）	共通視点：自己実現，主体性の獲得（尊重），受容，人権と権利擁護，エンパワメント，ストレングス視点，自己決定，人と状況の全体性，地域性の把握，秘密保持 抱えている状況：ジレンマ			

社団法人日本精神保健福祉士協会倫理綱領より

表5　精神保健福祉士の活動分野

機関	ライフサイクル	支援内容	地域ニーズ, 社会的ニーズ
障害者地域生活支援機関（入所・通所施設，居住支援，相談支援など） 医療機関（病院，診療所） 行政機関（国・都道府県・政令市・市町村／保健所・精神保健福祉センター・児童相談所・福祉事務所等・保健センター等） 高齢者地域生活支援機関（入所・通所施設，地域包括支援センター等） その他の福祉施設（生活保護施設，婦人保護施設，児童福祉施設等） 団体（社会福祉協議会，各種団体等） 司法機関（保護観察所，刑務所など） 労働関係機関（ハローワーク，障害者職業センター等） 教育機関（小学校，中学校，高等学校，大学等） 一般企業 民間相談機関 独立事務所	胎生期・産褥期 乳幼児期 学童期 思春期 青年期 壮年期 老年期	家族支援 子育て支援 虐待防止と介入及び対策（児童，高齢，障害，DV） アディクション（薬物・アルコール・ギャンブル依存，摂食障がいなど） 低所得者対策（生活保護関係，ホームレス） 退院・地域移行支援 地域生活定着支援 就労支援（就職支援，就労定着支援，就労継続支援など） 犯罪被害者支援 自殺対策（予防，遺族への支援） 災害時における支援 地域特性に対応した支援（農村地域等）	行政における審査会等委員 専門職能団体（協会・学会）活動 運営適正化委員，第三者評価委員 成年後見 専門職（精神保健福祉士など）養成にかかわる教員・実習指導者 スーパーバイザー 調査・研究

社団法人日本精神保健福祉士協会：精神保健福祉士業務指針及び業務分類（平成22年）

表6　精神保健福祉士が関連する診療報酬基準等

注：一部の点数は患者数により異なる

診療行為等	診療報酬点数	精神保健福祉士に関連した算定要件
精神科応急入院施設管理加算	2500点	精神保健指定医1名及び看護師等（准看護師，精神保健福祉士）3名以上が応急入院患者に対して常時診療応需の体制（オンコール可）である．
精神科地域移行実施加算	10点	地域移行を推進する部門（地域連携室）を設置し，組織的に地域移行を実施する体制を院内に整備し，地域連携室に専従の精神保健福祉士を配置する．
児童・思春期精神科入院医療管理加算	800点／日	専従の精神保健福祉士及び臨床心理技術者をそれぞれ1名以上配置
強度行動障害入院医療管理加算	300点／日	児童・思春期精神科入院医療管理加算の算定病棟
摂食障害入院医療管理加算	入院30日以内200点／日，31日以上60日以内100点／日	摂食障害の患者に対して，医師，看護師，精神保健福祉士，臨床心理技術者及び栄養管理士等による集中的かつ多面的な治療が計画的に提供される
精神科救急入院料	2831-3451／日	病棟常勤の精神保健福祉士2人以上
精神科救急・合併症入院料	3031-3451点／日	病棟常勤の精神保健福祉士2人以上
精神科急性期治療病棟入院料	1500-1920点／日	病棟常勤の精神保健福祉士又は臨床心理技術者
精神療養病棟入院料	1050点／日	病院常勤の精神保健福祉士又は臨床心理技術者
認知症治療病棟入院料	970-1450点／日	専従の精神保健福祉士又は臨床心理技術者
認知症の入院に関する退院調整加算	100点	病院に専従の精神保健福祉士及び専従の臨床心理技術者が勤務し，退院支援計画の作成等の退院調整を行っていること
精神科継続外来支援・指導料の援助加算	1日1回40点	医師による支援と併せて，精神科医の指示の下，保健師，看護師，作業療法士又は精神保健福祉士が患者又は家族等に療養生活環境を整備するための支援を行った場合

診療行為等	診療報酬点数	精神保健福祉士に関連した算定要件
入院集団精神療法	100点／日	精神科担当医師と1人以上の精神保健福祉士又は臨床心理技術者等により構成される合計2人以上の医療従事者が行った場合
通院集団精神療法	270点／日	精神科担当医師と1人以上の精神保健福祉士又は臨床心理技術者等により構成される合計2人以上の医療従事者が行った場合
医療保護入院等診療料	300点	算定要件の行動制限最小化委員会には，医師，看護師，精神保健福祉士が含まれている事
精神科退院指導料	320点	精神科を担当する医師，保健師，看護師，作業療法士又は精神保健福祉士が共同して退院後の保健医療サービス又は福祉サービス等に関する計画を策定し，医師が文書で必要な指導を行った場合
精神科退院指導料の加算（精神科地域移行支援加算）	200点	精神科を担当する医師と精神保健福祉士等が退院後に安心して地域での生活を営めるよう，退院支援計画を策定し，その計画に基づいて必要な指導を行った上で退院した場合
精神科退院前訪問指導料	380点	精神科を担当する医師だけでなく，医師の指示を受けて保健師，看護師，作業療法士又は精神保健福祉士が訪問して行った場合
精神科退院前訪問指導料の加算（複数職種による訪問加算）	300点	社会復帰に向けた調整等を行うために，複数職種（保健師，看護師，作業療法士，精神保健福祉士）が訪問して指導を行った場合
入院生活技能訓練療法	75-100点／週	実施者は，精神科を標榜する保険医療機関の経験のある2人以上の従事者で，少なくとも1人は看護師，准看護師又は作業療法士で，他の1人は精神保健福祉士，臨床心理技術者又は看護補助者
精神科ショート・ケア（小規模）	275点／日	精神科担当医師1人及び専従する1人の従事者（作業療法士，精神保健福祉士，臨床心理技術者又は看護師等のいずれか1人）の2人
精神科ショート・ケア（大規模）	330点／日	精神科担当医師1人及び専従する3人の従事者（作業療法士又は精神科ショート・ケア，精神科デイ・ケアの経験を有する看護師のいずれか1人，精神保健福祉士又は臨床心理技術者のいずれか1人と看護師1人）の4人
精神科デイ・ケア（小規模）	590点／日	精神科担当医師1人及び専従する2人の従事者（作業療法士，精神保健福祉士又は臨床心理技術者等のいずれか1人と看護師1人）の3人
精神科デイ・ケア（大規模）	700点／日	精神科担当医師1人及び専従する3人の従事者（作業療法士又は精神科デイ・ケアの経験を有する看護師のいずれか1人，精神保健福祉士又は臨床心理技術者のいずれか1人と看護師1人）の4人
精神科ナイト・ケア	540点／日	精神科担当医師1人及び専従する2人の従事者（作業療法士又は精神科デイ・ケア若しくは精神科ナイト・ケアの経験を有する看護師のいずれか1人，看護師又は精神保健福祉士若しくは臨床心理技術者等のいずれか1人）の3人
精神科デイ・ナイト・ケア	1040点／日	精神科担当医師1人及び専従する2人の従事者（作業療法士又は精神科デイ・ケア，精神科ナイト・ケア若しくは精神科デイ・ナイト・ケアの経験を有する看護師のいずれか1人と看護師，精神保健福祉士，臨床心理技術者等又は栄養士のいずれか1人）の3人
重度認知症患者デイ・ケア	1040点／日	精神科担当医師1人以上及び専従する3人以上の従事者（作業療法士1人以上，看護師1人以上と精神科病棟に勤務した経験を有する看護師，精神保健福祉士又は臨床心理技術者のいずれか1人以上）の4人以上
精神科訪問看護・指導料（I）	575点	保健師，看護師，作業療法士又は精神保健福祉士（以下「保健師等」という.）が患者又は家族等に対して看護，療養指導及び社会復帰指導等を行った場合
精神科訪問看護・指導料（I）の加算	450点	精神科医師が複数の保健師等（保健師，看護師，作業療法士又は精神保健福祉士）の居宅への訪問が必要であると判断し，複数の保健師等が行った場合
精神科訪問看護・指導料（II）	160点	保健師等がグループホーム又は医師若しくは看護師の配置が義務付けられていない精神障害者施設の了解を得て訪問し，入所している複数の患者又はその介護担当者等に対して同時に看護又は社会復帰指導を行う場合
認知症疾患医療センター		医療相談室に精神保健福祉士又は保健師等を2名以上配置

表7 社団法人精神保健福祉士協会の平成24年度診療報酬改定に関する要望について

1．訪問看護ステーションが算定する訪問看護療養費に，「精神科訪問看護療養費（仮称）」を新設するとともに，精神障害者を対象とした訪問看護を行う訪問看護ステーションには，精神保健福祉士の配置を規定．
2．「精神科地域移行実施加算（Ⅱ）」を新設し，施設基準として算定対象となる精神病棟に精神保健福祉士の配置を規定
3．「介護支援連携指導料」は，精神療養病棟及び認知症治療病棟においても算定可能とするとともに，算定の対象職種として精神保健福祉士を明記
4．「精神科地域移行支援連携指導料（仮称）」を新設
5．「精神科在宅時医学総合管理料（仮称）」を新設
6．「精神科継続外来支援・指導料」における「療養生活環境整備支援加算」を「通院・在宅精神療法」の加算に振り替え
7．「自殺ハイリスク患者通院医学管理料（仮称）」及び「自殺ハイリスク患者ケア加算（仮称）」「自殺ハイリスク患者通院医学管理料地域連携加算（仮称）」を新設
8．「精神科生活環境アセスメント料（仮称）」を新設
9．「精神科地域定着連携指導料（仮称）」を新設
10．「精神科在宅患者家族支援加算（仮称）」を新設

占資格ではないことから，法の上での責務は明確でない．そこでここでは，社団法人日本精神保健福祉士協会が定めた倫理綱領を基に，倫理基準を4つに分類しそれぞれに対応した精神保健福祉士の責務を明らかにした同協会の精神保健福祉士業務指針及び業務分類中の表を示す（表4）．

資格者が行う具体的な業務範囲

精神保健福祉士の業務は，法の中では比較的限定的な業務が規定されているが，実際の業務は表5に示すように極めて広い．この中には，精神保健福祉法に規定された精神保健福祉センター職員や医療観察法における精神保健参与員など法で定められた業務もある．これらのうち，診療報酬において精神保健福祉士が算定要件等になっているものを表6に示した．しかしながら，精神保健福祉士が算定のための必置資格になっているのは，精神科救急入院料，精神科救急・合併症入院料などに限られている．そこで日本精神保健福祉士協会は精神科医療の中でも精神保健福祉士による地域生活支援や医療支援の明確な評価のために平成24年度診療報酬改定に関する要望を提出している（表7）．

資格者に課せられた法規上の守秘義務

精神保健福祉士は，第40条において「正当な理由がなく，その業務に関して知り得た人の秘密を漏らしてはならない．精神保健福祉士でなくなった後においても，同様とする．」とされ，秘密保持義務が課せられている．これに違反したものは，第44条で「1年以下の懲役又は30万円以下の罰金に処する．」とする罰則が設けられている．この罰則は他の国家資格に対して比較的重いものである．

（米田　博）

文　献

1) 障害保健福祉関係担当者会議資料「精神保健医療福祉について」(2011), 精神保健福祉資料, 平成20年6月30日調査の概要：厚生労働省社会・援護局障害保健福祉部 (2011)
2) 社団法人精神保健福祉士協会の2012年度診療報酬改定に関する要望について (2011), 精神保健福祉士業務指針及び業務分類 (2010), ：社団法人日本精神保健福祉士協会
3) 精神障害者のリハビリテーションと社会復帰：専門医のための精神科臨床リュミエール, 責任編集松原三郎, 中山書店, 2008.
4) これからの精神保健福祉, 精神保健福祉士ガイドブック, 柏木昭, 荒田寛, 佐々木敏明 (編), ヘ

るす出版,2009.
5）精神医療におけるチームアプローチ,総編集松下正明,臨床精神医学講座S5,中山書店,2000.
6）伊藤淑子：我が国におけるソーシャルワークの歴史 173-181
7）鈴木幸雄：我が国におけるソーシャルワークの教育 184-195
8）田中千枝子：医療福祉分野におけるソーシャルワークの現状と課題 197-202
9）丸山洋子：精神医学フィールドにおけるソーシャルワーカーの現状と課題 206-212
10）棲加美明：高齢者医療・介護におけるソーシャルワーカーの現状と課題 215-223
11）伊藤淑子：ソーシャルワーカーの資格制度 225-234

B

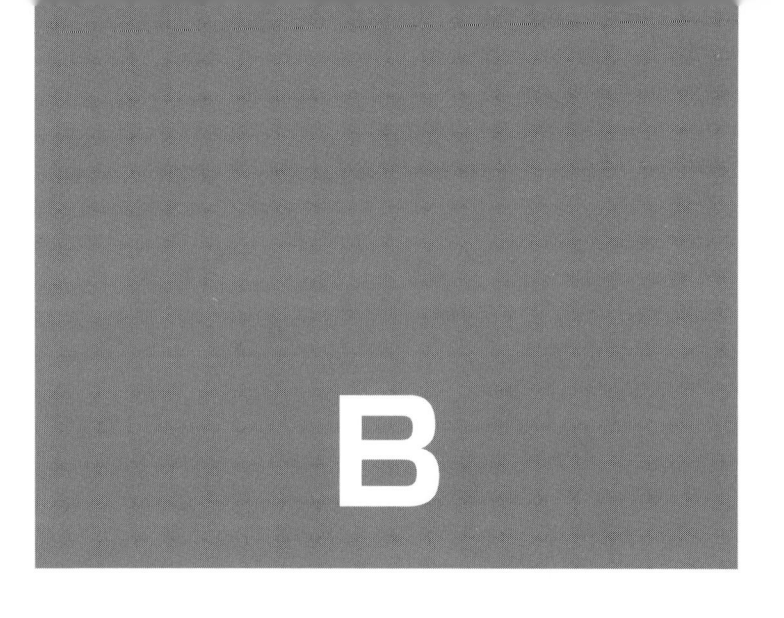

医療従事者が関与する業務について定めた法律

1. 医療法

法の趣旨と概要

　医療法は国民が適正な医療を安心して受けられることを目的として，昭和23年に施行された．医師法や歯科医師法，薬剤師法，保健師助産師看護師法等の医療従事者に関する法規が，その資格や業務について定めているのに対し，医療法は，病院や診療所など医療提供施設の存立そのものを規定し，さらに医療提供の理念や体制のあり方を定めている（第1条）．

1．医療法の歴史

　医療は医学の社会的適応と呼ばれるように，医学の進歩だけでなく，国や地域の文化や風土，時代の変遷につれ変化する人びとの考え方に対応するものでなければならない．これまで，医療法はその時代の要請に応じて様々な変遷をしてきた．ここで簡単に医療法の歴史を振り返る．

　明治元年に西洋医学を取り入れる決定をした政府は，明治4年に「医制」を発し，医学校の教育内容，組織，医師の免許，業務，薬剤師免許，業務を定めた．明治39年，「旧医師法」が発布され，大正11年には健康保険法が成立し，昭和2年に保険給付が開始された．昭和8年には内務省令により「診療所取締規則」及び「歯科診療所取締規則」が制定され，診療所と病院が初めて法的に規定された．

　日本の医療供給体制の特質は，国家から資格を与えられた医師が原則自由に診療所や病院を開設できる「自由開業医制」の基本方針のもと，民間の医療機関を中心にその整備が行われてきたことにある．しかし医師や病院の数は圧倒的に少なく，しかも民間の医療機関は需要の大きい都市部に集中し，農村や人口過疎地は医療供給の対象から外され医療過疎地となるなどの問題があった．そこで昭和13年，国民の体力向上，結核等伝染病の罹患防止，傷痍軍人や戦死者の遺族に関する行政機関として，内務省から分離される形で厚生省が新設された．厚生省は「官」を主体とした医療体制をめざし，同年，すべての地域住民の健康水準の向上を目的として国民健康保険法が制定された．そして昭和17年，戦時体制の下，従来の医療関係の各種法令を廃し，一つの体系に統合する目的で「国民医療法」が設立された．

　国民医療法は日本医師会が基幹となって自由開業制をとってきた日本の医療制度を一挙に根底から改めようとしたものであった．その内容は医療の普及を目的とし，医療機関分布の不均衡の是正を図るため，開業の制限，医師の勤務指定制度の採用，平時における徴用制度を創設し，医療費に対して厚生大臣の干渉を認め，さらに無医地区に公営の医療機関を設置する目的で「日本医療財団」の創設を定めた．「日本医療財団」は，医療過疎地に多数の公的医療機関を開設したが，基本的には緊縮財政のあおりを受け，資金難から体系的な整備計画は頓挫し，供給不足は解消されなかった．そしてその効果が十分に現れないうちに敗戦を迎え，昭和23年の新憲法発布の時に廃止された．

　戦後，「国民医療法」を解体し今日の「医療法」が新しく制定されたが，政府は，それまでの「官」を主体とした公的医療機関による整備の政策方針を変え，民間の医療機関の整備促進を企図した様々な優遇策を矢継ぎに実行した．昭和25年には医療法人制度が施

I 臨床・診療業務

行，昭和36年には国民皆保険制度が実施され，租税特別措置法改正による開業医に対する優遇税制の導入，医療金融公庫の新設による長期低金利融資の導入，さらには，昭和37年に「公的病床数の規制」が導入された．その結果，1960年代以降，公的病院の病床数の伸びが抑制されたのとは対照的に，民間病院が飛躍的に増大することになった．

しかし昭和48年の第一次石油危機を契機に事態は一変する．日本の経済が低迷，財政状況が悪化するようになり，医療費の抑制が最重要課題として位置付けられるようになった．1980年代に入ると，厚生省の医療費適正化政策を受けて，医療提供体制の見直しが開始された．このような中，昭和60年，医療法制定以来の大規模改正（第一次医療法改正）が行われた．この改正は，一般に病床規制，あるいは病床の総量規制と呼ばれ，日本の医療政策上，大変大きな意味を持つものである．すなわち各都道府県における地域医療計画策定の義務化と病床規制が導入され，同時に医療監視体制が強化され，病床過剰地域での新増設は不可能となった．民間の医療機関に関する開業規制の法制化は，これまでの「自由開業医制の終焉」を意味するものであり，医療供給体制の大きな転換点として位置付けられる．

一方，昭和55年に起こった無資格の病院開設者による乱診乱療がマスコミに大きく取り上げられ，医療荒廃に対する世間の批判が集中した．日本の医療は，医療提供施設の量的整備の時代から医療の質へと大きく転換されることになった．

その後，医療法は良質な医療を提供する体制を確立する目的で，平成4年には第二次改正，平成9年に第三次改正，平成12年に第四次改正，そして平成19年に第五次改正と頻繁に改正が行われた．次項でその具体的な内容について解説する．

2．医療法改正の意義

1）第一次医療法改正（昭和60年）

都道府県に対して，医療圏の設定と「地域医療計画」の策定を義務づけた．これにより，地域の必要病床数が管理されることになり，必要病床数を超えての増床は認められなくなった．「一人医療法人制度」が導入され，医師一人でも医療法人格が取得できるようになった．

2）第二次医療法改正（平成4年）

病院に新しく二つの機能，すなわち「特定機能病院」と「療養型病床群」が加えられることになった．病院や病床に「機能」が求められるようになり，加えて療養型病床群の創設は，これまでの「キュア」に重点が置かれていた医療体制を，「ケア」に転換させるという趣旨があった．

さらに患者に適切な医療情報を提供する目的で医療情報に関する広告規制が緩和された．広告の規制緩和は，医療法が昭和23年に制定されて以来，初めてのことであり，院内では管理者の氏名などの掲示が義務付けられ，院外では，予約制や往診の有無，病院の設備，看護体制の広告が可能となった．

また，これまで明確になっていなかった医療提供の理念が規定された（第1条の2）．

医療関連サービスの活用や発展を促進する考え方が示され，一定基準を満たす委託業者に対して，旧厚生省が認定を行い，質を確保することになった．さらに医療法人の業務範囲として「疾病予防のため有酸素運動，または温泉を利用した施設の設置」が認められた．

3）第三次医療法改正（平成9年）

第二次医療法改正の流れを受けて，①療養型病床群制度の診療所への拡大，②地域医療支援病院の創設，③医療計画制度の充実，④医療法人の業務範囲の拡大等に関する規定の整備が行われた．

地域医療支援病院とは，200床以上の病院で地域医療を確保するため，地域医療連携（医療施設や設備の共同利用およびオープン

化），救命救急機能，臨床研修機能を有する等の要件で都道府県知事により承認される病院である．ここに地域における教育機能を有する「コミュニティー病院」が誕生し，同時に総合病院制度は廃止された．地域医療計画の充実を図るため，療養型病床群の整備目標の範囲を診療所（有床診療所）まで拡大された．

4）第四次医療法改正（平成13年）

第四次改正では，急性期と慢性期の病床が混在する状況を区分し，病態の特性に合わせた新しい人員配置基準，構造設備基準が設けられた．それまで「その他病床」と呼ばれていた病院の病床は，「一般」と「療養」に区分された．併せて，一般病床の看護師の配置基準が強化された．

さらに努力規定であった医師の臨床研修は平成16年4月から必修となり，病院等の管理者は，臨床研修を終了した医師でなければならない（臨床研修終了医師）と規定された．

検査，消毒，洗濯などの施設については外部委託を条件に設置義務が緩和された．さらに給水，暖房，汚物処理についても，必置義務が解除された．

5）第五次医療法改正（平成19年）

第五次の改正では，医業経営に非営利性，公益性，透明性，経営の安定性に加え，「患者の視点に立った安全・安心で質の高い医療」が強く求められるようになった．

医療法人制度改革として，特別医療法人が廃止となり，社会医療法人が設置された．また，附帯業務の拡大で，有料老人ホームの設置が可能となった．

3．医療提供の理念

「医療は，生命の尊重と個人の尊厳の保持を旨とし，医師，歯科医師，薬剤師，看護師その他の医療の担い手と医療を受ける者との信頼関係に基づき，及び医療を受ける者の心身の状況に応じて行われるとともに，その内容は，単に治療のみならず，疾病の予防のための措置及びリハビリテーションを含む良質かつ適切なものでなければならない．」と定めている．

さらに，「国民自らの健康の保持増進のための努力を基礎として，医療を受ける側の意向を十分に尊重し，病院，診療所，介護老人保健施設，調剤を実施する薬局その他の医療を提供する施設や居宅等において，医療提供施設の機能に応じ効率的に，かつ，その他の関連サービスとの有機的な連携を図りつつ提供されなければならない．」と謳っている（第1条2）．

法が定める専門職，機関，施設が担う責務・役割

1．国及び地方公共団体，医療専門職が担う責任・役割

「国及び地方公共団体は医療法の理念に基づき，国民に対し良質かつ適切な医療を効率的に提供する体制を確保するよう努めなければならない．」（第1条の三）と国及び地方公共団体の責任を明記した上で，さらに医療の担い手（医師，歯科医師，薬剤師，看護師その他医療関係者）の責務について，以下のように定めている（第1条の四）．

1）良質かつ適正な医療を行うこと
2）医療を提供するに当たり，適切な説明を行い，医療を受ける者の理解を得るよう努めること
3）医療提供施設相互間の機能の分担及び業務の連携に資するため，必要に応じ，医療を受ける者を他の医療提供施設に紹介し，医療に関する情報提供などの必要な措置を講じること
4）医療施設の管理者は，患者の退院にあたり，適切な環境の下で療養を継続できるよう配慮しなければならない
5）医療施設の管理者は，医療技術の普及及び医療の効率的な提供に資するため，施設の建物または設備を，当該施設に勤務しない医師，歯科医師，薬剤師，看護師その他の医療関係者にも利用させるよう配慮すること

A. 病院・診療所等の定義

医療法は，病院・診療所・助産所の3種類を医療提供施設と規定している．また，特別な病院類型として「地域医療支援病院」と「特定機能病院」を定めている（図1）．

1）病院・診療所・助産所の定義（第1条の五・第2条）

病院は，医師・歯科医師が医療を行う場所で，20人以上の入院施設を有するもの．

診療所は，医師・歯科医師が医療を行う場所で，入院施設を有しないもの，または19人以下の入院施設を有するもの．介護老人保健施設は介護保険法の規定による老人保健施設をいう（第1条の六）．助産所は，助産師が業務を行う場所で，産婦または褥婦10人未満の入所施設を有するもの．

2）地域医療支援病院（第4条）　地域医療を担うかかりつけ医等を支援する能力を備え，地域医療の確保を図る病院として相応しい医療機関について都道府県知事が個別に承認するもの．

①紹介患者に対する医療を提供（特別な計算による紹介率が80%以上等），
②病院の建物や設備機器を他の医療機関の診療や研究のために利用させる体制，
③救急医療を提供する能力，
④地域の医療従事者のための研修を行わせる能力があること，
⑤厚生労働省令で定める数以上の入院施設を有すること（200床以上）等が要件として上げられている．

3）特定機能病院（第4条の二）

特定機能病院は，高度医療の開発・提供を担う病院と位置づけられる．次の要件を満たす病院は，厚生労働大臣の承認を得て「特定機能病院」と称することができる．

①高度の医療を提供する能力を有すること
②高度の医療技術の開発・評価を行う能力を有すること
③高度の医療に関する研修を行わせる能力を有する
④厚生労働省令で定める診療科を有すること．
⑤厚生労働省令で定める数以上の入院施設を有すること（400床以上）等が要件として上げられている．

B. 医療に関する選択の支援

1）医療情報提供の責務

病院又は診療所の管理者は，厚生労働省令で定める事項を都道府県知事に報告し，都道府県知事は，この事項を公表しなければならない（第6条の三）．入院患者に対しては，担当医師名，傷病名と主要な症状，入院中の検査と治療計画などを記載した書面を交付して適切な説明を行わなければならない（第6条の四）．

2）医療の広告規制

医療法は，病院や診療所等に対して情報公開を義務づける一方で，広告については厳格な規制を行っている．

（1）広告可能な事項（第6条の五）
①医師又は歯科医師である旨
②診療科名
③病院・診療所の名称，電話番号，所在地，管理者名
④診療日・時間，予約診療の有無
⑤法令に基づき指定を受けた事項
⑥入院設備の有無，病床種別の病床数，医

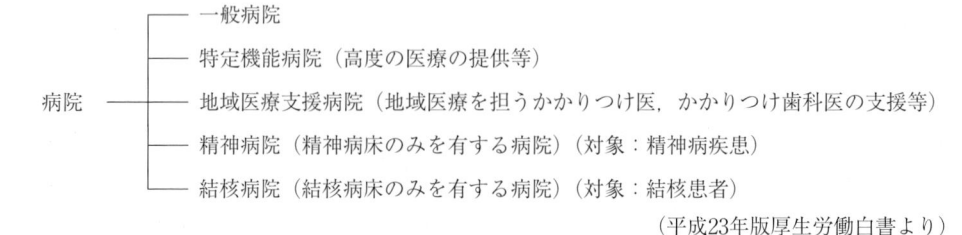

病院
├─ 一般病院
├─ 特定機能病院（高度の医療の提供等）
├─ 地域医療支援病院（地域医療を担うかかりつけ医，かかりつけ歯科医の支援等）
├─ 精神病院（精神病床のみを有する病院）（対象：精神病疾患）
└─ 結核病院（結核病床のみを有する病院）（対象：結核患者）

（平成23年版厚生労働白書より）

図1　病院の類型

療従事者の員数，施設設備等
⑦医療従事者の氏名，年齢，性別，役職，略歴等
⑧医療相談体制，医療安全確保体制，個人情報保護体制等
⑨紹介できる病院，診療所，保健医療サービス，福祉サービス等
⑩診療情報提供体制等
⑪提供される医療内容
⑫平均在院日数，患者数等
⑬その他厚生労働大臣が定める事項

（2）診療科名（第6条の六）

広告可能な事項のうち，診療科名については政令で詳細に定められている（医療法施行令第3条の2）．

C．医療の安全を確保する責務

病院，診療所等の管理者に対して医療安全のための体制の確保を，都道府県に対しては，医療安全支援センターの設置を義務づけている（第6条の九）．

1）医療安全管理体制の確保（第6条の十）

厚生労働省令が定める医療安全確保の体制は次のとおりである．
①医療安全管理体制の確保
②院内感染対策体制の確保
③医薬品安全管理体制の確保
④医療機器安全管理体制の確保である．

2）医療安全支援センターの設置（第6条の十一）

医療安全支援センターの役割は，①患者や家族からの苦情や相談に対応し，必要に応じて，患者や家族，あるいは病院や診療所の管理者に助言を行うこと，②地域の病院や診療所，あるいは地域の住民に対して医療安全管理に関する情報を提供すること，③医療従事者に対する研修を実施する等である（第6条の十一）．

法が定める専門職，機関，施設が行う具体的な業務範囲

1．病院・診療所等の開設・管理

医療法は第4章で，病院，診療所及び助産所の開設や管理，都道府県による監督などについて規定している．

A．病院・診療所の開設（第7条）

病院を開設するものは，臨床研修等終了医師及び臨床研修等修了歯科医師に限られる．医師，歯科医師でない者が開設する時は，都道府県知事の許可を受けなければならない．

病院の病床の種別について次のように規定している．

① 精神病床：精神疾患を有するものを入院させるためのもの
② 感染症病床：感染症の予防及び感染症の患者に対する医療に関する法律に規定する一類感染症，結核を除く二類感染症，新型インフルエンザ等感染症又は指定感染症の患者，並びに同法で規定する新感染症の所見がある者を入院させるためのもの
③ 結核病床：結核の患者を入院させるもの
④ 療養病床：上記①～③に掲げる病床以外の病床で，主として長期にわたり療養を必要とする患者を入院させるためのもの
⑤ 一般病床：上記に掲げる病床以外の病床をいう．

B．病院・診療所等の管理上の責務

1）病院・診療所の開設者の責務

病院又は診療所の開設者は，その病院又は診療所を，医業の場合は臨床研修等修了医師に，歯科医業の場合は歯科臨床研修等終了歯科医師に管理させなければならない（第10条）．

地域医療支援病院の開設者は，厚生労働省令の定めるところにより，業務に関する報告書を都道府県知事に提出しなければならない（第12条の二）．特定機能病院の開設者は，厚生労働省令の定めるところにより，業務に関する報告書を厚生労働大臣に提出しなければならない（第12条の三）．

2）病院・診療所の管理者の責務

病院や診療所等の管理者は，入院患者に適切な治療を提供できる体制を確保するよう努めるとともに，他の医療施設との緊密な連携を確保する責務がある（第13条）．

病院又は診療所の管理者は，次の事項を院内に掲示する義務がある（院内掲示義務）（第14条の二）．
①管理者の氏名
②診療に従事する医師，歯科医師の氏名
③その他厚生労働省令で定める事項（病院内部の案内）

病院又は診療所等の管理者は，その医療施設に勤務する医療専門職とその他の従業者を監督，管理しなければならない（第15条）．

医業を行う病院の管理者は，病院に医師を宿直させなければならない（第16条）．

病院又は診療所等の管理者は，その医療施設の構造設備，医薬品その他の物品の管理，並びに患者の入院につき，遵守すべき事項については厚生労働省令にて定める（第17条）．

C．病院の人員・施設基準

医療法は第21条で，病院は当該病院の有する病床の種別に応じ，厚生労働省令で定める員数の医師，歯科医師，看護師その他の従業者，各科専門の診察室，手術室，処置室，臨床検査施設，エックス線装置，調剤所，給食施設，診療に関する諸記録，産婦人科又は産科を有する病院にあっては，分べん室及び新生児の入浴施設，療養病床を有する病院にあっては，機能訓練室等を規定している．さらに，第22条で，地域医療支援病院は，集中治療室，診療に関する諸記録，病院の管理及び運営に関する諸記録，化学，細菌及び病理の検査施設，病理解剖室，研究室，講義室，図書室等の施設を有するものと規定している（第21条）．

地域医療支援病院と特定機能病院については，上記のほか，集中治療室，化学・細菌・病理検査室，病理解剖室，研究室，講義室，図書室などの設置を義務づけている（第22条，第22条の二）．

D．国，都道府県知事の監督責任

都道府県知事は，医療施設の管理者が適正な医療を提供できるよう管理監督する責任がある．必要に応じて医療施設の開設者若しくは管理者に対して報告を命じ，又は医療施設に立ち入り，その活動状況を検査することを求めている（第23条の二）．同様に，厚生労働大臣には，特定機能病院の開設者又は管理者に対する監督責任を求めている（第25条）．

都道府県知事は，医療施設が次の事項に該当する場合には，当該医療施設の開設の許可を取り消し，又は開設者に対し，期間を定めて，その閉鎖を命ずることができる（第29条）．
①正当の理由なく，6月以上その業務を開始しないとき
②病院又は診療所等が休止した後，正当の理由なく1年以上業務を再開しないとき
③開設者が医療法の規定に基づく命令又は処分に違反したとき
④開設者に犯罪又は医事に関する不正の行為があったとき

2．医療提供体制の確保
A．基本方針

良質かつ適切な医療を効率的に提供する体制を確保するため，厚生労働大臣は基本方針を定め，都道府県はその基本方針を受けて，地域の実情に応じた「地域医療計画」を策定することと定めている（第30条の三）．これは昭和60年の第1次医療法改正で創設されたもので，「医療計画」には都道府県が取り組むべき施策が盛り込まれるほか，都道府県内を細分化した地域的単位（二次医療圏）の設定，そして地域的単位ごとに整備すべき病床数，すなわち療養病床及び一般病床に係る基準病床数，その他精神病床，感染症病床並びに結核病床に係る基準病床数を定めている．

基準病床数を算定する方法は厚生労働省令で定められ，人口の急増などの特別な事情がない限り，これに従わなければならない．また，都道府県が医療計画を算定する際には，都道府県医療審議会及び市町村の意見を聞かなくてはならない．都道府県の医療計画で算出される地域単位ごとの基準病床数を超えて病床を整備することは認められない（第7条の二）．

さらに，平成19年の第5次医療法改正に伴い，「医療提供体制の確保に関する基本方針」（厚生労働省告示）が示され，「4疾病」（がん・脳卒中・急性心筋梗塞・糖尿病）と「5事業」（救急医療・災害医療・へき地医療・周産期医療・小児医療）についての早急な対策の必要性を認め，これに対応した医療体制の構築を各都道府県に求めている．

B．医療計画（第30条の四）

医療計画において定める事項は次のとおりである（図2）．
① 4疾病・5事業についての目標・医療連携体制・事業に関する事項
② 医師・看護師・その他の医療従事者の確保に関する事項
③ 医療安全確保に関する事項
④ 地域医療支援病院の整備目標に関する事項
⑤ 病床整備の地域的単位（2次医療圏）の設定に関する事項
⑥ 一般病床・療養病床の基準病床数に関する事項

3．医療法人

病院や診療所，又は介護老人保健施設を開設しようとする団体は，医療法の規定により医療法人とすることができる（第39条）．医療法人は自主的に経営の安定化を図るとともに，医療の質の向上と運営の透明性を図り，地域における医療の重要な役目を果たさなければならない（第40条の二）．

A．医療法人の業務

医療法人が行うことができる業務は，
① 医療関係者の養成又は再教育
② 医学または歯学に関する研究所の設置
③ サテライト診療所の開設
④ 有機酸素運動施設の設置
⑤ 疾病予防のための温泉施設の設置
⑥ その他保健衛生に関する業務
⑦ 社会福祉事業のうち厚生労働大臣が定めるもの

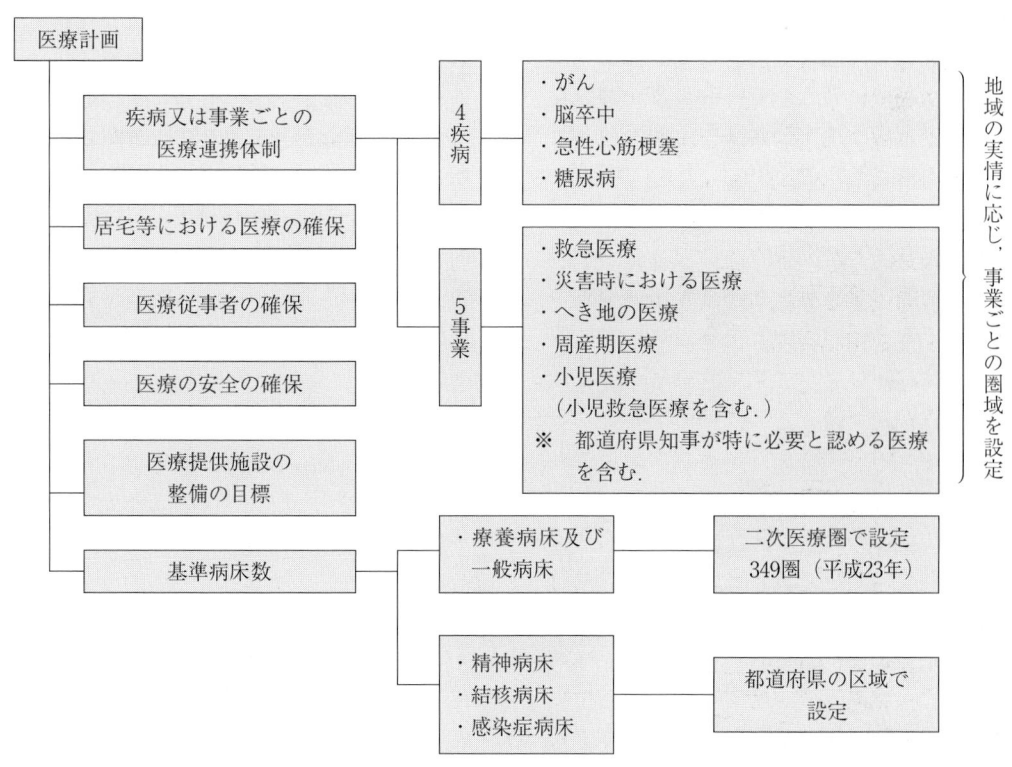

図2　地域医療計画

（平成23年版厚生労働白書より）

⑧有料老人ホームの設置，等である（第42条）

B. 医療法人の設立と管理

医療法人を設立するときには，目的，名称，開設する病院・診療所等の名称・所在地，資産・会計に関する規定，役員に関する規定，社員総会，その他必要事項を，定款（社団法人の場合）又は寄付行為（財団法人の場合）に定めなければならない（第44条）．その他，役員，理事長，社員総会，事業報告書について詳細に決めている．剰余金の配当は禁止されている（第54条）．

C. 社会医療法人

社会医療法人は，特別に公益性の高い医療を提供するものとして，平成19年の第5次医療法改正で新たに創設された．次に掲げる要件に該当し，都道府県知事の認定を受けたものが社会医療法人である（第42条の二）．

配偶者・3親等以内の親族・これと同等の特殊関係者が役員総数，及び社員総数の3分の1であること，医療計画に記載された救急医療等確保事業（5事業）を行っていること，救急医療等確保事業についての設備・体制・実績が基準に適合していること，解散時の残余財産を国，地方公共団体，他の社会医療法人に帰属させること．

社会医療法人は，厚生労働大臣が定める収益業務を行うことが出来る．この場合，その収益は，病院・診療所・介護老人保健施設の経営に充てることを目的とする．

ただし，「社会医療法人の信用を傷つけるおそれがあるものでないこと」，「経営が投機的に行われるものでないこと」という条件が付されている（第42条の二・第54条の三）．

また，社会医療法人は，救急医療等確保事業の実施に資することを目的に，「社会医療法人債」という公募債を発行することができる．

おわりに

医療法は時代の要請に応じた変革が行われるものである．医療機関の管理者や医療専門職は厚労省のホームページ等で定期的に改正される内容に熟知することが求められる．

（木野昌也）

文 献

1) 酒井シズ：日本の医療史，pp540-541，東京書籍．1982.
2) 池上直己，J.C.キャンベル：日本の医療，統制とバランス感覚，p3-83，中公新書．1996.
3) 手嶋豊：医事法入門，第2版，p53-61，有斐閣．2005.
4) 川渕孝一編著：第五次医療法改正のポイントと対応戦略60，p10-49，日本医療企画．2006.
5) 厚生労働省：平成23年度厚生労働白書，社会保障の検証と展望～国民皆保険・年金制度実現から半世紀～，資料編p39，51.
http://www.mhlw.go.jp/toukei_hakusho/hakusho/

2. 血液法

法の趣旨と概要

血液法施行までの経緯

　血液製剤は，臓器と同じように人体の組織の一部である貴重な血液を原料とするものであり，その原料である血液の特性を考慮すると，免疫性，感染性などの副作用や合併症が生じる危険性をゼロにすることはきわめて困難である．よって血液製剤は，常に安全性の向上に配慮して製造・供給され，適正に使用されなければならない．また，昭和50年の世界保健機構（WHO）決議以降，国際的にも，倫理的および国際的公平性の観点から，血液製剤の自国内での自給自足が原則とされている．

　わが国の血液事業は，昭和39年の「献血の推進について」の閣議決定以降，地方公共団体，日本赤十字社が三者一体となって，献血運動の推進を行うことにより，献血量は順調に増加し，赤血球製剤や血小板製剤等の輸血用血液製剤については昭和49年以降，国内自給が達成されている．しかしながら，ヒトの血液の成分である血漿中に含まれるタンパク質を抽出・精製したものである血漿分画製剤の一部については，相当量を輸入に依存しており，たとえば1980年代には，わが国のアルブミン製剤の使用量は世界生産量の1/3に達し，同製剤の国内自給率は極めて低い状況にあった．一方，わが国は，過去において，血液凝固因子製剤によるHIV（ヒト免疫不全ウイルス）感染問題という，深甚な苦難を経験しており，これを教訓として，血液製剤の安全性を向上し，適正な使用を推進する施策が必要とされていた．

　このため，厚生省では，昭和61年に，採血基準を改正して血液の量的確保対策を講じるとともに，「血液製剤の使用適正化基準」を設け，血液製剤の国内自給の達成を目指すこととした．一方，平成元年には医療機関内での輸血がより安全かつ適正に行われるよう「輸血療法の適正化に関するガイドライン」を策定した．また，平成6年には「血小板製剤の使用基準」，平成11年には「血液製剤の使用指針」及び「輸血療法の実施に関する指針」が策定された．これらにより，血液製剤の使用量は減少し，自給率は上昇を認めたが，未だ十分とは言い切れない状況であったので，血液製剤の適正使用を更に強力に推進する為には，法的な施策が必要と考えられた．

　そこで，平成14年7月に厚生労働省は，医療機器に関する規制の見直しや生物由来製品の特性に着目した安全確保のための措置を講ずるとともに，医薬品，医療機器等の承認・許可制度の再構築を行い，あわせて安全な血液製剤の計画的な供給の確保等を図るために，「薬事法」と「採血及び供血あつせん業取締法」の改正を公布した．特に後者については，題名と目的を全面改正し，「安全な血液製剤の安定供給の確保等に関する法律（血液法）」となった．血液製剤についてはそれぞれ，安全対策は薬事法，安定供給と適正使用は血液法に基づいて，施策が講じられることになったのである．両法の施行後，毎年のように輸血医療に関する指針，ガイドライン，制度導入や関連情報などについて，厚生労働省等より通知されている（表1）が，これらは血液法が医療関係者の責務と規定する血液製剤の「適正な使用」と「安全性に関する情報の収集」について具体的に示すものであり，すべて知っておくべき内容である．本稿では，血液法が医療関係者に求める，血液

表1 輸血関連の主な厚生労働省通知と制度導入（血液法施行以降）

平成15年7月	安全な血液製剤の安定供給の確保等に関する法律（血液法）の施行について
〃 16年3月	血液製剤関係のプリオン病対策について
〃 16年4月	生物由来製品感染等被害救済業務の開始
〃 16年7月	ウエストナイルウイルス等の輸入感染症対策に係る採血禁止期間の変更について
〃 16年9月	血小板製剤の使用適正化の推進及び「輸血療法の実施に関する指針」の一部改正について
〃 16年12月	血液製剤の平均的使用量について
〃 17年3月	血液製剤の遡及調査について
〃 17年9月	血液製剤の使用指針及び輸血療法の実施に関する指針の改定について
〃 18年4月	診療報酬改定にて輸血管理料導入
〃 19年7月	「血液製剤の使用指針」及び「輸血療法の実施に関する指針」の一部改正について
〃 19年11月	「血液製剤の使用指針」の一部改正について
〃 20年6月	血液製剤の安全性の向上及び安定供給の確保を図るための基本的な方針（基本方針）の全部を改正する件について
〃 20年12月	「血液製剤等に係る遡及調査ガイドライン」の一部改正について
〃 21年2月	「血液製剤の使用指針」及び「輸血療法の実施に関する指針」の一部改正について
〃 21年5月	新型インフルエンザの国内発生に係る血液製剤の安定供給確保について
〃 21年7月	新鮮凍結血漿の適正使用の推進について
〃 21年12月	採血時の欧州等滞在歴による献血制限の見直しについて
〃 22年3月	「新型インフルエンザの国内発生に係る血液製剤の安全性確保について」の廃止について
〃 22年3月	「血液製剤の安全性の向上及び安定供給の確保を図るための基本的な方針（基本方針）第八に定める血液製剤代替医薬品」の取扱いについて
〃 23年2月	輸血用血液製剤のウイルスに対する安全性確保を目的とした核酸増幅検査（NAT）に必要とされる検出限界値について
〃 23年3月	輸血による肝炎ウイルス等への感染が疑われた場合の対応についてのお願い

製剤の適正使用に関連する指針やガイドライン，制度等について概説する．

法が定める専門職，機関，施設が担う責務・役割

1. 安全な血液製剤の安定供給の確保等に関する法律（血液法）

血液法の目的は「血液製剤の安全性の向上，安定供給の確保，適正使用の推進によって，国民の保健衛生の向上を図ること」であり（第1条），基本理念として「血液製剤の安全性の向上」，「献血による国内自給の原則及び安定供給の確保」，「適正使用の推進」，「血液事業の運営に係る公正の確保及び透明性の向上」の4点を規定している（第3条）．本法は，血液事業に関わる国，地方公共団体，採血事業者，製造・販売業者，医療関係者のそれぞれについて責務を定めているが，医師その他の医療関係者の責務としては，「基本理念にのっとり，血液製剤の適正な使用に努めるとともに，血液製剤の安全性に関する情報の収集及び提供に努めなければならない．」と規定している（第8条）．厚生労働大臣は，血液製剤の安全性の向上及び安定供給の確保を図るために，表2の8つの事項について基本方針を定めるとともに，少なくと

表2　血液法の基本方針

(1)血液製剤の安全性の向上及び安定供給の確保に関する基本的な方向
(2)血液製剤についての中期的な需給の見通し
(3)血液製剤に関し国内自給が確保されるための方策に関する事項
(4)献血の推進に関する事項
(5)血液製剤の製造及び供給に関する事項
(6)血液製剤の安全性の向上に関する事項
(7)血液製剤の適正な使用に関する事項
(8)その他献血及び血液製剤に関する重要事項

も5年ごとに再検討を加え，必要に応じて変更するとしており（第9条），平成15年7月に血液法と同時に施行された基本方針は，平成20年6月に全面改正がなされた．

本法の基本方針において，医療関係者は，血液製剤が人の血液に由来する有限で貴重なものであること及び原料に由来する感染のリスク等について特段の注意を払う必要があることを十分認識し，患者に真に必要な場合に限って血液製剤を使用するなど，適切かつ適正な使用を一層推進することが要求されている．また，医療機関に対しては，血液製剤の管理体制を整備し，血液製剤の使用状況を正確に把握するなど，血液製剤の適正な使用を推進するために，院内における輸血療法委員会及び輸血部門の設置し，責任医師を任命することを求めている．一方，国は，血液製剤の使用や輸血療法の実施等に関する指針を状況の変化に応じて改定し，その普及を図るとともに，医療機関における血液製剤の使用状況について定期的に評価を行うなど，血液製剤の適正使用を更に促進するための方策を講じることとされている．

なお，血液法の理念の一つである血液製剤の国内自給確保に関しては，平成19年現在，国内自給を達成している輸血用血液製剤，血液凝固第VIII因子製剤（遺伝子組換え製剤を除く．）及び血液凝固第IX因子製剤（複合体を除く．）に加え，アルブミン製剤（遺伝子組換え製剤を除く．）及び免疫グロブリン製剤等の血液製剤についても，平成25年を目途に国内自給の達成を目指すものとされている．

具体的には，国内の需要を満たすために必要な献血量の確保，原料血漿の有効利用，献血由来原料血漿を使用した生産の拡大，医療関係者に対する献血由来製剤の意義の啓発，患者への情報提供，血液製剤の適正使用の推進等の方策を各関係者が実践して取り組むことが望まれている．

2．薬事法（輸血関連）

平成15年に施行された改正薬事法により，輸血用血液や血漿分画製剤は，生物由来製品のなかでも，製品における感染症の発生リスクがより高い「特定生物由来製品」として位置付けられ，他の製品よりもさらに厳しい安全対策が医療機関に課されることになった．具体的には，特定生物由来製品を使用する際には，製品のリスクとベネフィットについて患者（又はその家族）に適切に説明を行い（表3），理解と同意を得なければならない（第68条の7）．また，万が一，感染症が発生した場合，使用対象となった患者の特定を容易に行うため，特定生物由来製品を使用した場合の情報（製品名，製造番号，患者の氏名・住所，投与日）を記録し，20年間保管することが義務づけられた（第68条の9）．さらに医療機関は，医薬品の使用により，その関連が疑われる副作用・感染症で，死亡など生命に重篤な影響があると思われる場合は，保健衛生上の危害の発生又は拡大を防止するために，厚生労働大臣に報告しなければならないと規定された（第77条の4の2　第2項）．

なお，血液法の基本方針において，遺伝子組換え血液凝固第VIII因子製剤をはじめとする

表3 輸血に関するインフォームドコンセントにおいて必要な項目

(1)輸血療法の必要性
(2)使用する血液製剤の種類と使用量
(3)輸血に伴うリスク
(4)副作用・生物由来製品感染等被害救済制度と給付の条件
(5)自己血輸血の選択肢
(6)感染症検査と検体保管
(7)投与記録の保管と遡及調査時の使用
(8)その他,輸血療法の注意点

血液製剤代替医薬品の安全対策については,薬事法に基づく規制を適用することが定められており,患者又はその家族への説明及び同意あるいは記録の保存等についても,特定生物由来製品と同様に行うことが求められている.

3.「輸血療法の実施に関する指針」及び「血液製剤の使用指針」

平成11年に通知された「血液製剤の使用指針及び輸血療法の実施に関する指針」は,その後の輸血療法における進歩進展と血液製剤に関する最新の知見に基づく見直しが行われ,さらに血液法及び改正薬事法の施行(平成15年)によって,血液事業と輸血療法の在り方が法的に位置づけられたことを踏まえての改正が加わり,平成17年9月に「輸血療法の実施に関する指針(改定版)」及び「血液製剤の使用指針(改定版)」として公表された.その後,両指針は,輸血用血液の保存前白血球除去の実施及び血液製剤等に関する遡及調査ガイドラインの改定に伴い,平成19年及び平成21年にも改定が行われた.

A.輸血療法の実施に関する指針

輸血療法を行うための基本的な考え方として,①薬事法に則り,特定生物由来製品である輸血用血液製剤を使用する際の,感染リスク等への配慮,患者への説明と同意書の取得や,使用記録の20年間保管を実施すること,②適応と投与量については,輸血による危険性と治療効果との比較考慮を行った後に適応を決定し,投与量は効果が得られる必要最小限にとどめ,過剰投与は避けること,③新鮮凍結血漿,赤血球濃厚液,アルブミン製剤及び血小板濃厚液の適正な使用方法については,血液製剤の使用指針に沿って行うこと,④輸血が適正に行われたことを示すため,輸血の必要性,輸血量設定の根拠及び輸血前後の臨床所見と検査値の推移から輸血効果を評価し,診療録に記録すること,を示している.特に④の診療録記録は,後に述べる生物由来製品感染等被害救済制度による患者救済の可否の判断根拠になるという意味において非常に重要である.

輸血の管理体制の在り方に関しては,輸血療法を行う医療機関が整備すべき一貫した業務体制(①輸血療法委員会の設置(表4),②輸血責任医師の任命,③輸血部門の設置による輸血関連業務の一元管理,④24時間体制で輸血検査を実施する臨床検査技師の配置)が示されている.

輸血関連検査については,交差適合試験の際の患者検体は血液型の検査時の検体とは別に,新しく採血した検体を用いることとされている.さらに,緊急時において,血液型が確定できない場合やABO同型血が間に合わない場合は,O型赤血球の使用を認めている.

手術時又は直ちに輸血する可能性の少ない場合の血液準備については,血液型不規則抗体スクリーニング法(Type and Screen, T&S),最大手術血液準備量(Maximal Surgical Blood Order Schedule, MSBOS),手術血液準備量計算法(Surgical Blood Order Equation, SBOE)の採用が推奨されている.

輸血実施体制の在り方については,輸血用

表4 輸血療法委員会で検討すべき事項

(1) 輸血療法の適応
(2) 血液製剤（血漿分画製剤を含む）の選択
(3) 輸血用血液の検査項目・検査術式の選択と精度管理
(4) 輸血実施時の手続き
(5) 血液の使用状況調査
(6) 症例検討を含む適正使用推進の方法
(7) 輸血療法に伴う事故・副作用・合併症の把握方法と対策
(8) 輸血関連情報の伝達
(9) 自己血輸血の実施方法

血液の適切な保管管理方法，輸血前後の患者管理方法について示されている．輸血前には，輸血用血液の外観検査に加えて，過誤による血液型不適合輸血を防ぐための，輸血用血液と該当患者の照合確認が，輸血中は，副作用の早期発見のために輸血開始後5分間および15分後の患者観察が重要であるとされている．また，「血液製剤等に関する遡及調査ガイドライン」を遵守し，輸血前後の患者血液検体を保管することが求められている．

輸血に伴う副作用・合併症と，その対策については，とくに，血小板濃厚液への細菌混入による致死的な合併症，赤血球濃厚液のエルシニア菌（*Yersinia enterocolitica*）感染，輸血関連急性肺障害（TRALI）や，輸血後移植片対宿主病について言及されている．またB，C型肝炎ウイルスとヒト免疫不全ウイルス（HIV）に関しては，医師が感染リスクを考慮し，感染が疑われる場合に輸血前後の検査を行うよう推奨している．

自己血輸血については，適応と実施上の留意点（貯血時の血管迷走神経反射等）を示し，待機的手術患者における輸血療法として積極的に推進することが求められている．自己血採血を除く，院内での輸血用血液採取については，血液センターからの適切な血液の供給体制が確立されている地域においては，特別な事情のない限り行うべきでないとされ，もし院内血を使用する場合には，輸血後移植片対宿主病防止のために放射線照射を行うことが求められている．

B．血液製剤の使用指針

赤血球濃厚液，血小板濃厚液，新鮮凍結血漿，およびアルブミン製剤の適正使用について，それぞれの目的，使用指針，投与量，不適切な使用，使用上の注意点を具体的に示すことに加えて，新生児・小児への輸血療法の項を設けている．さらに，それぞれの要約が冒頭に，病態別の適応が巻末に示されている．

2．血液製剤等に係る遡及調査ガイドライン

遡及調査とは，病原体の存在が疑われた献血者の過去の献血血液，又は輸血等により感染が疑われた血液製剤等に関する情報，及びこれらの献血血液から製造された血液製剤の情報，当該製剤が投与された患者の感染に係る情報等を収集し，それを科学的に分析・評価することである．本ガイドラインでは医療機関，日本赤十字社，血漿分画製剤の製造販売業者等，その他関係者（衛生検査所や国など），各々における遡及調査に係る対応が示されている．平成20年12月には，日本赤十字社が血液製剤の抗原抗体検査方法等を変更したことに伴い，ガイドラインの一部が改正された．

A．医療機関による対応の前提

薬事法に則った，輸血実施患者への説明と同意書取得や，使用記録の20年間保管，また「輸血療法の実施に関する指針」で示された受血者に対する輸血前後の感染症検査の実施に加えて，輸血前1週間程度の間の受血者血

漿(清)及び輸血後3ヵ月程度の血漿(清)をコンタミネーションや取り違いに十分注意して,それぞれを2mL程度,-20℃以下で3ヵ月以上可能な限り(2年間を目安に)保管することが望まれる.

B. 医療機関で血液製剤による感染が疑われた場合の対応(医療機関発調査)

日本赤十字社等の製造業者に対して,個人情報の保護に留意しつつ,当該患者に係る検査結果及び健康情報を提供するとともに,製造業者の情報収集に協力すること.また,当該感染症等に関する情報が保健衛生上の危害発生又は拡大の防止のために必要と認めるときは,厚生労働大臣(具体的には独立行政法人 医薬品医療機器総合機構)に副作用等の報告を行うこととされている.

C. 製造業者等から情報提供があった場合の対応(製造業者発調査)

対象製剤が未使用の場合は,その旨を製造業者に連絡し,回収させること.対象製剤が使用されていた場合は,当該患者に対して,輸血前後の感染症検査結果及び対象製剤に関するリスク評価等を説明し,必要に応じた医療を提供し,製造業者や厚生労働省への報告を行うこととされている.

D. 輸血による細菌感染に関する医療機関の対応

輸血後は使用済みバッグを冷蔵保存し,細菌感染が疑われた場合には,受血者血液に係る血液培養を実施し,保存していた使用済みバッグや必要情報を提供することとされている.

平成23年3月に厚労省から通知された「輸血による肝炎ウイルス等への感染が疑われた場合の対応についてのお願い(薬食安発0302第1号,薬食血発0302第1号)」では,輸血によるC型肝炎ウイルスへの感染が極めて疑われた2症例が,同一献血血液から製造された赤血球製剤及び新鮮凍結血漿製剤の輸血によるものであったことが報告された.本事例では,1例目の赤血球製剤の使用による感染が疑われた時点で,速やかに医療機関から日本赤十字社へ情報提供がなされていれば,遡及調査により2例目の感染は防げた可能性があったことが指摘されている.本通知は,感染拡大防止の観点から,医療機関において,輸血前後の検査の結果,輸血による肝炎ウイルス等の病原体への感染が新たに疑われた場合には,日本赤十字社に対し速やかに情報提供するよう求めており,「血液製剤等に係る遡及調査ガイドライン」の周知が強く望まれている.

法が定める専門職,機関,施設が行う具体的な業務範囲

1. 生物由来製品感染等被害救済業務

最新の科学的な知見に基づいて安全対策が講じられたとしても,生物由来製品による感染被害のおそれを完全になくすことができないことから,平成16年4月1日に生物由来製品感染等被害救済制度が創設された.制度創設日以降に生物由来製品を適正に使用したにもかかわらず,その製品が原因で感染等による疾病,障害や死亡等の健康被害を受けた患者の救済を図るため,医療費,障害年金,遺族年金,葬祭料などの給付を行う制度である.本制度は,医薬品医療機器総合機構法に基づく公的な制度であり,本制度に関する業務は独立行政法人医薬品医療機器総合機構において行われている.同機構では,給付の請求があった健康被害について,その健康被害が生物由来製品を介した感染等によるものかどうか,生物由来製品が適正に使用されたかどうかなどの医学的・薬学的判断に基づいて給付の支給の可否が決定される.

同機構が扱う本制度及び医薬品副作用被害救済制度の平成20年度の救済状況においては,約15%が不支給となっており,不支給の理由の28.7%が不適正目的または不適正使用であることが報告されている.同機構が公表している副作用救済給付の決定に関する情報では,濃厚赤血球投与後に輸血関連急性肺障害(TRALI)が発症し,低酸素脳症から高度脳機能障害に至った事例に対しては,医療

費や障害年金等が支給されているが，新鮮凍結血漿投与後に輸血関連循環負荷（TACO）による死亡に至った事例においては使用目的が不適正であるという理由で不支給となっている．

本救済制度では，適正輸血実施が患者救済の必須条件となっている．輸血による感染症伝播や免疫的副反応等のリスクを完全に排除することができない現状を考慮すると，健康被害が発生した場合に，患者が確実に救済されるよう，医療機関は厚生労働省が通知する輸血管理体制を敷設し，医療関係者は，最新の厚労省通知や日本赤十字社から提供される情報を入手して，適正な輸血実施に努めなければならない．さらに，医師は自らが実施した血液製剤の投与が適正であったことを証明する為に，投与量の根拠や投与時の患者観察，投与後評価等を診療録に記録することが，リスクマネージメントの視点からも必須であると考える．

2．輸血管理料

輸血管理料は，輸血療法の安全かつ適正な実施を推進する観点から，医療機関における輸血管理体制の構築及び輸血の適正な実施について評価を行うものであり，平成18年4月の診療報酬改定にて導入された．本管理料は，厚生労働大臣が定める施設基準に適合しているものとして地方社会保険事務局長に届け出た保険医療機関において，赤血球濃厚液，血小板濃厚液もしくは自己血の輸血，又は新鮮凍結血漿もしくはアルブミン製剤の輸注を行った場合に，患者1人当たり月1回を限度として算定できる．医療機関の規模によって輸血管理料Ⅰ（200点）と輸血管理料Ⅱ（70点）を設定している．

輸血管理料Ⅰの施設基準は，①輸血部門に専任常勤医師配置，②専従常勤臨床検査技師配置，③輸血用血液製剤及びアルブミン製剤の一元管理，④輸血関連検査の常時実施体制，⑤輸血療法委員会の年6回以上開催及び適正化の取組，⑥輸血前後の感染症検査の実施又は検体保存及び輸血副作用監視体制の構築，⑦「輸血療法の実施に関する指針」及び「血液製剤の使用指針」の遵守，⑧新鮮凍結血漿（FFP），アルブミン製剤（Alb）と赤血球濃厚液（MAP）の使用量の比率*である．

輸血管理料Ⅱの施設基準は，①輸血部門に輸血業務全般の責任者として常勤医師を配置，②専任常勤臨床検査技師配置，③輸血用血液製剤の一元管理，④新鮮凍結血漿（FFP），アルブミン製剤（Alb）と赤血球濃厚液（MAP）の使用量の比率**，⑤管理料Ⅰの④～⑦すべてである．

自己血輸血については，輸血量200mLを赤血球濃厚液1単位とみなし，赤血球濃厚液の使用量として計上する．新鮮凍結血漿については，輸血量120mLを1単位とみなす．アルブミン製剤の使用量は，使用重量（g）を3で除して得た値を単位数とする．

本管理料の新規届出の場合は直近6ヵ月の使用量の比率を算出する．

注)─────────────
ⓐMAPの使用量 ⓑFFPの全使用量 ⓒ血漿交換療法におけるFFPの使用量 ⓓAlbの使用量として

*管理料Ⅰ：（ⓑ-ⓒ／2）／ⓐ＝0.5未満　ⓓ／ⓐ＝2未満

**管理料Ⅱ：（ⓑ-ⓒ／2）／ⓐ＝0.25未満　ⓓ／ⓐ＝2未満

4．その他学会等によるガイドライン等

A．危機的出血への対応ガイドライン

日本麻酔科学会と日本輸血・細胞治療学会によって平成19年4月に制定され，平成19年11月に改訂された．本ガイドラインは予見できない危機的出血を想定した，Ⅰ院内輸血体制の整備，指揮命令系統の確立にはじまり，Ⅱ輸液・輸血の実際，血液製剤の選択，Ⅲ大量輸血に伴う副作用・合併症，Ⅳ急速輸血装置の構成となっており，末尾にはこれらをまとめたフローチャートが示されている．

B. 輸血前後の感染症マーカー検査についての日本輸血・細胞治療学会運用マニュアル

厚生労働省が輸血前後の感染症マーカー検査の指針（表5）を平成16年9月に改正したことを受け，医療機関において輸血後感染症の早期の診断および治療に向けて検査の実施率を高めていくために日本輸血・細胞治療学会輸血感染症対策タスクフォースによって平成19年12月に報告された．輸血前に核酸増幅検査に耐えうる検体を凍結保存し，前検査は必要に応じて適宜施行，輸血実施3ヵ月後を目処に肝機能検査，HBs抗原，HCV抗体，HIV抗体を測定して感染を早期に発見することに努めることとされている．

C. 宗教的輸血拒否に関するガイドライン

日本輸血・細胞治療学会，日本麻酔科学会，日本小児科学会，日本産科婦人科学会，日本外科学会を中心とする宗教的輸血拒否に関する合同委員会によって平成20年2月に報告された．輸血治療が必要となる可能性がある患者について，18歳以上，15歳以上18歳未満，15歳未満の場合に分けて，医療に関する判断能力と親権者の態度に応じた対応が整理されているとともに，宗教的輸血拒否者の主張と心理特性への配慮についても言及している．

D. 輸血によるGVHD予防のための血液に対する放射線照射ガイドラインⅤ

厚生労働省による，輸血後GVHD予防対策の強化を含んだ「輸血療法に関する実施指針」の一部改訂（平成21年2月）を受け，さらに全ての輸血について放射線照射による予防を推進するべく，日本輸血・細胞治療学会「輸血後GVHD対策小委員会」によって平成22年1月に公表された．

E. 産科危機的出血ガイドライン

より安全な周産期管理の実現を目的として，日本産科婦人科学会，日本産婦人科医会，日本周産期・新生児医学会，日本麻酔科学会，日本輸血・細胞治療学会によって平成22年4月に提言された．産科出血の特徴を鑑みて，産科DICスコアやショックインデックス（SI）に留意した管理体制が，対応フローチャートに整理されているとともに，妊婦における自己血貯血のフローチャートも示している．

おわりに

日本赤十字社による「わが国における将来推計人口に基づく輸血用血液製剤の供給本数と献血者数のシミュレーション」では，少子高齢化で16年後には約100万人分の血液が足りなくなると推計されており，今後は，献血者の確保のための努力と，血液製剤の適正使用の推進が更に図られる必要がある．また，長期的な献血者減少だけでなく，新型インフルエンザのアウトブレイクや東日本大震災など，突発的かつ局地的に血液製剤の受給バランスが崩れるリスクが常在することを念頭においた対策も講じる必要がある．一方，血漿分画製剤，特にアルブミン製剤に関しては，国内自給率が平成19年度に62.8％まで上昇したものの，平成20年度以降，再び低下に転じ，平成22年度上期では58.4％まで低下している．アルブミン製剤の自給率低下は，厚生労働省の「血漿分画製剤の供給のあり方に関する検討会」でも検討されており，血漿分画事業の規模が，海外事業者に比べて小さい，国内事業者の統合実現に向けての検討が開始されるなどの動きがみられる．医療関係者としては，診療科や病態ごとに使用状況が様々であるアルブミン製剤について，適正使用を一層推進するべきである．

医療機関の現状については，輸血を実施している医療機関における輸血管理体制と血液

表5 輸血前後の感染症検査項目

	検査項目
輸血前	HBs抗原，HBs抗体，HBc抗体，HCV抗体，HCVコア抗原，HIV抗体
輸血後（3ヵ月後を目処に実施）	HBV核酸増幅検査（NAT），HCVコア抗原，HIV抗体

使用状況に関する牧野らの総合的全国調査によると，平成17年度調査に比較して平成20年度調査では，輸血管理体制がより整備され，適正輸血も徐々に浸透していることが判明している．しかし，300床未満の小規模医療施設においては，その31.8％で輸血部門が未設置，46.8％で輸血責任医師が未任命であり，35％で輸血療法委員会が未設置であることが報告されている．個々の施設で対応が困難であるならば，地域ごとの合同輸血療法委員会の開催等，何らかの策が検討されるべきであろう．

（河野武弘）

文 献

1) 厚生労働省編：血液製剤の使用にあたって，第4版，じほう社，2009.
2) 日本輸血・細胞治療学会ホームページ：基準／ガイドライン，(URL:http://www.jstmct.or.jp/jstmct/MedicalInfo/Guideline.aspx)
3) 熊川みどり，長井一浩，豊嶋崇徳，他：輸血前後の感染症マーカー検査についての日本輸血・細胞治療学会運用マニュアル．日本輸血・細胞治療学会誌53：602-606，2007.
4) 独立行政法人 医薬品医療機器総合機構ホームページ：生物由来製品感染等被害救済制度，(URL:http://www.pmda.go.jp/kenkouhigai/kansen.html)
5) 厚生労働省医薬食品局：医薬品副作用被害救済制度・生物由来製品感染等被害救済制度について，医薬品・医療機器等安全性情報，No.262，6-13，2009.
6) 日本赤十字社：わが国における将来推計人口に基づく輸血用血液製剤の供給本数と献血者数のシミュレーション，(URL:http://www.mhlw.go.jp/stf/shingi/2r9852000000styz-att/2r9852000000su6y.pdf)
7) 牧野茂義，田中朝志，高橋孝喜，他：輸血業務・輸血製剤年間使用量に関する総合的調査報告書—輸血管理体制と血液使用状況に関する2005年度調査と2008年度調査の比較検討—．日本輸血・細胞治療学会誌56：515-521，2010.

3. 臓器移植法

法の趣旨と概要

1. はじめに

わが国で平成9年7月16日公布された「臓器の移植に関する法律」(いわゆる臓器移植法)は様々な問題点を抱えていたため、3年後の見直し予定が大幅に遅れ、改正法は12年後の平成21年7月13日に参議院で可決、小児をも含めた脳死判定・脳死体から臓器摘出は平成22年7月17日に施行された。この法に基づき、平成23年4月12日、日本臓器移植ネットワークが重症頭部外傷で関東甲信越地方の病院に入院していた10歳以上15歳未満の男子が法的に脳死と判定されたと発表。10代後半の少年に心臓が移植された。改正されたとはいえ、数多くの問題点をまだ残している。本稿では脳死臓器移植に関する本邦の歴史、現行法に基づく実際の運用手順の概要、さらに現時点での課題について述べた。

2. 現行法までの歴史と概要

移植用死体臓器の摘出に関する法律は、1)角膜移植に関する法律(昭和33年4月17日公布法律第64号、角膜腎臓移植法の制定により廃止)、2)角膜及び腎臓の移植に関する法律(昭和54年12月18日公布法律第63号、臓器移植法の制定により廃止)、3)臓器の移植に関する法律(平成9年7月16日公布法律第104号(本稿では改正前法とする))がある。これは平成21年6月18日に衆議院で改正案が可決、同7月13日参議院でも可決、平成21年7月17日公布、翌年同日に施行された[1]。臓器移植法の概要は、臓器移植に関する総則、基本的理念、医師の責務、臓器移植目的で死体から心臓、肺、肝臓、腎臓、膵臓、小腸、眼球を摘出するための要件、臓器売買の禁止である。

改正前法では、死亡した者が生存中に臓器を移植術に使用されるために提供する意思を書面により表示している場合であり、遺族が当該臓器の摘出を拒まないときに適応されている。また、生前に臓器提供の意思表示をなしうる者は、「臓器の移植に関する法律の運用に関する指針の制定について(平成9年10月8日厚生省保健医療局長通知)」に従い、「民法上の遺言可能年齢等を参考として、法の運用に当たっては、15歳以上の者の意思表示を有効なものとして取り扱うこと。」となっており、15歳未満は臓器移植提供者の対象外であった。

このように生前の提供意思表示が不可欠であるために、脳死提供者が少なく(平成11年から22年3月まで、累計86例)、移植医療が進まなかった。一方、臓器移植を待ち望む患者が多く、海外への渡航移植が後を絶たなかった。この問題を解決するために、これまでに様々な臓器移植法改正法案(表2)が提出された。その最大のポイントは、改正前法では本人が臓器提供の意志を書面で表していなければ臓器摘出はできなかったが、改正後には本人が拒否の意志を示していなければ、脳死判定と脳死後臓器摘出を可能とする道を作るということであり、これによって15歳未満の子どもが臓器提供者になりえるということになる。

しかし、15歳未満の子どもが提供者となる場合、意見表明権、脳死判定基準の不備、被虐待児を臓器提供児から排除する困難さなどの諸問題について、日本小児科学会を中心に各方面から指摘がなされたため[2]、国会での審議が進まなかった。しかし、イスタンブー

表1 改正前法「臓器の移植に関する法律」の第二章 死体からの臓器等の摘出等の記載

臓器移植法第6条第1項 医師は，死亡した者が生存中に臓器を移植術に使用されるために提供する意思を書面により表示している場合であって，その旨の告知を受けた遺族が当該臓器の摘出を拒まないとき又は遺族がないときは，この法律に基づき，移植術に使用されるための臓器を，死体（脳死した者の身体を含む．以下同じ．）から摘出することができる．
同第2項 前項に規定する『脳死した者の身体』とは，その身体から移植術に使用されるための臓器が摘出されることとなる者であって脳幹を含む全脳の機能が不可逆的に停止するに至ったと判定されたものの身体をいう．
同3項 臓器の摘出に係る前項の判定は，当該者が第1項に規定する意思の表示に併せて前項による判定に従う意思を書面により表示している場合であって，その旨の告知を受けたその者の家族が当該判定を拒まないとき又は家族がないときに限り，行うことができる．
[4項以下は省略]

表2 これまでに提出された主な臓器移植法改正法案

A案（中山案） 第162回国会衆法第38号・平成17年8月8日提出（同日解散で廃案） 第164回国会衆法第14号・平成18年3月31日提出（成立）
B案（斉藤案）――12歳以上の者に提供意思表示を認める 第162回国会衆法第39号・平成17年8月8日提出（同日解散で廃案） 第164回国会衆法第15号・平成18年3月31日提出（廃案）
C案（金田案）――要件の厳格化 第168回国会衆法第18号・平成19年12月11日提出（廃案）
D案（根本案）――15歳未満の者について遺族・家族の承諾を認める 第171回国会衆法第30号・平成21年5月15日提出（否決）
E案（千葉案）――臨時子ども脳死・臓器移植調査会の設置 第171回国会参法第26号・平成21年6月23日提出（廃案）

ル宣言（平成20年5月，国際移植学会）とWHO（世界保健機関）指針改正によって渡航移植が事実上禁止されたことから，一気に改正の機運が高まり，12年ぶりに改正されるに至った．

3．現行法による運用上の規定

法改正の主たる目的は移植のための臓器提供数の増加である．現行法では提供の意思が書面で確認できない場合は臓器提供者になれないので，改正法では提供拒否の意思表示がなく遺族が書面により承諾していれば，年齢を問わず臓器提供者となり得るように改正された（表3）．加えて親族への優先提供の意思表示も可能となった．さらに提供する意思の有無を運転免許証及び医療保険の被保険者証等に記載することができるなど，啓発にも力を入れている．ただし，遺族の承諾が重要視される小児での臓器提供においては，虐待を受けた児童が死亡した場合に当該児童から臓器（臓器の移植に関する法律第五条に規定する臓器をいう．）が提供されることのないような方策を考えることが附則に盛り込まれた．

同法は実際の手順について具体的な規定も記載されているが，それを実際上運用するた

表3　第六条改正部位

> 第六条　医師は，次の各号のいずれかに該当する場合には，移植術に使用されるための臓器を，死体（脳死した者の身体を含む．以下同じ．）から摘出することができる．
> 一　死亡した者が生存中に当該臓器を移植術に使用されるために提供する意思を書面により表示している場合であって，その旨の告知を受けた遺族が当該臓器の摘出を拒まないとき又は遺族がないとき．
> 二　死亡した者が生存中に当該臓器を移植術に使用されるために提供する意思を書面により表示している場合及び<u>当該意思がないことを表示している場合以外の場合であって，遺族が当該臓器の摘出について書面により承諾しているとき</u>．

> 2　前項に規定する「脳死した者の身体」とは，脳幹を含む全脳の機能が不可逆的に停止するに至ったと判定された者の身体をいう．

> 3　臓器の摘出に係る前項の判定は，次の各号のいずれかに該当する場合に限り，行うことができる．
> 一　当該者が第1項第1号に規定する意思を書面により表示している場合であり，かつ，当該者が前項の判定に従う意思がないことを表示している場合以外の場合であって，その旨の告知を受けたその者の家族が当該判定を拒まないとき又は家族がないとき．
> 二　当該者が第1項第1号に規定する意思を書面により表示している場合及び当該意思がないことを表示している場合以外の場合であり，かつ，<u>当該者が前項の判定に従う意思がないことを表示している場合以外の場合であって，その者の家族が当該判定を行うことを書面により承諾しているとき</u>．

臓器等の移植に関する法律における「第二章　死体からの臓器等の摘出等」の第六条が，以下のように（とくに下線部分）改正されたことから，臓器移植の摘出数が増えることが予想されている．前半部分は臓器の提出に関して，後半部分は脳死判定の実施に関して改正された．

めに，「臓器の移植に関する法律」の運用に関する指針（本稿では運用ガイドラインとする）が定められおり[3]，以下の重要項目について概説する．詳細は，運用ガイドラインを参照されたい．

1) 親族への優先提供について（運用ガイドライン　第2　親族への優先提供の意思表示等に関する事項より）

臓器を優先的に提供する「レシピエントとなる親族」は，配偶者（あるいは相当者），子及び父母にほぼ限定され，書面により表示することができる．ただし，親族の確認は原則的に公的証明書が必要とされる．同項についてのおもな留意事項は以下の通り．
(1) 医学的な理由から，必ずしも親族に対し移植術が行われるとは限らない．
(2) 親族へ臓器を優先的に提供することを目的とした自殺を防止する方策が定められている．すなわち，仮に，親が臓器を必要とする自分の子どもへの優先提供を意思表示していても，その親が自殺した場合には優先提供されず，他のレシピエントが移植対象となる．

2) 臓器提供施設に関して（運用ガイドライン　第4　臓器提供施設に関する事項）

現時点では，次のいずれの条件をも満たす施設に限定されている．
①臓器摘出施設では，必要な体制が確保され，施設の職員や関係者に臓器摘出について合意が得られていなければならない．また，施設内の倫理委員会等の委員会で臓器提供に関して承認が行われる必要がある．
②適正な脳死判定を行う体制があること．
③救急医療等の関連分野において，高度の医療を行う次のいずれかの施設．
・大学附属病院
・日本救急医学会の指導医指定施設
・日本脳神経外科学会の専門医訓練施設（A項）
　（注）A項とは，専門医訓練施設のうち，指導に当たる医師，症例数等において特に充実した施設．

・救命救急センターとして認定された施設
・日本小児総合医療施設協議会の会員施設
3）ドナーから被虐待児を排除する（運用ガイドライン　第5　虐待を受けた児童への対応等に関する事項）

　臓器の移植に関する法律の一部を改正する法律（平成21年法律第83号）附則第5項においては，脳死・心臓死の区別にかかわらず，虐待を受けた児童（18歳未満の者）が死亡した場合に当該児童から臓器が提供されることのないように規定がある．以下具体的に記載する．

（1）児童からの臓器提供を行う施設に必要な体制
　①虐待防止委員会等，必要な院内体制が整備されていること
　②児童虐待の対応に関するマニュアル等が整備され，新たな知見の集積により更新されていること

（2）虐待が行われた疑いの有無の確認

　これは「虐待の事実確認」ではなく，児童にかかわる医療者の誰かが虐待を疑ったか否かの確認である．これは特に重要事項であり虐待の疑いが持たれた段階で，臓器提供は中止となる．また，虐待の疑いがあれば，児童虐待の防止等に関する法律（平成12年法律第82号）第6条第1項の規定により児童相談所等へ通告するとともに，警察署へ連絡するなど関係機関と連携し，入院したまま虐待対応を継続する．もし，その後，虐待の疑いが否定されたとしても，注意深く観察する．

（3）臓器提供の告知以前の対応

　臓器提供の機会があること等を告げようとする前に，院内虐待防止委員会等とともに，それまでの診療経過等に関して情報共有を図り，必要に応じて助言を得，さらに施設内の倫理委員会等の委員会に上記手続を報告し，委員会は臓器提供の可否を判断する．また検視，その他の犯罪捜査に関する手続が行われる場合には捜査機関との連携を図る．

4）脳死判定への手順　（運用ガイドライン　第6　脳死した者の身体から臓器を摘出する場合の脳死判定を行うまでの標準的な手順に関する事項）

　臨床的に自発呼吸を消失した状態であり，さらに主治医等が法に規定する脳死判定を行ったとしたならば脳死とされる状態にある，と診断した場合には，

　臓器の移植に関する法律施行規則（平成9年厚生省令第78号）第2条にしたがって，家族等の脳死についての理解の状況等を踏まえ，臓器提供の機会があること等への説明，臓器移植ネットワーク，及びコーディネーターへの接触，その際の諸注意に関する法規制がある．

　ついで，コーディネーターが，①本人が臓器を提供する意思を書面により表示し，かつ，家族が摘出及び脳死判定を拒まないとき，②本人が臓器を提供する意思がないことを表示しておらず，かつ，家族が摘出及び脳死判定を行うことを書面により承諾しているとき，のいずれかであれば，書面及び臓器提供意思登録システムにより確認の上で，脳死判定の説明を行う．この際，家族の心情に配慮し，承諾を強要するような言動があってはならない．また家族が拒否しても何ら不利益とならないことが明記されている．

　なお，「修正齢12週未満（早期産児および在胎週数40週未満の正期産児）または週齢12週未満（在胎週数40週以上の正期産児および過期産児）」は脳死判定の対象外である．

5）脳死判定に関して（運用ガイドライン　第8　臓器摘出に係る脳死判定に関する事項）

（1）脳死判定の方法

　法に規定する脳死判定の具体的な方法については，施行規則において定められているが，さらに個々の検査の手法については，「法的脳死判定マニュアル」（厚生科学研究費特別研究事業「脳死判定手順に関する研究班」平成11年度報告書），6歳未満の者の場合において，「小児の脳死判定及び臓器提供等に関する調査研究」（平成21年度厚生労働科学研究費補助金（厚生労働科学特別研究事業）報告書[4]）に準拠する．小児では，脳死

判定を実施できる患者の条件（体温，血圧値等）が細かく規定されている．無呼吸テスト実施も二酸化炭素分圧の基準値を含め，法令に従う．呼吸管理に習熟した専門医師が関与し，低血圧，不整脈等が出現し，生命に与える影響が大である場合，直ちに当該テストを中止する．補助検査では，聴性脳幹誘発反応をできるだけ実施するよう努める．

　脳死判定は2回実施するが，第2回目の検査は，第1回目の検査終了時から6時間（6歳未満の者にあっては，24時間）以上を経過した時点において行う．

（2）判定医

　脳死判定は，脳神経外科医，神経内科医，救急医，麻酔・蘇生科・集中治療医又は小児科医で，それぞれの学会専門医又は学会認定医の資格を持ち，かつ脳死判定に関して豊富な経験を有し，しかも臓器移植にかかわらない医師が2名以上で行う．あらかじめ倫理委員会等の委員会において判定医の選定を行うとともに，その情報を提示できるようにする．

6）その他

　移植機会の公平性の確保と，最も効果的な移植の実施という両面からの要請に応えるため，臓器のあっせんを一元的に行う臓器移植ネットワークを介さない臓器の移植は行ってはならない．角膜については，従来どおり，眼球あっせん機関を通じて角膜移植を行う．

　いわゆる病腎移植については，現時点では医学的に妥当性がないとされていることから，臨床研究として行う以外は，これを行ってはならない．

3．当該法の今後の課題

1）改正法では，脳死は一律に人の死，としていない

　本改正によって，脳死が一律に人の死と定義されることになるのか，議論になったが，本法は，移植用臓器を死体から摘出する場合に脳死判定を実施することができる場合について要件を定める規定であって，脳死を定義づけるものではない．したがって今後も人の死は，心臓死と脳死の二つが存在することになり，後者は脳死臓器提供する場合に限定される．したがってたとえ脳死と診断されてもそれは真の意味で人の死ではなく，臓器提供を申し出ない限り治療を中断することはできない．また臓器提供を申し出ない限り，脳死が疑われても脳死判定を実施する必要はない．臓器提供をしない場合には，脳死体は死体ではなく，あくまでも治療対象の患者である．

2）『脳死は人の死』の理論的根拠の崩壊

　脳死臓器移植推進派が脳死を人の死としてきた理論的根拠は，脳の有機体統合論に依る．すなわち，「脳は身体各臓器・器官を合理的かつ合目的に統合している．脳死によってその統合機能が不可逆的に失われた場合，数日のうちに心停止にいたる．したがって脳死＝人の死としてよい」という理論と経験に基づくものである．しかし，シューモンの報告[5]以来，脳死になっても身体各臓器・器官の統合性が失われないケースが数多く報告されている．実際に，脳死患者が肺炎になっても通常の治療で回復し，皮膚の傷も治癒する．さらに小児では脳死後10年以上生存し，身長が伸びている症例などが相次いで報告され，脳の有機体統合論をもって脳死を人の死とする理論的根拠は誤りであったことが判明した．脳死を人の死とする理論的根拠として転帰説，統合有機体説，個性説などを提唱してきた武下氏自身，「小坂先生も私も多かれ少なかれ，このように説明をしてきたが，いずれをとっても脳死を人の死とする説明には十分でない．（シューモン教授の）遷延性脳死以来，とくに転帰説（脳死になれば，数日以内の短期間で死亡する），統合有機体説は説得力が乏しくなった」と述べている[6]．さらに小児脳死臓器移植法改案作成者自身が，「脳死判定後，もし1年も心停止しない症例があれば，脳死を人の死とすることはできず，改正試案は撤回ということになるでしょう」と繰り返し発言している[7,8]ように，

現在の脳死臓器移植は崩壊した理論的根拠の上に成り立っている．しかしながら臓器移植法が成立してしまうとまったくの頬被りである．海外の多くの国で脳死を人の死と認定しているのは誤った理論的根拠に基づいているのだが，『一度，システムができあがりそれによって多くの人が賄われると，たとえ間違いだと気付いても後戻りはできない．今なら日本はまだ間違いを犯さなくても済む』と，前述のシューモンは平成12年と平成13年に来日し，そう強調していたが，日本もまた同じ間違いを犯したことは覚えておかねばならない．

3）小児での脳死判定基準の妥当性

すでに小児おける脳死判定基準案が決定された．成人との相違点は，生後12週間未満は判定除外，判定間隔について6歳未満は24時間以上あけて2回行う，判定時の収縮期血圧等である．しかし，この新しい小児脳死判定基準も平成12年厚生科学研究費事業「小児における脳死判定基準に関する研究」（竹内班）をほぼそのまま踏襲しており，新たに信頼性のある科学的調査によって裏付けされていない（129例中，前向き研究は11例のみ）．海外に比較しても厳しい基準との触れ込みであるが，平成19年に日本小児科学会が実施した調査結果では，新生児を含む小児の脳死判断は医学的に可能と思うかという問いに対して，小児科医の約7割が不可能か分からない，と回答している[9]．実際に，近畿大学から無呼吸テスト代替法による脳死判定で自発呼吸が再開した症例が報告されている．小児脳死判定基準の妥当性はまだ検証されていない．今後，科学的な手法によって再評価されなければならないが，これも頬被りになるだろう．

4）子どもの意見表明に関して

今回の法改正によって，15歳未満児も自分の意思と無関係に臓器提供に関与することになる．法改正議論において日本小児科学会は，現行法のまま臓器提供適応となる15歳以上という年齢を12歳以上に下げて，子どもの意見表明を保証することを提言してきた．すでに親の代諾だけで臓器提供する／しないが決定されており，子どもの意見表明権を守るための啓発が必要となるだろう．その場合，「命のリレー」という美名の下に，臓器提供を拒否しにくくなるような風潮を子ども社会の中に植え付けることは，慎まねばならない．

日常診療において子ども達にもインフォームドコンセントを行い，意思確認を行っている小児科医の実感として，子どもは想像以上に深く思考しているものであり，子どもの意志決定権は重視されるべき事項である[4, 11]．平成元年に国連は「子どもの権利条約」を採択し，わが国も平成6年の国会で批准している．その中心的な権利が「子ども自身の意見表明権」である．今回の改案はこの条項に著しく反するものであると考えられる．

このような重大な問題に対して，日本小児科学会では小児科にアンケート調査を実施した（評議員への郵送ならびに一般会員にはインターネットによる）．その結果，10歳未満でも意志表明が可能であるとした小児科医は全体の22％，15歳未満で可能であるとした者は93％にものぼった．すなわち，ほとんどの小児科医が，15歳未満の子どもでも意見表明は十分にできる，と考えていることが明らかになった．

すなわち，子どもにドナー意志表明を求める際には情報公開をしっかり行う．そして，脳死とはどのような状態か，について，次の①〜④を含めて，十分にわかりやすく説明することが大切である．こんな情報を子どもに伝えたら怖がってドナーにならない，と発言した移植推進者がいるが，情報隠蔽は慎むべきだ．

①脳死状態の身体は温かく尿や汗もでる．子どもでは身長も伸びる．手足が動くというラザロ現象もある．
②脳死体からの臓器摘出方法や手順を具体的に解りやすく子どもに説明する．
③脳死体からの臓器摘出時には，血圧が急に

上がる現象がある．
④上記の現象は痛みによるものではないと説明されているが，それが真実かどうかの確証は得られていない．

子どもであっても自分の死後の臓器摘出の情報を十分に知り，かつまたそれに対する要望を言う権利が保障されるべきである．

5）被虐待児の排除

平成12年の移植法の見直し議論に端を発した虐待問題は，いまだに解決に向かわず，被虐待児発見件数は増加の一途を辿っている．平成19年の日本小児科学会の調査で明らかになったように，脳死小児の1～2割は被虐待児の可能性が高い[12]．海外では頭頸部外傷の約3割が被虐待児といわれている．さらにニュース報道でも明らかなように，虐待した保護者は平然と虚偽証言を行うことから，被虐待児を見分けるためには専門家を養成する必要がある．

ではなぜ，被虐待児が臓器提供されてはいけないのか．被虐待児は保護者によって1回目の人権剥奪を受け，仮にその児が脳死に陥り臓器提供された場合，その児は意見表明をする権利を再度剥奪されるからである．さらに虐待をした親には，児にとっての最大利益を代諾する資格はない．

6）学際的・国民的コンセンサスが得られていない

多くの日本人は魂の存在を信じ，脳死が人の死であると感じていない人は多い．また宗教界においても，「脳死は人の死でない」と公式発表している宗派がほとんどであり，読売新聞の調査によると[13]，幸福の科学，浄土宗，真宗大谷派，大本教，天理教，立正佼成会などは脳死臓器移植の反対声明を出し，かつ関連出版物も数多い[14～16]．国会参考人として出席した日本宗教連盟幹事　斎藤謙次氏は『脳死をもって人の死としてはならない』と断言し[17]，人の真なるいのちは，肉体を越えて永遠性を持つspiritualな存在であるという参考資料を提出した．すなわち，日本では「脳死＝人の死」に対して学際的・国民的コンセンサスは全く得られていないのである．日本の伝統的な価値観に従うと，心臓死の直後でも魂はしばらく体の中に宿ると考えられる傾向にある．この傾向は子どもの死に直面した両親の場合に顕著であり，乳児剖検率の低さ（20％以下）[18]にもそれが見て取れる．これは感情論だけではなく，伝統的な価値観のためと考えられ，十分に配慮すべきことである[19]．

ローマカトリック教会が1985年に「脳死を人の死とする」という見解を出したと世に伝えられていたが，これは誤りである．これは教皇庁科学アカデミーという別組織の見解である．前法王パウロ二世が脳死を人の死と肯定していなかったという事実[20]が，丸岡によって紹介されている[21]．

『人の生死は医学こそが決定する』という考えは極めて傲慢であり，慎まねばならない．

この他にも小児救急レベルの地域較差の是正などのさまざまな課題が解決されなければならない．世界で初めて脳死臓器移植の諸問題を訴えたUCLAのシューモン教授によれば，欧米はじめ海外諸国ですら，問題未解決のまま移植医療が定着したという．その実情を熟知したうえでわが国の移植が進むことを願う．

（田中英高）

文　献

1) 丸山英二：臓器移植法の改正をめぐって―臓器摘出の承諾要件，移植（日本移植学会雑誌 2009; 44特別号『わが国における臓器移植の現況と将来展望』: S44～S48.
2) 谷澤隆邦，仁志田博司，清野佳紀，河原直人，佐治勉，杉本健郎，武下浩，田中英高，田辺巧，田村正徳：小児脳死臓器移植はどうあるべきか，日本小児科学会雑誌107: 954-958, 2003.
3) 「臓器の移植に関する法律」の運用に関する指針（ガイドライン）平成9年10月8日制定，平成22年7月17日一部改正
http://www.mhlw.go.jp/bunya/kenkou/zouki_ishoku/dl/hourei_01.pdf

4) 平成21年度厚生労働科学研究費補助金（厚生労働科学特別研究事業）
「小児の脳死判定及び臓器提供等に関する調査研究」（研究代表者 貫井英明）
小児法的脳死判定基準に関する検討（研究分担者 山田不二子）
5) Shewmon AD. Chronic "brain death". Neurology 51: 1538-1545, 1998.
6) 武下浩：脳死再論—医学と哲学のインターフェース— 日本臨床麻酔学会第23回大会特別講演より，日本臨床麻酔学会雑誌25: 220-229, 2005.
7) 日本小児科学会主催—公開フォーラム，小児の脳死臓器移植はいかにあるべきか」2001年5月5日．
8) ザ・リバティ 2000年11月号．
9) 掛江直子，田中英高，星井桜子，他：小児脳死臓器移植に関するアンケート調査—日本小児科学会会員に対する意識調査2007，日児誌113: 1181-1193, 2009.
10) 植嶋利文，坂田育弘，丸山克之，松島知秀，大澤英寿，金井透，木村貴明，横山恵一，中尾隆美，田中大吉：乳児期に脳死診断後，4年間生存しえた1例，脳死・脳蘇生学会19（1）: 55, 2005.
11) 竹下研三，他：第42回日本小児神経学会総会イブニングトーク：子どもの脳死について 脳と発達32: 440-447, 2000.
12) 杉本健郎，他：小児脳死の実態と診断について の全国医師アンケート結果，日本小児科学会誌108: 1434-1437, 2004.
13) 読売新聞報道 臓器移植宗教界は今，2005年12月21日．
14) 大川隆法：脳死と臓器移植の問題点．永遠の生命の世界—人は死んだらどうなるのか—幸福の科学出版2005年，東京．
15) 異議あり！ 脳死・臓器移植，人類愛善会・生命倫理問題対策会議編，天声社，京都，2005.
16) 渡邊恭位：15歳未満の臓器提供の適用に対し緊急声明 大塚厚生労働副大臣に提出，立正校正会ニュース平成23年4月13日．
17) 第171回国会厚生労働委員会 臓器の移植に関する法律の一部を改正する法律案審査小委員会．
18) 97/03/26 中央児童福祉審議会母子保健部会議事録
http://www1.mhlw.go.jp/shingi/txt/s0326-1.txt
19) 第20回日本小児心身医学会シンポジウム『子どもの脳死状態における全人医療』 2002.09.06.
20) The Pope, John Paul II: Discourse in audience for working group on "the determination of brain death and its relationship to human death."PONTIFICIAE ACADEMIE SCIENTIARUM SCRIPTA VARIA. 83: 10-14, 1989.
21) 丸岡功：脳死は医学的な死ではなく，社会契約的な死である．日本医事新報4015: 57-59, 2001.

4．薬事法

法の趣旨と概要

薬事法（昭和35年法律第145号）は，医薬品，医薬部外品，化粧品及び医療機器の品質，有効性及び安全性の確保のために必要な規制を行うとともに，指定薬物の規制に関する措置を講ずるほか，医療上特にその必要性が高い医薬品及び医療機器の研究開発の促進のために必要な措置を講ずることにより，保健衛生の向上を図ることを目的とする（第1条）．

薬事法で用いられる用語の定義（第2条）を表1に示す．医薬品は，医療用医薬品，一般用医薬品及び薬局製造販売医薬品に分けられ，さらに医療用医薬品は処方せん医薬品と処方せん医薬品以外の医薬品に，一般用医薬品は第1類医薬品，第2類医薬品，第3類医薬品に区分されている（後述）．

薬事法の規制の対象は広く，医薬品等の製造販売業及び製造業，医薬品又は医療機器の販売業から実際に製品を使用する薬局等の医療機関にまで及ぶ．更に，医薬品又は医療機器等の取扱い，医薬品等の容器や添付文書の記載事項，医薬品等の広告，生物由来製品，指定薬物，及び希少疾病用医薬品等について規定されており，医療制度の改革として昭和35年に施行されて以来，一部改正を繰り返し，現行の薬事法となっている．薬事法違反の例として，医薬品の名称を付し，明示的，暗示的を問わず，虚偽の効能効果を標榜し，又は誇大な記事を広告した場合がある（第66条）．このように，薬事法は医薬品等全般の取扱いを広く規制するものであり，医療機関にとっても非常に関連の深い法律である．

法が定める専門職，機関，施設が担う責務・役割と具体的な業務範囲

1．薬局

薬局を開設するには，都道府県知事の許可を受けなければならず，その許可は6年ごとに更新が必要である（第4条）．開設の許可を制限する規定があり，基準に適合しないときは許可が与えられないことがある（第5条）．また，名称の使用制限の規定もあり，病院又は診療所の調剤所を除き，薬局開設の許可を受けていない場合は，薬局の名称を付してはならない（第6条，薬事法施行規則第10条）．

薬局には管理者を置かなければならず，薬局の管理者は薬剤師でなければならない．薬局開設者が薬剤師であるときは，自らその薬局の管理者となることができる．但し，都道府県知事の許可を受けた場合を除き，薬局の管理者は専任でなければならない（第7条）．薬局の管理者には以下の義務がある（第8条）．

①その薬局に勤務する薬剤師その他の従業員を監督する（接客，法令遵守，情報提供の適否等）
②その薬局の構造設備及び医薬品その他の物品を管理する（貯蔵，陳列，保管等）
③その薬局の業務につき，必要な注意をする
④その薬局の業務につき，薬局開設者に対し必要な意見を述べる

薬局開設者は，薬剤を販売等する場合において，その適正使用のために薬剤師に情報提供をさせる義務がある（第9条の2第1項）．情報提供は，以下の事項を記載した書面を用いて，当該薬局内の情報提供を行う場所において，薬剤師が対面で行わなければならない（薬事法施行規則第15条の13）．

表1　薬事法で用いられる用語の定義（第2条）

医薬品	次に掲げる物 ①　日本薬局方に収められている物 ②　人又は動物の疾病の診断，治療又は予防に使用されることが目的とされている物であって，機械器具，歯科材料，医療用品及び衛生用品（以下「機械器具等」という．）でないもの ③　人又は動物の身体の構造又は機能に影響を及ぼすことが目的とされている物であって，機械器具等でないもの	
医薬部外品	次に掲げる物であって人体に対する作用が緩和なもの ①　次のイからハまでに掲げる目的のために使用される物であって機械器具等でないもの 　　イ　吐きけその他の不快感又は口臭若しくは体臭の防止 　　ロ　あせも，ただれ等の防止 　　ハ　脱毛の防止，育毛又は除毛 ②　人又は動物の保健のためにするねずみ，はえ，蚊，のみその他これらに類する生物の防除の目的のために使用される物であって機械器具等でないもの ③　厚生労働大臣が指定するもの	
化粧品	人の身体を清潔にし，美化し，魅力を増し，容貌を変え，又は皮膚若しくは毛髪を健やかに保つために，身体に塗擦，散布その他これらに類似する方法で使用されることが目的とされている物で，人体に対する作用が緩和なもの	
医療機器	人若しくは動物の疾病の診断，治療若しくは予防に使用されること，又は人若しくは動物の身体の構造若しくは機能に影響を及ぼすことが目的とされている機械器具等であって，政令で定めるもの	
	高度管理医療機器	副作用又は機能の障害が生じた場合において人の生命及び健康に重大な影響を与えるおそれがあることからその適切な管理が必要なものとして，厚生労働大臣が指定するもの
	管理医療機器	副作用又は機能の障害が生じた場合において人の生命及び健康に影響を与えるおそれがあることからその適切な管理が必要なものとして，厚生労働大臣が指定するもの
	一般医療機器	副作用又は機能の障害が生じた場合においても，人の生命及び健康に影響を与えるおそれがほとんどないものとして，厚生労働大臣が指定するもの
	特定保守管理医療機器	保守点検，修理その他の管理に専門的な知識及び技能を必要とすることからその適正な管理が行われなければ疾病の診断，治療又は予防に重大な影響を与えるおそれがあるものとして，厚生労働大臣が指定するもの
生物由来製品	人その他の生物（植物を除く．）に由来するものを原料又は材料として製造をされる医薬品，医薬部外品，化粧品又は医療機器のうち，保健衛生上特別の注意を要するものとして，厚生労働大臣が指定するもの	
	特定生物由来製品	販売し，賃貸し，又は授与した後において当該生物由来製品による保健衛生上の危害の発生又は拡大を防止するための措置を講ずることが必要なものであって，厚生労働大臣が指定するもの
薬局	薬剤師が販売又は授与の目的で調剤の業務を行う場所をいう．ただし，病院若しくは診療所又は飼育動物診療施設の調剤所を除く	
製造販売	その製造等をし，又は輸入をした医薬品，医薬部外品，化粧品又は医療機器を，それぞれ販売し，賃貸し，又は授与すること	
体外診断用医薬品	専ら疾病の診断に使用されることが目的とされている医薬品のうち，人又は動物の身体に直接使用されることのないもの	
指定薬物	中枢神経系の興奮若しくは抑制又は幻覚の作用を有する蓋然性が高く，かつ，人の身体に使用された場合に保健衛生上の危害が発生するおそれがある物（大麻，覚せい剤，麻薬及び向精神薬並	

	びにあへん及びけしがらを除く．）として，厚生労働大臣が指定するもの
希少疾病用医薬品又は希少疾病用医療機器	次の各号のいずれにも該当する医薬品又は医療機器であって，厚生労働大臣が指定するもの ① その用途に係る対象者の数が本邦において5万人に達しないこと（薬事法施行規則第251条） ② 申請に係る医薬品又は医療機器につき，製造販売の承認が与えられるとしたならば，その用途に関し，特に優れた使用価値を有することとなる物であること
治験	医薬品等の製造販売の承認を受けようとする者が，薬事法第14条第3項の規定により提出すべき資料のうち臨床試験の試験成績に関する資料の収集を目的とする試験の実施をいう

①当該薬剤の名称
②当該薬剤の有効成分の名称及びその分量
③当該薬剤の用法及び用量
④当該薬剤の効能又は効果
⑤その他当該薬剤を調剤した薬剤師がその適正な使用のために必要と判断する事項

調剤された薬剤を購入した者等から相談があった場合も，薬剤師が対面で，その適正使用のために必要な情報を提供しなければならない（第9条の2第2項，薬事法施行規則第15条の14）．

2．医薬品，医薬部外品，化粧品又は医療機器の製造販売業及び製造業

第12条，第12条の2又は第13条により，医薬品，医薬部外品，化粧品又は医療機器の種類に応じ，厚生労働大臣の許可を受けた者でなければ，これらの製造販売業又は製造業を行ってはならない（表2）．また，許可の基準に適合しないときは許可が与えられないことがあり，許可の更新期間の規定もある（薬事法施行令第3条，第10条）．処方せん医薬品とは，適切に選択されなければ，安全かつ有効に使用できないもの，重篤な副作用等のおそれがあるため，定期的に患者の状態を把握する必要があるもの，又は興奮作用，依存性等を併せ持つものであり，病院，診療所，薬局等へ販売する場合を除き，医師等からの処方せんの交付を受けた者以外の者に対して，正当な理由なく，販売を行ってはならないものとして，平成17年2月10日付厚生労働省告示第24号「薬事法第49条第1項の規定に基づき厚生労働大臣の指定する医薬品」により厚生労働大臣が指定した医薬品である（第49条第1項）．

医薬品等の製造販売をしようとする者は，品目ごとに厚生労働大臣の承認を受けなければならない（第14条第1項）．承認を受けようとする者は，厚生労働省令（薬事法施行規則第40条）で定めるところにより，申請書に臨床試験の試験成績に関する資料等を添付して申請しなければならず，当該資料は，医薬品の臨床試験の実施の基準に関する省令（平成9年厚生省令第28号．以下，「GCP省令」）等で定めるものに従って収集され，かつ，作成されたものでなければならない（第14条第3項，同法施行規則第43条）．

GCP省令はヘルシンキ宣言（昭和39年世界医師会総会で採択）に基づいており，その趣旨は，被験者の人権の保護，安全の保持及び福祉の向上を図り，治験の科学的な質及び成績の信頼性を確保することであり（GCP省令第1条），治験はこれに従って行われなければならない．GCP省令は，治験の準備，治験の管理，治験審査委員会（Institutional Review Board；IRB），実施医療機関，治験責任医師，及び被験者への文書による説明と同意の取得（インフォームドコンセント）等に関する規定により構成されている．

3．医薬品の販売業

薬局開設者又は医薬品の販売業の許可（表3）を受けた者でなければ，業として，医薬品を販売し，授与し，又は販売若しくは授与の目的で貯蔵し，若しくは陳列してはならない（第24条）．医薬品は，他の物と区別して貯蔵し，又は陳列しなければならない（第57条の2第1項）．

表2　医薬品等の製造販売業の許可の種類（薬事法第12条，薬事法施行令第3条）

医薬品，医薬部外品，化粧品又は医療機器の種類	許可の種類	許可の権者	有効期間
薬事法第49条第1項に規定する厚生労働大臣の指定する医薬品（処方せん医薬品）	第1種医薬品製造販売業許可	厚生労働大臣	5年
前項に該当する医薬品（処方せん医薬品）以外の医薬品	第2種医薬品製造販売業許可		
医薬部外品	医薬部外品製造販売業許可		
化粧品	化粧品製造販売業許可		
高度管理医療機器	第1種医療機器製造販売業許可		
管理医療機器	第2種医療機器製造販売業許可		
一般医療機器	第3種医療機器製造販売業許可		

　一般用医薬品とは，医薬品のうち，その効能及び効果において人体に対する作用が著しくないものであって，薬剤師その他の医薬関係者から提供された情報に基づく需要者の選択により使用されることが目的とされているもの，すなわち，その使用に処方せんを必要としない医薬品をいう（第25条）．一般用医薬品は，平成19年3月30日付厚生労働省告示第69号「薬事法第36条の3第1項第1号及び第2号の規定に基づき厚生労働大臣が指定する第1類医薬品及び第2類医薬品」により，そのリスクに応じて分類されており（表4），薬事法第57条の2第2項により，分類ごとに陳列しなければならない．登録販売者とは，一般用医薬品の販売又は授与に必要な資質を有することを確認するために都道府県知事が行う試験に合格し，登録を受けた者をいう（第36条の4）．薬局製造販売医薬品とは，薬局開設者が当該薬局における設備及び器具をもって製造し，当該薬局において直接消費者に販売し，又は授与する医薬品であって，厚生労働大臣の指定する有効成分以外の有効成分を含有しないものをいう（薬事法施行令第3条）．

4．医療機器の販売業，賃貸業及び修理業

　医療機器は，薬事法施行令別表第1で定められている（薬事法施行令第1条）．医療機器規制国際整合化会議（Global Harmonization Task Force；GHTF）で議論されている医療機器の国際的なクラス分類に基づき，日本においても，医療機器を高度管理医療機器，管理医療機器及び一般医療機器に区分している（平成16年7月20日付厚生労働省告示第298号「薬事法第2条第5項から第7項までの規定により厚生労働大臣が指定する高度管理医療機器，管理医療機器及び一般医療機器」）．また，この区分とは別に，医療機器のうち，平成16年7月20日付厚生労働省告示第297号「薬事法第2条第8項の規定により厚生労働大臣が指定する特定保守管理医療機器」により特定保守管理医療機器が指定されている．

　医療機器の薬事法上の規制を表5にまとめた．医療機器には医薬品の場合とは異なり，賃貸業又は修理業がある．高度管理医療機器又は特定保守管理医療機器の販売業又は賃貸業の許可を受けた者は，販売又は賃貸を実地に管理させるために，営業所ごとに管理者を

表3　医薬品の販売業（薬事法第24条～第27条，第30条，第31条，第34条）

許可の種類	定義	許可の権者	取扱い品目	管理者	有効期間
薬局（薬事法第4条，第7条）	薬剤師が販売又は授与の目的で調剤の業務を行う場所をいう．ただし，病院若しくは診療所又は飼育動物診療施設の調剤所を除く．	都道府県知事	医療用医薬品，一般用医薬品，薬局製造販売医薬品	薬剤師	6年
店舗販売業	一般用医薬品を，店舗において販売し，又は授与する業務	都道府県知事，政令市長又は特別区長	一般用医薬品（薬剤師不在の場合は第1類医薬品を除く）	店舗管理者（薬剤師又は登録販売者）	
配置販売業	一般用医薬品を，配置により販売し，又は授与する業務	都道府県知事	一般用医薬品（厚生労働大臣の定める基準に適合するもののみ）	区域管理者（薬剤師又は登録販売者）	
卸売販売業	医薬品を，薬局開設者，医薬品の製造販売業者，製造業者若しくは販売業者又は病院，診療所若しくは飼育動物診療施設の開設者その他厚生労働省令*で定める者に対し，販売し，又は授与する業務		医療用医薬品，一般用医薬品	営業所管理者（薬剤師又は取扱い品目により薬事法施行規則第154条で定める者）	

*薬事法施行規則第138条

表4　一般用医薬品の区分（薬事法第36条の3，第36条の5，第36条の6，同法施行規則第15条の4，第159条の14～第159条の17）

区分	販売等に従事する者	販売等する場合の情報提供	購入した者等から相談があった場合	販売形態
第1類医薬品（H2ブロッカー含有薬，一部の毛髪用薬等）	薬剤師	書面を用いて，適正使用のために必要な情報を対面で提供しなければならない	適正使用のために必要な情報を対面で提供しなければならない	対面販売
第2類医薬品（一部経過措置あり）（主なかぜ薬，解熱鎮痛薬，胃腸鎮痛鎮けい薬等）	薬剤師又は登録販売者	適正な使用のために必要な情報を対面で提供するよう努めなければならない		
第3類医薬品（ビタミンB・C含有保健薬，主な整腸薬，消化薬等）		規定なし		対面販売又は郵便等販売（都道府県知事への届出必要）

設置しなければならない（第39条の2）．医療機器の販売業者，賃貸業者又は修理業者には使用者等に対して情報提供の努力義務が規定されている（第40条の4）．

5．毒薬及び劇薬の取扱い

毒薬又は劇薬は，それぞれ毒性又は劇性が強いものとして厚生労働大臣が指定するものであり，薬事法施行規則別表第3のとおりである（薬事法施行規則第204条）．

薬事法第44条により，これらの直接の容器又は直接の被包には，毒薬においては，黒地に白枠，白字をもって，その品名及び「毒」の文字，劇薬においては，白地に赤枠，赤字をもって，その品名及び「劇」の文字が記載されていなければならない（図1）．また，譲渡手続きに関する規定があるが，これは医療従事者又は医薬品製造販売業者等への譲渡については適用されない（第46条）．毒薬又は劇薬は，他の物と区別して，貯蔵し，又は陳列しなければならず，さらに毒薬の保管場所については，施錠しなければならない（第48条）．また，宮城県内の医療機関において発生した事件を踏まえ，平成13年4月23日付医薬発第418号「毒薬等の適正な保管管理等の徹底について」により，毒薬の受払い簿等を作成し，帳簿と在庫現品の間で齟齬がないよう定期的に点検する等，適切な保管管理等について万全を期するとともに，盗難・紛失，及び不正使用等の事態が発生しないための措置の徹底を図ることとされている．毒薬又は劇薬の廃棄又は事故に係る薬事法上の規定はないが，廃棄にあたっては，他者に再利用されないような方法をとることが望ましい．

6．生物由来製品及び特定生物由来製品の取扱い

平成15年5月20日付厚生労働省告示第209号「厚生労働大臣が指定する生物由来製品及び特定生物由来製品」により，生物由来製品及び特定生物由来製品が指定されている（図2）．生物由来製品は，通常の医薬品等とし

表5　国際的なクラス分類に基づく医療機器の薬事法上の規制[1]

クラス分類	リスクによる医療機器の分類	薬事法上の区分	製造販売の承認（薬事法第14条第1項，第23条の2）	販売業又は賃貸業（薬事法第39条，第39条の3）**	修理業（薬事法第40条の2，同法施行令第54条）
クラスIV	患者への侵襲性が高く，不具合が生じた場合，生命の危険に直結する恐れがあるもの 例）ペースメーカー，中心静脈用カテーテル	高度管理医療機器	厚生労働大臣の承認が必要	都道府県知事の許可（有効期間6年）	厚生労働大臣の許可（有効期間5年）
クラスIII	不具合が生じた場合，人体へのリスクが比較的高いと考えられるもの 例）人工呼吸器，人工関節，コンタクトレンズ				
クラスII	不具合が生じた場合でも，人体へのリスクが比較的低いと考えられるもの 例）MRI，超音波診断装置，電子体温計，補聴器	管理医療機器	厚生労働大臣の承認が必要*	あらかじめ都道府県知事へ届出	
クラスI	不具合が生じた場合でも，人体へのリスクが極めて低いと考えられるもの 例）医療用メス，救急絆創膏，ガーゼ，X線フィルム	一般医療機器	不要	規定なし	

*指定管理医療機器（厚生労働大臣が基準を定めて指定する管理医療機器）は登録認証機関（品目ごとにその製造販売についての厚生労働大臣の登録を受けた者）による認証が必要．
**特定保守管理医療機器については，高度管理医療機器の規制に準じる．

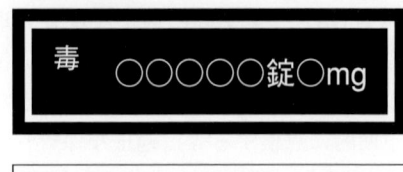

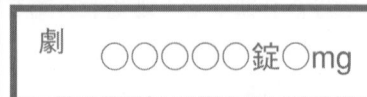

図1　毒薬または劇薬の表示例

ての取扱いに加えて，その感染のリスクに対応した安全対策が特別に講じられている．

これらの直接の容器等には，生物由来製品にあっては，白地に黒枠，黒字をもって「生物」の文字，特定生物由来製品にあっては，白地に黒枠，黒字をもって「特生物」の文字を記載し，さらに，製造番号又は製造記号，及び原材料である血液が採取された国の国名及び献血又は非献血の別等を記載しなければならない（第68条の3，同法施行規則第230条〜第233条）．

特定生物由来製品を使用する医師等は，その対象者に対し，特定生物由来製品の有効性及び安全性その他適正な使用のために必要な事項について説明を行い，その理解を得るよう努め（第68条の7），使用の対象者の氏名及び住所，特定生物由来製品の名称及び製造番号又は製造記号，使用した年月日等を記録し（第68条の9第3項，同法施行規則第238条），その使用した日から起算して少なくとも20年間，これを保存しなければならない（同法施行規則第241条第2項）．

7．指定薬物

違法な薬物の化学構造の一部を置き換えた物質はデザイナードラッグ又は脱法ドラッグ等と呼ばれ，元の薬物同様に健康被害を生じさせる可能性があるが，化学構造式が異なることから，違法薬物としての規制が及ばない．そこで，平成19年，薬事法に指定薬物という項目が新たに設けられ，これを医療等の用途以外の目的で製造，輸入，販売，授与，又は貯蔵若しくは陳列した場合は薬事法違反として罰せられることとなった（第76条の4，第83条の9）．指定手続きの特例により，指定薬物への指定は麻薬指定よりも短期間で行うことができる（第77条）．指定薬物は，薬事法第2条第14項に規定する指定薬物及び同法第76条の4に規定する医療等の用途を定める省令（平成19年厚生労働省令第14号）により指定されている．

8．希少疾病用医薬品及び希少疾病用医療機器

医療上の必要性が高いにもかかわらず，患

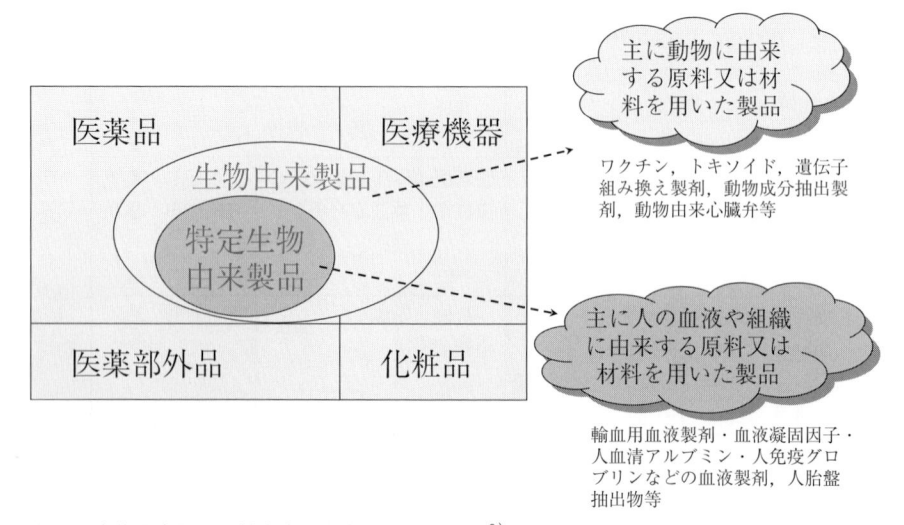

図2　生物由来製品・特定生物由来製品の概念図[2]

者数が少ないことから，研究開発の投資回収が難しく，十分な研究開発が進まない希少疾病用医薬品又は希少疾病用医療機器の開発を促進するために，研究開発促進制度がある．希少疾病用医薬品等の指定の要件は表1に示したとおりである（第77条の2）．国は試験研究を促進するのに必要な資金の確保に努め（第77条の2の2），税制上の措置を講ずることとされている（第77条の2の3）．HIV感染症，キャッスルマン病，骨髄異形成症候群等に対する治療薬等が実際に使用されている．

（濱田　武，畑　武生，西原雅美）

文　献

1) 厚生労働省：改正薬事法のポイント（2011年8月）http://www.pmda.go.jp/operations/shonin/info/iryokiki/iryoshinseisoudan/file/yakujihou_point2.pdf
2) 厚生労働省：医薬品・医療機器の適正な使用によりより安心のできる医療の提供を（2011年8月）http://www.mhlw.go.jp/qa/iyaku/yakujihou/dl/data.ppt

5. 毒物及び劇物取締法

法の趣旨と概要

　毒物及び劇物取締法（昭和25年法律第303号．以下，「毒劇法」）は，毒物及び劇物について，保健衛生上の見地から必要な取締を行うことを目的としている（第1条）．毒劇法で毒物とは別表第1に，劇物とは別表第2にあげるものであって，薬事法（昭和35年法律第145号）上の医薬品及び医薬部外品以外のものをいい，毒物のうち著しい毒性を有するものは特定毒物に指定され，別表第3にあげるものをいう（第2条）．これらには毒物及び劇物指定令（昭和40年政令第2号．以下，「指定令」）によって指定されているものも含む．これらの品目数を表1に示す．薬事法上の毒薬又は劇薬は医薬品であり，これらとは異なるものである．

　医療機関では主に検査部門や薬剤部門において毒劇物が扱われており，その取扱い体制は日本医療機能評価機構による評価項目となっている[1]．当時の厚生省からは毒劇物取扱いに関するガイドラインが出されている[2,3]．戦後，毒劇物を悪用した様々な事件が発生し，報道等ではその有害作用が際立つが，事件の裏には毒劇物の不適切な管理がある．一方，毒劇物には様々な分野において用途があり大変有用なものでもある．ここでは，主に医療機関における毒物及び劇物の取扱いの法的根拠について簡潔に述べる．

法が定める専門職, 機関, 施設が担う責務・役割と具体的な業務範囲

1. 毒劇法が定める資格

　第3条及び第3条の2により，毒物又は劇物を取扱う者が規定されている（表2）．特定毒物を使用できるのは特定毒物研究者又は特定毒物使用者のみであり，一般消費者向けの特定毒物は存在しない．表2の規定に違反した者は3年以下の懲役若しくは200万円以下の罰金に処される（第24条第1号）．その他，第22条第1項で規定する者は届出が必要な業務上取扱者とされ，それ以外の者で業務上毒物又は劇物を取扱う者は届出が不要な業務上取扱者とされている（第22条第5項）．医療機関においては後者に該当する．

　登録等に関する規定を表3に示す．製造業者又は輸入業者は，登録した品目以外の毒物

表1　毒物，劇物及び特定毒物の品目数（平成23年7月時点）

定　義	品目数	例
毒　物	109品目（毒劇法別表第1で27品目，指定令第1条で82品目）	黄燐，クラーレ，水銀，ニコチン，砒素等
劇　物	373品目（毒劇法別表第2で93品目，指定令第2条で280品目）	アクロレイン，アンモニア，塩化水素，過酸化水素，カリウム，クレゾール，クロロホルム，シクロヘキシミド，硝酸，水酸化ナトリウム，フェノール，ホルムアルデヒド，メタノール，硫酸等
特定毒物	19品目（毒劇法別表第3で9品目，指定令第3条で10品目）	四アルキル鉛，モノフルオール酢酸等

表2 毒劇法が定める資格等

		定義
毒物劇物営業者（毒劇法第3条）	毒物又は劇物の製造業者	毒物又は劇物を販売又は授与の目的で製造する者
	毒物又は劇物の輸入業者	毒物又は劇物を販売又は授与の目的で輸入する者
	毒物又は劇物の販売業者	毒物又は劇物を販売し，授与し，又は販売若しくは授与の目的で貯蔵し，運搬し，若しくは陳列する者
特定毒物研究者（毒劇法第3条の2）		学術研究のため特定毒物を製造し，輸入し，又は使用する者
特定毒物使用者（毒劇法第3条の2）		特定毒物を使用することができる者として品目ごとに政令*で指定する者
業務上取扱者	届出必要（毒劇法第22条第1項）	政令**で定める事業を行う者であってその業務上シアン化ナトリウム又は政令***で定めるその他の毒物若しくは劇物を取り扱う者
	届出不要（毒劇法第22条第5項）	毒物劇物営業者，特定毒物研究者及び毒劇法第22条第1項に規定する者以外の者であって厚生労働省令****で定める毒物又は劇物を業務上取り扱う者

*毒劇法施行令（昭和30年政令第261号）第1章～第5章
**毒劇法施行令第41条
***毒劇法施行令第42条
****毒劇法施行規則（昭和26年厚生省令第4号）第18条の2

表3 毒物または劇物を取扱う者の登録等に関する規定

		分類	登録等の権者	更新等
毒物劇物営業者（毒劇法第4条）	毒物又は劇物の製造業者	登録	厚生労働大臣	5年ごとに更新
	毒物又は劇物の輸入業者	登録	厚生労働大臣	5年ごとに更新
	毒物又は劇物の販売業者	登録	都道府県知事又は政令市長又は特別区長	6年ごとに更新
特定毒物研究者（毒劇法第6条の2）		許可	都道府県知事	規定なし
特定毒物使用者（毒劇法第3条の2）		指定	政令*又は都道府県知事	規定なし
届出必要業務上取扱者（毒劇法第22条第1項）		届出	都道府県知事	30日以内に届出

*毒劇法施行令第1章～第5章

又は劇物を製造し，又は輸入することはできない（第6条第2号）．販売業者は品目を登録する必要はない．医療機関等のような届出不要業務上取扱者は登録等を受ける必要はない．

毒物劇物取扱責任者の設置義務に係る規定を表4に示す．毒物劇物取扱責任者とは，毒物又は劇物を直接に取り扱う製造所，営業所又は店舗において，毒物又は劇物による保健衛生上の危害の防止に当たる者である（第7条第1項）．毒物劇物取扱責任者の氏名は設置又は変更後30日以内に届け出なければならない（第7条）．届出必要業務上取扱者は，第7条が準用されるため設置義務があるが（第22条第4項），届出不要業務上取扱者には設置義務はない．毒物劇物取扱責任者が行う

表4 毒物劇物取扱責任者の設置義務の有無

		毒物劇物取扱責任者の設置義務
毒物劇物営業者	毒物又は劇物の製造業者	有（毒劇法第7条）
	毒物又は劇物の輸入業者	有（毒劇法第7条）
	毒物又は劇物の販売業者	有（毒劇法第7条）
業務上取扱者	届出必要業務上取扱者	有（毒劇法第22条第4項，毒劇法第7条）
	届出不要業務上取扱者	無

業務内容については昭和50年7月31日付薬発第668号厚生省薬務局長通達「毒物劇物取扱責任者の業務について」により具体的に示されている．また，第8条では毒物劇物取扱責任者の資格及び絶対的欠格事由が定められている．

第8条〔毒物劇物取扱責任者の資格〕

　次の各号に掲げる者でなければ，前条の毒物劇物取扱責任者となることができない．
1　薬剤師
2　厚生労働省令*で定める学校で，応用化学に関する学課を修了した者
3　都道府県知事が行う毒物劇物取扱者試験に合格した者

2　次に掲げる者は，前条の毒物劇物取扱責任者となることができない．
1　18歳未満の者
2　心身の障害により毒物劇物取扱責任者の業務を適正に行うことができない者として厚生労働省令**で定めるもの
3　麻薬，大麻，あへん又は覚せい剤の中毒者
4　毒物若しくは劇物又は薬事に関する罪を犯し，罰金以上の刑に処せられ，その執行を終り，又は執行を受けることがなくなった日から起算して3年を経過していない者

*毒劇法施行規則第6条
**毒劇法施行規則第6条の2

2．譲渡手続き

第14条〔毒物又は劇物の譲渡手続〕

　毒物劇物営業者は，毒物又は劇物を他の毒物劇物営業者に販売し，又は授与したときは，その都度，次に掲げる事項を書面に記載しておかなければならない．
1　毒物又は劇物の名称及び数量
2　販売又は授与の年月日
3　譲受人の氏名，職業及び住所（法人にあっては，その名称及び主たる事務所の所在地）

2　毒物劇物営業者は，譲受人から前項各号に掲げる事項を記載し，厚生労働省令*で定めるところにより作成した書面の提出を受けなければ，毒物又は劇物を毒物劇物営業者以外の者に販売し，又は授与してはならない．

4　毒物劇物営業者は，販売又は授与の日から5年間，第1項及び第2項の書面を保存しなければならない．（抜粋）

*毒劇法施行規則第12条の2

　譲受する側が毒物劇物営業者である場合と，そうでない場合で手続きが異なる．毒物劇物営業者同士の場合は，譲渡する側が毒劇法第14条第1項各号に揚げる事項を書面に記載する（第14条第1項）．毒物劇物営業者以外の者に譲渡する場合は，譲受者から毒劇法第14条第1項各号に揚げる事項を記載し，押印した書面の提出を受ける（第14条第2項，毒劇法施行規則第12条の2）．医療機関が毒物又は劇物を購入する場合は後者に該当する．書面の記載又は提出を怠り毒劇物の授受を行った者は，3年以下の懲役若しくは200万円以下の罰金（第24条第4号），書面の保存を怠った場合は，30万円以下の罰金に処される（第25条第2号）．

第15条第1項〔毒物又は劇物の交付の制限等〕
　毒物劇物営業者は，毒物又は劇物を次に掲げる者に交付してはならない．
1　18歳未満の者
2　心身の障害により毒物又は劇物による保健衛生上の危害の防止の措置を適正に行うことができない者として厚生労働省令*で定めるもの
3　麻薬，大麻，あへん又は覚せい剤の中毒者

*毒劇法第12条の2の5

　第15条第1項各号に規定される者に毒物又は劇物を譲渡してはならない．この規定に違反した者は，3年以下の懲役若しくは200万円以下の罰金に処される（第24条第3号）．

　平成10年に和歌山県内において中毒事件が発生したこと等を受けて，当時の厚生省より通達が出された（平成10年7月28日付医薬発第693号「毒物及び劇物の適正な保管管理等の徹底について」，平成11年1月13日付医薬発第34号「毒劇物及び向精神薬等の医薬品の適正な保管管理及び販売等の徹底について」）．毒劇物の譲渡に当たっては，毒劇物の使用目的及び使用量が適切なものであるかについての確認を十分に行ったうえで，身分証明書等による譲受人の身元の確認による法令遵守の徹底が求められた．さらに，不審な者，使用目的があいまいな者等安全な取扱いに不安があると認められる者には販売せず，速やかに警察に通報することとされた．

3．保管管理

第12条〔毒物又は劇物の表示〕
　毒物劇物営業者及び特定毒物研究者は，毒物又は劇物の容器及び被包に，「医薬用外」の文字及び毒物については赤地に白色をもって「毒物」の文字，劇物については白地に赤色をもって「劇物」の文字を表示しなければならない．
2　毒物劇物営業者は，その容器及び被包に，左に掲げる事項を表示しなければ，毒物又は劇物を販売し，又は授与してはならない．
1　毒物又は劇物の名称
2　毒物又は劇物の成分及びその含量
3　厚生労働省令*で定める毒物又は劇物については，それぞれ厚生労働省令*で定めるその解毒剤の名称
4　毒物又は劇物の取扱及び使用上特に必要と認めて，厚生労働省令**で定める事項
3　毒物劇物営業者及び特定毒物研究者は，毒物又は劇物を貯蔵し，又は陳列する場所に，「医薬用外」の文字及び毒物については「毒物」，劇物については「劇物」の文字を表示しなければならない．

*毒劇法施行規則第11条の5
**毒劇法施行規則第11条の6

　第12条第1項及び第3項は医療機関等の業務上取扱者にも準用される（第22条第4項，第5項）．図1に表示例を示す．これらの表示をせず，又は虚偽の表示をした者は，3年以下の懲役若しくは200万円以下の罰金に処される（第24条第2号）．

　毒物及び劇物の保管又は運搬時においては，盗難又は紛失，及び飛散又は漏えいの防止措置を講じなければならない（第11条第1項〜第3項）．また，毒物及び劇物の誤飲による事故を防止するために，飲食物の容器として通常使用されるものをこれらの容器として用いてはならない（第11条第4項）．昭和52年3月26日付薬発第313号厚生省薬務局長通知「毒物及び劇物の保管管理について」において，具体的な防止措置が示されている．その趣旨は以下のとおりである．

①毒劇物を保管する場所は，その他の物と明確に区分された毒劇物専用のものとし，かぎをかけること
②保管する場所については，盗難防止のため敷地境界線から十分離すか又は一般の人が容易に近づけない措置を講ずること
③帳簿を設けて毒劇物の授受の管理，在庫量の定期的点検及び使用量の把握を行うこと

医薬用外毒物

医薬用外劇物

図1 毒物または劇物の保管場所における表示例
保管場所の表示には，直接の容器に規定されているような「毒物」，「劇物」の文字の色の指定はないが，一般的にはこのような表示がなされる．

4．廃棄
第15条の2〔廃棄〕
　毒物若しくは劇物又は第11条第2項に規定する政令*で定める物は，廃棄の方法について政令**で定める技術上の基準に従わなければ，廃棄してはならない．
　*毒劇法施行令第38条
　**毒劇法施行令第40条

　廃棄の方法に関する技術上の基準は毒劇法施行令第40条に示されており，その他，水質汚濁防止法（昭和45年法律第138号），大気汚染防止法（昭和43年法律第97号），下水道法（昭和33年法律第79号），及び廃棄物の処理及び清掃に関する法律（昭和45年法律第137号）等の関係諸法令も遵守しなければならない．昭和50年11月26日付薬発第1090号厚生省薬務局長通知「毒物及び劇物の廃棄の方法に関する基準について」により品目ごとに具体的な基準が示されており，これまでに9回の品目追加が行われた．廃棄に関する罰則規定が設けられており（第24条第5号），毒劇物の廃棄の方法がこれらの基準に適合せず，保健衛生上の危害が生ずるおそれがある場合は，都道府県知事等は廃棄された毒劇物の回収を命じることができる（第15条の3）．

5．事故
第16条の2〔事故の際の措置〕
　毒物劇物営業者及び特定毒物研究者は，その取扱いに係る毒物若しくは劇物又は第11条第2項に規定する政令*で定める物が飛散し，漏れ，流れ出，しみ出，又は地下にしみ込んだ場合において，不特定又は多数の者について保健衛生上の危害が生ずるおそれがあるときは，直ちに，その旨を保健所，警察署又は消防機関に届け出るとともに，保健衛生上の危害を防止するために必要な応急の措置を講じなければならない．
2　毒物劇物営業者及び特定毒物研究者は，その取扱いに係る毒物又は劇物が盗難にあい，又は紛失したときは，直ちに，その旨を警察署に届け出なければならない．
*毒劇法施行令第38条

　この条項は医療機関等の業務上取扱者にも準用される（第22条第4項，第5項）．これに違反した者は30万円以下の罰金に処される（第25条第3項）．

（畑　武生，西原雅美）

文　献
1) 財団法人日本医療機能評価機構：病院機能評価統合版評価項目 V6.0解説集，100，財団法人日本医療機能評価機構，東京，2009．
2) 厚生省：毒劇物盗難等防止マニュアル．
3) 厚生省：毒劇物盗難等防止ガイド．

6．あへん法

法の趣旨と概要

　あへん法（昭和29年法律第71号）は，医療及び学術研究の用に供するあへんの供給の適正を図るため，国があへんの輸入，輸出，収納及び売渡を行い，あわせて，けしの栽培並びにあへん及びけしがらの譲渡，譲受，所持等について必要な取締を行うことを目的とする（第1条）．この法律においてけしとは，パパヴェル・ソムニフェルム・エル，パパヴェル・セティゲルム・ディーシー及びその他のけし属の植物であって，厚生労働大臣が指定するもの，あへんとは，けしの液汁が凝固したもの及びこれに加工を施したもの（医薬品として加工を施したものを除く），けしがらとは，けしの麻薬を抽出することができる部分（種子を除く）をいう（第3条）．

　あへんそのものには臨床適用はなく，あへんを医薬品として加工したものは麻薬及び向精神薬取締法（昭和28年法律第14号．以下，「麻向法」）による規制の対象とされているため，あへん法の規制を受ける薬事法（昭和35年法律第145号）上の医薬品は存在しない．また，刑法（明治40年法律第45号）第2編第14章にあへん煙に関する罪（第136条〜第141条）が定められている．これは，あへんを吸煙用に加工したあへん煙の吸食，それを幇助する行為又はその未遂等を処罰するものであり，あへん煙については，あへん法の罰則と刑法の罪が重複している．そのため，第56条には，これらの罪を比較して，重きに従って処断すると規定されている．

　ところで，あへんが国家を滅亡させるほどの影響力を持っていることは，19世紀の史実が明らかにしている．一方，人類は古くからあへんを鎮痛の目的のために使ってきた．1803年にはドイツの薬剤師 F. Sertürner により，あへんから鎮痛作用をもつアルカロイドが単離され，ギリシャの「眠りの神モルヘウス」にちなんでモルヒネと名付けられたと言われている[1]．あへんには，20種類以上のアルカロイドが含まれており[2]，モルヒネ含量は7〜17％で最も多い[1]．モルヒネを合成することは難しいので，モルヒネは今もなお，あへんから得られるか，ケシの茎から抽出されている[2]．このように，あへんは鎮痛剤として重要な麻薬の原料となるものであり，現在，モルヒネ，コデイン及びパパベリン等が臨床的に使用されている．

法が定める専門職，機関，施設が担う責務・役割と具体的な業務範囲

1．あへん法が定める資格等

　けし，あへん又はけしがらを取扱う者等の定義を表1にまとめた．栽培の許可申請にあたり，けし耕作者又は甲種研究栽培者は，あらかじめ栽培地及び栽培面積並びにあへんの乾燥場及び保管場を定めて，厚生労働大臣の許可を受けなければならない．乙種研究栽培者は，栽培地及び栽培面積を定める必要はあるが，あへんの採取を行わないため，乾燥場及び保管場を定める必要はない（第12条，あへん法施行規則第3条）．けし栽培者には絶対的欠格事由が定められており，以下のいずれかに該当する者には許可が与えられない（第13条）．

①未成年者
②成年被後見人又は被保佐人
③麻薬，大麻又はあへんの中毒者

　一方，麻薬製造業者又は麻薬研究者には，麻向法第3条第2項に免許をうける要件及び同法第3条第3項に免許の制限に関する規定があるが絶対的欠格事由は定められていない．

表1　あへん法又は麻向法が定める資格等

		定　義	許可等の有効期間
けし栽培者（あへん法第3条，第12条）	けし耕作者	採取したあへんを国に納付する目的で，厚生労働大臣の許可を受けてけしを栽培する者	許可の日から1年以内の9月30日まで（あへん法第16条）
	甲種研究栽培者	あへんの採取を伴う学術研究のため，厚生労働大臣の許可を受けてけしを栽培する者	
	乙種研究栽培者	あへんの採取を伴わない学術研究のため，厚生労働大臣の許可を受けてけしを栽培する者	
麻薬製造業者（麻向法第2条）		厚生労働大臣の免許を受けて，麻薬を製造すること（麻薬を精製すること，及び麻薬に化学的変化を加えて他の麻薬にすることを含む．以下同じ）を業とする者	免許の日からその日の属する年の翌年の12月31日まで（麻向法第5条）
麻薬研究者（麻向法第2条）		都道府県知事の免許を受けて，学術研究のため，麻薬原料植物を栽培し，麻薬を製造し，又は麻薬，あへん若しくはけしがらを使用する者	
麻薬研究施設（麻向法第2条）		麻薬研究者が研究に従事する研究施設	

2．取扱い

けし，あへん又はけしがらの取扱いに関する規定について表2にまとめた．けし栽培者は，許可を受けた栽培地以外の場所で，又は許可を受けた栽培面積をこえて，けしを栽培した場合，けし耕作者又は甲種研究栽培者は，その採取したあへんを納付期限をこえて所持した場合は，それぞれ3年以下の懲役若しくは50万円以下の罰金に処される（第55条）．この他，あへん法第9条で「何人も，あへん又はけしがらを吸食してはならない」とされており，これに違反した者は，7年以下の懲役に処される（第52条の2）．

3．保管管理

第19条，同法施行規則第6条及び同法第36条により，あへん又はけしがら等の保管等について規定されている．あへんはかぎをかけた堅固な設備内に収めて保管することとされているが，けしがらの保管については，かぎをかけた設備内であれば堅固でなくてもよい．また，あへんであっても乾燥中のものは，保管に関してはけしがらと同様の扱いとなる．かぎをかけた堅固な設備内とは，重量な金庫内又は容易に移動できないように固定された金庫内等を指している．これらには罰則規定がある（第57条第2号，第58条）．

また，けし耕作者又は甲種研究栽培者は，許可を受けたあへんの乾燥場又は保管場以外の場所であへんを乾燥し，又は保管した場合も罰せられる（第17条第2項，第55条第2項）．栽培中のけしの管理についても規定があり，けしの結実後，これを刈り取るまでの期間は監視することとされている（あへん法施行規則第6条第1号）．

第39条〔帳簿〕

麻薬製造業者は，麻薬及び向精神薬取締法第37条第1項に規定する帳簿に次に掲げる事項を記載しなければならない．

1　譲り受け，麻薬の製造のために使用し，又は廃棄したあへんの数量及びその年月日
2　輸入し，輸出し，譲り渡し，譲り受け，麻薬の製造のために使用し，又は廃棄したけしがらの数量及びその年月日
3　けしがらの輸入，輸出，譲渡し又は譲受けの相手方の氏名又は名称及び住所
4　第37条において準用する第20条の規定により届け出たあへん又はけしがらの数量

2　麻薬研究者は，麻薬及び向精神薬取締法第40条第1項に規定する帳簿に次に掲げる事項を記載しなければならない．

表2 けし, あへん又はけしがらの取扱いに関する規定

	けし栽培者			麻薬製造業者	麻薬研究施設の設置者	麻薬研究者
	けし耕作者	甲種研究栽培者	乙種研究栽培者			
けしの栽培（あへん法第4条）	可			不可		
あへんの採取（あへん法第5条）	可		不可			
あへんの輸出又は輸入（あへん法第2条, 第6条第1項）	不可（国又は国の委託を受けた者のみ可）					
けしがらの輸出又は輸入（あへん法第6条第2項, 第3項, 同法施行規則第1条）	可（厚生労働大臣の許可が必要）					
あへんの譲渡又は譲受（あへん法第2条, 第7条第1項）	国への譲渡のみ可	不可		国からの譲受のみ可		不可
けしがらの譲渡又は譲受（あへん法第7条第2項, 第3項, 第21条第1項）	けし栽培者, 麻薬製造業者又は麻薬研究施設の設置者への譲渡, 又はこれらからの譲受は可（譲渡又は譲受から15日以内に厚生労働大臣への届出が必要）					不可
あへんの所持（あへん法第8条第1項〜第4項）	採取したあへんのみ国への納付期限まで可	不可		国から売渡を受けたあへんのみ可		
けしがらの所持（あへん法第8条第5項）	可					

1 新たに管理に属し, 又は管理を離れたあへん又はけしがらの数量及びその年月日
2 研究のために使用したあへん又はけしがらの数量及びその年月日
3 第37条において準用する第20条の規定により届け出たあへん又はけしがらの数量

麻向法第37条第1項及び同法第40条第1項により, 麻薬製造業者及び麻薬研究者は, 帳簿を備え, 麻向法により指定されている麻薬の授受, 事故等の事項を記載しなければならないが, その管理しているあへん又はけしがらについても同様に記載が必要である. あへんに関する事項は, 別に帳簿を設けて記載するのではなく, 麻薬の帳簿に記載する. あへん法第39条第1項第4号又は第2項第3号にある「あへん法第37条において準用する第20条の規定」とは, 事故の届出に関するものである（後述）. なお, 帳簿に記載をせず, 又は虚偽の記載をした者に対して罰則規定がある（第57条第4号）. 一方, けし栽培者については, 帳簿に関する規定はない.

4. 収納及び売渡

あへん法が定めるあへんの流通経路を図1に示す. 第2条にあるように, あへんは国の専売品である. 国内においてけし耕作者がけしを栽培することができる面積は減少の一途を辿り, 平成22年度はわずか3アール（300m^2）となっている（平成22年9月30日付厚生労働省告示第360号「平成22年10月1日から平成23年9月30日までの期間におけるあへん法第11条に規定する区域及び面積」）. そのため, 国内のあへん自給率はきわめて低

く，ほとんどがインド政府から輸入したものである．

5．廃棄

あへんを廃棄するには，厚生労働大臣の許可が必要である（第10条）．許可を受けることなくあへんを廃棄した者は，第57条第1号により罰せられる．なお，乙種研究栽培者はあへんを所持することが認められていないため，あへんを廃棄することはない．けしがらを廃棄するには，あらかじめ廃棄の日時，場所及び方法を都道府県知事に届け出なければならない（第21条，第38条，あへん法施行規則第8条第2項，第3項）．

6．事故

所有するあへん又はけしがらにつき，滅失，盗難，紛失その他の事故が生じたときは，すみやかに，その数量，その他事故の状況を明らかにするために必要な事項を厚生労働大臣に届け出なければならない（第20条，第37条）．虚偽の届出をした者，又は届出を怠った者に対して罰則規定が設けられている（第57条第3号，第58条）．麻薬製造業者又は麻薬研究者は，事故により届け出たあへん又はけしがらの数量を麻薬の帳簿に記載しなければならない（第39条第1項第4号，第2項第3号）．

7．半期報告書又は年度報告書の届出

麻薬製造業者は，1月から6月まで及び7月から12月までの期間ごとに，その期間の満了後15日以内に，あへん又はけしがらの収支に係る事項を厚生労働大臣に届け出なければならない（第40条第1項）．麻薬研究者は，毎年11月30日までに，前年の10月1日からその年の9月30日までの間の，あへん又はけしがらの収支に係る事項を都道府県知事に届け出なければならない（第40条第2項）．届出をせず，又は虚偽の届出をした者は，あへん法第59条第1号により罰せられる．けし栽培者については，これらの規定はない．

（畑　武生，西原雅美）

文　献

1) 田中千賀子，加藤隆一編：NEW 薬理学，改訂第5版，363，東京，2007.
2) 高折修二，福田英臣，赤池昭紀，石井邦雄監訳：グッドマン・ギルマン薬理書，第11版，693，東京，2007.

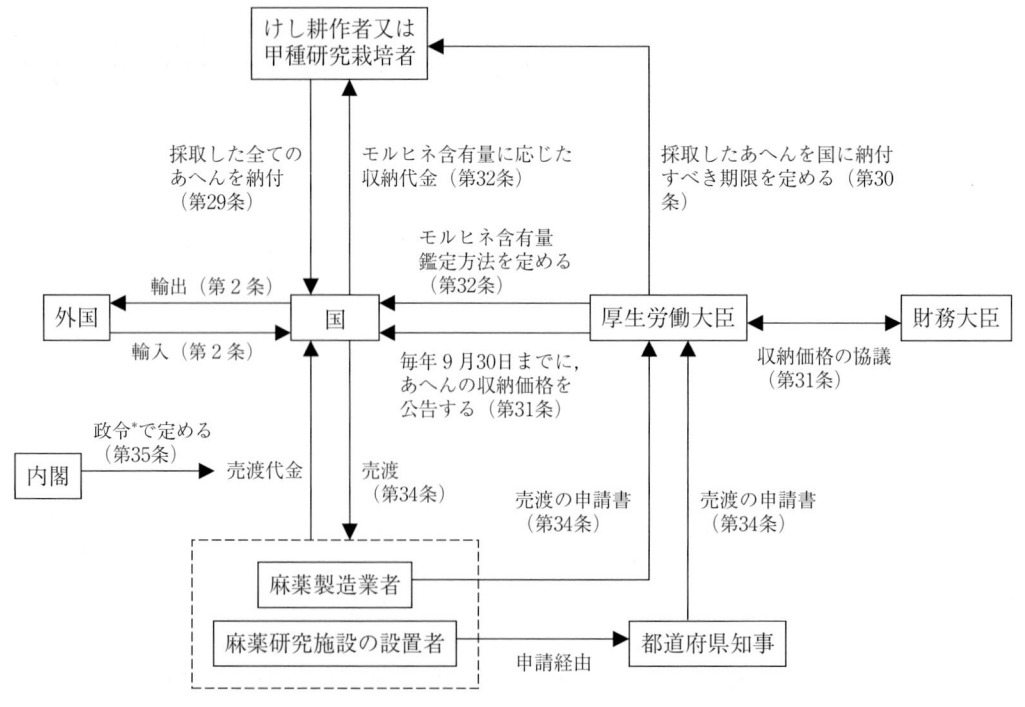

図1　あへん法が定めるあへんの流通経路

＊あへんの売渡価格を定める政令（昭和29年政令第281号）

7. 覚せい剤取締法

法の趣旨と概要

　覚せい剤取締法（昭和26年法律第252号）の目的は，覚せい剤の濫用による保健衛生上の危害を防止するため，覚せい剤及び覚せい剤原料の輸入，輸出，所持，製造，譲渡，譲受及び使用に関して必要な取締を行うことである（第1条）．この法律で覚せい剤とは，フェニルアミノプロパン（別名アンフェタミン），フェニルメチルアミノプロパン（別名メタンフェタミン）及び各その塩類，これらと同種の覚せい作用を有する物であって政令で指定するもの（平成23年7月時点で該当するものなし）又はこれらのいずれかを含有する物をいい，覚せい剤原料とは，別表に揚げる物（覚せい剤原料を指定する政令（平成8年政令第23号）で指定されている物も含む）をいう（第2条）．

　覚せい剤は，シンナー等の有機溶剤と共に，戦後に国内で急速に濫用が増加した．最近の日本における年間の薬物事犯検挙人員のうち約80％が覚せい剤取締法違反であり，依然として覚せい剤の濫用が薬物濫用の大部分を占めている[1]．

　メタンフェタミンの使用により陶酔感，多幸感等が現れるが，これらの症状には急速に耐性が形成される．一方，幻覚，妄想又は錯乱等の統合失調症様の症状は，次第に増強するようになり，この現象は逆耐性と言われる．また，覚せい剤中止後も統合失調症様の症状が突然再発するフラッシュバックという現象が起こる．

　メタンフェタミンは，臨床で鎮咳薬や麻酔時の血圧降下時等に使用されているエフェドリンから化学的に合成できる．エフェドリンが一般用医薬品として広く入手できるために発生したと考えられる平成22年の覚せい剤密造事件を受けて，販売における購入理由の確認等の徹底が求められた（平成23年5月13日付薬食監麻発第513001号「プソイドエフェドリン塩酸塩等を含有する一般用医薬品の販売時における購入理由の確認等について」）．

　覚せい剤取締法の規制を受けるもので，現在，医薬品として使用されているものに覚せい剤原料のN・α-ジメチル-N-2-プロピニルフェネチルアミン（別名セレギリン）があり，当時の厚生省により，病院等における覚せい剤原料取扱いに関するガイドラインが策定されている[2]．覚せい剤中毒患者に接する可能性がある精神科医にとっても，覚せい剤取締法の知識は必要であろう．

法が定める専門職，機関，施設が担う責務・役割と具体的な業務範囲

1．覚せい剤取締法が定める資格等

　覚せい剤取締法が定める資格等を表1に示す．これらの指定を受けるにあたり，指定の要件を満たす必要はあるが（第3条，第30条の2），絶対的欠格事由又は指定の制限等は定められていない．

2．取扱い

　覚せい剤又は覚せい剤原料の取扱いに関する規定を，それぞれ表2又は表3に示す．なお，医薬品である覚せい剤原料については，表3に示す者以外に，その所持，譲渡，譲受又は使用の禁止が解除されている者が存在する（図1）．

　取扱いに係る違反行為に対してそれぞれ罰則規定が設けられている．表2の使用，表3の輸入又は輸出，又は製造の規定に違反した

表1　覚せい剤取締法が定める資格等

	定義（覚せい剤取締法第2条）	指定権者（第3条，第30条の2）	有効期間（覚せい剤取締法第6条，第30条の5）
覚せい剤製造業者	覚せい剤を製造すること，及びその製造した覚せい剤を覚せい剤施用機関又は覚せい剤研究者に譲り渡すことを業とすることができるもの	厚生労働大臣	指定の日からその翌年の12月31日まで
覚せい剤施用機関	覚せい剤の施用を行うことができる病院又は診療所	都道府県知事	
覚せい剤研究者	学術研究のため，覚せい剤を使用することができ，また，厚生労働大臣の許可を受けた場合に限り覚せい剤を製造することができるもの		
覚せい剤原料輸入業者	覚せい剤原料を輸入することを業とすることができ，又は業務のため覚せい剤原料を輸入することができるもの	厚生労働大臣	指定の日から4年を経過した日の属する年の12月31日まで
覚せい剤原料輸出業者	覚せい剤原料を輸出することを業とすることができるもの		
覚せい剤原料製造業者	覚せい剤原料を製造することを業とすることができ，又は業務のため覚せい剤原料を製造することができるもの		
覚せい剤原料取扱者	覚せい剤原料を譲り渡すことを業とすることができ，又は業務のため覚せい剤原料を使用することができるもの	都道府県知事	
覚せい剤原料研究者	学術研究のため，覚せい剤原料を製造することができ，又は使用することができるもの		

者は，10年以下の懲役に処される（第41条の3）．覚せい剤研究者が厚生労働大臣の許可を受けることなく覚せい剤の施用等を行った場合，又は覚せい剤原料の所持，譲渡及び譲受又は使用の規定に違反した場合は，7年以下の懲役に処される（第41条の4）．厚生労働大臣が定めた数量をこえて，覚せい剤を製造した覚せい剤製造業者，又は医薬関係者以外の者に対して覚せい剤に関する広告を行った者は，3年以下の懲役若しくは50万円以下の罰金に処される（第41条の5）．その他，未遂罪，違反の幇助を行った者等も罰せられる．

3．譲渡証及び譲受証

覚せい剤を譲り渡し，又は譲り受ける場合には，譲渡人は譲渡証を，譲受人は譲受証を相手方に交付し，当該覚せい剤の譲受又は譲渡の日から2年間保存しなければならない（第18条）．覚せい剤施用機関において診療に従事する医師又は覚せい剤研究者が覚せい剤を施用のため交付する場合は，譲渡証及び譲受証を交わすことの規定はないが，交付を受ける者の住所，氏名，年齢，施用方法及び施用期間を記載した書面に当該医師の署名をして，これを同時に交付しなければならない（第20条第4項，第7項）．

覚せい剤原料を譲渡又は譲受する場合についても，同様の規定がある（第30条の10）．医師，歯科医師又は獣医師が施用のため医薬品である覚せい剤原料を交付する場合，薬局開設者又は病院等の開設者が当該施設の薬剤師が調剤した医薬品である覚せい剤原料を譲り渡す場合及び覚せい剤原料輸入業者又は覚せい剤原料輸出業者が輸入し又は輸出する場合は，譲渡証及び譲受証を交わす必要はない．

譲渡証若しくは譲受証を交付せず，又はこ

表2 覚せい剤の取扱いに関する規定

	覚せい剤製造業者	覚せい剤施用機関	覚せい剤研究者
輸入又は輸出（覚せい剤取締法第13条）	不可		
所持（覚せい剤取締法第14条）	可．その他，業務上の補助者及び運送の業務に従事する者も可	可（開設者，管理者，医師，交付を受けた者，業務上の補助者，交付を受ける者の看護に当たる者）	可．その他，覚せい剤研究者から交付を受けた者及び業務上の補助者も可
製造（覚せい剤取締法第15条）	可（厚生労働大臣が定めた数量まで）	不可	可（厚生労働大臣の許可が必要）
譲渡（覚せい剤取締法第17条，第20条第1項〜第3項，第5項）	可（覚せい剤施用機関又は覚せい剤研究者に対してのみ）	可（医師が覚せい剤施用機関の覚せい剤を覚せい剤中毒者でない他人に施用のため交付する場合）	可（他人に施用のため厚生労働大臣の許可を受けて交付する場合，その他，厚生労働大臣の許可を受けた場合）
譲受（覚せい剤取締法第17条）		可（覚せい剤製造業者から譲受する場合のみ）．その他，医師から交付を受ける者も可	可（覚せい剤製造業者から譲受する場合及び厚生労働大臣の許可を受けた場合のみ）．その他，覚せい剤研究者から交付を受ける者も可
使用（覚せい剤取締法第19条，第20条第1項〜第3項，第5項）	可（製造のため）	可（医師が覚せい剤施用機関の覚せい剤を覚せい剤中毒者でない他人に施用のため及び医師から交付を受けた者が施用のため）	可（厚生労働大臣の許可を受けて他人に施用又は研究のため及び覚せい剤研究者から交付を受けた者が施用のため）
広告（覚せい剤取締法第20条の2）	可（医薬関係者等向けのみ）		

れに虚偽の記載をした場合は，1年以下の懲役若しくは20万円以下の罰金に処され，これらの保存を怠った者も罰せられる（第42条第3号，第16号，第42条の2第2号，第5号）．

4．保管管理

覚せい剤は，施設内におけるかぎをかけた堅固な場所において保管しなければならない（第22条）．覚せい剤製造業者については，別に覚せい剤保管営業所及び管理する薬剤師を定めて厚生労働大臣に届け出た場合は，覚せい剤保管営業所においても保管することができ，これらの間で相互に保管換することも可能である．

覚せい剤原料は，施設又は住所内におけるかぎをかけた場所において保管しなければならない（第30条の12）．覚せい剤原料輸入業者，覚せい剤原料輸出業者，覚せい剤原料製造業者又は覚せい剤製造業者にあっては，あらかじめ厚生労働大臣に，覚せい剤原料取扱者にあっては，あらかじめ都道府県知事に届け出た場所においても保管することができる．

これらの保管に関する規定に違反した場合は罰せられる（第42条第6号，第17号）．なお，覚せい剤原料の保管に当たっては，かぎ

7. 覚せい剤取締法

表3　覚せい剤原料の取扱いに関する規定

	覚せい剤原料輸入業者	覚せい剤原料輸出業者	覚せい剤原料製造業者又は覚せい剤製造業者	覚せい剤原料取扱者	覚せい剤原料研究者又は覚せい剤研究者
輸入（覚せい剤取締法第30条の6）	可（厚生労働大臣の許可が必要）	不可			
輸出（覚せい剤取締法第30条の6）	不可	可（厚生労働大臣の許可が必要）	不可		
所持（覚せい剤取締法第30条の7）	可				
製造（覚せい剤取締法第30条の8）	不可		可	不可	可
譲渡又は譲受（覚せい剤取締法第30条の9）	これらの相互の間において可				
使用（覚せい剤取締法第30条の11）	不可		可		

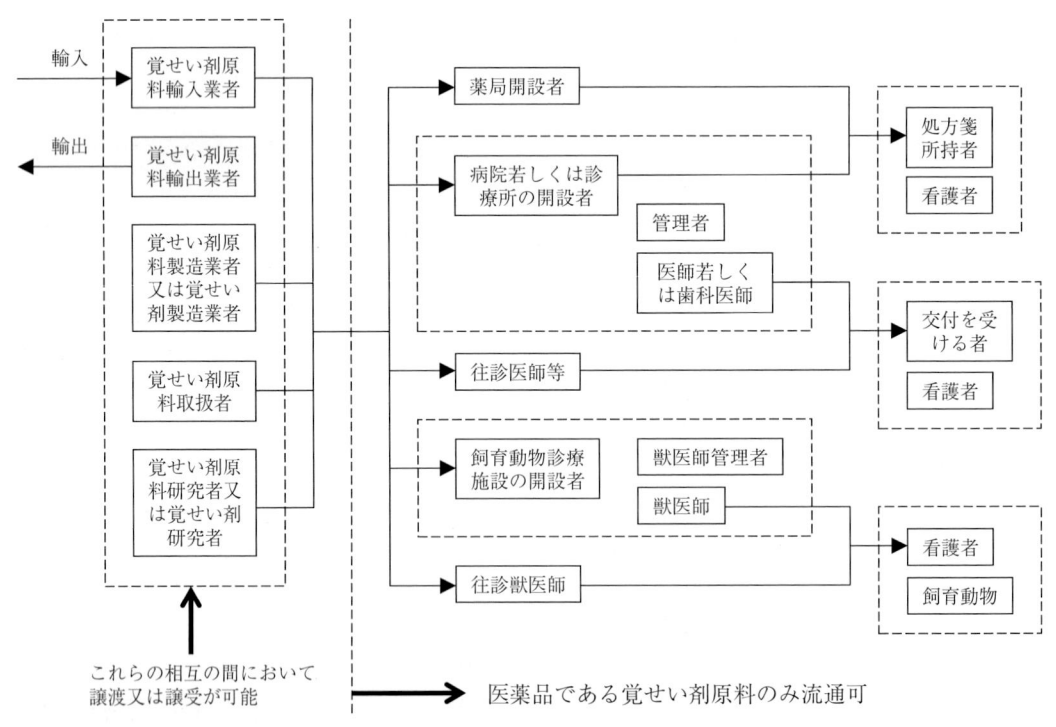

輸入又は輸出を行うには厚生労働大臣の許可が必要である．これらの業務上の補助者，運送の業務に従事する者又は薬局，病院若しくは診療所において調剤に従事する薬剤師も覚せい剤原料の所持が認められている．

図1　覚せい剤取締法が定める覚せい剤原料の流通経路（第30条の6，第30条の7，第30条の9）

をかけた場所であれば堅固である必要はないが，覚せい剤事犯の増加を受けて出された通知（昭和51年2月10日付薬麻第68号「覚せい剤原料の取扱いについて」）により以下の対応を施すことが求められている．
①取扱責任者をおいて管理体制を明確にし，所有する覚せい剤原料を常時把握することに努めるなど管理に万全を期すること
②取扱いの規模に応じて扉を金属性にし，堅固なかぎを設け，窓には鉄格子を入れるなど容易に外部から侵入されない設備にするほか，非常ベル装置若しくは赤外線警報装置などの防犯装置を設置することが望ましいこと

5．帳簿

覚せい剤の帳簿に関する規定は以下の通りである．
（第28条）〔帳簿〕
覚せい剤製造業者，覚せい剤施用機関の管理者及び覚せい剤研究者は，それぞれその製造所若しくは覚せい剤保管営業所，病院若しくは診療所又は研究所ごとに帳簿を備え，左に掲げる事項を記入しなければならない．
　1　製造し，譲り渡し，譲り受け，保管換し，施用し，施用のため交付し，又は研究のため使用した覚せい剤の品名及び数量並びにその年月日
　2　譲渡又は譲受の相手方の氏名（法人にあってはその名称）及び住所並びに製造所若しくは覚せい剤保管営業所，覚せい剤施用機関又は研究所の名称及び所在場所
　3　第23条（事故の届出）の規定により届出をした覚せい剤の品名及び数量
2　前項に規定する者は，同項の帳簿を最終の記入をした日から2年間保存しなければならない．

覚せい剤原料の帳簿に関する規定は以下の通りである．
（30条の17）〔帳簿〕
覚せい剤原料輸入業者又は覚せい剤原料輸出業者は，それぞれその業務所ごとに帳簿を備え，次に掲げる事項を記入しなければならない．
　1　輸入し，輸出し，譲り渡し，又は譲り受けた覚せい剤原料の品名及び数量並びにその年月日
　2　覚せい剤原料の輸入又は輸出の相手方の氏名又は名称及び住所
　3　第30条の14（事故の届出）の規定により届出をした覚せい剤原料の品名及び数量
2　覚せい剤原料製造業者，覚せい剤製造業者，覚せい剤原料取扱者，覚せい剤原料研究者又は覚せい剤研究者は，それぞれその業務所，製造所又は研究所ごとに帳簿を備え，次に掲げる事項を記入しなければならない．
　1　製造し，譲り渡し，譲り受け，又は業務若しくは研究のため使用した覚せい剤原料の品名及び数量並びにその年月日
　2　第30条の14の規定により届出をした覚せい剤原料の品名及び数量
3　前2項に規定する者は，前2項の帳簿を最終の記入をした日から2年間保存しなければならない．（一部改変）

帳簿の備付けをせず，又は帳簿の記入をせず，若しくは虚偽の記入をした場合，又は帳簿の保存を怠った者は，譲渡証等の規定に違反した場合と同じく罰せられる（第42条第11号，第22号，第42条の2第3号，第6号）．医薬品である覚せい剤原料を使用する病院又は診療所の管理者等は覚せい剤原料の帳簿記載の義務はないが，通達により記載することが求められており（昭和30年9月22日付発薬第133号「覚せい剤取締法及び覚せい剤取締法施行規則の一部改正について」），さらに，事故に関する届出の義務が定められていることからも（後述），帳簿を備付け，記載することは必須であろう．

6．廃棄

覚せい剤又は覚せい剤原料を廃棄しようと

するときは，都道府県知事に届け出て当該職員の立会の下に行わなければならない（第22条の2，第30条の13）．医薬品である覚せい剤原料を廃棄しようとするときも同様である．

医師等から施用のため覚せい剤又は覚せい剤原料の交付を受けた患者等に対しては，これらの廃棄に関する規定はない．また，これらの交付を受けた患者等から病院の開設者等への譲渡は認められていないので，不要となった覚せい剤等は交付を受けた患者等自らが廃棄しなければならない．但し，交付を受けた患者等が行う覚せい剤等の廃棄を病院の開設者等が補助することは差し支えない．

廃棄の規定に違反した者に対しても，罰則規定が設けられている（第42条第7号，第18号）．

7．事故

覚せい剤を喪失し，盗み取られ，又はその所在が不明となったときは，すみやかにその覚せい剤の品名及び数量その他事故の状況を明らかにするため必要な事項を，覚せい剤製造業者にあっては厚生労働大臣に，覚せい剤施用機関の管理者又は覚せい剤研究者にあっては都道府県知事にそれぞれ届け出なければならない（第23条）．覚せい剤原料に係る事故が発生した場合も同様に，覚せい剤原料輸入業者，覚せい剤原料輸出業者，覚せい剤原料製造業者又は覚せい剤製造業者にあっては厚生労働大臣に，その他の者にあっては都道府県知事に届け出なければならない（第30条の14）．

事故の届出をせず，又は虚偽の届出をした場合も，罰則規定が設けられている（第42条第8号，第19号）．

8．四半期報告書又は年度報告書の届出

覚せい剤製造業者は，1月から3月まで，4月から6月まで，7月から9月まで及び10月から12月までの期間ごとに，覚せい剤の収支に関する事項をその期間の満了後15日以内に，厚生労働大臣に報告しなければならない（第29条）．覚せい剤施用機関の管理者又は覚せい剤研究者は，毎年12月15日までに，前年の12月1日からその年の11月30日までに譲り受け，施用し，施用のため交付し，又は研究のため使用し，若しくは製造した覚せい剤の品名及び数量並びにその年の11月30日において管理し又は所有した覚せい剤の品名及び数量を都道府県知事に報告しなければならない（第30条）．

報告をせず，又は虚偽の報告をした場合も，罰則規定が設けられている（第42条第12号，第13号）．なお，覚せい剤原料については，年間報告書等の届出義務はない．

（畑　武生，西原雅美）

文　献

1）法務省：平成22年版犯罪白書（平成23年8月）http://hakusyo1.moj.go.jp/jp/57/nfm/mokuji.html
2）厚生省：病院・診療所・飼育動物診療施設・薬局における覚せい剤原料取扱いの手引き，2000．

8．大麻取締法

法の趣旨と概要

　大麻及びその製品は，大麻取締法（昭和23年法律第124号）によりその栽培及び使用等が規制されている．この法律で「大麻」とは，大麻草（カンナビス・サティバ・エル）及びその製品をいう（第1条）．但し，大麻草の成熟した茎及びその製品（樹脂を除く．）並びに大麻草の種子及びその製品は大麻の定義からは除外される．大麻草の茎は麻繊維の原料として利用されている．

　大麻草は精神作用を発現するカンナビノイドを含有し，その主成分はΔ^9-テトラヒドロカンナビノール（THC）である．大麻と言う用語は，一般的には大麻草の花穂及び葉の乾燥品である乾燥大麻（マリファナ），樹液を圧縮した固形状の大麻樹脂，又はマリファナや大麻樹脂を溶剤で溶かし抽出した液体大麻を指している．マリファナは欧米諸国において最も多く濫用され，日本においても大麻濫用の拡大が表面化してきており，大きな社会問題となっている[1]．

　大麻については，麻薬や向精神薬のような濫用薬物としての側面だけでなく，農産物としての側面も有しているため，麻薬の取締りとは切り離されて規制されている．また，現在日本では，大麻取締法の規制を受ける医薬品は存在しないため医療機関では直接的には関係がないが，医師法（昭和23年法律第201号）又は薬剤師法（昭和35年法律第146号）により，「公衆衛生の向上及び増進に寄与し，もって国民の健康な生活を確保すること」とされている医師又は薬剤師にとって，知っておかなければならない法律の1つである．

法が定める専門職，機関，施設が担う責務・役割と具体的な業務範囲

1．大麻取締法が定める資格

　大麻取締法では，大麻栽培者と大麻研究者について定められており，これらを大麻取扱者という（表1）．大麻を取扱うことが認められているのは大麻取扱者のみである．但し，大麻取扱者であっても，第2条で規定されている目的（表1）以外の目的で取扱うことは認められていない．

2．免許

　大麻取扱者の免許に関する規定を表2に示

表1　大麻取締法が定める資格（第2条）

		定　義
大麻取扱者	大麻栽培者	繊維若しくは種子を採取する目的で，大麻草を栽培する者
	大麻研究者	大麻を研究する目的で大麻草を栽培し，又は大麻を使用する者

表2　大麻取扱者の免許に関する規定（第5条第1項，第8条）

		免許権者	有効期間
大麻取扱者	大麻栽培者	都道府県知事	免許の日からその年の12月31日まで
	大麻研究者		

す．大麻取扱者の免許を受けるための要件は定められていないが，絶対的欠格事由が定められており，以下のいずれかに該当する者には大麻取扱者の免許が与えられない（第5条第2項）．

① 麻薬，大麻又はあへんの中毒者
② 禁錮以上の刑に処せられた者
③ 成年被後見人，被保佐人又は未成年者

大麻取扱者免許を受けようとする者は，次に掲げる事項を記載した申請書を都道府県知事に提出しなければならない（大麻取締法施行規則第2条）．

① 申請者の住所，氏名若しくは名称及び生年月日（法人については生年月日を除く）
② 栽培地の数，位置及び面積
③ 大麻研究者にあっては研究目的及び履歴書

大麻取扱者免許に関する事項は，都道府県ごとに大麻取扱者名簿に登録される（第6条）．登録される事項は以下のように規定されている（大麻取締法施行規則第3条）．

① 登録番号及び登録年月日
② 住所地，氏名若しくは名称及び生年月日（法人については生年月日を除く）
③ 大麻栽培者又は大麻研究者の別
④ 栽培地の数，位置及び面積又は研究目的
⑤ 免許証の再交付の事由及び年月日
⑥ 登録のまっ消の事由及び年月日

大麻取締法においては，麻薬及び向精神薬取締法（昭和28年法律第14号．以下，「麻向法」）上の麻薬管理者（麻向法第2条第19号），又は毒物及び劇物取締法（昭和25年法律第303号．以下，「毒劇法」）上の毒物劇物取扱責任者（毒劇法第7条）に相当する者等の規定はない．

大麻取扱者免許証を譲り渡し，又は貸与した者は1年以下の懲役又は20万円以下の罰金に処される（第25条第1項第2号）．

3．取扱い

大麻取扱者でなければ大麻を所持し，栽培し，譲り受け，譲り渡し，又は研究のため使用してはならない（第3条）．大麻取扱者であっても，大麻をその所持する目的以外の目的に使用してはならない（第3条第2項）．これらの規定に違反して大麻を使用した者は5年以下の懲役に処される（第24条の3第1項第1号）．

大麻の取扱いに関する規定について表3にまとめた．大麻の授受を行うにあたって，譲渡者と譲受者の間で書面を交わすことの規定はない．但し，譲り渡すには大麻栽培者は都道府県知事，大麻研究者は厚生労働大臣の許可が必要である（第13条，第14条，第16条第1項）．何人も，大麻から製造された医薬品を施用し，又は施用のため交付すること，施用を受けること，大麻に関する広告を行うこと（医薬関係者等を対象としたものは除く）は禁止されている（第4条第1項第2号，第3号，第4号）．これは，人を対象として大麻を用いた研究を行うことが禁止されている

表3 大麻の取扱いに関する規定

	大麻栽培者	大麻研究者
所持	可	
栽培	可	
譲り受け	大麻栽培者から可	大麻栽培者及び大麻研究者から可
譲り渡し	大麻栽培者及び大麻研究者へ可（都道府県知事の許可が必要）	大麻研究者へ可（厚生労働大臣の許可が必要）
研究のため使用	不可	可
輸入又は輸出	不可	可（厚生労働大臣の許可が必要）
広告	医薬関係者等を対象として行う場合のみ可（大麻取扱者以外の者も可）	

ということを意味しており，現在は，大麻の臨床適用もない．これらの規定に違反して，大麻から製造された医薬品を施用し，若しくは交付し，又はその施用を受けた者は5年以下の懲役に（第24条の3第1項第2号），大麻に関する広告をした者は1年以下の懲役又は20万円以下の罰金に処される（第25条第1項第1号）．また，営利の目的で違反したのであればさらに刑が重くなる（第24条の3第2項）．一方，動物実験に大麻を使用することは可能である．単一成分としてのTHCは麻向法上の麻薬に指定されており，麻薬研究者（麻向法第2条第20号）として使用することが可能である．なお，ここでいう医薬品は，薬事法（昭和35年法律第145号）上の医薬品の定義とは異なるものである．大麻の輸入又は輸出に関しては，大麻研究者が厚生労働大臣の許可を受けた上でのみ可能である（大麻取締法第4条第1項第1号）．大麻の輸入又は輸出の許可を受けようとする大麻研究者は，厚生労働大臣に申請書を提出しなければならない（第4条第2項）．申請書に記載すべき事項は以下のとおりである（大麻取締法施行規則第1条）．
①申請者の氏名及び住所
②免許証の番号及び免許年月日
③輸入し，又は輸出しようとする大麻の品名及び数量
④輸出者又は輸入者の氏名又は住所（法人にあっては，その名称及び主たる事務所所在地）
⑤輸入又は輸出の期間
⑥輸送の方法
⑦輸入港名又は輸出港名

　第14条に，「大麻栽培者は，大麻をその栽培地外へ持ち出してはならない．但し，都道府県知事の許可を受けたときは，この限りでない．」とある．第1条の定義により，成熟した茎又は種子は大麻の定義からは除外されるため，この条文を言い換えれば，大麻草の花穂及び葉等を全て切り離した後の成熟した茎又は種子は，都道府県知事の許可を受けることなくその栽培地外へ持ち出すことが可能ということである．なお，この規定に違反した者は5年以下の懲役に処される（第24条の3第1項第3号）．また，種子は大麻の定義から除外されてはいるが，大麻取扱者以外の者が発芽させ，栽培を行えば第24条第1項により7年以下の懲役に処される．

　大麻の譲渡しの許可を受けようとする大麻研究者が，厚生労働大臣に提出する申請書に記載すべき事項は次のとおりである（第16条第2項，大麻取締法施行規則第5条）．
①申請者の氏名及び住所
②免許証の番号及び免許年月日
③譲り渡そうとする大麻の品名及び数量
④譲渡先
⑤譲渡しの理由

4．保管管理

　第16条の2　大麻研究者は，その研究に従事する施設に帳簿を備え，これに次に掲げる事項を記載しなければならない．

　1　採取し，譲り受け，又は廃棄した大麻の品名及び数量並びにその年月日
　2　研究のため使用し，又は研究の結果生じた大麻の品名及び数量並びにその年月日
2　大麻研究者は，前項の帳簿を，最終の記載の日から2年間，保存しなければならない．

　大麻研究者には，保管管理している大麻について，帳簿を設けて受払い，廃棄，研究の結果生じた大麻の数量を記録し，保存する義務がある．この規定に違反して帳簿を備えず，又は帳簿に記載せず，若しくは虚偽の記載をした者，又は帳簿の保存をしなかった者は10万円以下の罰金に処される（第26条第3号，第4号）．一方，大麻栽培者には，栽培している大麻草について，帳簿を設けて記録する大麻取締法上の義務は定められていない．

　大麻の保管については，麻向法上の麻薬，又は薬事法上の毒薬のように，その他の物と

明確に区分された保管場所にすること，又はかぎをかけた堅固な設備内に貯蔵すること等の規定はない．また，毒劇法上の毒物又は劇物や，薬事法上の毒薬又は劇薬のような，表示に関する規定も定められていない．

5．年報届

第15条　大麻栽培者は，毎年の1月30日までに，左に掲げる事項を都道府県知事に報告しなければならない．
1　前年中の大麻草の作付面積
2　前年中に採取した大麻草の繊維の数量

第17条　大麻研究者は，毎年1月30日までに，左に掲げる事項を都道府県知事に報告しなければならない．
1　前年の初めに所持した大麻の品名及び数量
2　前年中の大麻草の作付面積
3　前年中に採取し，又は譲り受けた大麻の品名及び数量
4　前年中に研究のため使用した大麻の品名及び数量並びに研究の結果生じた大麻の品名及び数量
5　前年の末に所持した大麻の品名及び数量

大麻栽培者及び大麻研究者共に，前年の初めから前年の末までの間について，大麻に関する年報届の義務がある．帳簿を設けて大麻の数量管理を行う義務がある大麻研究者については，大麻栽培者よりも項目が多く，大麻に関する前年度の収支も報告しなければならない．これらの規定による報告をせず，若しくは虚偽の報告をした者は1年以下の懲役又は20万円以下の罰金に処される（第25条第1項第3号）．

（畑　武生，西原雅美）

文　献

1）法務省：平成22年版犯罪白書（平成23年8月）
http://hakusyo1.moj.go.jp/jp/57/nfm/mokuji.html

9. 麻薬及び向精神薬取締法

法の趣旨と概要

　麻薬及び向精神薬取締法（昭和28年法律第14号）は，麻薬及び向精神薬の輸入，輸出，製造，製剤，譲渡し等について必要な取締りを行うとともに，麻薬中毒者について必要な医療を行う等の措置を講ずること等により，麻薬及び向精神薬の濫用による保健衛生上の危害を防止し，もって公共の福祉の増進を図ることを目的とする（第1条）．

　第2条により，麻薬とは，別表第1に揚げる物（麻薬，麻薬原料植物，向精神薬及び麻薬向精神薬原料を指定する政令（平成2年政令第238号．以下，「指定令」）第1条により指定されている物も含む），向精神薬とは，別表第3に揚げる物（指定令第3条により指定されている物も含む）をいう．向精神薬はさらに，その乱用の危険性及び医療上の有用性の程度により第1種〜第3種の3群に分類されている（麻向法施行令第3条，第4条）．

　代表的な麻薬であるモルヒネ等は，強力な鎮痛作用を有することから，医療用麻薬として臨床適応があり，各種癌における鎮痛には欠かすことができない物である．しかし，臨床適応を超えてこれらを不適切に連用すると，精神及び身体依存を発現する．一旦，身体依存が形成されると，急激な休薬等により退薬症候が誘発される．

　薬物濫用防止に関する国際規範として，昭和36年の麻薬に関する単一条約（昭和39年条約第22号）及び向精神薬に関する条約（平成2年条約第7号）が締結されており，加盟各国に対してこれらに基づく規制を行うよう求めている．医療機関における医療用麻薬等の取扱いに関するマニュアルが厚生労働省により策定されている[1〜4]．

法が定める専門職，機関，施設が担う責務・役割と具体的な業務範囲

1．麻向法が定める資格等

　麻向法が定める資格等を表1にまとめた．都道府県を異にする複数の麻薬診療施設で麻薬を施用等する場合は，各都道府県で麻薬施用者の免許を受ける必要がある．麻薬取扱者及び向精神薬営業者には免許の制限に関する規定があるが（第3条，第50条），絶対的欠格事由は定められていない．

2．取扱い

　麻薬及び向精神薬の取扱いに関する規定を表2に，麻向法が定める麻薬及び向精神薬の流通経路の概要を，それぞれ図1及び図2に示す．麻薬の施用等の規定（第27条第1項）に反した者は，7年以下の懲役に処される（第66条の2）．無許可で麻薬を輸出入，製造，製剤又は小分けした場合，及び医療関係者等以外の者に広告した場合（第69条），若しくは無許可で向精神薬を輸出入した場合及び医療関係者以外の者に向精神薬を広告した場合（第70条第15号，第16号，第18号）も罰せられる．

　ジアセチルモルヒネ（別名ヘロイン）は，モルヒネの誘導体であり，その薬理作用及び中毒性はモルヒネより強力である．身体及び精神依存性が非常に高く，さらに，これらは他の麻薬よりも急速に形成され，酷烈な禁断症状に襲われる．そのため，厚生労働大臣の許可を受けた上での研究目的以外の取扱いは絶対的に禁止されている（第12条）．この規定に反した者は，10年以下の懲役に処される（第64条の3）．

表1 麻向法が定める資格等

資格等（麻向法第2条）			免許等の権者（麻向法第3条，第50条）	免許等の要件（麻向法第3条）	免許等の有効期間（麻向法第5条，第50条の2）
麻薬取扱者	麻薬営業者	麻薬輸入業者	厚生労働大臣	医薬品の製造販売業の許可を受けている者	免許の日からその日の属する年の翌年の12月31日まで
		麻薬輸出業者		医薬品の製造販売業又は販売業の許可を受けている者であって，自ら薬剤師であるか又は薬剤師を使用している者	
		麻薬製造業者		医薬品の製造販売業及び製造業の許可を受けている者	
		麻薬製剤業者			
		家庭麻薬製造業者		医薬品の製造業の許可を受けている者	
		麻薬元卸売業者	都道府県知事	薬局開設の許可を受けている者又は医薬品の販売業の許可を受けている者であって，自ら薬剤師であるか若しくは薬剤師を使用しているもの	
		麻薬卸売業者			
		麻薬小売業者		薬局開設の許可を受けている者	
	麻薬施用者			医師，歯科医師又は獣医師	
	麻薬管理者			医師，歯科医師，獣医師又は薬剤師	
	麻薬研究者			学術研究上麻薬原料植物を栽培し，麻薬を製造し，又は麻薬，あへん若しくはけしがらを使用することを必要とする者	
向精神薬取扱者	向精神薬営業者	向精神薬輸入業者	厚生労働大臣		免許の日から5年
		向精神薬輸出業者			
		向精神薬製造製剤業者			
		向精神薬使用業者			
		向精神薬卸売業者	都道府県知事		免許の日から6年
		向精神薬小売業者			
	病院等の開設者		免許等不要		
	向精神薬試験研究施設設置者		厚生労働大臣又は都道府県知事の登録		

3．譲受証及び譲渡証

第32条により，麻薬営業者（麻薬小売業者を除く）は，麻薬を譲り渡す場合には，譲受人との間で，譲渡証及び譲受証を交わし，これらの交付を受けた者において，それぞれ2年間保存しなければならない．これらに違反した者は，罰せられる（第70条第6号～第9号）．

医療従事者が施用のため患者に麻薬を譲り渡すとき，及びその麻薬を施用する必要がな

表2　麻薬及び向精神薬の取扱いに関する規定

取扱い	取扱いの禁止及び制限が解除される者	取扱いの許可等に係る規定
麻薬の輸入（麻向法第13条，第14条）	麻薬輸入業者，自己の疾病の治療の目的で携帯して輸入する者	厚生労働大臣の許可が必要
麻薬の輸出（麻向法第17条，第18条）	麻薬輸出業者，自己の疾病の治療の目的で携帯して輸出する者	
麻薬の製造（麻向法第20条，第21条）	麻薬製造業者，麻薬研究者	厚生労働大臣の許可が必要（麻薬研究者は不要）
家庭麻薬の製造（麻向法第20条，第21条）	麻薬製造業者，麻薬製剤業者，家庭麻薬製造業者，麻薬研究者	
麻薬の製剤又は小分け（麻向法第22条，第23条）	麻薬製造業者，麻薬製剤業者，麻薬研究者	
麻薬の施用，麻薬又は麻薬処方せんの交付（麻向法第27条第1項）	麻薬施用者，麻薬研究者（施用のみ），患者（施用のみ）	規定なし
麻薬の所持（麻向法第28条）	麻薬取扱者（家庭麻薬製造業者はコデイン及びジヒドロコデインのみ），麻薬診療施設の開設者，麻薬研究施設の設置者，患者及びその家族	
麻薬の広告（麻向法第29条の2）	医薬関係者等が対象であれば可能	
向精神薬の輸入（麻向法第50条の8，第50条の9，同法施行規則第27条，第28条）	向精神薬輸入業者，自己の疾病の治療の目的で携帯して輸入する者（患者），向精神薬試験研究施設設置者，その他	厚生労働大臣の許可が必要（向精神薬輸入業者は第1種向精神薬輸入時のみ必要．患者は不要）
向精神薬の輸出（麻向法第50条の11～第50条の14，同法施行規則第30条，第31条）	向精神薬輸出業者，自己の疾病の治療の目的で携帯して輸出する者（患者），向精神薬試験研究施設設置者，その他	厚生労働大臣の許可が必要（向精神薬輸出業者は第1種向精神薬輸出時のみ必要で，第2種向精神薬輸出時は届出が必要．患者は不要．特定地域の輸出の特例がある）
向精神薬の製造（麻向法第50条の15第1項，同法施行規則第35条）	向精神薬製造製剤業者，向精神薬試験研究施設，病院等	規定なし
向精神薬に化学的変化を加えて向精神薬以外の物にすること（麻向法第50条の15第2項）	向精神薬製造製剤業者，向精神薬使用業者，向精神薬試験研究施設	
向精神薬の広告（麻向法第50条の18）	医薬関係者等が対象であれば可能	

くなった患者が医療従事者に譲り渡すときは，譲受証又は譲渡証を交付する必要はない．麻向法施行規則第9条の2により，麻薬小売業者間において麻薬の譲渡・譲受を行う場合も不要である．向精神薬の譲渡・譲受についてもこれらの規定はない．

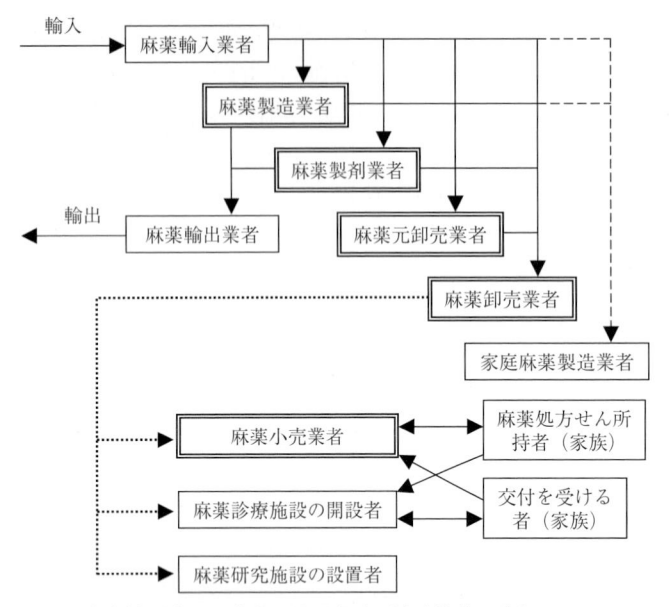

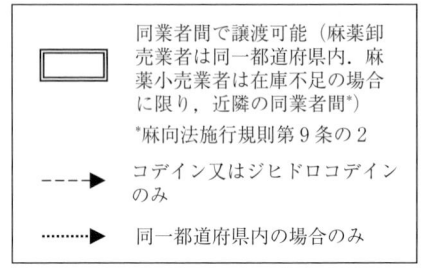

図1 麻向法が定める麻薬の流通経路（麻向法第24条）

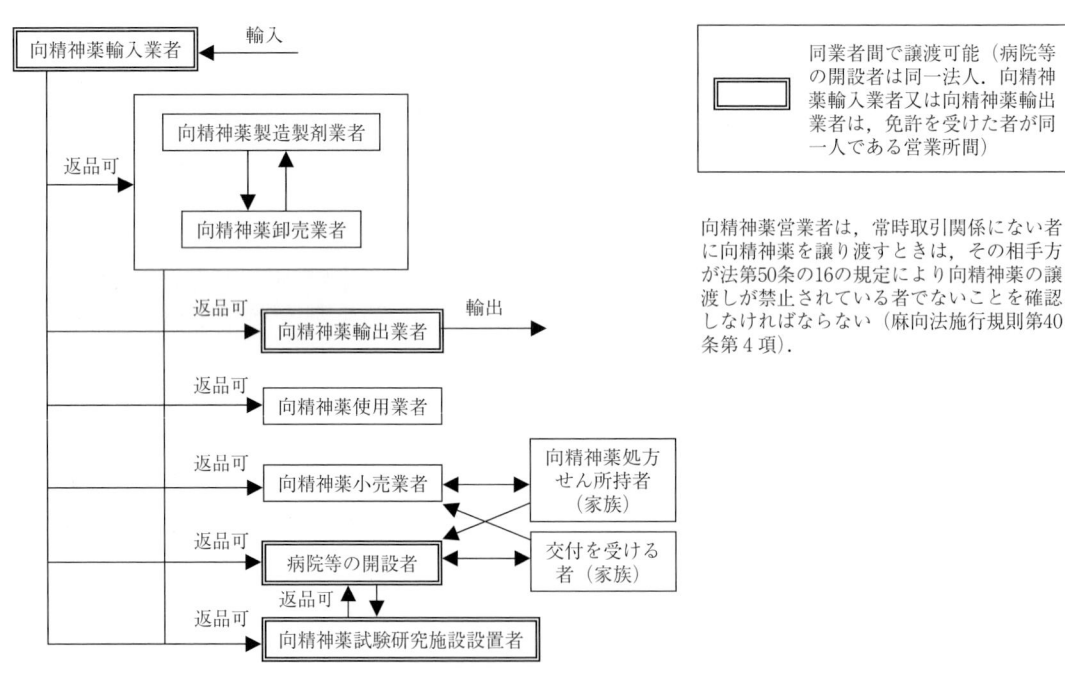

同業者間で譲渡可能（麻薬卸売業者は同一都道府県内．麻薬小売業者は在庫不足の場合に限り，近隣の同業者間*）
*麻向法施行規則第9条の2

- - - - ▶ コデイン又はジヒドロコデインのみ

·······▶ 同一都道府県内の場合のみ

麻薬の流通は原則として一方通行であるが，麻薬の交付を受けた患者が，麻薬を使用する必要がなくなった場合においては，麻薬小売業者又は麻薬診療施設の開設者に譲り渡すことができる．

図2 麻向法が定める向精神薬の流通経路（麻向法第50条の16，同法施行規則第36条）

同業者間で譲渡可能（病院等の開設者は同一法人．向精神薬輸入業者又は向精神薬輸出業者は，免許を受けた者が同一人である営業所間）

向精神薬営業者は，常時取引関係にない者に向精神薬を譲り渡すときは，その相手方が法第50条の16の規定により向精神薬の譲渡しが禁止されている者でないことを確認しなければならない（麻向法施行規則第40条第4項）．

4．保管管理

2人以上の麻薬施用者が診療に従事する麻薬診療施設の開設者は，麻薬管理者1人を置かなければならない．但し，その開設者が麻薬管理者である場合は，この限りでない．麻薬管理者又は麻薬研究者は，当該麻薬診療施設又は研究施設において施用し，若しくは施用のため交付し，又は研究のため自己が使用する麻薬をそれぞれ管理しなければならない（第33条）．麻薬は，当該施設内において，麻薬以外の医薬品（覚せい剤を除く）と区別し，かぎをかけた堅固な設備内に貯蔵して保

管しなければならない（第34条）．これらに違反した者は，罰せられる（第70条第9号）．

向精神薬営業者には，向精神薬取扱責任者を置く義務があるが（第50条の20），向精神薬を取扱う病院等の開設者には，向精神薬取扱責任者又は麻薬管理者に相当する者を置く義務はない．但し，これは，病院等の開設者には向精神薬の取扱いについての規制がないことを意味するものではなく，第50条の21により，向精神薬の濫用を防止するための必要な措置を講じることが求められている．具体的には，向精神薬は，当該施設内で保管し，向精神薬に関する業務に従事する者が実地に盗難の防止につき必要な注意をする場合を除き，かぎをかけた設備内で行わなければならないとされている（麻向法施行規則第40条）．

5．麻薬処方せん

麻薬施用者は，麻薬を記載した院外処方せんを交付するときは，下記の事項を記載して，記名押印又は署名をしなければならない．院内処方せんには，⑤，⑥及び⑧に掲げる事項を記載することを要しない（医師法施行規則（昭和23年厚生省令第47号）第21条，歯科医師法施行規則（昭和23年厚生省令第48号）第20条，麻向法第27条第6項，同法施行規則第9条の3）．
①患者の氏名，年齢又は生年月日
②麻薬の品名，分量，用法，用量
③自己の氏名
④麻薬施用者の免許証の番号
⑤患者の住所
⑥処方せんの使用期間（有効期間）
⑦処方せんの発行の年月日
⑧麻薬業務所の名称及び所在地

麻薬処方せんの保存期間については，院外処方せんの場合は3年間（薬剤師法（昭和35年法律第146号）第27条，保険薬局及び保険薬剤師療養担当規則（昭和32年厚生省令第16号）第6条）であり，院内処方せんの場合は，医療法（昭和23年法律第205号）第21条第1項第9号及び医療法施行規則（昭和23年厚生省令第50号）第20条第10号により，2年間とあるが，実質は3年間となっている（保険医療機関及び保険医療養担当規則（昭和32年厚生省令第15号）第9条）．麻薬処方せんに虚偽の記載をした者，及び偽造し又は変造した者は罰せられる（第70条第3号，第14号）．

6．帳簿

麻薬の帳簿に関しては，麻向法第37条〜第40条において定められている．帳簿に記載する項目は業種により異なるが，概ね共通して麻薬の収支に係る事項となっており，最終の記載の日から2年間保存しなければならない．帳簿を備えず，又は帳簿に記載をせず，若しくは虚偽の記載をした者及び保存をしなかった者は罰せられる（第70条第11号，第12号）．

向精神薬の収支に係る事項の記録については，麻向法第50条の23及び同法施行規則第42条に規定されている．向精神薬営業者（向精神薬小売業者を除く）及び向精神薬試験研究施設設置者が記録する事項は概ね共通しており，第3種向精神薬については，譲り渡し，譲り受け，又は廃棄について記載する必要はない．向精神薬小売業者又は病院等の開設者は，第3種向精神薬，患者に譲り渡した向精神薬，向精神薬が不要になった患者等から譲り受けた向精神薬及びその後廃棄した向精神薬については記載する必要はない．向精神薬の記録は，記録の日から2年間保存しなければならない．記録をせず，又は虚偽の記録をした者及び保存をしなかった者は罰せられる（第72条第8号，第9号）．

ここでは業種をまとめて簡約に記したが，業種により禁止されている行為に関しては，当然のことながら帳簿への記載又は記録の対象外となることを付記しておく．

7．施用に関する記録

麻薬施用者は，麻薬を施用し，又は施用のため交付したときは，診療録に次の事項を記

載しなければならない（第41条，医師法施行規則第23条）．虚偽の記載をした者及び記載をしなかった者は罰せられる（第70条第13号，第71条）．向精神薬についても同様に次の事項を記載しなければならない（③の「麻薬」とあるのは「向精神薬」と読み替える）．
①患者の氏名及び住所，性別及び年齢
②病名，主要症状
③施用し，又は施用のため交付した麻薬の品名及び数量
④施用又は交付の年月日

8．廃棄

麻薬の廃棄には以下の3通りある．廃棄した麻薬に関する事項は帳簿に記載しなければならない．麻薬経皮吸収型製剤の施用後（貼付途中で剥がれたものを含む）のものは通常の廃棄物として適切に処理し，届出又は廃棄の記録等は不要である．

A．陳旧麻薬等の廃棄（第29条）

変質又は調剤過誤等により使えなくなった麻薬を廃棄しようとする者は，あらかじめ麻薬廃棄届（麻向法施行規則第10条）を都道府県知事に届け出て，当該職員の立会いの下に行わなければならない．これに違反した者は罰せられる（第70条第4号）．

B．調剤された麻薬の廃棄（第35条第2項）

調剤された麻薬で，施用中止となった麻薬，施用中止となった麻薬を患者（家族）から譲り受けた場合，アンプルカット後に施用中止となった麻薬等を廃棄する場合は，麻薬管理者が他の職員の立会いの下に行い，30日以内に，調剤済麻薬廃棄届（麻向法施行規則第12条の6）を都道府県知事に届け出なければならない．虚偽の届出をした者及び届出をしなかった者は罰せられる（第70条第10号，第71条）．

C．麻薬注射剤の施用残液等の廃棄

麻薬注射剤の施用残液及び点滴注射等に麻薬注射剤を注入して用いたものの残液等は，届け出ることなく麻薬管理者が他の職員立会いの下に廃棄することができる．

向精神薬の廃棄については，帳簿の項で記したように，廃棄した向精神薬の記録の義務はあるが，届出に関する規定はない．

9．事故

麻薬の減失等の事故が生じたときは，すみやかに麻薬事故届（麻向法施行規則第12条の5）を，各免許権者宛，届け出なければならない（第35条第1項）．虚偽の届出をした者及び届出をしなかった者は罰せられる（第70条第10号，第71条）．

下表に掲げる数量以上の向精神薬につき事故が生じたときは，同様に向精神薬事故届（麻向法施行規則第41条）を届け出なければならない（第50条の22）．罰則規定もある（第72条第7号）．

末，散剤，顆粒剤	100グラム又は100包
錠剤，カプセル剤，坐剤	120個
注射剤	10アンプル又は10バイアル
内用液剤	10容器
経皮吸収型製剤	10枚

10．半期報告書又は年度報告書等の届出

麻薬営業者（麻薬小売業者を除く）は半期ごとに，その期間の満了後15日以内に，麻薬小売業者，麻薬管理者又は麻薬研究者は，毎年11月30日までに，前年の10月1日からその年の9月30日までの麻薬の収支について，各麻薬取扱者の免許権者宛，それぞれ報告する義務がある（第42条～第49条）．これらには罰則規定がある（第72条第2号）．

向精神薬輸入業者，向精神薬輸出業者，向精神薬製造製剤業者，向精神薬使用業者及び向精神薬試験研究施設設置者は，毎年2月末日までに，向精神薬の収支に関する事項を免許等権者に届け出なければならない（第50条の24）．これらには罰則規定がある（第73条の2第2号）．向精神薬卸売業者，向精神薬小売業者及び病院等の開設者には届出の義務

はない．

11. メチルフェニデート製剤の取扱い

メチルフェニデート製剤は，不適正使用及び偽造処方せん等による不正入手等が問題となり，平成19年10月26日に「うつ」に係る効能効果が削除され，その取扱いが厳格化された（平成19年10月26日付薬食総発第1026001号／薬食審査発第1026002号／薬食安発第1026001号／薬食監麻発第1026003号「塩酸メチルフェニデート製剤の使用にあたっての留意事項について」）．現在，メチルフェニデート製剤の流通管理については，以下のとおりとなっている．

① 有識者（医師，薬剤師，法律の専門家等）からなる第三者委員会を設置
② 医師・医療機関・薬局ごとに適正使用がなされるか否か同委員会で検討し，リスト化
③ 販売は，リスト化された医師・医療機関・薬局に限定
④ 薬局は調剤前に処方せん発行医師・医療機関がリストに掲上されているか確認．リストに無い場合は，調剤を拒否して，製造販売業者へ連絡

（畑　武生，西原雅美）

文　献

1）厚生労働省：病院・診療所における麻薬管理マニュアル，2011.
2）厚生労働省：薬局における麻薬管理マニュアル，2011.
3）厚生労働省：病院・診療所における向精神薬取扱いの手引，2011.
4）厚生労働省：薬局における向精神薬取扱いの手引，2011.

10. 地域保健法

法の趣旨と概要

1.「保健所法」の制定

明治7年3月に長与専斎は76条からなる医制を公布した．その第1条から第11条に衛生行政機構の大要が示された．全国7区に分け，衛生局を設置し，医務取締（医師・薬舗主・家畜医等）を地域の第一線機関として専門職が対応する体制が整えられた．さらに，明治12年には中央衛生会・地方衛生会が設けられ，各府県には衛生課，各町村には公選による衛生委員が置かれ民主的な公衆衛生体制が布かれた．

しかしながら，太政官体制に代わり内閣制度が発足し（明治18年），明治19年に地方衛生会，衛生課，衛生委員が廃止され，明治26年に地方の衛生行政は警察部に移管される．伝染病患者への早期の対応を目的とするとともに，中央集権体制への移行を意味していた．これらは，長与らがヨーロッパで学んだ地方における公衆衛生体制が"より柔軟で，自律的な方式"が築かれていった事と対照的である．

昭和10年に都市保健館（東京）が設置され，昭和12年には保健所法（昭和12年4月5日法律第42号）が制定，昭和13年には厚生省が設置され，また，国立公衆衛生院，農村保健館（所沢）が設置された．当時は，結核対策及び乳児死亡への対策が衛生行政にとっての大きな課題であり，保健所を中心に取組がなされることとなった．

昭和13年の発足当時には49であった保健所は，昭和15年には139，昭和17年には239と次第に増加し，昭和19年には公立健康相談所，簡易保険健康相談所，健康保険健康相談所，小児結核予防所が保健所に統合され，その数は合計770ヵ所となり全国の保健所網が完成された（保健所数については，平成3～4年の852ヵ所をピークとして，平成23年4月時点で495ヵ所（47都道府県373保健所，19指定都市50保健所，41中核市41保健所，8政令市8保健所，23特別区23保健所）となっている（表1））．

第2次世界大戦後は外地からの引揚者等の帰国による外来感染症の流行も大きな課題となり，昭和20年9月にはGHQ（連合国軍最高司令官総司令部）により覚書（SCAP-IN48）「公衆衛生対策に関する件」が出され，感染症患者の把握，医療・公衆衛生従事者の把握，医療・衛生関連施設の評価，公衆衛生関係法規の妥当性の検討，感染症のサーベイランス体制の確立，感染症患者（及び疑似症患者）の検診・隔離・入院，予防接種・昆虫駆除，上下水道・汚物処理施設の整備，医療施設の再開・整備，医療・衛生資材の配

表1 保健所数の推移

年度	1997(平成9)	1998(平成10)	1999(平成11)	2000(平成12)	2001(平成13)	2002(平成14)	2003(平成15)	2004(平成16)	2005(平成17)	2006(平成18)	2007(平成19)	2008(平成20)	2009(平成21)	2010(平成22)	2011(平成23)
保健所総数	706	663	641	594	592	582	576	571	549	535	518	517	510	494	495
都道府県	525	490	474	460	459	448	438	433	411	396	394	389	380	374	373
保健所設置市	142	137	136	108	109	111	115	115	115	116	101	105	107	97	99
特別区	39	36	31	26	24	23	23	23	23	23	23	23	23	23	23

資料：厚生労働省健康局・全国保健所長会
（注）保健所は，各年4月現在

給，港湾検疫の整備，公衆衛生・ワクチン製造等の研究所の再開，衛生統計の報告・解説の実施，性病撲滅対策の実施が指示された．

各種の衛生法規が改正・整備され，保健所法も昭和22年（昭和22年9月5日法律第101号，昭和23年1月施行）に全面改定がなされた．それまでの防疫・結核対策・母子保健対策に，環境衛生業務が加わることで獣医師・薬剤師等の技術職が食品衛生・環境衛生業務に従事することとなった．

2．保健所改革の経緯（年表）

昭和30年代に入ってからの高度経済成長，国民皆保険の達成（昭和36年）等の社会の変化があり，公衆衛生業務も感染症対策から精神衛生，生活習慣病対策等への疾病転換による新たな課題に対する対応が求められるようになった．つまり，質的な高度化が求められる一方，医療その他の分野との連携も重視されその複雑さが増した．これらのことから，昭和35年には「保健所型別編成」がなされ，保健所を都市の保健所（U型），農山漁村の保健所（R型），両者の中間型（UR型），人口き薄な地域の保健所（L型）の4型に大別し，所管人口がきわめて少なく（3万人未満），面積がさして広くない保健所を別に支所型（S型）とし，それぞれの型に応じた運営の大綱を示すことにした．これは，市町村の区域を単位とした総合的な保健計画を個々に樹立して，保健所がこれに積極的に参加・協力することで，保健所の運営を画一的に実施するのではなく，地域の実情に応じた運営を図る一方，財政的観点からの合理化を図ったものであった．

また昭和43年には，技術水準の向上と業務の効率化を図るため，基幹となる保健所を整備し広域的に取り扱うことによって効率的となる業務（結核検診車，各種指導車の集中管理，技術職員の現任訓練），高度の水準の技術を必要とする業務（環境・食品関係の監視業務，産業公害の調査研究）などを集中するとともに，地方衛生研究所の充実を図り，地方衛生研究所・基幹保健所・一般保健所の新たな保健所指導網を確立する案が打ち出された（いわゆる「基幹保健所構想」）．

さらに，昭和45年には「保健所問題懇談会」が設置され，昭和47年7月報告書がとりまとめられた．そこでは，市町村レベル（地区），数市町村を合わせたレベル（地域），数地域を合わせたレベル（広域地域）の3つのレベルを段階的に想定された．地区レベルでは健康相談，健康診断，健康増進等の日常生活に密着した小規模であるが頻度の高いサービスが提供されるべきとし，地域レベルでは地区に対する指導・援助，専門技術を要する診断・検査，公害を含む環境保健対策等の地区レベルで実施することが技術的・効率的観点から困難なサービスが提供されるべきとされた．広域地域レベルでは特殊専門的診断・検査，調査研究等の広域にわたる業務を実施することが想定され，保健所は地域および広域地域の保健センター等に位置づけることが検討された．また，昭和53年から①生涯を通じた健康づくりの推進，②健康づくりの基盤整備，③健康づくりの普及啓発の3つを基本施策とする「国民健康づくり対策」が展開され，その一環としての市町村保健センターの設置がなされ，昭和57年に制定された老人保健法にともなう各種保健事業の実施主体として市町村はその充実・強化を進めた．

また，疾病構造の著しい変化，国民の健康観の変化とそれに伴う国民のニーズの多様化・高度化等への対応にあたり，保健・医療・福祉等の各種サービスの総合化を前提とした地域保健の将来像及び保健所の将来的役割に関する基本的検討のため「地域保健将来構想検討会」（―保健所の在り方を中心として―）が設置され，昭和63年に報告書がまとめられた．その中で「5 地域保健の将来的視点」として，包括医療の進展，サービスの質の確保，保健・医療・福祉の連係強化，新たな公衆衛生活動の展開が述べられている．

具体的には，保健と医療といった縦割り的構造ではなく，病院・診療所の連係，地域に

年表　地域保健法に関連する経緯

明治7年	医制の公布	
明治12年	中央衛生会・地方衛生会設置	
明治19年	地方衛生会，衛生課，衛生委員廃止	
明治26年	衛生行政が警察部へ移管	
昭和10年	都市保健館設置	
昭和12年	保健所法制定	
昭和13年	厚生省設置	
	国立公衆衛生院設置	
	農村保健館設置	
昭和17年	国民医療法制定	
昭和20年	GHQ覚書「公衆衛生対策に関する件」	第二次世界大戦終戦
昭和22年	保健所法改正	
昭和33年	国民健康保険法制定	
昭和35年	「保健所型別編成」構想	
昭和36年	国民皆保険の達成	
昭和43年	「基幹保健所」構想	
昭和47年	保健所問題懇談会報告書	
昭和53年	国民健康づくり運動	「市町村における保健婦活動について」発出
昭和57年	老人保健法制定	
昭和63年	地域保健将来構想検討会報告書	
平成5年	地域保健基本問題研究会	
	「地域保健対策の基本的なあり方について」意見具申	
平成6年	地域保健法制定	「地域保健対策の推進に関する基本的な指針」発出
	地方自治法改正（中核市制度法制化）	
平成9年	地域保健法全面施行	
平成10年		「地域における保健婦及び保健士の保健活動について」発出
平成12年	「地方分権一括法」施行	「地域保健対策の推進に関する基本的な指針」一部改定
平成15年		「地域保健対策の推進に関する基本的な指針」一部改定
		「地域における保健師の保健活動について」発出
平成22年		「地域保健対策検討会」設置

おけるプライマリー・ケアの推進，保健サービスにおける総合相談機能の充実，在宅ケアやデイ・ケアの充実等を通じて，保健・医療・福祉等の各分野が地域単位で継続的・包括的に供給されるような体制づくりを目指す必要性が述べられている．同様に，乳幼児期から青少年期・成壮年期における家庭内・職場内の健康づくり（学校保健，職域保健等），老年期における社会活動の促進など，狭義の地域保健にとどまらない，地域全体で生涯を通じた継続的・包括的な健康づくりが目標として挙げられている．

これらの実施に当たっては，保健・福祉分野のサービスは各種法令・予算に基づく公的サービスが主であるために，「予算・マンパワーの制約」，「他分野との連係が円滑でない」，「民間の比重が大きい医療分野との連係が不十分」等の課題が指摘され，保健・医療・福祉各分野に参入しつつある各種民間サービスについて，その活用，健全育成及び質の担保について述べられている．さらに，それらの実施に当たって，それまでの地域の疾病構造・疾病罹患状況等の把握に用いてきた公衆衛生学的手法のみならず，地域住民の健康づくりに向けた意識の活性化・行動変容，ボランティア等を活用した地域レベルでの健康づくり対策等の推進に必要な公衆衛生学的手法を駆使する専門技術者の確保についても述べられている．

3．市町村保健センターの成り立ち

　市町村保健センターの前身の一つである母子健康センターは，農山漁村部の高い乳幼児死亡率の低下（地域格差の是正），全国の新生児死亡率の低下，先進国の中で高率であった妊産婦死亡の低下を目的とし，地域に密着した母子保健の推進，施設内分娩率の向上を行う施設として，昭和33年に事業化がなされた（全国53ヵ所）．母子健康センターは出産のための助産部門と，母子の保健指導部門の2部門を核とする「総合的母子保健施設」として，市町村によって設置がなされ，母子保健法（昭和41年施行）ではその設置に対して努力義務として位置づけられたこともあり，昭和50年ごろには全国680ヵ所程度整備された．（設置要綱の改正等があり，より安全な分娩の実施を考え，その設置は分娩施設の分布の状況等を勘案することとし，分娩を取扱わず保健指導に特化した母子健康センターも設置された．）

　前述の「保健所問題懇談会」を受けて，市町村が実施責任と定められている対人保健サービスを，市町村保健センターを設立し実施することが検討され事業化された（「市町村保健センターの整備について」（昭和53年4月24日衛発第379号厚生省公衆衛生局長通知））．

　また，「国民健康づくり対策」の実施の場として市町村保健センターの設置が位置づけられたことも後押しとなり（「市町村における健康づくり実施体制の整備等について」（昭和53年4月24日衛発第381号厚生省公衆衛生局長通知）），事業初年度である昭和53年には88の市町村保健センターが全国に設けられ，翌年には104施設が設けられ，昭和55年には，合計303の市町村保健センターが稼働することになった（平成20年10月1日時点で2,726ヵ所）．

4．その他：自治体の発生と地方分権改革の流れ

　そもそも自治体の枠組みがなかった時代には，村人の全てに必要である作業は村人たち自らが共同作業でもって実施していた．それらは村人自身が協議を行い進めてきた．しかしながら，就労形態の変化（産業化）により共同作業への参加が困難となり，作業を行うものに専ら任せることが必要となり，自治体政府が誕生した．また，新技術の開発等の技術の高度化に伴って，自治体政府が取扱う領域は高度化・広域化することとなった．

　日本政府は近代的国家の確立に注力し，明治4年の廃藩置県，明治21年の市制町村制，明治23年の府県制及び郡制によって国・都道府県・市町村の中央集権的な機構が作り上げられる事になった．明治憲法下では，府県は地方政府であると同時に，中央政府の地方行政機構でもあった．また，市町村が中央政府の事務を実施するという機関委任事務制度が存在した（平成12年4月施行の「地方分権一括法」によって廃止された）．これは，そもそも自治体政府が，地域住民の直接的なニーズから発生した経緯からするとやや傾向を異にするものであった．

　しかし，第二次世界大戦後は地方自治制度が見直されることになり，新憲法下で都道府県が独立した地方自治体として規定された．昭和24年シャウプ勧告，1980年代の第2臨時行政調査会や地方制度調査会，平成5年「地方分権の推進に関する決議」，「臨時行政改革推進審議会（第三次行革審）」，平成6年に地方自治法改正により中核市制度法制化，「地方分権に関する大綱方針」の閣議決定等の動きによって，地方分権は進められた．

　これらの背景の中，保健所法が地域保健法に改正されるにあたっては，住民に身近なサービスが市町村で提供されるように制度設計がなされていったのはごく自然な成り行きであった．また，もともと地域住民によって作り上げられた自治体政府が，その本来の「地域住民によって運営をする」という形に戻ったことになる．

5．地域保健法の制定

これらの流れを受け，平成5年1月に厚生大臣の諮問機関である公衆衛生審議会の総合部会の下に「地域保健基本問題研究会」が設置され，国民のライフサイクルを通じた包括的な健康づくりを推進するための地域保健対策の総合的な見直しについての検討が進められ，公衆衛生審議会から意見具申が行われた（平成5年7月5日「地域保健対策の基本的なあり方について」）．（図1）

当該意見具申においては，今後の地域保健対策の基本的視点として「生活者主体のサービス」，「住民の多様なニーズに対応したきめ細かなサービス」，「地域の個性を生かした保健と福祉のまちづくり」を掲げ提言を行っている．さらに，基本的視点に続き①市町村における保健サービスの実施体制の整備，②保健所の機能強化，③保健所政令市制度の推進，④保健・医療・福祉の連携，⑤マンパワーの確保・充実，について具体的な提言を行っている．具体的には，住民に身近で頻度の高い保健（3歳児健診等の母子保健事業や栄養相談・指導など）や福祉といったサービスについては，市町村が主体性をもって一元的に実施すべきという考え，都道府県から市町村へとサービスの実施主体を変更する．（市町村保健センターについて，各種の相談・指導などの保健サービスを実施する機能をもつ施設として，位置づけを明確化し，今後，さらに整備を促進することが必要であるとされた．）都道府県は，市町村がその役割を十分に果たすことができるよう，専門的・技術的な援助・協力を行うとともに，地域保健に関する調査・研究，医療計画などの広域的に処理することが必要な業務などを担うこととさた．（保健所の設置については，保健，医療，福祉の計画の圏域を一致させ，保健所がその圏域の保健，医療，福祉のシステムづくりに関与していく機能を強化すべきという考え方が示されている．）このように，都道府県と市町村の役割が重層的に機能することで地域保健対策の一層の充実を図ることが必要であるとされた．また，保健・医療・福祉の連携の観点から，一人一人の住民に

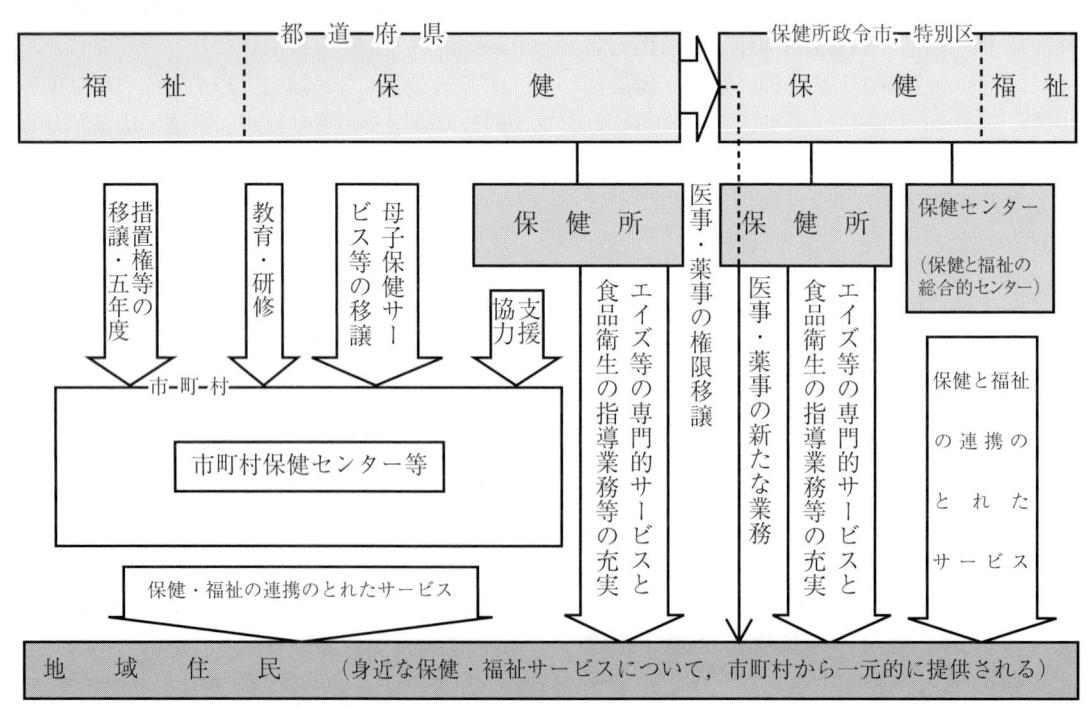

図1　地域保健法における地域保健の体系（公衆衛生審議会の意見具申）

とって，どのようなサービスが，どの程度，誰によって提供されるのが最適かを判断し，各種のサービスを組み合わせて提供する「ケア・コーディネーション」の機能を市町村が中心となって担うことを基本とした．

当該報告を受け公衆衛生審議会・総合部会は平成5年7月に厚生大臣に意見具申を行い，平成6年3月22日の閣議決定を経て地域保健対策の推進に関して基本となる事項を定めるとともに，住民に身近で頻度の高い保健サービスの実施主体を市町村に一元化すること等を内容とする「地域保健対策強化のための関係法律の整備に関する法律案」を第129回国会に提出し成立した（平成6年7月1日公布）．

保健所法から地域保健法への主な改正点として，法の目的，基本理念，市町村・都道府県・国の責務に係る記載（総則：第1条～3条関係）及び地域保健対策の推進に関する基本指針に関する事項（第4条関係）が新たに追記された．保健所に関する事項として，所管区域と関係して「保健医療に係る施策と社会福祉に係る施策との有機的な連携図る」ことが明記され（第5条第2項関係），事業として新たに治療方法が確立していない疾病その他の特殊な疾病により長期に療養を必要とする者の保健に関する事項・エイズに関する事業が明示された（第6条関係）．また，住民の健康保持増進のための情報の収集・整理・活用，調査・研究を行うことが業務として挙げられ（第7条関係），所管区域内における市町村相互間の連絡調整及び市町村の求めに応じた技術的助言・研修・その他必要な援助を行うことができる（第8条関係）とされた．市町村に関する事項として，市町村保健センターを住民に対する健康相談・保健指導・健康診査その他地成保健に関して必要な事業を行う施設として法的に位置づけられた（第18条関係）．さらに，地域保健対策に係る人材確保の支援に関する計画に関する事項として「人材確保支援計画」について定められた（第21条関係）（表2）．

6．地域保健対策の推進に関する基本的な指針

第4条に規定される「地域保健対策の推進に関する基本的な指針（平成6年12月1日厚生省告示第374号）」（以下「基本指針」という．）は，地域保健体系の下で，市町村，都道府県，国等が取り組むべき方向を示すことにより，地域保健対策の円滑な実施及び総合的な推進を図ることを目的として策定されている．法に規定されている指針に定められる内容は次の通りである．

1．地域保健対策の推進の基本的な方向
2．保健所及び市町村保健センターの整備及び運営に関する基本的事項
3．地域保健対策に係る人材の確保及び資質の向上並びに人材確保支援計画の策定に関する基本的事項
4．地域保健に関する調査及び研究に関する基本的事項
5．社会福祉等の関連施策との連携に関する基本的事項
6．その他地域保健対策の推進に関する重要事項

当該指針は，健康危機管理体制の確保・介護保険法の施行などによる基本指針の一部改正（平成12年3月），健康増進法の施行などによる基本指針の一部改正（平成15年12月）など，その時々の地域保健を取り巻く状況に応じて，適時の改正が行われている（表3）．

法が定める専門職，機関，施設が担う責務・役割

地域保健法は，従前の行政機関の設置法としての意味合いの強かった「保健所法」から，総則（法律第1～3条）及び地域保健対策の推進に関する基本指針に係る条項（第4条）が追記されたことで，地域保健の基本理念や市町村・都道府県・国の役割が明確化された．また，保健所及び市町村保健センターの法的位置づけについても整理がなされている．

表2　地域保健法の概要

条項	内容	概要
第1条	目的	・地域保健対策の推進に関する基本指針，保健所の設置その他地域保健対策の推進に関し基本となる事項を定めることにより，地域保健対策に関する法律による対策が地域において総合的に推進されることを確保し，地域住民の健康の保持・増進に寄与する．
第2条	基本理念	・我が国における急速な高齢化の進展，保健医療を取り巻く環境の変化等に即応する． ・地域における公衆衛生の向上・増進を図る． ・地域住民の多様化・高度化する保健，衛生，生活環境等に関する需要に適確に対応する． ・地域の特性・社会福祉等の関連施策との有機的な連携に配慮する ・総合的に施策を推進する．
第3条	市町村・都道府県・国の責務	・市町村（特別区を含む）は，必要な施設の整備，人材の確保・資質の向上等に努めなければならない． ・都道府県は，必要な施設の整備，人材の確保・資質の向上，調査，研究等に努めるとともに，市町村に対し，その求めに応じ，必要な技術的援助を与えることに努めなければならない． ・国は，情報の収集，整理，調査研究，人材の養成・資質の向上に努めるとともに，市町村・都道府県に対し，必要な技術的・財政的援助を与えることに努めなければならない．
第4条	基本指針	・厚生労働大臣は，地域保健対策の推進に関する基本的な指針（基本指針）を定める．基本指針は，以下の事項について定める． ①地域保健対策の推進の基本的な方向 ②保健所・市町村保健センターの整備及び運営に関する基本的事項 ③地域保健対策に係る人材の確保・資質の向上，人材確保支援計画の策定に関する基本的事項 ④地域保健に関する調査・研究に関する基本的事項 ⑤社会福祉等の関連施策との連携に関する基本的事項 ⑥その他地域保健対策の推進に関する重要事項
第5条	保健所の設置	・都道府県，指定都市，中核市，その他の政令で定める市，特別区が設置する． ・保健所を設置する場合には，保健医療施策と社会福祉施策との有機的な連携を図るため，二次医療圏及び介護保険法に規定する区域を参酌して，所管区域を設定しなければならない．
第6条	保健所の業務（必須）	以下の事項に係る，企画・調整・指導及びこれらに必要な事業を行う． ①地域保健に関する思想の普及・向上に関する事項 ②人口動態統計その他地域保健に係る統計に関する事項 ③栄養の改善・食品衛生に関する事項 ④住宅，水道，下水道，廃棄物の処理，清掃その他の環境の衛生に関する事項 ⑤医事及び薬事に関する事項 ⑥保健師に関する事項 ⑦公共医療事業の向上及び増進に関する事項 ⑧母性及び乳幼児並びに老人の保健に関する事項 ⑨歯科保健に関する事項 ⑩精神保健に関する事項 ⑪治療方法が確立していない疾病その他の特殊の疾病により長期に療養を必要とする者の保健に関する事項 ⑫エイズ，結核，性病，伝染病その他の疾病の予防に関する事項

		⑬衛生上の試験及び検査に関する事項 ⑭その他地域住民の健康の保持及び増進に関する事項
第7条	保健所の業務（任意）	・保健所は，次に掲げる事業を行うことができる． 　・地域保健に関する情報の収集・整理・活用 　・地域保健に関する調査・研究 　・歯科疾患その他厚生労働大臣の指定する疾病の治療 　・試験及び検査，医療関係者に試験及び検査施設を利用させること
第8条	市町村への援助	・保健所は，市町村相互間の連絡調整を行い，市町村の求めに応じ，技術的助言，市町村職員の研修その他必要な援助を行うことができる．
第11条	運営協議会	・保健所の所管区域内の地域保健及び保健所の運営に関する事項を審議させるため，保健所に，運営協議会を置くことができる．
第13条	名称独占	・保健所でなければ，その名称中に，保健所たることを示すような文字を用いてはならない．
第14条	無料の原則	・保健所の施設の利用又は保健所で行う業務については，政令で定める場合を除いては，使用料，手数料又は治療料を徴収してはならない．
第18条	市町村保健センター	・市町村は，市町村保健センターを設置することができる． ・市町村保健センターは，住民に対し，健康相談，保健指導及び健康診査その他地域保健に関し必要な事業を行うことを目的とする施設とする．
第21条	人材確保計画	・都道府県は，人材の確保又は資質の向上を支援する必要がある町村について，町村の申出に基づき，人材の確保又は資質の向上の支援に関する計画（以下「人材確保支援計画」という．）を定めることができる．

【保健所】

保健所は，対人保健サービス（直接人に対する保健サービス）のうち，広域的に行うべきサービス，専門的技術を要するサービス及び多種の保健医療職種によるチームワークを要するサービス並びに対物保健（人の健康に影響を与える物の取締りに係るもの）等を実施する第一線の総合的な保健衛生行政機関である．

さらに，地域保健法への改正において新たに，情報の収集・整理・活用，調査・研究の業務（第7条関係），市町村相互間の連絡調整及び市町村の求めに応じた技術的助言・研修・その他必要な援助の業務（第8条関係）が規定されたことからも，さらなる保健所機能の充実・強化が期待されている．

従事する職員としては，医師，歯科医師，薬剤師，獣医師，保健師，助産師，看護師，診療放射線技師，臨床検査技師，管理栄養士，栄養士，歯科衛生士，統計技術者その他（理学療法士，作業療法士，医療社会事業員，精神保健福祉相談員，食品衛生監視員，環境衛生監視員，と畜検査員等）が挙げられる（施行令第5条関係）．

【市町村保健センター】

市町村は母子保健事業，健康増進事業，予防接種等の地域住民に密着した総合的な対人保健サービスを実施する．また，身近で利用頻度の高い保健サービスが一元的に提供されること踏まえ，保健活動の拠点として市町村保健センターが整備されている．

主に保健師，管理栄養士，栄養士，その他，医師，歯科医師，薬剤師，歯科衛生士，獣医師，診療放射線技が従事している．

法が定める専門職，機関，施設が行う具体的な業務範囲

住民に身近なサービスは市町村が実施主体となることが前提とされている．都道府県の役割としては，地域保健に関する調査・研究，各種計画などの広域的に対応すること求められる業務などを担うとともに，市町村が

表3 「地域保健対策の推進に関する基本的な指針」の骨子

第1	地域保健対策の推進の基本的な方向
	1　生活者個人の視点の重視，2　住民の多様なニーズに対応したきめ細かなサービス
	3　地域の特性をいかした保健と福祉のまちづくり，4　国民の健康づくりの推進
	5　高齢者対策及び介護保険制度の円滑な実施のための取組，6　快適で安心できる生活環境の確保
	7　地域における健康危機管理体制の確保，8　科学的根拠に基づいた地域保健の推進
第2	保健所及び市町村保健センターの整備及び運営に関する基本的事項
	1　保健所，2　市町村保健センター
第3	地域保健対策に係る人材の確保及び資質の向上並びに人材確保支援計画の策定に関する基本的主望
	1　人材の確保，2　人材の資質の向上，3　人材確保支援計画の策定
第4	地域保健に関する調査及び研究に関する基本的事項
	1　保健所は，先駆的又は模範的な調査・研究を推進する．
	2　都道府県・政令指定都市は，設置する地方衛生研究所について，地域における科学的・技術的に中核となる機関として充実を図り，総合的な調査・研究を行い，地域の地域保健関係者に対する研修を実施する．
	3　地方衛生研究所は，迅速な検査及び疫学調査の機能の強化を図るため，施設・機器の整備，調査・研究の充実，研修の実施等による人材の育成，他の機関等との連携体制の構築，休日及び夜間において適切な対応を行う体制の整備等を図る．
	4　都道府県・政令指定都市は，関係部局，保健所，地方衛生研究所等の検討協議会を設置し，計画的に調査，研究等を実施するために必要な企画・調整を行う．
	5　国は，国立試験研究機関等において，全国的規模で行うことが適当である又は高度の専門性が要求される調査・研究を推進し，国立試験研究機関と地方衛生研究所との連携体制を構築すること等により，地方衛生研究所に対する技術的支援を行う．
	6　調査・研究の成果等は，関係機関及び国民に対して，積極的に提供する．
第5	社会福祉等の関連施策との連携に関する基本的事項
	1　保健，医療，福祉の連携の下で最適なサービスを総合的に提供するための調整の機能の充実
	2　包括的な保健，医療，福祉のシステムの構築，3　次世代育成支援対策の総合的かつ計画的な推進
	4　高齢者対策及び介護保険制度の円滑な実施のための取組
	5　精神障害者施策の総合的な取組，6　児童虐待防止対策に関する取組
第6	その他地域保健対策の推進に関する重要事項
	1　国民の健康づくりの推進，2　生活衛生対策，3　食品衛生対策，4　地域保健及び産業保健の連携
	5　地域における健康危機管理体制の確保，6　地域住民との連携及び協力

その役割を十分に果たすことができるよう専門的・技術的な援助・協力を行うことが求められている．

【保健所】

保健所は，対人保健サービスとして，精神保健・難病対策・エイズ対策等の業務を行っている．また老人保健，母子保健，障害者福祉，栄養改善，介護保険等の業務について広域的・専門的な知識・技術を要するものについては，市町村の求めに応じて技術的助言等の援助を行う．また，対物保健サービスとしては，食品衛生・環境衛生・医療監視等の業務を行っている．

【市町村保健センター】

市町村は，母子保健・健康増進・精神保健福祉のサービスを提供しているほか，予防接種・歯科保健等の事業を実施し，災害等への対応においても直接的な住民への対応を行う．

1．地域における保健師の保健活動指針（表4）

保健所，市町村保健センター等に所属する保健師の業務については，「地域における保健師の保健活動について」（平成15年10月10日健発第1010003号厚生労働省健康局長通知），「地域における保健師の保健活動指針について」（平成15年10月10日厚生労働省健康局総務課保健指導官事務連絡）等に細やかに記述されている．

表4 「地域における保健師の保健活動指針」に規定される保健師の業務（抜粋）

【都道府県保健所に所属する保健師】
- 保健所内の他職種と協働し，管内市町村及び医療機関等の協力を得て広域的に健康課題を把握し，その解決に取り組む．
- 精神保健福祉対策，難病対策，結核・感染症対策，エイズ対策，児童虐待予防対策等において専門的な保健サービスを提供する．
- 健康危機管理への迅速・的確な対応が可能な体制づくりを行い，新たな健康課題に対して，先駆的な保健活動を実施し，その事業化・普及を図る．
- 生活・食品衛生対策についても，関連する健康問題の解決を図り，また，医療施設等に対する指導等を行う．
- 地域の健康情報の収集，分析及び提供を行うとともに調査研究を実施し，各種保健計画（母子保健計画，老人保健福祉計画，介護保険事業支援計画，介護保険事業計画等）の策定に参画し，広域的に関係機関との調整を図りながら，保健・医療・福祉等の包括的なシステムの構築を図る．
- 市町村の求めに応じて広域的・専門的な立場から，技術的な助言・支援・連絡調整に努める．

【市町村に所属する保健師】
- 市町村が住民の健康の保持・増進を目的とする基礎的な役割を果たす地方公共団体と位置づけられ住民の身近な健康問題に取り組むこととされている．
- 健康増進，老人保健，介護予防，母子保健，児童虐待予防，精神保健福祉等の各分野に係る保健サービスを関係者と協働して企画・立案・提供し，その評価を行う．
- 住民の参画，関係機関等との連携の下に，地域特性を反映した各種保健計画を策定し，計画に基づいた保健事業を実施する．
- 各種保健計画の策定にとどまらず，障害者プラン，まちづくり計画等の策定に参画し，施策に結びつく活動を行うとともに，保健・医療・福祉等との連携・調整を図り，地域ケアシステムの構築を図る．

【政令市及び特別区に所属する保健師は】
- 都道府県保健所・市町村に所属する保健師の業務，障害者・児童の福祉部門・介護保険部門等に所属する保健師の活動を併せて行う．（都道府県保健所の機能のうち，市町村との関係に関する部分を除く．）

【都道府県，政令市・特別区の本庁の地域保健関連施策の企画調整部門に配置された保健師】
- 保健所及び市町村等の保健活動に対して技術的・専門的側面からの指導・支援を行う．
- 当該地方公共団体の地域保健関連施策の企画・調整・評価を行う．

【福祉部門・介護保険部門等に所属する保健師】（上記の企画調整部門に配置された保健師を除く）
- それぞれの部門における事業を実施し，対象としている住民等の保健福祉に関連するニーズを把握し，地域保健部門・関係機関等と連携・協働して，予防的な視点を持って課題を解決するための事業の企画・立案，サービスの実施・評価を行う．
- 保健，医療・福祉等の関係機関とのネットワークを強化し，地域ケアシステムの構築を図る．
- 各種の計画策定に参画し，施策化に向けた活動を行う．

当該通知・指針は，「市町村における保健婦活動について」（昭和53年4月24日厚生省衛発第382号公衆衛生局地域保健課長通知），「地域における保健婦及び保健士の保健活動について」（平成10年4月10日健医発第653号厚生省保健医療局長通知）の流れの中で，健康増進法（平成14年法律第103号）の制定や介護保険制度・精神障害者対策等への対応等，保健師の活動が福祉や介護保険部門に拡大していることに対応するため改正された．

2．地域保健における役割分担

保健所法から地域保健法への改正の趣旨としては，地域主権の流れと，保健所（都道府県）と保健センター（市町村），保健・医療・福祉に関係する機関，ボランティアを含む関係団体等との連携・協働であると考えられる．前述の各機関・施設の業務範囲については相互認識が必要であるが，業務分担について過度に明確化し，個々が取組を行うことは時として弊害が生じる可能性がある．「市

町村に対し，前項の責務が十分に果たされるように，その求めに応じ，必要な技術的援助を与えることに努めなければならない．」（法律第3条第2項），「市町村の求めに応じ，技術的助言，市町村職員の研修その他必要な援助を行うことができる．」（法令第8条）等の規定がそれぞれの都合のよいように解釈されてはならない．

各専門職，機関，施設の業務範囲が明確化されていても，そのスキームではうまく対応できない事象は必ず存在し，それらへの対応をうまくこなせるかどうかによって，地域保健の力量は評価されると言える．それぞれの業務範囲に対する相互理解と，個別事例への対応についての必要に応じた相談・連携体制の構築が求められている．これらについては，新型インフルエンザ等の感染症対策，地震・津波等の大規模な自然災害，人為的に引き起こされるテロ等への対応が求められた時にはさらに重要となり，日頃からの各専門職，機関，施設の連携・協働の成果が試される．

3．「地域保健対策の推進に関する基本的な指針」の改訂に係る動き

平成17年1月から厚生労働省健康局総務課地域保健室が設置する地域保健対策検討会において検討がなされ，「地域保健対策検討会中間報告」（平成17年5月）が取りまとめられた．保健所は地域における健康危機管理体制の拠点とし，地方衛生研究所は技術的・専門的支援機関とする健康危機管理体制を構築することの必要性が明記された．そこでは，有事のみならず平時及び事後の対応を十分に行えるように機能の強化を図り，業務の核とするべきとされている．また，地域保健計画について整理がなされた．

さらに，平成22年7月から，「地域保健対策の推進に関する基本的な指針」の改訂についての検討がなされている．当該検討会では，検討事項として①地域における健康危機管理の体制について，②市町村と保健所の連携について，③地域における医療計画との関わりについて，④地域保健対策にかかる人材確保・育成，について挙げられている．また，ソーシャル・キャピタルの活用について，社会福祉等の関連施策との連携，環境・食品衛生の推進方策，評価及び優先度に基づいた地域保健計画等の策定と推進，等の新たな概念を含めた論点についても検討が進められている．個々の法令に基づいて対応するのみではなく，地域保健というより広い視点をもって対応し，取組むことが重要視されている．地域の保健課題に対して，各専門職，機関，施設が主体性を持って取組みながら，連携・協働をより効果的に推進していくことが求められている．

（德本史郎）

文　献

1) 平野かよ子：「地域保健法（案）」制定の経緯とその意義，看護46巻，9号，62，1994.
2) 多田羅浩三：地方自治体と地域保健，公衆衛生59巻，4号，228，1995.
3) 笹井康典：地域保健法を活用する，公衆衛生69巻，2号，102，2005.
4) 高鳥毛敏雄：人々の健康を支える事業，健康科学の史的展開221，放送大学教育振興会，2010.

11. 健康保険法

法の趣旨と概要

　健康保険法は，大正11年4月22日に制定された日本の法律で，わが国の最も古い歴史を持つ医療保険である．時代背景として，第一次世界大戦（大正3年〜大正8年）後の不安定な社会の中で，労働者が安心して働き，国としても産業の発展や国力の増強を推し進める必要があり，健康保険法が制定されるに至ったとされる．しかしその後，関東大震災（大正12年）の影響もあり，制定から5年後の昭和2年全面施行となる．

　健康保険法の目的として，第1条に記されている．

第1条
この法律は，労働者の業務外の事由による疾病，負傷若しくは死亡又は出産及びその被扶養者の疾病，負傷，死亡又は出産に関して保険給付を行い，もって国民の生活の安定と福祉の向上に寄与することを目的とする．

　健康保険法での対象は労働者の業務外での疾病，負傷，死亡，分娩と広範囲に渡っている．被扶養者とは，労働者（被保険者）が養っている家族のことである．

　なお，昭和13年には「国民健康保険法」が制定され，労働者以外の一般国民も対象とされるようになった．

　また，健康保険法の制定当時は，労働者の業務上の傷病も保険給付の対象であったが，昭和22年に，労災保険法が制定され，業務上の傷病の規定が廃止され，業務外のみが保険給付対象となった．

　また健康保険法の基本的理念として，以下第2条に記されている．

第2条　健康保険制度については，これが医療保険制度の基本をなるものであることにかんがみ，高齢化の進展，疾病構造の変化，社会経済情勢の変化等に対応し，その他の医療保険制度および後期高齢者医療制度並びにこれらに密接に関連する制度と併せてその在り方に関して常に検討が加えられ，その結果に基づき，医療保険の運営の効率化，給付の内容及び費用の負担の適正化並びに国民が受ける医療の質の向上を図りつつ実施されなければならない．

　最初に，健康保険法は医療制度の基本であることが書かれている．そして世の中の変化に対応し制度を検討，変更していく必要があると書かれており，健康保険法はこれまでの時代背景とともに部分的に何度も改正されてきている．

　現在，日本の医療保険制度は，「職域保険」と「地域保険」に大別され，「職域保険」は，就業形態により「被用者保険」と「自営業者保険」に分けられる．

　「被用者保険」には，それぞれの職業により「健康保険」「船員保険」「国家公務員共済組合」「地方公務員共済組合」「私立学校教職員共済」に区分される．なお「自営業者保険」は，自営業者が該当する「国民健康保険」が該当する（図1）．

　「健康保険」は「健康保険法」により運営されており，適用事業所で働く労働者（一般被用者）とその家族（被扶養者）を対象としている．「健康保険」には会社の規模の違いにより「協会管掌健康保険」（協会けんぽ），「組合管掌健康保険」（組合けんぽ）に区分される（表1）．

　保険給付には「現物給付」と「現金給付」がある．「現物給付」とは「療養の給付」ともいい，病気やけがなどで，病院等で診察

や，薬剤，処置，手術などの治療を受けることを意味する．それに対して「現金給付」とは，年金等で現金による給付のことを意味する．

健康保険では，疾病・負傷時や出産，死亡時に応じて給付が受けられるようになっている（表2）．

近年，医療技術の進歩，日本の高齢化を背景とした医療費の自然増など，医療費の急激な増加があり，その額は年々増加している状況である．また様々な意見があるが，国の財政状況も厳しい状態が続いており，また不況等を背景とした保険料が払えない未納者の増加，少子高齢化等もあり，健康保険や国民健康保険の財政状況も厳しい状況となっている．今後の医療保険制度の存続も危惧されている状況である．このため，健康保険法にも，不必要な治療を行わない等の医療の適正化に関することや，新たに後発医薬品の推奨等などが取り入れられている．今後更に，医療費の適正化，効率化，節約等が必要となってくると考えられる．

法が定める専門職，機関，施設が担う責務・役割

保険医療機関又は保険薬局の責務
第70条（保険医療機関又は保険薬局の責務）
　1）　保険医療機関又は保険薬局は，保険医又は薬剤師に，保険医療機関及び保険医療

図1　職域保険の体系

職域保険
- 被用者保険
  - 健康保険
    - 協会管掌健康保険
    - 組合管掌健康保険
    - 健康保険法第3条2項による保険
  - 船員保険
  - 共済保険
    - 国家公務員共済保険
    - 地方公務員共済保険
    - 私立学校教職員保険
- 自営業者保険 ― 国民健康保険

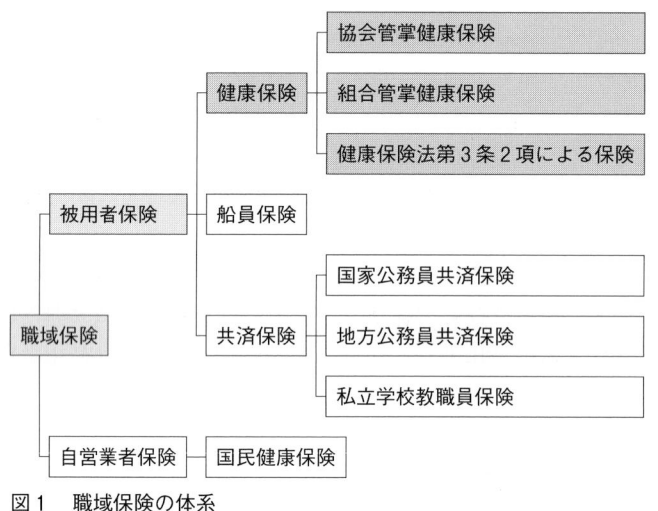

表1　健康保険，概要・一覧

	制度	保険者	被保険者		給付理由
健康保険	協会管掌健康保険（略して：協会けんぽ）	全国健康保険協会（旧；社会保険庁／政府）	一般（おもに中小企業）	健康保険の適用事務所で働く者（5人以上の従業員）	業務外の疾病，負傷出産，死亡について，治療費，出産，埋葬等にかかる費用を補助・支給する．
	組合管掌健康保険（略して：組合けんぽ）	健康保険組合	一般（おもに大企業）	健康保険の適用事務所で働く者（500人以上の従業員）	
	健康保険法第3条2項の規定による保険（日雇特例健康保険）	全国健康保険協会（旧；社会保険庁／政府）	健康保険法第3条2項の規定による被保険者（日雇特例健康保険）	健康保険の適用事務所に臨時に働く者や季節的事業に従事する労働者（一定期間をこえて使用される労働者を除く）	

表2　健康保険の給付の種類

保険事象	状況・支払い区分	保険給付の種類 被保険者（労働者本人）	保険給付の種類 被扶養者（扶養家族）
疾病・負傷	健康保険証での治療時	療養の給付 入院費食事療養費 入院時生活療養費 保険外併用療養費	家族療養費 〃 〃 〃
		訪問看護療養費	家族訪問看護療養費
	立替え払い時	療養費	家族療養費
	一定額を超えた時	高額療養費	高額療養費
	緊急等での移送時	移送費	家族移送費
	仕事を休んだ時	傷病手当金	
出産	出産時	出産育児一時金	家族出産育児一時金
		出産手当金	
死亡	死亡時	埋葬料	家族埋葬料
		埋葬費	〃

　　担当規則（療担）又は保険薬局及び保険薬剤師療養担当規則（薬担）の定めのとおり診療又は調剤させ，療養の給付を担当しなければならない．

2）保険医療機関又は保険薬局は，健康保険だけでなく，それ以外の各医療保険の療養についても担当する．

　保険医療機関，保険薬局とは，健康保険を取り扱う診療，調剤を行うことを地方厚生局（支）長に申請し，指定された医療機関，薬局のことである．

〈指定省令第7条（標示）〉

　保険医療機関，薬局は，指定・登録後，見やすい場所に登録証を提示しなければならない．

〈第64条（保険医又は保険薬剤師）〉

　保険医療機関において，健康保険の診療に従事する医師は，保険医でなくてはならず，同様に保険薬局の調剤に従事する薬剤師は，保険薬剤師である必要がある．

〈第78条（保険医療機関または保険薬局の報告等）〉

　保険医療機関又は保険薬局は，保険医又は薬剤師は，保険医療機関及び保険医療担（以下療担）又は保険薬局及び保険剤師療養担当規則（以下薬担）の定めのとおり診療又は調剤させ，療養の給付を担当させなければならない．

　また，厚生労働大臣は，療養の給付に関し，保険医療機関又は保険薬局に対して監査を行う．その場合，開設者，管理者，保険医，保険薬剤師，従業者だけでなく以前にその役職・立場にあったものも監査の対象となる．

〈第80条（保険医療機関又は保険薬局の指定の取り消し）〉

　そして，厚生労働大臣は以下に該当する場合，保険医療機関・保険薬局の指定を取り消すことができる．

1．保険医又は保険薬剤師の債務〈第72条〉等の規定に違反した場合．
2．保険医療機関又は保険薬局の債務〈健康保険法70条〉等の規定に違反した場合．
3．療養の給付の費用請求又は支払い請求について違反があった場合．
4．厚生労働大臣の報告命令，診療録，帳簿書類の提出・指示命令を受けても従

わない場合，又は虚偽報告をした場合．
 5．開設者，従業員が厚生労働大臣の出頭命令に応じず，質問に答えず，虚偽の答弁をし，検査を拒絶，妨害，忌避した場合．

保険医・保険薬剤師の責務
第72条（保険医又は保険薬剤師の責務）
 1）保険医療機関において診療に従事する保険医又は保険薬局において従事する保険薬剤師は，厚生労働省令で定めるところにより，健康保険の診療又は調剤に当たらなければならない．
 2）保険医又は保険薬剤師は，健康保険だけでなく，それ以外の医療保険各法又は高齢者の医療確保に関する法律による診療又は調剤に当たるものとする．
〈指定省令第16条（保険医及び保険薬剤師に関する届け出）〉
　保険医又は保険薬剤師は，健康保険だけでなく，それ以外の各医療保険の療養についても担当する．なお，保険医又は保険薬剤師は，療担又は薬担の定めるところにより，診療又は調剤にあたらなければならない．保険医，保険薬剤師になるには国家試験に合格後，医師・歯科医師又は薬剤師の申請により行われる．登録申請は，診療に従事する医療機関の所在地の地方厚生局（支）長に行う．
　なお，保険登録に関する事項で以下のような変更があった場合は速やかに，その旨・年月日を地方厚生局（支）長に届出なければならない．
 1）氏名に変更があった場合．
 2）罰金・禁錮等の理由により保険医又は保険薬剤師の登録を取り消された場合．
 3）保険医又は保険薬剤師の登録住所に変更があった場合．
　また，保険医又は保険薬剤師が死亡し，又は失そうの宣告を受けた時は，戸籍法（昭和22年法律第224号）による死亡又は失そうの届出義務者は，速やかにその旨及び年月日を登録に関する管轄地方厚生支局長等に届け出る必要がある．
〈第15条（登録に関する管轄地方厚生局長等の変更）〉
　県外への転居・転勤等での地方厚生局（支）長の変更を伴う場合には，10日以内に保険医又は保険薬剤師はその旨及び年月日を地方厚生局（支）長に届け出なければならない．
〈第79条（保険医療機関の指定又は保険医等の登録の抹消）〉
保険登録の抹消については，
 1．保険医療機関又は保険薬局は，1月以上の予告期間を設けて，その指定を辞退することができる．
 2．保険医又は保険薬剤師は，地方厚生局（支）長に申し出て，1月以上の予告期間を設け，その登録の抹消を請求することができる．
〈指定省令第22条（取消しに係る登録票の返納）〉
　登録を取り消された，保険医又は保険薬剤師は，10日以内に登録票を地方厚生局（支）長に返納しなければならない．
　この保険医又は保険薬剤師の登録は，取り消されない限り，また登録の抹消の請求をしない限り，終身有効ということになる．
　しかし，厚生労働大臣は以下のような場合，保険医，保険薬剤師の登録を取り消すことができる．
〈第81条（保険医又は保険薬剤師等の登録の取り消し）〉
 1．保険医又は保険薬剤師の責務〈72条〉等に関する規定に違反した場合．（保険診療で認められていない治療の実施や，薬品の使用等）
 2．厚生労働大臣の出頭命令に応じず，質問に答弁せず，虚偽の答弁をした場合．
 3．①国民の保険医療に関する法律により罰金の刑に処せられている者．
　　②禁錮以上の刑に処せられている者．
　　③国民の保険医療に関する法律に基づく

命令，処分に違反した者．

法が定める専門職，機関，施設が行う具体的な業務範囲

法が定める保険医療機関，専門職（保険医等）が行う具体的な業務範囲として以下のようなものが規定されている．

これらの規定は順守しなければならないものであると同時に，医療の基本姿勢を再確認する意味でも重要なものである．日々の診療等を振り返り，はたして，しっかりと実践できているか確認し，反省するべき点があれば改善を図らねばならない．

保険医療機関の療養担当
〈療担：保険医療機関及び保険医療養担規則〉
療担第1条 （療養の給付の担当の範囲）
　保険医療機関が担当する療養の範囲は，次のとおりとする．
　　1）　診察
　　2）　薬剤・治療材料の支給
　　3）　処置，手術等
　　4）　居宅における療養上の管理，その療養に伴う世話看護
　　5）　病院・診療所への入院，その療養に伴う世話・看護
保険医療機関が担当する療養の範囲が書かれている．診察，薬剤等の支給，処置，手術の他，在宅での療養管理，在宅看護，そして病院，診療所の入院などである．
療担第2条 （療養の給付の担当方針）
　　1）　保険医療機関は，懇切丁寧に療養の給付を担当しなければならない．
　　2）　保険医療機関が担当する療養の給付は，患者の療養上妥当適切なものでなければならない．
　　2 （診療に関する照会）
保険医療機関は，その担当した療養の給付に係る患者の疾病・負傷について，他の保険医療機関から照会があった場合には，適切に対応しなければならない．
保険医療機関は，懇切丁寧に治療をしなければならないとされ，保険医にも同様の規定が定められている．〈療担第13条〉また，他の医療機関からの照会にも適切に対応しなければならない．

療担第2条の5 （特定の保険薬局への誘導の禁止）
　保険医療機関は，保険医が交付する処方箋について，特定の保険薬局において調剤を受けるべき旨を患者に指示してはならない．
　保険医療機関は，患者に特定の保険薬局にて調剤，処方を受けるなど指示，誘導してはならず，患者の誘導の対償として，金品その他の財産上の利益を受けてはいけない．
　保険医療機関は，患者の被保険者証（健康保険証）を確認し，その保険証が有効かどうか適宜確認しなければならない．被保険者証が無効，患者が無資格状態であれば，診療報酬は支払われない．〈療担第3条 （受給資格の確認）〉
　また，医療機関の従業員や，家族等であっても，医療費の一部負担金はその本人から受け取らなければならないので注意が必要である．〈療担第5条 （一部負担金の受領）〉
　保険医療機関は，患者の支払いに対して，費用区分別の記載のある領収書を無償で交付しなければならない．〈療担第5条の2 （領収書等の交付）〉
　なお，保険医療機関は，健康診断，正常妊娠，労災関連，美容外科，予防医療等の保険診療の給付対象外の場合，保険診療カルテとは別のカルテに記載しなくてはならない．
〈療担第8条 （診療録の記載及び整備）〉

保険医の療養担当 （診療方針等）〈療担：保険医療機関及び保険医療養担規則〉
療担第12条〔診療の一般方針〕
　保険医の診療は，一般に医師又は歯科医師として診療の必要があると認められる疾病又は負傷に対して，的確な診断をもととし，患者の健康の保持増進上妥当適切に行わなければならない．

療担第13条〔療養および指導の基本方針〕

保険医は，診療に当つては，懇切丁寧を旨とし，療養上必要な事項は理解し易いように指導しなければならない．

保険医は，診療する際，懇切，丁寧に患者に接し，適切に診断し，治療上必要なことはわかりやすく指導しなければならないとある．当然といえば当然であるが，このように診療の方針は法律によっても定められている．

療担第14条〔指導〕

保険医は，診療にあたっては常に医学の立場を堅持して，患者の心身の状態を観察し，心理的な効果をも挙げることができるよう適切な指導をしなければならない．

療担第15条〔指導〕

保険医は，患者に対し予防衛生及び環境衛生の思想のかん養に努め，適切な指導をしなければならない．

また，指導に関しては，患者の心身の状態に応じて，心理的にも効果的な指導をしなければならないとされている．食生活，運動など生活習慣の改善など，患者の行動変容を促したり，また職場，生活環境の問題点があれば改善を図ることが出来るよう指導できるように努める必要がある．

療担第16条〔転医及び対診〕

保険医は，患者の疾病又は負傷が自己の専門外にわたるものであるとき，又はその診療に疑義があるときは，他の保険医療機関へ転医させ，又は他の保険医の対診を求める等診療について適切な措置を講じなければならない．

保険医は，患者の疾病，負傷の状況と，他の専門科の診察，治療が必要な時，適切な他の保険医療機関に転院させなければならない．

療担第19条〔使用医薬品及び歯科材料〕

保険医は厚生労働大臣の定める医薬品以外の薬物を患者に施用し，又は処方してはならない．

2．歯科医師である保険医は，厚生労働大臣の定める歯科材料以外の歯科材料を歯冠補綴において使用してはならない．

保険医は，所定の医薬品以外の薬物を処方してはいけない．

また，歯科医は所定の歯科材料以外の歯科材料を歯冠に使用してはいけない．

療担第19条の3〔特定の保険薬局への誘導の禁止〕

保険医は，その交付する処方箋について，特定の保険薬局で調剤を受けるべき旨を患者に指示してはならない．

保険医も保険医療機関の規定と同様に，患者に特定の保険薬局において調剤，処方を受けるなど指示，誘導してはならない．見返りとしての金銭のやりとりも禁止されている．

療担第19条の4〔指定訪問看護事業との関係〕

医師である保険医は，患者から訪問看護指示書の交付を求められ，その必要があると認めた場合には，速やかに，当該患者の選定する訪問看護ステーションに交付しなければならない．

2．医師である保険医は，訪問看護指示書に基づき，適切な訪問看護が提供されるよう，訪問看護ステーション及びその従業者からの相談に際しては，当該指定訪問看護を受ける者の療養上必要な事項について適切な注意及び指導を行わなければならない．

在宅医療には，医師が直接行うものと，看護師や薬剤師，理学療法士（PT：physical therapist）などの医療スタッフが行う在宅訪問看護，在宅訪問薬剤管理，在宅訪問リハビリテーションなどがある．

保険医は，患者や訪問看護ステーションおよびその従業者からの相談に関して，治療に必要なことについて適切に注意，指導を行わなければならない．

療担第20条〔診療の具体的方針〕

医師である保険医の診療の具体的方針は，前12条の規定によるほか，次に掲げるところによるものとする．

一　診察

イ 診察は，特に患者の職業上及び環境上の特性等を顧慮して行う．
ロ 保険医は，診察を行う場合，患者の服用状況及び薬剤服用歴を確認しなければならない．ただし，緊急やむを得ない場合については，この限りではない．
ハ 健康診断は，療養の給付として行ってはならない．
ニ 往診は，診療上必要があると認められる場合に行う．
ホ 各種の検査，診療上必要があると認められる場合に行う．
ヘ ホによるほか，各種の検査は，研究の目的をもって行ってはならない．ただし，治験に係る検査については，この限りでない．
二 投薬
イ 投薬は，必要があると認められる場合に行う．
ロ 治療上1剤で足りる場合には1剤を投与し，必要があると認められる場合に2剤以上を投与する．
ハ 同一の投薬は，みだりに反復せず，症状の経過に応じて投薬の内容を変更する等の考慮をしなければならない．
ニ 保険医は，投薬を行う場合，後発医薬品の使用を考慮するとともに，患者に後発医薬品を選択する機会を提供すること等，患者が後発医薬品を選択しやすくするための対応に努めなければならない．
ホ 栄養，安静，運動，職場転換その他療養上の注意を行うことにより，治療の効果を挙げることができると認められた場合は，これらに関し指導を行い，みだりに投与薬をしてはならない．
ヘ 投薬量は，予見できる必要期間に従ったものでなければならない．
ト 注射薬は，患者に療養上必要な事項について適切な注意及び指導を行う．
投与量は，症状の経過に応じたものでなければならない．
三 処方せんの交付
イ 保険医の交付する処方箋の使用期限は，原則，交付の日を含めて4日以内とする．
四 注射
イ 保険医は，次の場合に注射を行う．
1 経口投与によって胃腸障害を起こすおそれがある場合．
経口投与をすることができない場合．
経口投与では治療の効果を期待することができない場合．
2 特に迅速な治療の効果を期待する必要がある場合．
3 その他，注射によらなければ治療の効果を期待することが困難である場合．
五 手術及び処置
イ 手術は，必要があると認められる場合に行う．
ロ 処置は，必要の程度において行う．
六 リハビリテーション
リハビリテーションは，必要があると認められる場合に行う．
六の二 居宅における療養上の管理等
居宅における療養上の管理及び看護は，療養上適切であると認められる場合に行う．
七 入院
イ 入院の指示は，療養上必要があると認められる場合に行う．
ロ 単なる疲労回復，正常分娩又は通院の不便等のための入院の指示は行わない．
ニ 保険医は，患者の負担により，患者に保険医療機関の従業者以外の者による看護を受けさせてはならない．
保険医は，患者の職歴や既往歴，薬剤服用歴をよく確認して，診察，治療，処方を行わなければならない．処方に関して，疾患に適応しているかどうか，内服薬の禁忌等の項目や併用禁忌等に該当していないかなど注意する必要がある．

また，医師により様々な方針があるだろうが，処方や検査は必要分のみにする必要があるとされている．処方に関しても，必要最小限にするように，また安静，食事，運動，職場転換などで効果がある場合は，これらを考慮しなければならない．

薬剤の効果と副作用も考慮し，それぞれの患者で対応，工夫していく必要がある．

注射も，内服薬では効果がない場合や，注射でなければ治療の効果が期待できない場合など使用に際して規定がある．

保険医は，後発医薬品の使用を考慮し，また患者が選択しやすくするよう努めると記載されている．現在，処方せんには「後発医薬品への変更不可」の欄があり，ここに医師のサインがなければ，後発医薬品への変更は可能となっている．

また健康診断は保険診療で行ってはならず注意が必要である．手術，リハビリテーション，入院は必要なものに限って行う．単なる疲労回復のための入院は認められない．

また保険医は，保険医療機関以外の従業員を働かせてはいけない．

療担第22条（診療録の記載）

保険医は，患者の診療を行った場合には，遅滞なく，様式第一号又はこれに準じる様式の診録に，当該診療に関し必要な事項を記載しなければならない．

診療記録の記載は，重要である．患者の病名，状態などの経過の把握にも必要なことはもちろん，患者からの照会や，保険医療の監査時等に必要になることがあると考えられる．診療録の記載事項には，患者の氏名，年齢，性別，住所と病名および主要症状，治療方法（処方，処置など），診療の年月日がある．現在，紙のカルテから電子カルテに変更されてきており，変更時に必要記載事項に不備がないか等注意する必要がある．

また，診療録（カルテ）は，5年間の保存義務がある．〈療担第9条（帳簿等の保存）〉

療担第23条（処方せんの交付）

保険医は，処方箋を交付する場合には，様式第二号又はこれに準ずる様式の処方せんに必要な事項を記載しなければならない．

2．保険医は，その交付した処方箋について，保険薬剤師から疑義照会があった場合，適切に対応しなければならない．

保険医は，所定の処方せんに必要な事項を記載しなければならない．

薬剤名，量（mg，μg等），用法，処方日数を記載し，保険薬剤師から照会があった場合には対応しなければならない．読み間違いがないように，丁寧に記載する必要がある．

療担第23条の2〔適正な費用の請求の確保〕

保険医は，その行った診療に関する情報の提供について，保険医療機関が行う療養の給付に関する費用が適正なものとなるよう努めねばならない．

保険医は，診療，治療について，過剰検査や，過剰治療などとならないようにして費用が適正なものとなるようにしなければならない．

保険薬剤師の療養担当〈薬担：保険薬局及び保険薬剤師療養担当規則〉

薬担第8条〔調剤の一般的方針〕

1．保険薬剤師において健康保険の調剤に従事する保険薬剤師（以下「保険薬剤師」という）は，保険医等の交付した処方せんに基いて，患者の療養上適切に調剤並びに薬学的管理及び指導を行わなければならない．

2．保険薬剤師は，調剤を行う場合は，患者の服用状況及び薬剤服用歴を確認しなければならない．

3．保険薬剤師は，処方せんに記載された医薬品に係る後発医薬品が次条に規定する厚生労働大臣の定める医薬品である場合であって，当該処方せんを発行した保険医等が後発医薬品への変更を認めているときは，患者に対して，後発医薬品に関する説明を適切に行わなければならない．この場合において，保険薬剤師は，後発医薬品を調剤するよう努めなければならない．

保険薬剤師は，患者の治療上において適切に調剤，薬学的管理・指導を行う．

また調剤時，患者の服用状況，服用歴を確認する．保険医師と同様に，禁忌処方，併用禁忌等に注意する必要がある．また保険薬剤師は，後発薬品への変更に関して，保険医等の変更不可の判断がない場合，適切に説明，調剤するよう努めなければならない．

薬担第9条〔使用医薬品〕

保険薬剤師は，厚生労働大臣の定める医薬品以外の医薬品を使用して調剤してはならない．

ただし，厚生労働大臣が定める場合においては，この限りではない．

保険薬剤師は，規定の医薬品以外使用していけない．

また適正な保険事業を維持するべく努める必要がある．〈薬担第9条の2（健康保険事業の健全な運営の確保）〉

薬担第10条〔調剤録の記載〕

保険薬剤師は，患者の調剤を行った場合には，遅滞なく，調剤録に関する必要な事項を記載しなければならない．

保険薬剤師は，調剤後速やかに，調剤録を記載しなければならない．

また，療養費用の請求が適切なものであるように努めなければならない．〈薬担第10条の2（適正な費用の請求の確保）〉

（中山　紳）

文　献

1) 團野　浩：医療保険・介護保険法，薬事日報社，2010.
2) 大田黒　義郎：保険請求のための日常診療ガイド，薬ゼミ情報教育センター，2011.
3) 井戸美枝：社会保険これですっきりわかる，日本実業出版社，2011.
4) 北村庄吾：医療保険の基本と仕組みがよーくわかる本，秀和システム，2007.
5) 社会保険診療研究会：医師のための保険診療入門，時報，2010.

12. 国民健康保険法

法の趣旨と概要

▶趣旨◀ 国民健康保険制度は，原則として被用者保険の適用者以外の国民すべてを被保険者とし，その疾病，負傷，出産または死亡に関して必要な保険給付を行い，社会保障及び国民保健の向上に寄与することを目的としている．

▶概要◀ わが国の健康保険制度は，労働者と対象として大正11年に健康保険法の制定から始まった．その後，労働者以外の農村や漁村の住民対象の医療保険制度として昭和13年国民健康保険法が制定された．戦前の国民健康保険は現行法とは異なり，任意の保険者と任意の加入であった．戦後は，労働者における医療制度は，健康保険制度の拡充によって，医療へのアクセス権が保障されていった．しかし，戦後の混乱から，農村地域を中心とした無保険者が問題となり，社会保障制度の整備が大きな課題となった．国民健康保険は地域住民の組合から，市町村の公営が原則として再建され，昭和36年には国民皆保険制度が実現した．

1．保険者

市町村及び特別区と国民健康保険組合である．

国民健康保険組合は，同種の事業又は業務に従事する者で当該組合の地区内に住所を有するものを組合員として組織する．

2．被保険者
A．市町村の場合

市町村の区域内に住所を有する者は，すべて被保険者とする（第5条）．

なお，平成26年度までの間において，市町村が行う国民健康保険の被保険者であって，65歳未満であり，かつ，厚生年金保険者若しくは各種共済組合の老齢又は退職を支給事由とする年金又は恩給等の受給できる者であって加入期間が20年以上である者又は40歳以降の加入期間が10年以上の者については，「退職者被保険者」として経過措置が設けられている．

B．国民健康保険組合の場合

組合員及び組合員の世帯に属する者を被保険者とする（第19条）．

3．保険給付

保険給付には，法定給付（法律が給付の範囲や内容を定めて，保険者にその実施を義務付けているもの）と任意給付（給付を行うか否か，給付内容について保険者の任意に任せているもの）がある．

A．法定給付

療養の給付，入院時の食事療養費の支給，入院時生活療養費，保険外併用療養費の支給，療養費の支給，特別療養費の支給，移送費の支給，高額療養費の支給，高額介護合算療養費，出産育児一時金の支給，葬祭費の支給．

ただし出産育児一時金の支給及び埋葬費の支給については特別の事由があるときには，その全部又は一部を行わないことができる．

B．任意給付

疾病手当金の支給．

4．保険料

保険料は，国民健康保険事業に要する費用（後期高齢者支援金等及び介護納付金の納付に要する費用を含む．）に充てるため，市町村にあっては世帯主から，国民健康保険組合

にあっては組合員から保険料を徴収する（第76条）．なお，市町村にあっては保険料にかえて地方税法の規定による国民健康保険税を課することができる（第78条）．全額保険者負担では保険料は高額となり，国民健康保険の事業運営が困難となるため，国庫負担及び国庫補助が行われている．保険料は所得割，資産割，均等割，世帯別平等割といった要素から保険料の算定が行われる．低所得世帯については保険料は低額にされており，特別の事情のある者には，減免または猶予の措置がとられる（第77条）．

5．一部負担金

保険医療機関等について療養の給付を受ける者は，次の区分に従い，一部負担金として，当該保険医療機関に支払わなければならない（第42条）．

① 6歳未満：2割 ② 6歳以上70歳未満：3割 ③ 70歳以上：2割（現役並み所得者は3割）．

6．保険事業

保険者は，特定健康診査等を行うものとするほか，これらの事業以外の事業であって，健康教育，健康相談，健康診査その他の被保険者の健康の保持増進のために必要な事業を行うように努めなければならない（第82条）．

7．国民健康保険団体連合会

保険者は，共同してその目的を達成するため，国民健康保険団体連合会を設立することができる（第83条）．

診療報酬請求書の審査を行うため，都道府県を区域とする国民健康保険団体連合会に国民健康保険診療報酬審査委員会を置く（第87条）．

現在，都道府県を単位として全都道府県に国民健康保険団体連合会が設立されている．国民健康保険における診療報酬の審査支払機関としての役割をはじめとして，国民健康保険事業の円滑な運営上重要な役割を果たしている．

8．広域化等支援方針

都道府県は，国民健康保険事業の運営の広域化又は国民健康保険の財政の安定化を推進するための当該都道府県内の市町村に対する支援の方針（広域化等支援方針）を定めることができる（第68条）．

法が定める専門職，機関，施設が担う責務・役割と具体的な業務範囲

医療保険では被保険者の保険事故である傷病，負傷を治癒させるために保険者が医療担当者を介して医療サービスを給付し，これに対して医療担当者に医療費の支払いをすることを主な内容としている．国民健康保険における医療担当者とは保険医療機関，保険薬局及び保険医，保険薬剤師であり，保険医療を担当している．保険医療を担当する医療機関及び医療担当者は，医療法及び薬事法に定める病院，診療所，薬局並びに医師法，歯科医師法，薬剤師法に定める医師，歯科医師，薬剤師であることは前提であり，各自の自由意思に基づき申請手続きの上，地方厚生局長等の指定，登録を受ける必要がある．保険医療機関として指定されると，国民健康保険の被保険者の保険診療については，健康保険法により定められた療養の担当方針に従い診療を行う義務を負い，一方，その対価として定められた診療報酬の支払いを受ける権利が生ずる．保険医等の登録を受けると，保険診療に従事する権利が生ずると同時に，反面，法の定める一定の診療方針に基づき，その自主的責任において個々の診療行為を行う義務が生ずる．

保険医療機関若しくは保険薬局又は保険医若しくは保険薬剤師（健康保険法第64条に規定する保険医又は保険薬剤師をいう．）が，国民健康保険の療養の給付を担当する（第40条）．

保険医療機関，保険薬局及び保険医，保険薬剤師の責務については，厚生労働省令である

る療養担当規則と薬局療養担当規則に規定されており，下記に示す．

▶専門職が担う責務・役割◀

保険医等の責務

A．診療の一般的方針

　適確な診断をもとに，患者の健康の保持増進上妥当適切に行われなければならない．

B．療養及び指導の基本準則

　懇切丁寧を旨とし，理解しやすいように指導しなければならない．

C．指導

　医学の立場から，患者の状態を観察し，心理的な効果も挙げることができるよう指導をしなければならない．また予防衛生及び環境衛生の面からも指導をしなければならない．

D．転医及び対診

　診療範囲が自己の専門外であるとき等は，他の保険医療機関へ転医させ，又は他の保険医の対診を求める等診療について適切な措置を講じなければならない．

E．診療に関する照会

　診療した患者の疾病又は負傷に関し，他の保険医療機関又は保険医から照会があった場合には，適切に対応しなければならない．

F．施術の同意

　患者の疾病又は負傷が自己の専門外にわたるものであるという理由によって，みだりに，施術業者の施術を受けさせることに同意を与えてはならない．

G．特殊療法等の禁止

　特殊な療法又は新しい療法等については，厚生労働大臣の定めるもののほか行ってはならない．

H．使用医薬品及び歯科材料

　厚生労働大臣の定める医薬品以外の薬物を患者に施用し，又は処方してはならない．

　歯科医師である保険医は，厚生労働大臣の定める歯科材料以外の歯科材料を歯冠修復及び欠損補綴において使用してはならない．

（一部例外あり）

I．健康保険事業の健全な運営の確保

　診療の際は，健康保険事業の健全な運営を損なう行為を行うことのないよう努めなければならない．

J．特定の保険薬局への誘導の禁止

　処方せんの交付に関し，患者に対して特定の保険薬局において調剤を受けるよう指示等を行ってはならない．

　処方せんの交付に関し，患者に対して特定の保険薬局への誘導の対償として，保険薬局から金品その他の財産上の利益を収受してはならない．

K．指定訪問看護事業との関係

　患者から訪問看護指示書の交付を求められ，その必要があると認めた場合には，速やかに，当該患者の選定する訪問看護ステーションに交付しなければならない．

　訪問看護指示書に基づき，適切な訪問看護が提供されるよう，訪問看護ステーション等に当該患者の療養上必要な事項について適切な注意及び指導を行わなければならない．

L．診療の具体的方針

　①診察②投薬③処方箋せんの交付④注射⑤手術及び処置⑥リハビリテーション⑦入院についての規定

M．歯科診療の具体的方針

　①診察②投薬③処方せんの交付④注射⑤手術及び処置⑥歯冠修復及び欠損補綴⑦リハビリテーション⑧入院⑨歯科矯正についての規定

N．診療録の記載

　診療を行った場合には，遅滞なく，診療録に，必要な事項を記載しなければならない．

O．処方せんの交付

　処方せんを交付する場合には，必要な事項を記載しなければならない．

　交付した処方せんに関し，保険薬剤師から疑義の照会があった場合には，適切に対応しなければならない．

P．適正な費用の請求の確保

　行った診療に関する情報の提供等について，保険医療機関が行う療養の給付に関する費用の請求が適正なものとなるよう努めなければならない

保険薬剤師についてもほぼ同様の趣旨の事項が規定されている．

▶施設の責務・役割◀

保健医療機関の責務

A．療養の給付の担当の範囲

①診察②薬剤又は治療材料の支給③処置，手術その他の治療④居宅における療養上の管理及びその療養に伴う世話その他の看護⑤病院又は診療所への入院及びその療養に伴う世話その他の看護

B．療養の給付の担当方針

懇切丁寧に療養の給付を担当しなければならない．

療養の給付は，患者の療養上妥当適切なものでなければならない．

C．診療に関する照会

患者の疾病又は負傷に関し，他の保険医療機関から照会があった場合には，適切に対応しなければならない．

D．適正な手続の確保

療養の給付に関し，厚生労働大臣又は地方厚生局長若しくは地方厚生支局長に対する申請，届出等に係る手続及び療養の給付に関する費用の請求に係る手続を適正に行わなければならない．

E．健康保険事業の健全な運営の確保

療養の給付に関し，健康保険事業の健全な運営を損なうことのないよう努めなければならない．

F．特定の保険薬局への誘導の禁止

保険医の行う処方せんの交付に関し，患者に対して特定の保険薬局において調剤を受けるよう指示等を行ってはならない．

患者に対して特定の保険薬局において調剤を受けるよう指示等を行うことの対償として，保険薬局から金品その他の財産上の利益を収受してはならない．

G．掲示

病院又は診療所内の見やすい場所に，規定された事項を掲示しなければならない．（食事療養費，保険外併用療養費，手術件数，等）

H．受給資格の確認

患者から療養の給付を受けることを求められた場合には，その者の提出する被保険者証によって療養の給付を受ける資格があることを確めなければならない．（緊急時やむを得ない状況であれば配慮あり）

I．要介護被保険者等の確認

患者に対し，訪問看護，訪問リハビリテーションその他の介護保険法に規定する居宅サービス又は介護予防サービスに相当する療養の給付を行うに当たっては，当該患者が要介護被保険者等であるか否かの確認を行うものとする．

J．被保険者証の返還

患者に対する療養の給付を担当しなくなったとき，その他正当な理由により患者から被保険者証の返還を求められたときは，これを遅滞なく当該患者に返還しなければならない．

K．一部負担金等の受領

被保険者より健康保険法に規定される一部負担金，食事療養標準負担額，生活療養標準負担額，その他の当該療養についての費用額に対して，定める割合を乗じて得た額の支払いを受けるものとする．

L．領収証等の交付

患者から費用の支払を受けるときは，正当な理由がない限り，個別の費用ごとに区分して記載した領収証を無償で交付しなければならない．また，その際当該費用の計算の基礎となった項目ごとに記載した明細書を交付することを原則とする．（基本的に無償で行う）

M．食事療養

入院患者に対して食事療養を行うに当たっては，病状に応じて適切に行うとともに，その提供する食事の内容の向上に努めなければならない．

病棟等の見やすい場所に，当該療養の内容及び費用に関する事項を掲示しなければならない．

N．生活療養

入院患者に対して生活療養を行うに当たっては，病状に応じて適切に行うとともに，そ

の提供する食事の内容の向上並びに温度，照明及び給水に関する適切な療養環境の形成に努めなければならない．

生活療養を行う場合には，当該療養にふさわしい内容とし，患者に対しその内容及び費用に関して説明を行い，その同意を得なければならない．

病棟等の見やすい場所に，当該療養の内容及び費用に関する事項を掲示しなければならない．

O．保険外併用療養費に係る療養の基準等

当該療養を行うに当たり，その種類及び内容に応じて厚生労働大臣の定める基準に従わなければならないほか，あらかじめ，患者に対しその内容及び費用に関して説明を行い，その同意を得なければならない．

病院又は診療所の見やすい場所に，当該療養の内容及び費用に関する事項を掲示しなければならない．

P．証明書等の交付

患者から保険給付を受けるために必要な保険医療機関又は保険医の証明書，意見書等の交付を求められたときは，無償で交付しなければならない．ただし，療養の給付等に代えての療養費，疾病手当金，出産育児一時金，出産手当金，家族出産育児金に係る証明書又は意見書については，この限りでない．

Q．指定訪問看護の事業の説明

患者が指定訪問看護事業者及び指定介護予防サービス事業者から指定訪問看護及び指定介護予防サービスを受ける必要があると認めた場合には，当該患者に対しその利用手続，提供方法及び内容等につき十分説明を行うよう努めなければならない．

R．診療録の記載及び整備

診療録に療養の給付の担当に関し必要な事項を記載し，これを他の診療録と区別して整備しなければならない．

S．帳簿等の保存

療養の給付の担当に関する帳簿及び書類その他の記録をその完結の日から三年間保存しなければならない．ただし，患者の診療録にあっては，その完結の日から五年間とする．

T．通知

患者が次に該当する場合には，遅滞なく，意見を付して，全国健康保険協会又は当該健康保険組合に通知しなければならない．
① 家庭事情等のため退院が困難であると認められたとき．
② 闘争，泥酔又は著しい不行跡によって事故を起したと認められたとき．
③ 正当な理由がなくて，療養に関する指揮に従わないとき．
④ 詐欺その他不正な行為により，療養の給付を受け，又は受けようとしたとき．

U．入院

療養上必要な寝具類を具備し，その病状に応じて適切に行い，療養上必要な事項について適切な注意及び指導を行わなければならない．

医療法の規定に基づき承認，通知した病床数の範囲内で，患者を入院させなければならない．

V．看護

患者の負担により，当該保険医療機関の従業者以外の者による看護を受けさせてはならない．

従業者の確保等必要な体制の整備に努めなければならない．

W．報告

厚生労働大臣が定める療養の給付の担当に関する事項について，地方厚生局長又は地方厚生支局長に定期的に報告を行わなければならない．

保険薬局についてもほぼ同様の主旨の事項が規定されている．

（杉浦裕美子）

文　献

1）厚生労働省ホームページ　http://www.mhlw.go.jp/
2）国保担当者ハンドブック　2011改訂15版，社会保険出版社．
3）本井治：よくわかる医療・福祉関係法規の手引き　2版，共和書院．

13. 健康増進法

法の趣旨と概要

平成15年5月に施行された健康増進法は，それまでの栄養改善法に健康に関する部分を付加した内容であり，健康を前面に押し出した点で画期的な法律である．後述する「健康日本21*」は事務次官通知により都道府県に示されているが，通知に基づくものでは優先順位が低く取り扱われるために，法的根拠を設けるべきであるとの考えから法制化が進められたものである．それゆえ，「健康日本21」の法制化にあたるとされている．構成は以下の通りである．

- 第1章　総則（1-6条）
- 第2章　基本方針等（7-9条）
- 第3章　国民健康・栄養調査等（10-16条）
- 第4章　保健指導等（17-19条）
- 第5章　特定給食施設等
    - 第1節　特定給食施設における栄養管理（20-24条）
    - 第2節　受動喫煙の防止（25条）
- 第6章　特別用途表示，栄養表示基準等（26-33条）
- 第7章　雑則（34・35条）
- 第8章　罰則（36-40条）
- 附則

第7条では「厚生労働大臣は，国民の健康の増進の総合的な推進を図るための基本的な方針を定めるものとする．」とされ，第8条では「都道府県は，基本方針を勘案して，当該都道府県の住民の健康の増進の推進に関する施策についての基本的な計画（都道府県健康増進計画）を定めるものとする．」とされている．すなわち，都道府県は計画を必ず制定しなければならない．これに対して市町村は，同条第2項において，市町村健康増進計画の策定が努力義務とされた．しかしながら，生活習慣病対策など住民に身近な保健サービスは市町村が行うものであり，住民一人ひとりに意識を浸透させるためには，市町村の役割は非常に大きい．

次に，第18条では，第2項において，「都道府県は，前条第一項の規定により市町村が行う業務の実施に関し，市町村相互間の連絡調整を行い，及び市町村の求めに応じ，その設置する保健所による技術的事項についての協力その他当該市町村に対する必要な援助を行うものとする．」と定められており，保健所による市町村支援がより明確にされた．また，第17条においては，市町村による生活習慣病指導等の実施，第18条第1項においては，都道府県による専門的な栄養指導その他の保健指導の実施が明記されている．

さらに，第16条では「国及び地方公共団体は，国民の健康の増進の総合的な推進を図るための基礎資料として，国民の生活習慣とがん，循環器病その他の政令で定める生活習慣病との相関関係を明らかにするため，生活習慣病の発生の状況の把握に努めなければならない．」とされている．これにより疾病の発症登録などを行う必要性が生じた．地域がん登録のように既に一部で行われているものもあるが，これを活用することで，一歩進んだ保健に関する施策を行うことが可能となる．

また，第10条において「国民栄養調査」は「国民健康・栄養調査」に改められ，生活習慣に関する調査が加えられた．本法施行規則により，生活習慣の調査は食習慣，運動習慣及び休養習慣等と定められたが，調査結果は，主として「健康日本21」等の国民の健康増進のための施策の企画，立案及び評価の基

*健康日本21〜21世紀における国民健康づくり運動〜

わが国における少子高齢化の中で,特に生活習慣病による認知症や寝たきりなどの要介護状態になる人が増加している.そこで,国は,一次予防に重点をおいた対策を推進し,早世や要介護状態となる人を減少させ,健康寿命の伸延を目指した第三次国民健康づくり運動,21世紀における国民健康づくり運動,いわゆる「健康日本21」を策定した.

「健康日本21」は,従来の早期発見・早期治療といった二次予防を中心とした健康づくり施策を大きく転換し,病気になること自体を予防する一次予防に重点を置いている.また,具体的な目標を設定し,それを達成するために,行政のみが計画を推進するのではなく,地域・職域・学校など幅広く国民や組織が参加し,各々の健康づくりを支援していく新しい健康づくり運動である(図1).

目標の設定と評価にあたっては,根拠に基づく評価が行えるように,各種統計や意識調査を活用し,以下のような測定可能な数値目標を設定している.

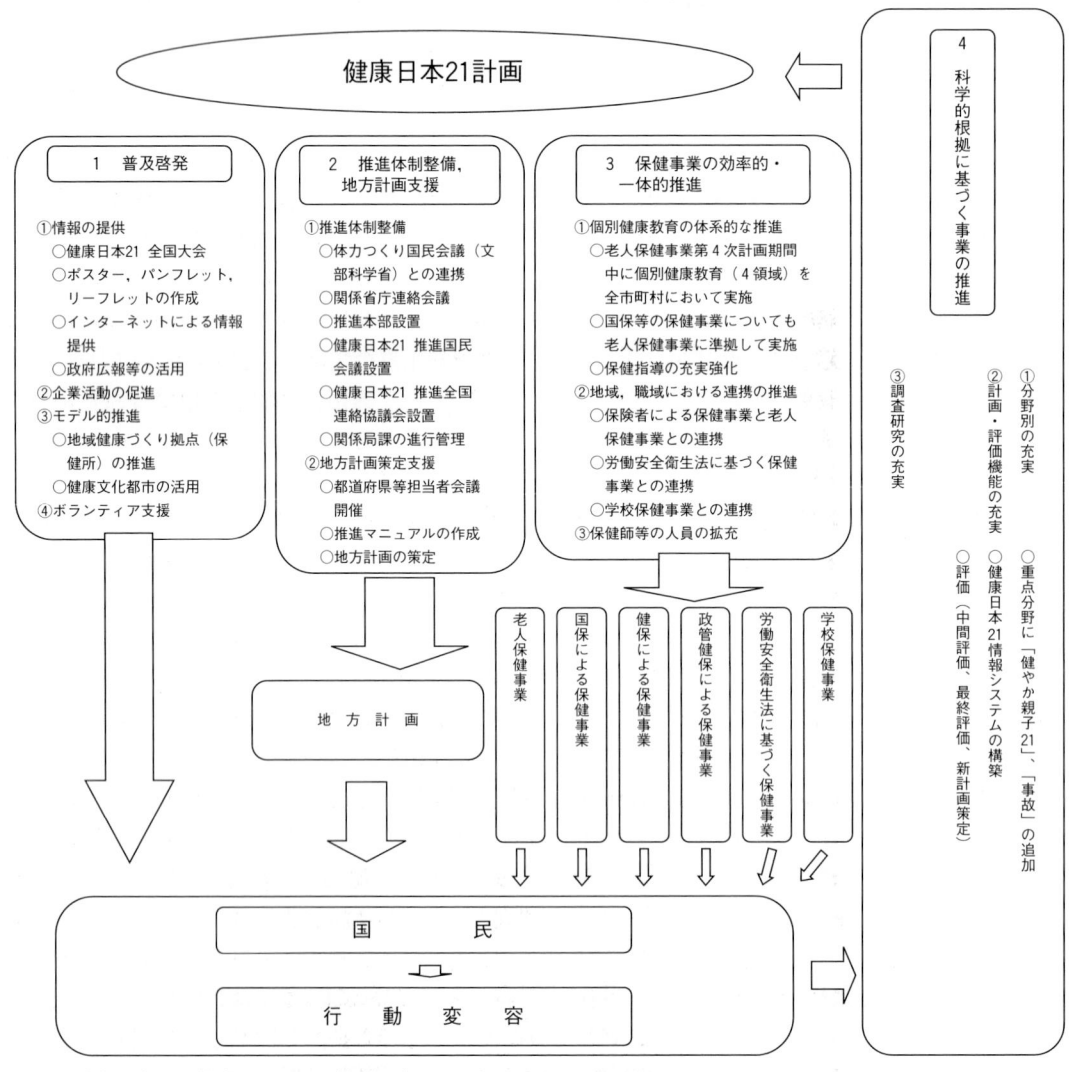

図1　健康日本21の推進について(文献1)から引用

1. 栄養・食生活

栄養・食生活については14項目の数値目標が設定された．

1. 栄養状態レベル
   ① 適正体重
      ・肥満成人男性15％以下，女性20％以下
      ・肥満児7％以下
      ・やせの者15％以下
   ② 脂肪エネルギー比率25％以下
   ③ 食塩10g未満
   ④ 野菜350g以上
   ⑤ カルシウム：牛乳・乳製品130g，豆類100g，緑黄色野菜120g以上
2. 知識・態度・行動レベル
   ① 自分の適正体重を認識し，体重コントロールを実践する者の割合の増加90％以上
   ② 朝食の欠食率の減少　20，30歳代男性15％以下，中学・高校生でなくす
   ③ 量，質ともにきちんとした食事をする者の割合を増加
   ④ 1日最低1食，きちんとした食事を，家族等2人以上で楽しく，30分以上かけてとる者の割合の増加70％以上
   ⑤ 外食や食品を購入する時に栄養成分表示を参考にする者の割合を増加
   ⑥ 自分の適正体重を維持することのできる食事量を理解している者の割合の増加80％以上
   ⑦ 自分の食生活に問題があると思う者のうち，改善意欲のある者の割合の増加80％以上
3. 環境レベル
   ① 職域等における施給食施設，レストラン，食品売場において，ヘルシーメニューの提供比率を上げ，その利用者を増加
   ② 地域，職域で，健康や栄養に関する学習の場を提供する機会を増やし，それに参加する者（特に，若年層）を増加
   ③ 地域，職域で，健康や栄養に関する学習や活動を進める自主グループの増加

2. 身体活動・運動

身体活動・運動については成人と高齢者に分けて，意識の変革や実際に身体活動・運動を行っている人数の増加など合計6項目の数値目標が設定された．

3. 休養・こころの健康づくり

休養・こころの健康づくりについては4項目の数値目標が設定された．

1. ストレスを感じた人の減少
2. 睡眠による休養を十分にとれていない人の減少
3. 睡眠の確保のために睡眠補助品やアルコールを使うことのある人の減少
4. 自殺者の減少

4. たばこ

たばこについては"4項目"の数値目標が設定された．以下のような数値目標が存在し，未成年者の喫煙の数値目標を"0％に設定"することや，喫煙が及ぼす健康影響についての知識の普及目標を"100％に設定"するなど，喫煙が原因でリスクを増大する疾患について，国，厚生労働省，医療関係者が"問題"を共有していることを示す．

1. 喫煙が及ぼす健康影響についての十分な知識の普及．
2. 未成年者の喫煙をなくす．
3. 公共の場及び職場における分煙の徹底及び効果の高い分煙に関する知識の普及．
4. 禁煙支援プログラムの普及．

5. アルコール

アルコールについては3項目の数値目標が設定された．以下のような数値目標が存在し，未成年者の飲酒の数値目標を0％に設定することや，節度ある適度な飲酒の知識の普及目標を100％に設定するなど，アルコールが原因で発生する疾患について，タバコ同様に現状がきわめて問題とされていることがわかる．

1. 多量に飲酒する人を2割削減させる．
2. 未成年の飲酒をなくす．

3．「節度ある適度な飲酒」の知識の普及．

6．歯の健康

歯の健康については，幼児期のう蝕予防，学齢期のう蝕予防，成人期の歯周病予防，歯の喪失防止の4目標について，合計13項目の数値目標が設定された．歯の喪失を防ぐことが咀嚼機能の維持だけでなく，会話などのQOLを保つために必要であることから，歯の喪失の原因であるう蝕や歯周病の予防が重要であると判断され，これらの目標が設定された．このうち成人期の歯周病予防の4項目のうち2項目はたばこ項目と同一である．喫煙習慣が歯周病に密接な関係があるからである．

7．糖尿病

糖尿病については8項目の数値目標が設定された．糖尿病及びその結果引き起こされる各種の合併症について問題視し，糖尿病の予防や，患者の治療の継続，各種合併症の減少を目標としている．

8．循環器病

循環器病については，たばこ対策の充実を含む11項目の数値目標が設定された．

9．がん

がんについては7項目の数値目標が設定されたが，そのうち5項目がたばこ，栄養・食生活，アルコールと同一である．

法が定める専門職，機関，施設が担う責務・役割

第3条では「国及び地方公共団体は，教育活動及び広報活動を通じた健康の増進に関する正しい知識の普及，健康の増進に関する情報の収集，整理，分析及び提供並びに研究の推進並びに健康の増進に係る人材の養成及び資質の向上を図るとともに，健康増進事業実施者（第6条に定義されている）その他の関係者に対し，必要な技術的援助を与えることに努めなければならない．」とされている．

健康増進事業実施者の責務としては，第4条において「健康増進事業実施者は，健康教育，健康相談その他国民の健康の増進のために必要な事業（「健康増進事業」）を積極的に推進するよう努めなければならない．」と定められている．また，第5条において，「国，都道府県，市町村，健康増進事業実施者，医療機関その他の関係者は，国民の健康の増進の総合的な推進を図るため，相互に連携を図りながら協力するよう努めなければならない．」とされている．

保健指導における市町村の役割としては，第17条において「市町村は，住民の健康の増進を図るため，医師，歯科医師，薬剤師，保健師，助産師，看護師，准看護師，管理栄養士，栄養士，歯科衛生士その他の職員に，栄養の改善その他の生活習慣の改善に関する事項につき住民からの相談に応じさせ，及び必要な栄養指導その他の保健指導を行わせ，並びにこれらに付随する業務を行わせるものとする．」とされている．

一方，保健指導における都道府県の役割としては，第18条第1項において「住民の健康の増進を図るために必要な栄養指導その他の保健指導のうち，特に専門的な知識及び技術を必要とするものを行うこと．」，「特定かつ多数の者に対して継続的に食事を供給する施設に対し，栄養管理の実施について必要な指導及び助言を行うこと．」と定められている．さらに第2項において「都道府県は，前条第1項の規定により市町村が行う業務の実施に関し，市町村相互間の連絡調整を行い，及び市町村の求めに応じ，その設置する保健所による技術的事項についての協力その他当該市町村に対する必要な援助を行うものとする．」と，都道府県が市町村に必要な援助を行うべきとされている．また，第19条において「都道府県知事は，前条第1項に規定する業務を行う者として，医師又は管理栄養士の資格を有する都道府県，保健所を設置する市又は特別区の職員のうちから，栄養指導員を命ずるものとする．」と栄養指導員の任命を義務化している．

特定給食施設（特定かつ多数の者に対して継続的に食事を供給する施設のうち栄養管理

が必要なものとして厚生労働省令で定めるものをいう）では，第21条において「特定給食施設であって特別の栄養管理が必要なものとして厚生労働省令で定めるところにより都道府県知事が指定するものの設置者は，当該特定給食施設に管理栄養士を置かなければならない．」と，管理栄養士の設置が義務化されている．

喫煙については，第25条において「学校，体育館，病院，劇場，観覧場，集会場，展示場，百貨店，事務所，官公庁施設，飲食店その他の多数の者が利用する施設を管理する者は，これらを利用する者について，受動喫煙（室内又はこれに準ずる環境において，他人のたばこの煙を吸わされることをいう．）を防止するために必要な措置を講ずるように努めなければならない．」と，公共施設における受動喫煙防止に必要な措置が義務化されている．

法が定める専門職，機関，施設が行う具体的な業務範囲

食事習慣については，栄養改善法を踏襲して，第30条の2，「厚生労働大臣は，生涯にわたる国民の栄養摂取の改善に向けた自主的な努力を促進するため，国民健康・栄養調査その他の健康の保持増進に関する調査及び研究の成果を分析し，その分析の結果を踏まえ，食事による栄養摂取量の基準（「食事摂取基準」）を定めるものとする．」と，食事摂取基準について定められている．また，第31条，「内閣総理大臣は，販売に供する食品（特別用途食品を除く．）につき，栄養表示基準を定めるものとする．」と，栄養表示基準についても定められている．

しかし，運動習慣及び休養習慣の基準については明記されておらず，上記の「健康日本21」の数値目標等を参考にすべきと思われる．具体例として「大阪府健康増進計画」から7分野における重点目標を表1に示した．

（深尾篤嗣）

文　献

1) 大阪府健康医療部保健医療室編集：第1章　健康づくりと計画策定地域保健ノート．大阪公衆衛生協会発行，P38～39　2011.
2) 健康日本21企画検討会，健康日本21計画策定検討会：21世紀における国民健康づくり運動（健康日本21）について報告書．1999.

表1　「大阪府健康増進計画」7分野における重点目標（文献1）から引用）

	（目標値）	（直近値）
脂肪エネルギー比率	25％以下	27.4％
野菜摂取量	350g 以上	261g
朝食欠食（20・30歳代男性）	15％以下	34.4％（20歳代），24.5％（30歳代）
日常生活における歩数		
男性	10,000歩以上	8,078歩
女性	9,000歩以上	6,991歩
運動習慣のある者の割合	44.2％以上	34.1％
睡眠による休養の不足している者の割合	21％以下	23.9％
喫煙する者の割合		
男性	30％以下	44.2％
女性	5％以下	13.6％
多量飲酒者の割合		
男性	4.1％以下	6.7％

14. がん対策基本法

法の趣旨と概要

がん対策基本法の成立に大きな役割を果たしたのは、がん患者からの切実な要望である[1]．「もう治療法はありません」と言われ、適切な化学療法や緩和医療が提供されない状況をがん患者自らが訴えたことにより、社会的に大きな注目を集めた．その時点では、わが国において治癒が望めないがん患者は、どちらかというと治癒が期待できる患者に比べて医療を提供する側はあまり熱心に治療に取り組まないケースが見受けられたのである．また教育の現場においてもがんの終末期医療（化学療法や緩和ケア等）に関する卒前・卒後教育の不足により、がん医療に携わるものとして最低限の専門的知識すら不足している医師が多数存在していたのも事実である．患者側からすると、切り捨てられるようなわが国のがん医療の在り方に対して、社会的に大きな批判が集まり、医療を提供する側も大いに自省することとなった．そのような状況下において、がん対策の重要性が国会でも議論されるようになり、平成18年6月がん対策基本法が成立、平成19年4月に施行された．

1．目的【第1条】（図1）

わが国のがん対策がこれまでの取組により進展し、成果を収めてきたものの、なお、がんが国民の疾病による死亡の最大の原因となっている等がんが国民の生命及び健康にとって重大な問題となっている現状にかんがみ、がん対策の一層の充実を図るため、がん対策を総合的かつ計画的に推進する．

目的
我が国のがん対策がこれまでの取組により進展し、成果を収めてきたものの、なお、がんが国民の疾病による死亡の最大の原因となっている等がんが国民の生命及び健康にとって重大な問題となっている現状にかんがみ、がん対策の一層の充実を図るため、がん対策を総合的かつ計画的に推進する．

がんは死亡原因の第1位
がん死亡者数342,963件（平成20年）

がん対策基本法
がん対策をより一層充実
がん対策を総合的かつ計画的に推進

基本理念
（1）がんに関する研究の推進
（2）がん医療の均てん化の促進
（3）がん患者の意向を十分尊重したがん医療提供体制の整備

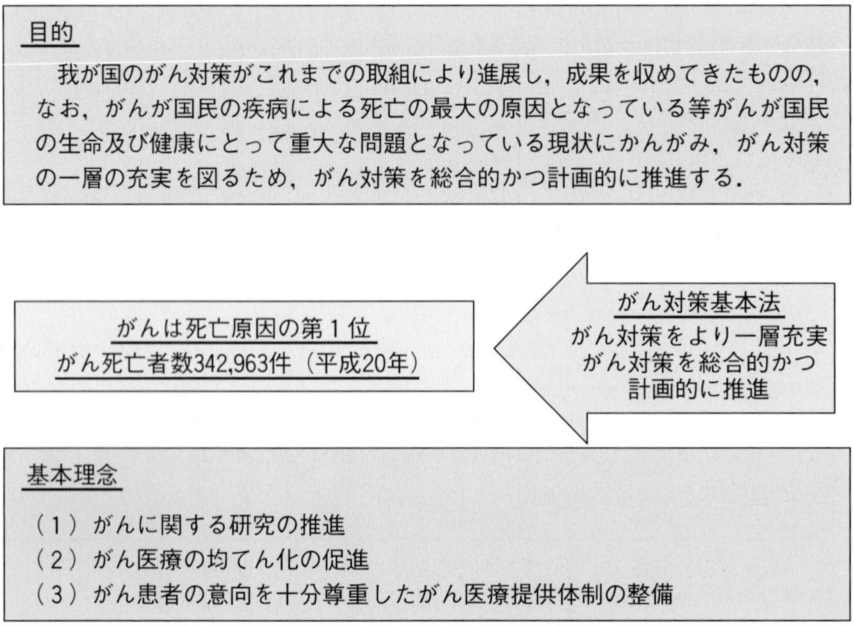

図1　がん対策基本法の目的と基本理念

2. 基本理念【第2条】(図1)

1) がん研究の推進とがん予防・診断・治療等に係る研究成果の普及・活用(がんに関する研究の促進)
2) がん患者の居住地域にかかわらず適切な医療が受けられる体制の整備(がん医療の均てん化の促進)
3) がん患者の意向を尊重した治療方法等が選択されるような医療提供体制の整備(がん医療提供体制の整備)

3. 国等の責務【第3条～第7条】(図2)

1) 国の責務:がん対策の総合的策定,実施(政府は,必要な法制上・財政上の措置,その他の措置を講じる)
2) 地方公共団体の責務:国と連携しつつ,自主的・主体的な施策の策定,実施
3) 医療保険者の責務:国・地方公共団体が講ずるがん予防,がん検診の普及啓発施策への協力
4) 国民の責務:喫煙,食生活,運動その他の生活習慣が健康に及ぼす影響等がんに関する正しい知識を持ち,がんの予防に必要な注意を払うよう努めるとともに,必要に応じ,がん検診を受けるよう努めなければならない.
5) 医療関係者の責務:国・地方公共団体が講ずるがん対策への協力,がんの予防に寄与,がん患者の置かれている状況を深く認識し,良質かつ適切ながん医療の提供

4. がん対策推進基本計画【第9条,第11条】(図3)

1) がん対策推進基本計画
① 政府に「がん対策推進基本計画」の策定,国会への報告,公表を義務付け
② 施策には具体的目標と達成時期を明示
③ 少なくとも5年ごとに計画に検討を加え,必要があるときは変更
2) 都道府県がん対策推進計画(国の基本計画を受け,策定)
① がん対策推進基本計画を基本とし,医療計画・健康増進計画等と調和のとれた「都道府県がん対策推進計画」の策定,公表を義務付け
② 少なくとも5年ごとに計画に検討を加え,必要があるときは変更

本法律では,まず国が5年ごとに,「がん対策推進基本計画」を策定し,それに基づいて都道府県が地域の実情に応じた「都道府県

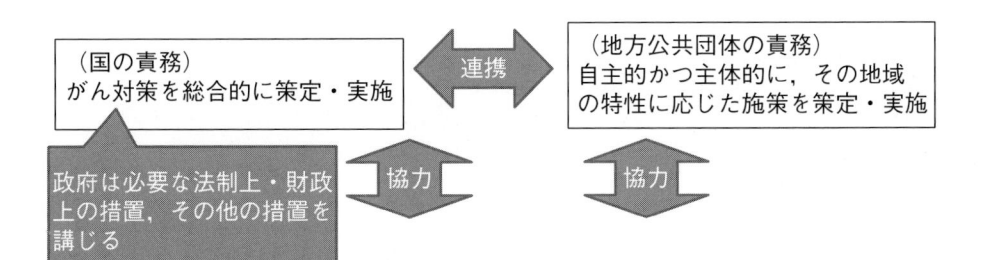

図2 関係者の責務等

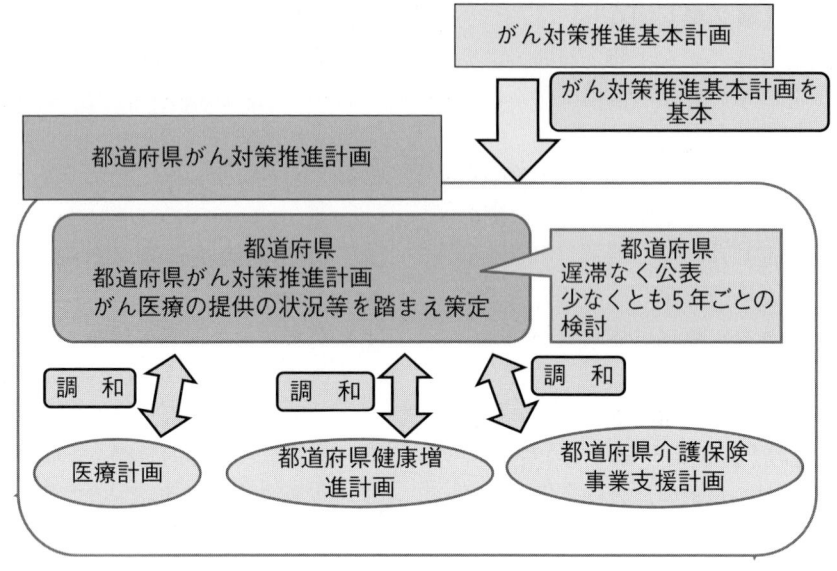

図3 がん対策推進計画

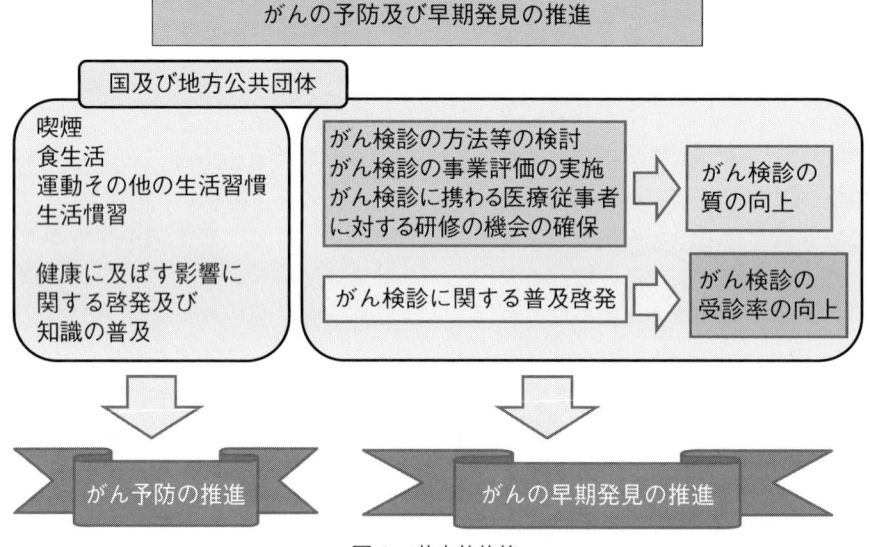

図4 基本的施策

がん対策推進計画」をつくるよう求めている．国が策定した平成19年～平成23年度の5か年計画には，癌検診の受診率を50％とすること，一定地域ごとに癌対策の拠点病院を整備することなどが盛り込まれている．

5．基本的施策【第12条～第18条】

1）がん予防・早期発見の推進（図4）
① がんの予防の推進：生活習慣が健康に及ぼす影響等に関する啓発，正しい知識の普及
② がん検診の質の向上等：がん検診の事業評価や研修の機会の確保等検診の質の向上施策，がん検診に関する普及啓発

2）がん医療の均てん化の促進（図5）
① 専門医療従事者の育成：専門的な知識及び技能を有する医療従事者の育成
② 医療機関の整備
③ がん患者の療養生活の質の向上
④ がん医療に関する情報の収集提供体制の

がん医療の均てん化の促進等

国及び地方公共団体

- 専門的な知識及び技能を有する医師その他の医療従事者の育成
- 専門的ながん医療の提供等を行う行政機関の整備
  医療機関の連携協力体制の整備 → 地域に係らず適切ながん医療の提供
- 疼痛等の緩和を目的とする医療を早期から適切に提供
  居宅でも適切ながん医療を提供する連携協力体制を確保
  医療従事者に対する研修 → 療養生活の質の維持向上
- がん医に関する情報の収集提供体制の整備
  がん患療者・家族に対する相談支援等の推進
  がんの罹患・転帰等の状況把握・分析

↓

がん医療の均てん化の促進

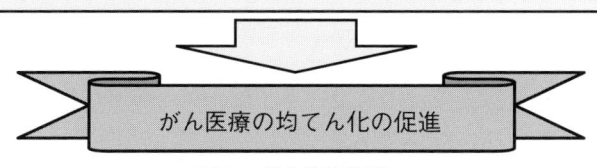

図5　基本的施策(2)

研究の推進等

国及び地方公共団体

- がんに関する研究の促進
- 研究成果の活用
- がん医療で特に必要性が高い医薬品及び医療機器の早期承認に資する治験の促進
- がん医療に係る臨床研究が円滑に行われるための環境の整備

↓

がんの罹患率及びがんの死亡率の低下

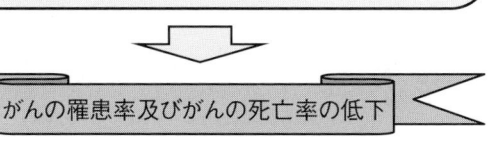

図6　基本的施策(3)

整備
- がん患者の罹患等の状況把握・分析への支援（院内がん登録の強化）

3）研究の推進（図6）
① がんに関する研究の促進
② 研究成果の活用
③ がん医療で特に必要性が高い医薬品及び医療機器の早期承認に資する治験の促進
④ がん医療に係る臨床研究が円滑に行われるための環境の整備

6．がん対策推進協議会【第19条～第20条】

厚生労働省に設置，がん対策推進基本計画策定時に意見を聴く

7．施行日　平成19年4月1日

法が定める専門職，機関，施設が担う責務・役割と具体的な業務範囲

がん対策基本法の基本理念に基づく基本的

施策としては，前項で示したように，がんの予防の推進，がん検診の質の向上，がん医療の均てん化の促進，専門的な知識および技能を有する医師その他の医療従事者の育成，医療機関の整備，がん患者の療養生活の質の維持向上，がん医療に関する情報の収集提供体制の整備，また研究の推進等が挙げられている．その推進にあたり，がん対策基本法の中に，国，地方公共団体，医療保険者，国民および医師等の責務を明らかにしている．その責務を遂行するにあたって，重要な制度，機関や施設があり，それらについて知っておくべき点について解説する．

1．がん対策推進協議会

国の責務としては，がん対策の総合的策定ならびに実施があげられる．がん対策基本法第九条に「政府は，がん対策の総合的かつ計画的な推進を図るため，がん対策の推進に関する基本的な計画（以下，「がん対策推進基本計画」という）を策定しなければならない」（図3）．そして，その第九条第四項の「厚生労働大臣は，がん対策推進基本計画の案を作成しようとするときは，関係行政機関の長と協議するとともに，がん対策推進協議会の意見を聴くものとする」の事項を実行するために，「がん対策推進協議会」を設置すると規定されている．

がん対策推進協議会委員については，20人以内で組織し，がん患者およびその家族または遺族を代表する者，がん医療に従事する者並びに学識経験のある者の内から，厚生労働大臣が任命するとなっている．協議会委員には，がん患者もメンバーとして加わり，がん医療の当事者であるがん患者が，がん医療の政策立案に直接参画するという画期的なものであった．がん患者の視点からみると，多くの解決してほしい課題が山積されていたが，なかでもドラッグ・ラグ，専門医の育成，地域格差，情報提供体制の確立は早急に解決すべき課題として取り上げられ，様々な国の施策にがん患者の生の声が反映されるようになった．

2．国立がんセンター（現名称：国立がん研究所センター）の役割

がん対策基本法は，がん患者が求める「最良のがん治療」が日本中，いかなる治療経過のときでも，どこでも受けられることを目指して成立した法案である．がん対策基本法第二節，第15条の2項には，「国および地方公共団体は，がん患者に対し適切ながん医療が提供されるよう，国立がんセンター，前項の医療機関その他の医療機関等の間における連携協力体制の整備を図るために必要な施策を講ずるものとする」と明記されている．がん医療の均てん化を戦略目標とする「第3次対がん10か年総合戦略」などに基づいて，その整備を進められてきた「がん診療連携拠点病院」が，前述したがん対策基本計画においてさらなる機能強化に向けた検討が盛り込まれ，国立がんセンターが果たすべき役割は，より明確なものとなっている[2]．平成20年3月1日に新たな通知があり，国立がんセンター中央病院は東病院とともに「この指針で定めるがん診療連携拠点病院とみなし，特に，他のがん診療連携拠点病院への診療に関する支援およびがん医療に携わる専門的な知識および技能を有する医師その他の医療従事者の育成等の役割を担うものとする」とその役割が定められた[3]．とくにがん対策基本法を受けて作成された「がん対策推進基本計画」では，放射線療法および化学療法の推進ならびに医療従事者の育成に関し，「国立がんセンター等における研修の実施」が記載されている．

また，がん対策基本法の基本理念の1つに挙げられている，「がんに関する研究の促進」についての役割として「国立がんセンターにおいては，がん患者に対して，科学的根拠に基づく最善の医療を提供するために積極的に臨床研究に取り組むとともに，多施設が共同して実施する臨床研究に対して，必要な技術的支援を行っていく」ことが明記されており，がん研究推進についての国立がんセンターの使命が明らかにされており，薬剤の

早期開発ならびに臨床試験の質的向上に向けて十分な議論がなされ，研究推進における全体的な方向性が明確になってきた．

3．がん診療連携拠点病院の役割と業務

がん医療の地域間格差が大きな問題点の1つとなり，その対策を求める世論が高まりをみせて，がん対策基本法が成立した．国のがん診療連携拠点病院である国立がんセンターから各都道府県のがん診療連携拠点病院に，国のがん対策の方向性が示され（国のがん対策推進基本計画），二次医療圏に1か所を目安に指定された地域がん診療拠点病院に，がん診療連携病院連絡協議会を通してその方向性が報告される．また国のがん対策推進基本計画に基づき，各都道府県各自のがん対策推進計画が策定され，地域のがん診療連携拠点病院は，都道府県のがん診療連携拠点病院と協力してその計画を実施する体制となっている．がん診療連携拠点病院の整備に関する指針に基づき，取り組むべき重点項目としてあげられるのが，1）クリティカルパスの導入・整備，2）セカンドオピニオン体制の確立，3）緩和医療体制の充実（緩和ケアチーム等），4）地域連携クリティカルパスの導入，5）院内がん登録の強化，6）相談支援・情報センターの充実等である．残念ながら，各がん診療連携拠点病院において，それら取り組むべき課題の充実の程度には，いまだ格差が認められているのが現状であり，均てん化の更なる推進に向けた努力が必要である．

4．人材育成と認定医，専門医制度

がん対策推進基本計画には，重点的に取り組むべき課題として，まず放射線療法および化学療法の推進ならびにこれらを専門的に行う医師等の育成，次に治療の初期段階からの緩和ケアの実施が挙げられている．がん対策基本法の基本理念の1つにある「がん患者のおかれている状況に応じ，本人の意向を十分尊重してがんの治療法が選択されようがん医療を提供する体制の整備がなされること」が挙げられており，不足している人材の育成は急務である．特に国立がんセンターではその役割が明記されており，それら課題についての様々な研修システムを実施し，大きな成果を上げ始めている．またがん専門職の人材育成に関して，平成19年3月文部科学省が募集した「がんプロフェッショナル養成プラン」による「がん薬物療法専門医」や「緩和ケア専門医」といったがん専門職の育成促進が始まり，がん対策基本法で求められている「よりよい医療をいち早く提供できる医療開発体制」の確立に向けてその成果が待たれる．またその一方で，がん対策基本法で求められている「いつでもどこでも，納得して受けられるがん医療環境」に対応可能ながん治療認定医機構による「がん治療認定医」制度の充実にも大きな期待がかけられている．

おわりに

わが国におけるがん医療は，患者の視点が盛り込まれたがん対策基本法の施行により新たな時代を迎えたと言っても過言ではない．しかしながら本法が掲げる基本理念の実現には，本法で定めた国，地方公共団体，医療保険者，国民および医師等の責務をそれぞれが実行することが必要であり，国民，医療人，行政が一体となった努力が必要である．

（瀧内比呂也）

文　献

1）小林仁：がん対策基本法の意義とがん医療のあり方―立法過程から見た現状と課題―．立法と調査265: 55-69, 2007.
2）がん診療連携拠点病院の整備に関する指針．厚生労働省健康局長通知．健発第0201004号，平成18年2月1日．
3）がん診療連携拠点病院の整備に関する指針．厚生労働省健康局長通知．健発第0301001号，平成20年3月1日．

15. 介護保険法

法の趣旨と概要

　現在のわが国は急速なスピードで少子・高齢化が進行している．このままでは，50年後には65歳以上の高齢者人口が総人口の1/3に達すると見込まれている．「高齢者のみの世帯の増加」や「認知症高齢者の増加」「介護期間の長期化」などにより家族の負担が増大しているため，従来の高齢者福祉，医療制度では（老人福祉制度と老人医療制度がそれぞれ独自にサービスを提供）対応が困難になり，さまざまな問題が発生してきた．そこで福祉サービスと医療サービスを統合化し，利用者の自己決定を尊重しつつ（自分に合った介護サービスを自由に，要介護認定の範囲内で選べる），多様で利用しやすい介護サービスを提供するために，さらに介護の問題を社会全体で支え合うことを前提に法制化されたのが介護保険制度である（平成12年4月施行）．
（介護サービスの利用手続きが，行政による「措置制度」から利用者の自己決定や自己選択が尊重される「利用契約制」となり，利用者中心型の仕組みに改められた）．

　40歳以上の全ての国民が強制加入して，被保険者となり，納める介護保険料と（65歳以上の者を第一号被保険者，40歳以上65歳未満の医療保険加入者を第二号被保険者とする），公費（国，県，市）を財源とする．

　財源構成は，利用者負担を除き，公費が50％，保険料が50％．保険料の割合は高齢者が20％，現役世代（40～64歳）が30％で，保険料は市町村ごとに異なる（現役世代は医療保険と同時に徴収）．

　制度開始前の高齢者介護は，税財源による福祉制度（老人福祉法）で行われたが，財政の破綻により，医療分野を切り離して老人保健法を制定した．しかし，これも破綻したため，新たに社会保険方式の高齢者福祉システムが導入された．

　老人の社会的入院が非常に多かったのも，導入の契機の要因のひとつである．介護サービスを使えるのは，原則65歳以上の高齢者であり，40～64歳の現役世代は，加齢が原因とされる病気になった場合に利用できる（特定疾病，関節リウマチなど）．

　運営は原則，市町村単位で行われ，被保険者（保険加入者）が保険料を負担し，介護が必要と認定されたとき（介護の必要度＝要介護度，要支援1から要介護5まで7段階），費用の一部を負担して（原則10％），介護サービスを利用する．

　介護保険制度は，定期的に見直されることとなっており，13年ごとの介護保険事業計画の改正と介護報酬の改正．過去3回の介護報酬の改正は，平成15年度と平成18年度が引き下げ，21年度は引き上げであった（平成21年度は3％引き上げであったが，実際には在宅1.7％，施設3％）．

　制度導入後，軽度者（要支援，要介護1）の大幅な増加を認めたため，制度を持続可能なものとし，「明るく活力ある超高齢社会の構築を目指すため，介護予防システム（予防重視型システム）が確立された（平成18年4月）．

　平成15年と平成18年の改正は，介護保険の理念に基づき行われた．

▶介護保険法（第2条，第4条）◀
・保険給付は，要介護状態，又は要支援状態の軽減，悪化の防止に資するように行われる．

・国民は自ら，要介護状態となることを予防するため，健康の保持増進に努めるとともに，要介護状態となった場合においても，リハビリテーション，その他適切な保健医療サービス，福祉サービスを利用し，その有する能力の維持向上に努める．

具体的には①〜③がある．

①新予防給付の創設：介護予防の視点から「要支援1・2」の軽度者に対して，給付内容を自立支援に役立つような内容への見直し

②地域支援事業の創設

③新たなサービス体系の確立

1）地域密着型サービスの創設：要介護状態となった者が尊厳を保持し，その能力に応じた自立した日常生活を営むことができるように，必要な保健医療サービス，福祉サービスを提供する．住み慣れた地域での生活を支えるための比較的小規模な施設⇒小規模多機能型居宅介護，夜間対応型訪問介護，認知症対応型共同生活介護（グループホーム），小規模特定施設入居者生活介護（ケアハウス，介護専用型有料老人ホーム），小規模介護老人福祉施設（小規模特養）

2）地域包括支援センターの創設：地域の中核機関

・介護予防の観点から地域で自立した日常生活を営むための支援を適切に受けられるようなマネジメント（介護予防マネジメント）

・総合相談支援

・虐待の早期発見，防止等

その他の解決すべき課題には，介護職員の問題，事業者の不正行為の増加，介護保険財政の安定化への組込がある．

介護職員の問題は，職員の低賃金と人材不足の社会問題化である．厚労省は平成21年に職員1人につき，1万5000円を支給する交付金制度を導入した（制度は平成23年に終了予定）．事業者の不正行為の増加については，平成19年に発覚した「コムスン問題」が有名であり，介護事業運営の適正化を図るための平成20年の介護保険法の一部改正が施行される契機となった．

次回の改正は，平成24年度で，介護保険制度改正と介護報酬改正が行われる．改正の狙いは地域包括ケアシステムの構築であり，24時間対応の定期巡回，随時対応サービスが創設予定である（医療と介護の連携強化）．

（地域包括ケアシステム：「日常生活圏」を設定し，介護が必要でも，住み慣れた地域で医療，介護，配食，見守りなどの生活支援が30分以内で提供される「地域完結型」のサービス体制）

その他の改正案のポイントは①〜④である．

①高齢者の住まい法改正により，サービス付き高齢者住宅の創設（建設費の補助）

②認知症対策（市民後見人の活用，家族支援）

③介護人材の確保とサービスの質の向上（介護職員による痰吸引等の実施）

④介護保険料の急激な上昇の緩和：一定以上所得者の負担の引き上げ，財政安定化基金取り崩しによる保険料軽減，ケアプランに係る利用者負担導入，多床室における給付範囲の見直し

法が定める専門職，機関，施設が担う責務・役割と具体的な業務範囲

▶国の責務◀

①介護保険事業の運営が円滑に行われるよう，保健医療サービス，福祉サービスを提供する体制の確保に関する施策，その他必要な措置を講じる．

②市町村に対し，介護給付及び予防給付に要する費用の額について，定める割合に相当する額の負担．

③介護保険の財政の調整を行うため，市町村に対し，調整交付金を交付する．

④介護保険事業に要する費用の一部の補助．

⑤介護予防事業地域支援事業：市町村に対して交付．

▶市町村の責務◀
①特別会計の設置（介護保険に関する収入及び支出）．
②介護認定審査会の設置，認定審査会の委員の任命
③被保険者の資格の取得，喪失，返還の受付
④要介護認定と要支援認定に関する各種手続き
　申請受付
　認定結果通知
　区分の変更
　更新申請
　取り消し
　要介護更新認定
　要支援更新認定
⑤要介護者，要支援者の受けるサービスの指定と変更
⑥居宅介護サービス費の支払
⑦特別居宅介護サービス費の設定
⑧要介護被保険者，居宅要支援被保険者に対する保険給付，市町村特別給付を行う
⑨保険料滞納者に係る支払方法の変更
⑩第一号被保険者が保険料を滞納した場合は保険給付の全部または一部の支払の差し止め
⑪地域支援事業等施行による要介護状態になることの予防
　要介護状態になった場合も，可能な限り，地域において自立した生活を営めるよう支援する
⑫地域包括支援センターの設置により保険医療の向上，福祉の増進を包括的に支援する
⑬市町村介護保険事業計画
⑭介護給付費交付金，地域支援事業支援交付金により支払基金が市町村へ
⑮保険料の徴収
⑯市町村相互財政安定化事業

▶都道府県の責務◀
①介護保険事業の運営が健全かつ円滑に行われるための助言及び必要な援助
②認定審査会の共同設置のための支援，その円滑な運営のための助言，援助
③市町村が行う業務に対する援助
④都道府県介護認定審査会の設置（市町村からの委託の審査判定業務のため）
⑤介護支援専門員の登録，その移転，登録事項の届出，登録の削除
⑥介護支援専門員証の交付の申請の受付
⑦財政安定化基金の設置により介護保険の財政安定化に必要な費用の確保

▶厚生労働大臣の責務◀
①介護保険事業に係る保険給付の円滑な実施を確保するための基本的な指針を定める．

▶支払基金の責務◀
①医療保険者から，介護給付費・地域支援事業支援納付金の徴収
②医療保険者からの納付金の徴収
③市町村に対する交付：介護給付費交付金，地域支援事業支援交付金
④介護保険関係業務
⑤業務方法書を作成し厚生労働大臣の許可をうける

▶連合会の責務◀＝国民健康保険団体連合会
①国民健康保険法の規定による業務
②各種サービス費の請求に関する審査と支払
③各種サービス費の質の向上に関する調査，指導，助言
④市町村からの委託の損傷賠償金の徴収
⑤介護保険施設の運営等の介護保険事業関係業務
⑥介護給付費請求書の審査のため連合会に介護給付費審査委員会を置く（委員は連合会が委嘱）

▶介護保険制度の利用までの流れ◀
①介護保険給付の申請
　被保険者による申請（本人または家族）
　申請の代行（成年後見人，地域包括支援センター，指定居宅介護支援事業者，介護保険施設）
②市町村での申請受付
③認定調査：認定調査員による
④一次判定：主治医意見書
⑤介護認定審査会（二次判定）
⑥市町村による審査，判定結果の通知：要介

⑦介護保険サービスの実施（ケアプラン作成）
　予防給付：被保険者の要介護状態に関する保険給付（要介護状態の軽減，悪化防止のための保険給付）
　介護給付：被保険者の要支援状態に関する保険給付（要介護状態の軽減，悪化防止のための保険給付）
⑧サービス担当者会議でプランが決定され本人，家族の同意の後，介護サービスが実施される

▶介護サービス，介護予防サービス◀
①居宅サービス
②地域密着型サービス
③施設サービス
　要介護1～5
　要支援1，2の人が利用できるサービス

①居宅サービス
　訪問介護（ホームヘルプ），通所介護（デイサービス），訪問入浴介護，通所リハビリテーション（デイケア），訪問看護，短期入所生活療養介護（ショートステイ），訪問リハビリテーション，特定施設入居者生活介護，居宅栄養管理指導，福祉用具貸与，特定福祉用具販売
②地域密着型サービス
　夜間対応型訪問介護，認知症対応型通所介護，小規模多機能型居宅介護，認知症対応型共同生活介護（グループホーム），地域密着型特定施設入居者生活介護，地域密着型介護老人福祉施設入居者生活介護
③施設サービス
　介護老人福祉施設（特別養護老人ホーム），介護老人保健施設（老人保健施設），介護療養型医療施設（療養病床等）

　　　　　　　　　　　　　　　（島本淳子）

文　献

1）「介護保険法」最終改正：平成23年5月2日法律第37号
2）「高齢虐待防止法」
3）「財団法人東京都福祉保健財団」のホームページより
　　「介護保健法の改正について」
#厚生労働省
　　「介護保険制度改革の概要」
　　「第5期計画への介護予防，日常生活支援総合事業の実施の位置づけの検当について」
　　「平成23年度介護給付適正・適切化推進特別事業の実施について」
　　「介護予防事業の効果の見込み方について」（H23年7月11日）

16. 高齢者医療確保法

法の趣旨と概要

わが国は，国民皆保険制度の下で，世界最長の平均寿命や高い保健医療水準を実現してきた．

しかし，今後も急速な高齢化の進展により，老人医療費が増大することが見込まれており，国民皆保険を堅持し，持続可能なものとするかが，重要な課題となっている．

平成20年4月，老人保健法（昭和57年法律第80号）の題名が，「高齢者の医療の確保に関する法律」（高齢者医療確保法）に改められた．

「国民の高齢期における適切な医療の確保」という，老人保健法からの法の目的（第1条）を継承しつつ，国民の共同連帯の理念等に基づき，国民保健の向上及び，高齢者の福祉の増進を図る為の仕組みが設けられた．（1．医療費適正化計画，2．保健者による健診等の実施，3．長期入院の是正と病床転換支援，4．前期高齢者医療費に係る財政調整制度，5．新たな後期高齢者医療制度）

1．医療費適正化計画

医療保険制度において，今後も高齢者の医療費を中心に，医療費の増大が見込まれるため，国及び都道府県において，国が示す基本方針に即し，生活習慣病対策や長期入院の是正のための政策目標や，目標達成時の医療費の見通し等を内容とする医療費適正化計画が実行される．

5年ごとに，5年を一期として，厚生労働大臣が基本方針と全国医療費適正化計画を定める．両者は3年後に取組み状況の把握，分析後，結果を公表する．

2．保健者による健診策の実施（特定健康診査等実施計画）

健診やその結果を踏まえた保健指導を通じて，糖尿病等の生活習慣病の重症化，脳血管疾患や心疾患等への罹患を予防することにより，将来的な医療費の適正化につなげていく（生活習慣病予防対策の推進）．

厚生労働大臣は糖尿病その他の政令で定める生活習慣病に関する健康診査（特定健康診査）及び，その結果による健康指導（特定保健指導）を実施するための基本的な指針（特定健康診査等基本指針）を定める．

保険者はその指針に即して，5年ごとに，5年を一期として，特定保険診査等実施計画を定める．

3．長期入院の是正と病床転換支援

社会的入院問題の解決，平均在院日数の短縮化のため，全国で約35万床（平成18年10月）ある療養病床の再編成が進められている．

医療の必要度に応じ，医療が必要な方には医療サービス，介護が必要な方には介護サービスと利用者の実態に即したサービスの提供をする．

現在の療養病床は（医療療養病床，介護療養病床）は，老人保健施設や特別養護老人ホームなどの介護施設等に転換するものとし，介護療養病床については，平成24年3月31日までに転換し，制度廃止となっていたが，転換が進んでいないため（平成18年で約12万床，平成23年2月で約8.3万床），6年間転換期限が延長となった．

転換を円滑に進めるために，転換支援策が講じられてきたが，さらに追加的支援策が追加された．

転換支援策は，介護療養型老人保健施設の創設や，老人保健施設等に転換する療養病床への交付金の交付，療養病床転換支援資金の創設がある．追加的支援策は介護療養型老人保健施設等における介護報酬上の評価の見直し，転換に係る費用に対する交付金や独立行政法人福祉医療機構の融資制度など転換支援策の充実が考えられている．

4．前期高齢者の財政調整制度

65～74歳までの前期高齢者の医療給付費及び前期高齢者に係る後期高齢者支援金については，被用者保険と国保の各保険者が，その加入者数に応じて負担する．

保険者間の負担の不均衡を調整するため，社会保険診療報酬支払い基金が，保険者に対して前期高齢者交付金を交付する．

退職者医療制度は廃止となるが，今後，団塊世代が退職年齢にさしかかるため，65歳未満の退職者が大量に発生することが，見込まれるため，円滑な移行や国保の財政基盤の安定化のため，平成26年度までの間に退職した者が65歳に達するまでの間は，経過措置として存続となる．

5．新たな高期高齢者医療制度（長寿医療制度）

平成20年4月，国保や被用者保険とは独立した医療制度として，75歳以上の高齢者の疾病，負傷又は死亡に関して必要な給付を行うものとして，施行された．老人保健制度の問題点を改善するために創設されたが，独立型の制度であるがゆえの問題が生じ（①高齢者と現役世代の負担割合が不明瞭，②高齢者の保険料に大きな差が生じた），5年後の見直しを待たず，平成21年4月に見直しに関する基本的な考え方が政府によりまとめられた．平成21年11月，厚生労働大臣主宰による高齢者医療制度改革会議が設置され，後期高齢者医療制度は廃止し，高齢者のための新たな制度が構築される．

現行制度の利点はできる限り維持し，地域保健を国保に一本化し，市町村国保の広域化を実現する．加入する制度を年齢で区分せず，75歳以上の高齢者も現役世代と同じ，国保が被用者保険に加入とし，年齢による差別的な扱いを解消する．

(1)国保の財政運営は，二段階に分けて都道府県単位化とする方向となり，第1段階は75歳以上の高齢者のみとし，第2段階では現役世代へと広げていく．

(2)高齢者の保険料は，75歳未満の現役世代の保険料の増加分を高齢者と現役世代とで分担する仕組みとなるが，高齢者の保険料が急に増加したり，不公平なものにならないように十分配慮する．

(3)患者負担割合は70歳～74歳については現役世代の保険料負担の増加に配慮し，新たな制度の施行日以降，70歳に達する方から段階的に本来の2割負担とする．（現在は1割）．高齢者の医療費の財源は，①公費，②高齢者の保険料，③現役世代の保険料，④患者負担からなる．支え合い，助け合いをすすめ，みんながより納得いく負担の組み合わせによる制度を目指している．

(4)財政リスクの軽減のため，都道府県に財政安定化基金を設置し，給付の増加や保険料の収納不足に対応する．都道府県間の財政力格差の調整，所得の低い方に対する保険料軽減制度（7割，5割，2割）を設け，（保険基盤安定制度）軽減分は，公費で負担する．高額医療費については，5割を公費負担とする．

(5)公費は高齢者や現役世代の保険料負担増加の抑制のため，新たな制度への移行時に公費負担割合を50％に引き上げる（現行では47％，公費の拡充）．

(6)健康づくり，良質で効率的な医療の提供

今後も増大する医療費を国民に納得して負担していただくため（①国民が安心して過ごせる医療の内容，水準の確保，

②国民一人ひとりが積極的に健康づくりに取組み環境を整備する)．①②をすすめ医療費の効率化を目指す．

さらに具体的には，①医療適正化計画(平成25年から第2期がスタート)，②特定健診，特定保健指導の実施率の向上に向けた取組み，③高齢期における医療の効率的な提供のための取り組み(後発医療品使用促進／医療費通知／重複，頻回受診者への訪問指導／適正受診の普及，啓発等)，④急性期医療から在宅医療までの切れ目のないサービスの提供(医療と介護の両方が必要な高齢者に対し，地域ごとに医療，介護，福祉サービスが継続的，包括的に提供される体制づくりを目指す．

法が定める専門職，機関，施設が担う責務・役割と具体的な業務範囲

1．国の責務

国民の高齢期における医療に要する費用の適正化の円滑な実施と，高齢者医療制度の健全な運営のため，必要な措置を講ずる．さらに目的達成のため，医療，公衆衛生，社会福祉，その他の関連施策を積極的に推進する(第3条).

2．地方公共団体の責務

住民の高齢期における医療に要する費用の適正化を図る取組み及び高齢者医療制度の円滑な運営のために必要な施策を実施する(第4条).

3．保険者の責務

加入者の高齢期における健康の保持のため，必要な事業を推進し，高齢者医療制度の円滑な実施のために協力しなければならない(第5条).

4．医療の担い手等の責務

医師，歯科医師，薬剤師，看護師，その他の医療の担い手，並びに医療法に現定する医療提供施設の開設者及び管理者は，各般の措置，施策及び事業に協力しなければならない(第6条).

5．保険者の責務（第18条〜30条）

①特定保険診査等基本指針に即して，5年ごとに5年1期として特定健康診査実施計画を定める．

②①に基づき，40歳以上の加入者に対し，特定健康診査を行う．そして同時に記録の保存，及び結果の通知を行い，必要ならば特定保健指導を行い，その記録を保存しなければならない．

③特定健康診査等について病院や診療所に実施の委託をすることができる．

④特定健康診査の効率的な実施のため，他の保険医療機関，その他の関係者との連携に努める．

⑤特定健康診査に関する個人の秘密を正当な理由がなく漏らしてはならない．

6．厚生労働大臣の責務（第8条〜）

①医療費適正化基本法針，及び全国医療適正化計画（第8条）

②診療報酬の特例（第14条）

医療費適正化を推進するために必要な時には，ひとつの都道府県の区域内において他の区域と異なる診療報酬を定めることができる．

③資料の提出の協力及び助言等（第15条）

④医療適正化計画の作成等のための調査及び分析等（第16条）

厚生労働省令で定める事項に関する情報について，調査，分析を行い，結果を公表する．

⑤支払基金等への委託（第17条）

厚生労働省令で定める事項に関する調査及び分析に係る事務の一部を社会保険診療報酬支払基金，又は国民健康保険団体連合会，その他に委託することができる．

⑥特定健康診査等基本指針（第18条）の定め

⑦診療録の提示等（後期高齢者医療制度第61条）→都道府県知事も同様

後期高齢者医療給付に関して，必要時は診療録，帳簿書類その他の物件の提示，または当該職員に質問することができる．

⑧厚生労働大臣又は都道府県知事の指導（第60条）

保健医療機関等は療養の給付に関し，保険医等は後期高齢者医療の診療又は調剤に関し，厚生労働大臣又は，都道府県知事の指導を受けなければならない．

⑨入院時食事療養費（第74条）

食事療養標準負担額を定め，食費の状況その他の事情が著しく変動したときは速やかに改定する．

⑩入院時生活療養費（第75条）

生活療養標準負担額を定め，事情が著しく変動したときは，速やかに改定する．

⑪保険外併用療養費（高第76条）

評価療養，選定療養，保険外併用療養費に関する基準を定めるときには，あらかじめ中央社会保険医療協議会の意見を聴かねばならない．

⑫訪問看護療養費（第77条）

訪問看護療養費を定めるとき，中央社会保険医療協議会の意見を聴かねばならない．

⑬厚生労働大臣又は都道府県知事の指導（第80条）

指定訪問看護に関し，指定看護事業者及び事業所の看護師，その他従業員は，厚生労働大臣又は都道府県知事の指導を受けねばならない．

⑭後期高齢者交付金の減額

⑮保健事業，健康教育，健康相談，健康診査その他の健康保持，推進のために必要な事業を行う為，必要な指針を定める．

7．前期高齢者に係る保険者間の費用負担の調整における

①前期高齢者交付金の保険者に対して交付する．（第32条）

（前期高齢者に係る負担の不均衡の調整のため）

②前期高齢者納付金等の徴収及び納付義務（第36条）

年度ごとに，保険者から前期高齢者納付金及び前期高齢者関係事務費拠出金を徴収する．（あわせて前期高齢者納付金等）保険者は納付する義務を負う．

③前期高齢者交付金の額の決定通知等（第42条）

前期高齢医者納付金の額の決定通知等（第43条）

各年度ごとに当該各保険者に対し，決定した金額及び交付（納付）の方法，その他必要な事項を通知する．

④督促及び滞納処方（第44条）

保険者が，納付すべき期限までに前期高齢者納付金等を納付しない時は，これを督促する．指定期限までに延滞金を完納しないときは，その徴収を厚生労働大臣又は都道府県知事に請求する．

当該保険者は，厚生労働大臣又は都道府県知事により，国税滞納処分の例により処分される．

⑤納付の猶予（第46条）

保険者が，やむを得ない事情により，前期高齢者納付金等を納付することが困難な場合，厚生労働大臣の承認を受けて，その納付すべき期限から1年以内の期限を限り，その一部の納付を猶予することができる．

後期高齢者医療制度における各機関の責務，役割，業務

8．市町村の責務

①広域連合の設立（第48条）

後期高齢者医療の事務処理のため都道府県の区域ごとにすべての市町村が加入する広域連合（後期高齢者医療広域連合，以下を広域連合とする）を設ける．

②特別会計（第49条）

広域連合及び，市町村は，後期高齢者医

療に関する収入及び支出について，特別会計を設けなければならない．
③市町村の一般会計における負担（第98条）
市町村は広域連合に対し，その一般会計において負担対象額の12分の1に相当する額を負担する．
④市町村の特別会計への繰入れ等（第99条）
市町村は一般会計から所得の少ない者について，減額した保険料の総額に基づき，諸事情を考慮した上で算定した額を，後期高齢者医療に関する特別会計に繰入れる．
都道府県は繰入金の4分の3に相当する額を負担する．
⑤都道府県，市町村及び後期高齢者医療広域連合の補助及び貸付（第103条）
都道府県，市町村及び広域連合は後期高齢者医療に要する費用に対し，補助金を交付し，貸付金を貸し付けることができる．
⑥保険料（第104条）
市町村は，後期高齢者医療に要する費用に充てるため，保険料を徴収する．
⑦保険料の納付（第105条）
市町村は，広域連合が行う，後期高齢者医療に要する費用に充てるため，広域連合に対し，繰入金，保険料その他の規定による徴収金を納付する．
⑧保険料の徴収方法（第107条）
市町村による保険料の徴収には，特別徴収と普通徴収がある．
⑨保険料の徴収の委託（第114条）
市町村は普通徴収の方法によって徴収する保険料の徴収の事務を私人に委託することができる．

9．広域連合（後期高齢者医療広域連合）の責務

①届出，被保険者証及び，被保険者資格証明書について（第52～54条）
被保険者からの資格取得の時期，及び資格喪失の時期の届出を受ける．
被保険者証の交付，再交付及び返還と，被保険者資格証明書の交付及び返還を受付ける．
②損傷賠償請求権（第56条）
給付事由が第三者の行為によって生じた場合に，後期高齢者医療給付を行ったときは，被保険者が第三者に対して有する損害賠償の請求権を取得する．
又，医療給付を受けるべき者が，第三者から同一の事由について，損害賠償を受けたときは，広域連合はその給付を行う責めを免れる．
③不正利得の徴収（第99条）
偽りその他，不正の行為によって後期高齢者医療給付を受けた者があるときは，その者から給付の全部又は，一部を徴収できる．
④療養の給付（第64条）
広域連合は被保険者の疾病又は負傷に関して，下記の療養の給付を行う．（診察薬剤又は治療材料の支給，処置，手術，その他の治療，在宅における療養上の管理及び，それに伴うその他の看護，病院又は診療所への入院及び，その療養に伴うその他の看護，療養病床への入院及び，その療養に伴うその他の看護と併せて行う「食事療養」と療養病床への長期入院中の「生活療養」がある）
⑤一部負担金について（第67～69条）
広域連合は，災害その他の特別の事情（震災，風水害，火災，世帯主の死亡，長期入院等）がある被保険者で，一部負担金の支払いが困難であるときは，その者に対し，一部負担金の減額，支払いの免除，徴収の猶予の措置をとる．
⑥各種費用の支給（第74～85条）
広域連合は，入院時食事療養費，入院時生活療養費，訪問看護療養費，特別療養費，移送費，高額療養費，高額介護合算療養費を厚生労働省令で定めるところにより決定し，支給する．

被保険者の死亡に関しては，葬祭費の支給又は葬祭の支給を行う．
⑦保健事業（第125条）
健康教育，健康相談，健康診査，その他の被保険者の健康の保持，増進に必要な事業を行うよう努める．

10. 保険医療機関の責務（第65条）
①保険医療機関等又は，保険医業は後期高齢者医療の療養の給付を取り扱い，担当する．

11. 国の責務（第93〜95条）
①国は広域連合に対し，負担対象額の12分の3に相当する額の負担にする．
②国庫負担金の減額→広域連合が確保すべき収入を不当に確保しなかった場合に，広域連合に負担する額を減額できる．
③調整交付金→国は後期高齢者医療の財政の調整のため，広域連合に対し，調整交付金を交付する．（負担対象額の12分の1）

12. 都道府県の責務
①都道府県の負担（第96条）
広域連合に対し，負担対象額の12分の1と高額医療費負担対象額の4分の1を負担する．
②財政安定化基金（第116条）
後期高齢者医療の財政の安定化のため，財政安定化基金を設け，必要な費用に充てる．そして広域連合から財政安定化基金に充てるため，財政安定化基金拠出金を徴収する．

13. 支払基金の責務
①後期高齢者交付金（第100条）
支払基金は，広域連合に対して交付する．（保険納付対象額）
②後期高齢者支援金等の徴収及び納付義務（第118条）
支払基金は業務に要する費用に充てるため，保険者から後期高齢者支援金及び後期高齢者関係事務費拠出金（後期高齢者支援金等）を徴収する．
③支払基金の業務（第139条）
〔1〕保険者から前期高齢者納付金等を徴収し，保険者に前期高齢者交付金を交付する業務
〔2〕保険者から後期高齢者支援均等を徴収し，広域連合に対し，後期高齢者交付金を交付する業務
〔3〕〔2〕の業務を高齢者医療制度関係業務という→業務の一部を保険者が加入している団体に委任することができる．

14. 指定法人の責務
①特別高額医療費共同事業（第117条）
後期高齢者医療の財政に与える影響を緩和するため，広域連合に対して，被保険者に係る著しく高額な医療に関する給付に係る，交付金を交付する事業（特別高額医療費共同事業等）を行う．
その費用は広域連合から拠出金を徴収する．
②保健事業等に関する援助等（第131条）
後期高齢者医療の運営の安定化のため，保健事業に関する調査研究及び広域連合間の連絡調整や必要な援助を行う．

15. 国民連合会の責務
①国民連合会の業務（第155条）
国民健康保険法の規定による業務のほか，広域連合から委託を受けて行う，療養の給付に要する費用，入院時食事療養費，入院時生活療養費，保険外併用療養費，訪問看護療養費の請求に関する審査及び支払をする．
特定保健診査等の実施，損害賠償金の徴収又は，収納の事務（広域連合から委託を受けて行う第三者に対するもの），そして，後期高齢者医療が円滑に運営するための事業を行う．

（島本淳子）

文 献

1) 荘村明彦：高齢者医療確保法 基本法令集，高齢者医療制度研究会監修，平成21年度版，中央法規出版株式会社，平成21年7月25日．
2) 厚生労働省のホームページより
   ① 「後期高齢者医療制度」について
   ② 「高齢者のための新たな医療制度等について」
     （最終とりまとめ）平成22年12月20日
     高齢者医療制度改革会議
   ③ 「新たな制度に関する基本資料」
     厚生労働省保険局
     平成22年12月20日
     （第14回高齢者医療制度改革会議）
   ④ 「療養病床の再編成について」

17. 予防接種法

法の趣旨と概要

　予防接種はこれまで多くの疾病の流行の防止に大きな成果をあげ，感染症による患者の発生や死亡者の大幅な減少をもたらすなどわが国の感染症対策上極めて重要な役割を果たしてきた．そして，感染症が著しく蔓延し，大きな被害を与えていた時代が過ぎ去り，今日ではその流行が急速に減少し，予防接種の恩恵は忘れられがちとなっている．

　しかし，今日においてもなお予防接種により国民全体の免疫水準を維持することは重要であり，そのためには，予防接種の接種機会を安定的に確保するとともに，社会全体として一定の接種率を確保することが重要である．予防接種に関する法令としては予防接種法があるが，予防接種法（以下本法）の1条によれば，「この法律は，伝染のおそれがある疾病の発生及びまん延を予防するために，予防接種を行い，公衆衛生の向上及び増進に寄与するとともに，予防接種による健康被害の迅速な救済を図ることを目的とする」とある．つまり，予防接種の目的には①個人の感染罹患を防ぐ，②集団の感染症の流行から守る，という二つの目的があることをあらわしている．

　かつて昭和27年より昭和49年にかけて，伝染のおそれがある疾病の発生及びまん延を予防するために罰則をもって何人にも接種を受ける義務を課していたが，後述する副作用の問題等により現在の予防接種は義務接種ではなく，「受けるように努めなければならない」努力義務（第8条）である勧奨接種である．国及び地方公共団体は国民に対し予防接種の対象疾病，必要性，有効性その他について広報や啓発を行うなど十分な勧奨を行うこととされている．

　予防接種法においては定期予防接種が行われている．これは予防接種法に基づいて，一類疾病（ジフテリア，百日せき，急性灰白髄炎（ポリオ），麻しん・風しん，日本脳炎，破傷風，結核），二類疾病（インフルエンザ）のワクチンの接種を各市町村が行うものである（第3条，8条）（表1）．一類疾病は発生とまん延を予防し集団予防を図ることを目的としている．また二類疾病は個人の予防を防止することを目的としているが間接的に集団予防の役割も果たす．市町村長は法令に基づきこれら予防接種を行わねばならないとされている（第3条）．予防接種の実施に関しては予防接種実施規則に「予防接種法に基づいて行う予防接種の実施方法はこの規則の定めるところによる」（規則第1条）とあり，その具体的方法が定められている．予防接種を行う者は通読しておく必要がある．ま

表1　予防接種の種類

定期予防接種		
一類疾病	ジフテリア	
	百日せき	
	破傷風	
	急性灰白髄炎	
	麻しん	
	風しん	
	日本脳炎	
	結核	
二類疾病	インフルエンザ	
任意接種	水痘	
	ムンプス	
	B型肝炎　など	

た，予防接種の実施に関しては国立感染症研究所の感染症情報センターのホームページが参考になる．これらの予防接種の多くは対象者，接種機関，回数，接種間隔等が定められている（図2）．

近年の法令改正では麻しん排除のため平成23年5月20日より平成24年3月31日までの間，麻しん及び風しんの定期の予防接種の対象者に高校2年生相当の年齢の者を追加した．

また，予防接種実施規則において日本脳炎に係る定期の予防接種について接種の実施方法を定めた．

法が定める専門職，機関，施設が負う責務・役割

予防接種を行う上で医療従事者が最も懸念するのは副作用の発生であろう．予防接種を受けることが適当でない者を予防接種不適当者という．これらの者には接種を行ってはならない．予防接種要注意者とは，予防接種の判断を行うに際して注意を要する者を指し，この場合，接種を受ける者の健康状態及び体質を勘案し，注意して接種しなければならない．予防接種不適当者及び予防接種要注意者は，予診を行うことにより把握するので注意が必要である．

しかし，ワクチンの改良が進んでも，また予診を十分に行っていても，予防接種による予知できない重篤な副反応や後遺症は起こりうるので，予防接種に携わる者は副反応とその対策に関する知識を持つことが必要である．予防接種による健康被害又はその疑いのある患者を診察した場合，医師は次の事項に注意する．

ア）患者又は家族から詳しく問診し，病歴に確実に記載しておく．

イ）主要症状について確実に把握し，詳細に記載しておく．また，接種局所の変化（発赤・腫脹，化膿等）の有無及び程度について必ず観察し，記載をする．

ウ）予防接種法及び結核予防法に基づく予防接種による副反応発生時は，直ちに「予防接種後副反応報告書」を用い，市町村長へ報告する．夜間の対応については，事前に市町村と調整する．

なお，健康被害者の個人情報の取扱いには十分配慮する．

その他，接種実施者向けに「予防接種ガイドライン」と被接種者向けに「予防接種と子供の健康」が資料として入手できる．国立感染症研究所のホームページでは最新の予防接種の情報を入手できる．

法が定める専門職，機関，施設が行う具体的な業務範囲

前述の通り定期の予防接種は市町村長が行うこととされており，予防接種法に基づき各地方自治体において予防接種が行われているがこれを集団接種とよぶ．それに対し，各地方自治体の予防接種実施医療機関で接種を受ける場合を個別接種と呼ぶ．集団接種は保健所・市町村保健センター，母子保健センター等で行われる場合が多い．関わる医療スタッフとしては医師・看護師がほとんどであるが対象者，接種機関，回数，接種間隔等は重要なので熟知しておく必要がある（図2）．

予防接種は発熱・発赤・腫脹等の副反応が生じることがあるだけでなく，ごくまれに死亡，重度の神経障害などの重篤な副反応が生じることがある．そのため，かつては学校などで集団接種が実施されていたが，現在は健康状態を把握しているかかりつけ医師のところで健康状態についてよく相談した上で予防接種を行う「個別接種」が積極的に推奨されている．

また，予防接種に関しては各地方自治体で予防接種の助成金を交付している場合がある．予防接種を相談された医師はこれらの助成制度についてもアドバイスできるとよいであろう．

1．健康被害の迅速な救済

予防接種法のもう一つの目的である健康被害の迅速な救済（第1条）であるが，予防接

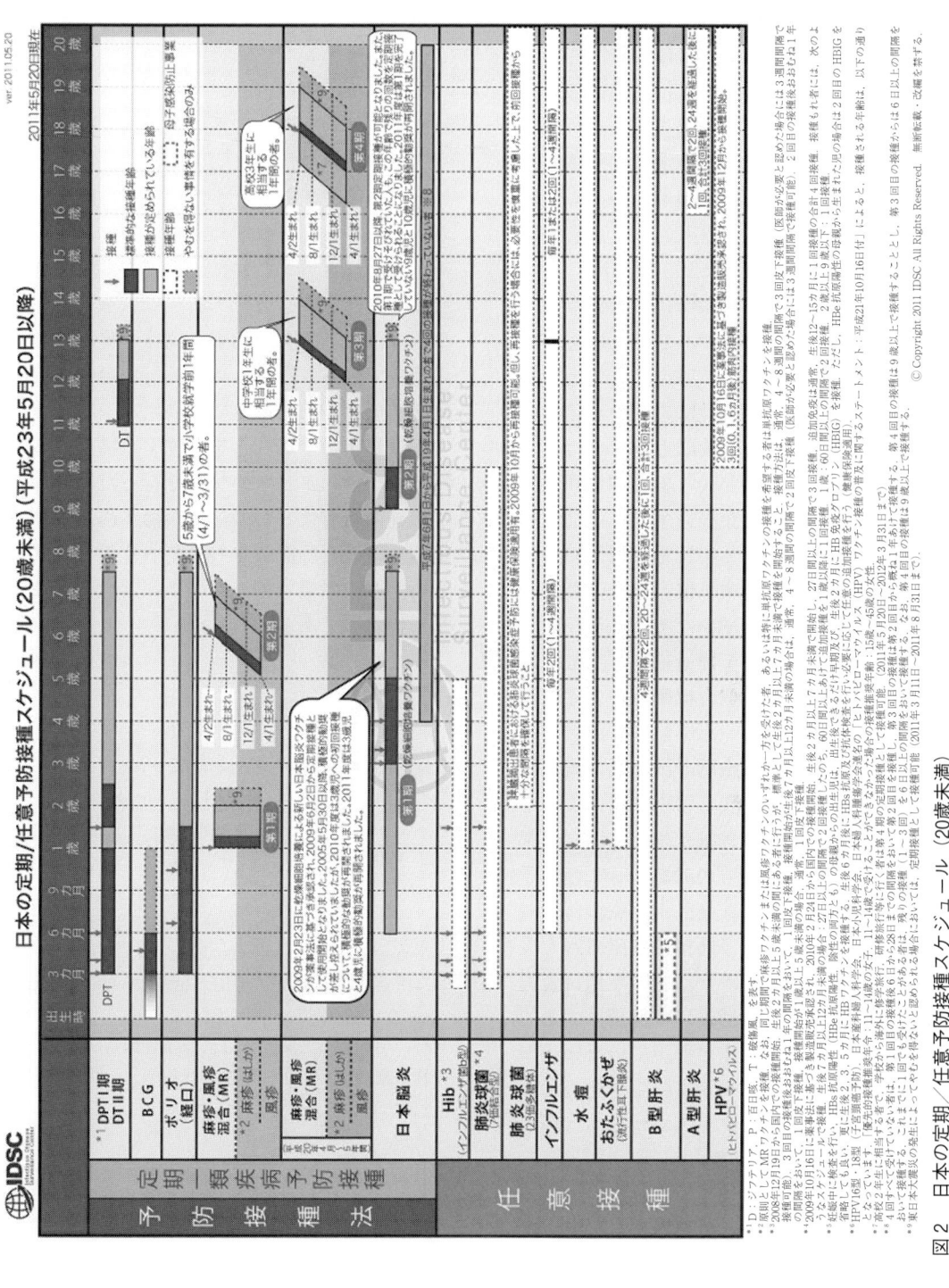

図2 日本の定期／任意予防接種スケジュール（20歳未満）
（国立感染症研究所，感染症情報センターホームページより）

種で健康障害が生じた場合，定期予防接種によるものか，任意予防接種によるものかで救済手続きが異なる．

定期予防接種による場合は予防接種の副反応により医療機関での治療が必要な場合や障害を残すような健康障害が生じた場合に本法によって保障を受けることができる．定期予防接種は市町村が実施主体であるので，定期予防接種による健康被害があったと考えられた医師は上述のようにすぐに予防接種を実施した市町村の担当課に知らせる．

予防接種による重篤な後遺症は「悪魔のく

じ」と呼ばれ，その責任につき裁判が行われていた．この責任をめぐっては①憲法29条3項による財産権収用に基づく損失補償の規定を用いる見解，②公務員の過失・不法行為責任を問う憲法17条，国家賠償法により補償する，あるいは③憲法13条，14条，25条より損失補償請求権を認めるべきと言った見解等があった．①に対して，29条3項はあくまで財産権の収用であり，生命身体への侵害には適用できないという批判があり，②に対しては国家賠償法は国の「違法」を問うものであり適法行為である予防接種法に基づく賠償は対象ではないとの問題が論議されていた．

この点，東京地裁昭和59年5月18日判決においては憲法29条3項類推適用による補償を認めたが，最高裁平成4年12月18日において憲法29条3項による損失補償請求権を否定し国家賠償（国賠法）を認めた．

また，任意接種などで健康被害を生じた場合には医薬品医療機器総合機構法による救済を受けることができる．医薬品副作用被害救済制度とは，病院・診療所で医薬品を適正に使用していたにもかかわらず副作用によって一定レベル以上の健康被害が生じた場合に医療費等の諸給付を行うものである．これは予防接種だけではなく，医薬品・医療機器一般に対する制度である．予防接種健康被害を受けた本人（又は遺族）等が請求書と添付資料を医薬品医療機器総合機構に直接請求する．

現在，予防接種の対象となっていない疾病へのワクチンの接種について厚生労働省は調査を行っている．インフルエンザb型（Hib）や肺炎球菌，HPV，定期接種の対象となっていない水痘，B型肝炎，流行性耳下腺炎などについて情報収集を行っている．

また，海外渡航においてアフリカの熱帯地域や南アメリカの熱帯地域等の国では，黄熱ワクチンの接種済み証明書を提示しないとその国に入国できない．また，黄熱の流行国からインドや東南アジアの国へ入国するときにも，黄熱ワクチンの接種済み証明書を要求されるので注意が必要である．インターネットやその国の在日大使館より情報を集めることが重要である．なお，海外旅行において旅行者を感染症から守るために有用な予防接種が多数存在するがこれらを接種する場合は任意接種となる．これらの接種を行った場合も追加接種の必要性，いつ追加接種すべきか等の情報を得るため記録を残しておくことが望ましい．厚生労働省検疫所のホームページは有用な情報源である．

（清水宏泰）

文　献

1）国民衛生の動向　2011年度版．
2）予防接種ガイドライン　URL：http://idsc.nih.go.jp/vaccine/2008vaguide/index.html
3）予防接種と子供の健康　URL：http://idsc.nih.go.jp/vaccine/2008chualth/vac-child_01.pdf
4）医薬品医療機器総合機構法　URL: http://www.ron.gr.jp/law/law/d_iyaku.htm
5）国立感染症研究所　URL：http://www.nih.go.jp/niid/
6）関連法令：医薬品医療機器総合機構法，予防接種法施行令，予防接種法施行規則，予防接種実施規則

18. 母子保健法

法の趣旨と概要

母子保健法は昭和40年8月に公布された（昭和41年1月施行）．母子保健法では母性・乳児・児童の健康の保持及び増進を図ることを目的としており，そのための措置が規定されている（第1条）．

わが国の母子保健は，昭和16年の人口政策確立要綱で，男子25歳，女子21歳の早婚が奨励され，平均婚姻年齢を三年早めて，一夫婦が平均5人の子どもを産み育てることが目標とされた．さらに，10人以上産めば，天皇陛下から表彰され，戦時体制下の極端な人口増加施策の一環として出産から保育の環境が著しく急速に整備された．昭和17年，富国強兵施策の下で，現在の母子健康手帳の祖である妊産婦手帳制度，及び妊産婦登録制度が世界で初めて創設され，妊娠の早期届出や妊婦の健康管理が図られた．

母子保健の変遷には法基盤の整備が挙げられる．昭和12年，保健所法が制定され，母子保健が保健所（都道府県）の重要な事業となった．昭和17年，厚生省令をもって妊産婦手帳制度及び妊産婦登録制度が創設された．この手帳には，妊産婦や新生児の健康状態，分娩記事，出産申告書などの内容が記載されており，手帳を持参すると米，腹帯用さらし，砂糖やミルクのなどの配給を受けることができたため，手帳は日本中に普及し，妊産婦の健康管理に一定の役割を果たしてきた．昭和22年，戦後，浮浪児や児童の非行が社会問題となり，厚生省に児童局が設置され，児童の健全な育成を目的として児童福祉法が制定された．児童福祉法の中に，児童及び妊産婦の健康の保持増進，児童の疾病障害に対する指導療育が含まれた．しかし，児童福祉法の下では，母子の健康保持・増進が体系化されておらず，戦後下の状況として，乳幼児死亡率や栄養状況に地域格差が大きく，さらに妊産婦の死亡率は諸外国に比べ高いなど，改善すべき母子保健上の課題が蓄積していた．そのため，母性の保護や乳幼児の健全な成長と保健の充実を目的に，昭和40年に母子保健法が制定された．母子保健の対象が妊産婦から幼児（小学校就学まで）へと拡大され，健康診査や保健指導などを体系的に実施できる体制が確立された．

平成6年，「保健所法」が「地域保健法」に改正され，母子保健等，住民により身近で利用頻度の高いサービスは都道府県（保健所）から市町村に移譲された．平成9年から健康診査や保健指導などは市町村が実施し，より専門性の高い未熟児訪問などは保健所が実施するようになり，母子保健業務における市町村の役割が強化された．

母子保健活動は，乳児死亡と妊産婦死亡を減少させることを目標にスタートした．乳児死亡率は，昭和25年に61（出生1,000対）であったが急速に改善し，平成20年は2.6と世界的に最高水準に達している．一方，妊産婦死亡率は昭和25年161（出産10万対）と高かったが，平成20年は3.5となり着実に改善している．わが国の母子保健指標は世界のトップクラスにある．

母子保健サービスの内容

①妊娠届・母子健康手帳・妊産婦・乳幼児健康診査及び保健指導等
②未熟児の養育医療
③周産期医療や小児慢性疾患等に対応する高度な医療提供施設の整備

自治体が行う母子保健事業の内容

市町村	都道府県（保健所）
保健指導（第10条）	低体重児の届出（第18条）
新生児の訪問（第11条）	未熟児の訪問指導（第19条）
健康診査（1歳6か月児・3歳児）（第12条）	未熟児の養育医療の給付（第20条）
妊産婦・乳幼児の健康診査又は受診勧奨（第13条）	
栄養の摂取に関する援助（第14条）	
妊娠の届出（第15条）	
母子健康手帳の交付（第16条）	
妊産婦の訪問指導と診療の勧奨（第17条）	
母子健康センターの設置（第22条）	

＊高度な医療提供施設の整備は国・地方公共団体が実施（第20条）．

この法律における用語の定義（第6条）

1) 「妊産婦」とは，妊娠中又は出産後1年以内の女子をいう．
2) 「乳児」とは，1歳に満たない者をいう．
3) 「幼児」とは，満1歳から小学校就学の始期に達するまでの者をいう．
4) 「保護者」とは，親権を行う者，未成年後見人その他の者で，乳児又は幼児を現に監護する者をいう．
5) 「新生児」とは，出生後28日を経過しない乳児をいう．
6) 「未熟児」とは，身体の発育が未熟のまま出生した乳児であって，正常児が出生時に有する諸機能を得るに至るまでのものをいう．

法が定める専門職，機関，施設が担う責務・役割

▶専門職が担う責務・役割◀

1．医師
妊産婦，乳幼児等に対する一般診療，健診，保健指導にあたる．

2．歯科医師
妊産婦，乳幼児等に対する歯科診療，健診，保健指導にあたる．

3．保健師
妊産婦や乳幼児等に対する訪問指導，保健指導を行い，地域の母子保健の向上に努める．

4．看護師
褥婦（じょくふ）／出産後の女性）の療養上の世話，診療の補助を行う．

5．助産師
妊娠や出産にかかわり，助産行為を行う．資格は女性のみである．

6．歯科衛生士
歯科医師の指示のもと，妊婦や乳幼児に対する歯科保健指導等を行う．

7．栄養士
妊産婦や乳幼児等に対する栄養の指導を行う．

8．保育士
乳幼児の保育を行う．

9．心理発達相談員
子どもの精神発達・言語発達・社会性・しつけ（食事・睡眠・排泄・生活習慣）などに関して心理的な相談・指導を行う（国家資格でない）．

▶施設の責務・役割◀

1．保健所
都道府県，政令指定都市，中核市その他指定された市又は特別区が設置する（地域保健法第5条）．（全国494ヵ所，平成22年）
疾病の予防，健康増進，環境衛生等の公衆衛生活動の第一線機関である．地域保健の広域的，専門的，技術的拠点としての機能が強化され，市町村に対して，技術的援助を提供

する（地域保健法第3条）．

母子保健では不妊専門相談や未熟児の訪問指導・養育医療についての業務を担っている．

2．市町村保健センター

市町村が設置する（地域保健法第18条）．（全国2,726ヵ所，平成20年）．

住民に対し，健康相談，保健指導及び健康診査など地域保健に必要な事業を行うことを目的とする施設で市町村の公衆衛生活動の拠点である．母子健康センターのない市町村では，この施設が基本的な母子保健サービスの拠点となっている．

3．母子保健施設

母子健康センターと呼ばれている施設で，市町村が設置する（第22条）（全国127ヵ所，平成21年）．

母子保健に関する相談や保健指導，助産を行うことを目的とする施設で，昭和33年から設置が進められてきた．しかし，医療機関の分娩が増加したことから昭和49年から保健指導部門のみの母子健康センターも設置できるようになった．

法が定める専門職，機関，施設が行う具体的な業務範囲

具体的な業務を通じて専門職や施設のかかわりを述べる．

1．保健指導（第10条）

市町村が実施する．妊産婦，配偶者及び乳幼児の保護者に，妊娠，出産，育児に関して必要な保健指導を行う．医師，歯科医師，助産師，保健師が必要に応じて保健指導を実施する．

2．母子健康手帳の交付と記入（第16条）

市町村が交付する．医師，歯科医師，助産師および保健師は，健康診査又は保健指導を実施した時，その都度，母子健康手帳に必要な事項を記載する．

3．妊産婦・乳児の健康診査（第13条）

市町村が医療機関に委託して実施する．妊産婦又は乳児若しくは幼児に対して健康診査を行う，又は健康診査を受けることを勧奨する．

＊事例（T市の場合）：妊産婦健診は妊婦が通院している医療機関で行われる．母子健康手帳の別冊に，妊婦健康診査受診券14枚がつづられている．額面金額までの公費助成を実施している．

＊事例（T市の場合）：乳児健診は1歳未満の児に対して2回（前期・後期），市町村の委託医療機関で無料で受診できる．

4．健康診査（1歳6ヵ月児健康診査・3歳児健康診査）（第12条）

保健センターなどで市町村が実施する．本法では健診に携わる者は規定していない．

＊事例（T市の場合）：健診に携わっている者は，医師，歯科医師，保健師，看護師，歯科衛生士，栄養士，保育士，心理発達相談員などである．医師は，できる限り小児科の専門医師に委託している．

【健診はスクリーニングである．健診で異常を認めた場合，身体面は各診療科の専門医，精神面は児童相談所などの心理判定員や精神科医などで精密検査を受けることを推奨している】

5．妊産婦訪問指導（第17条）

市町村が実施する．健康診査の結果に基づき，医師，助産師，保健師又はその他の職員が妊産婦を訪問して必要な保健指導を行う．妊娠又は出産に支障を及ぼすおそれがある疾病にかかっている疑いのある者については，医師又は歯科医師の診療を受けることを勧奨する．

6．新生児訪問指導（第11条）

市町村が実施している．育児上必要がある

と認めるとき，医師，保健師，助産師又はその他の職員が当該新生児の保護者を訪問し，必要な指導を行う．

7．未熟児訪問指導（第19条）

保健所が届出のあった未熟児について（低体重児の届出，第18条），養育上必要があると認めるとき，医師，保健師，助産師又はその他の職員が訪問し，必要な指導を行う．

＊法の「未熟児」とは，身体の発育が未熟のまま出生した乳児であって，正常児が出生時に有する諸機能を得るに至るまでのものをいう．

具体的には：未熟児とは，出生時の体重が2,500グラム未満で，在胎期間が38週未満の新生児をいう．

8．助産（第22条）

昭和22年の出産場所は，自宅97.6％，施設2.4％であった．戦後，GHQの強力な指導下で，施設内出産が推進された．昭和33年頃から，母子保健センターの設置が始まり，センターは，母性並びに乳児及び幼児の保健指導を行うとともに，助産を行うことを目的とする施設として設立された．当時の出産は自宅が多く，資格のない経験のある産婆が助産しており，妊産婦死亡や乳幼児死亡も高い状況にあった．その後，センターなどの施設内出産が増加し，昭和35年に，自宅が49.9％，施設が50.1％となり，自宅・施設の出産が逆転した．しかし郡部においてはまだまだ自宅での出産が多かった．昭和40年には，自宅3.9％，施設が96.1％となり，医療機関での分娩が増加してきた．出産が主に医療機関で，医師によって行われるようになったことから昭和49年，保健指導部門のみの母子健康センターも設置できるようになった．

（渡辺美鈴）

文　献

1）厚生の指標　増刊57号　国民衛生の動向．財団法人　厚生統計協会，2010．
2）高野　陽，柳川　洋，加藤忠明：母子保健マニュアル（改正5版）．南山堂，2005．

19. 母体保護法

法の趣旨と概要

　母体保護法は昭和23年7月に公布された（昭和23年9月施行）．母体保護法では不妊手術及び人工妊娠中絶に関する事項を定めることにより，母性の生命健康を保護することを目的としている（第1条）．

　母体保護法は，不妊手術および人工妊娠中絶に関する事項を定めること等により，母性の生命健康を保護することを目的としたものである．母体保護法の内容は，不妊手術の実施と届け出，人工妊娠中絶の実施と届け出，受胎調節指導などに限定されている．

　母体保護法は当初，優生保護法という名称で昭和23年に公布された．優生保護法とは，優生上の見地から不良な子孫の出生を防止するとともに，母性の生命健康を保護することを目的としたものであった（第1条）．「不良な子孫」をもたらすものとして，「遺伝性精神病」や「遺伝性精神薄弱」，「顕著な遺伝性身体疾患」，「らい疾患」，「遺伝性のもの以外の精神病，精神薄弱」などの病名をつけられた人々は，本人と配偶者の同意があれば，医師により不妊手術や中絶を行ってもよいとされた．さらに，本人の同意を必要としない強制的な措置に関する規定も定められていた．ところが，このような障害者差別を明文化したような法律は，障害者差別を正当化し助長するものであるとして，障害者と女性たちの間から撤廃を求める働きかけが行われた．その後，平成6年の国際人口・開発会議において，生殖の自己決定を原則とするリプロダクティブ・ヘルス／ライツ（性と生殖に関する事項について，女性自身が，公権力をはじめ何者にも拘束されずに，自由な意思で選択し決定することが，女性の基本的人権の一つとして，社会的に保障される）が採択されたことやNGOフォーラムにおいて優生保護法が非難されたこと，また，政府の精神障害者政策の転換や，らい予防法の廃止などを受けて，平成8年に優生保護法は「優生」の思想を全て取り除いた大幅な改正が行われ，名称も母体保護法に変更された．

　人工妊娠中絶に関しては，わが国では刑法において「堕胎の罪」として，妊娠中の女子が薬物を用い，又はその他の方法により，堕胎したときは，一年以下の懲役に処する（第212条）と定められている．また，母体保護法では，妊娠の継続又は分娩が身体的又は経済的理由により母体の健康を著しく害する場合や暴行もしくは脅迫，又は姦淫されて妊娠した場合に限り，配偶者の同意を得た上で人工妊娠中絶が行えると定められている．このように，日本では人工妊娠中絶に関して女性の自己決定権は認められていないのが現状である．リプロダクティブ・ヘルス／ライツという国際的な認識に基づき，子どもを産むか産まないかを，女性の自由な意思で選択し決定することを女性の権利として保障することが今後の課題といえる．

　さらに医学・医療技術の進歩に伴い，出生前診断技術が向上してきた．出生前診断は医療の問題のみならず，倫理的，社会的，心理的な問題も含んでいることから，この問題の検討については，医学のみならず，多くの分野の関係者の意見をきくことが求められている．

1．この法律における用語の定義（第2条）
1）不妊手術：生殖腺を除去することなしに，生殖を不能にする手術で厚生労働省

2）人工妊娠中絶：胎児が，母体外において，生命を保続することができない時期に，人工的に，胎児及びその付属物を母体外に排出することをいう．

しかし，法律には"胎児が母体外において生命を保続できない時期"の直接妊娠週数の記載はない．この時期の判断は医学の進歩に伴って判断が行われている．厚生事務次官通知を持って平成3年1月からは通常満22週未満に改められた．

法が定める専門職,機関,施設が担う責務・役割と具体的な業務範囲

1．不妊手術

医師は妊娠又は分娩が，母体の生命に危険を及ぼすおそれのあるものや，現に数人の子を有し，かつ，分娩ごとに，母体の健康度を著しく低下するおそれのあるものの場合，本人の同意および配偶者があるときはその同意を得て不妊手術を行うことができる（第3条）．

医師はその月に行った不妊手術の結果を取りまとめて，翌月10日までに，理由を記して都道府県知事に届けなければならない（第25条）．

不妊手術を受けた者は，婚姻しようとするときは，その相手方に対して不妊手術を受けた旨を通知しなければならない（第26条）．

不妊手術とは外科的手術によって妊娠を不可能にする方法であり，避妊手術，断種手術と呼ばれることもある．主に男性では，両側精管結紮切除術という精巣から精嚢への管を外科手術的に閉塞することにより，精嚢に精子が貯蔵されなくなり精嚢腺と前立腺から分泌される精液に精子が存在しなくなる方法が行われる．また，女性では，卵管結紮術という卵管を結紮し，卵管をふさぐことによって卵子が子宮内にたどり着けなくする方法が行われる．

2．人工妊娠中絶

指定医師（都道府県の区域を単位として設立された医師会の指定する医師）は，①妊娠の継続又は分娩が身体的又は経済的理由により母体の健康を著しく害する恐れのあるものや，②暴行もしくは脅迫によって又は抵抗もしくは拒絶することができない間に姦淫されて妊娠したものに関して本人及び配偶者の同意を得て，人工妊娠中絶を行うことができる．②の場合，配偶者が知れないときもしくはその意思を表示することができないときなど本人の同意だけで足りる（第14条）．

指定医師はその月中に行った人工妊娠中絶の結果を取りまとめて翌月10日までに理由を記して，都道府県知事に届けなければならない（第25条）．また，死産の届出に関する規程により妊娠週数12週以降の人工妊娠中絶は死産届の提出と火葬による埋葬が義務付けられている．

昭和24年の優生保護法の改正により，人工妊娠中絶の要件に「経済的理由により母体の健康を著しく害するおそれのあるもの」が認められたことで，その件数は急激に増加し，昭和30年には117万件となった．その後，受胎調節実地指導などにより家族計画が普及したこともあって，人工妊娠中絶件数は減少し，平成21年には約22万件となった．

一方，20歳未満の人工妊娠中絶件数は，昭和30年は約1.4万件：（実施率3.4％）であったが徐々に増加し，最も多い年であった平成13年には約46万件：（実施率13.0％）となり，その後減少してきたものの，平成21年は約2.1万件：（実施率7.1％）の人工妊娠中絶が行われている．内訳は16歳：約0.2万件，17歳：約0.4万件，18歳：約1.0万件，19歳：約1.3万件である．

また，人工妊娠中絶件数を妊娠期間別にみると，満7週以前の割合が全体の半数以上を占めている．人工妊娠中絶の理由は約99.9％が母体の健康のためとなっている．

3. 母体保護法指定医師の指定基準

1）指定医師の認定

日本医師会が作成した指定医師の指定基準モデルを基に，各都道府県の医師会が作成した基準で運用され，各都道府県医師会が認定する．全国共通の資格ではない．母体保護法指定医師の指定には，人格，技能および設備の3点が考慮される．

2）指定医師として遵守すべき事項

1. 少子化傾向に鑑み，初産平均年齢を引き下げるよう努力するとともに，正しい家族計画を指導すること．
2. 人工妊娠中絶手術の適応を厳守すること．
3. 診療内容は産婦人科医療を主体とすること．
4. 医師会および産婦人科専門団体の行う研修を受講すること．
5. 人工妊娠中絶手術の実施は，指定医師として指定を受けた施設内のみとし，往診先または他の施設においては行わないこと．
6. 必要に応じ術後の受胎調節の指導を実施すること．

人工妊娠中絶手術を行う場合には，特殊な場合を除き，指定された施設で指定医師が行う以外に行ってはならない．

3）研修機関の条件

1. 医育機関の付属施設または年間の開腹手術50以上（腹腔鏡手術を含める），分娩数120以上を取り扱う施設で，2名以上の母体保護法指定医師の資格を有すること．
2. 母体保護法指定医師で，研修医を教育することができる人格および技能を備えた主任指導医が存在すること．主任指導医は原則として，日本産科婦人科学会専門医の資格を有するものであること．

4）設備

1. 医療施設は，原則として入院設備を有し，救急体制を整えること．
2. 蘇生器具，手術台および回復室等を有すること．
3. 中期中絶を行う場合には，必ず入院設備および分娩を行いうる体制を有すること．
4. 常時回復室を観察しうる体制が確保されていること．

4．受胎調節の実地指導

女子に対して厚生労働大臣が指定する避妊用の器具を使用する受胎調節の実地指導は，医師のほかは，都道府県知事の指定を受けた者でなければ業として行ってはならない．ただし，子宮腔内に避妊用の器具を挿入する行為は医師でなければ業として行ってはならない（第15条）．

都道府県知事の認定を受けることができる者は，厚生労働大臣の定める基準に従って都道府県知事の認定する講習を修了した助産師，保健師又は看護師とする（第15条）．

受胎調節実地指導員の役割は，計画出産を目的として，受胎調節を普及させることである．また，都道府県知事や市町村長からの依頼で，受胎調整の正しい知識と技術を広めたり，個別指導として，直接対象者に，避妊器具の使い方を教えたりする場合もある．

受胎調節実地指導の資格を取得するには，保健師，助産師，看護師のいずれかの免許を持っており，かつ，各都道府県の認定する機関が実施する五日間の講習を受講して修了することが必要であり，都道府県知事に指定の申請を行い免許が交付される．

5．受胎調節指導のために必要な医薬品

第15条により都道府県知事の指定を受けた者は平成27年7月までを限り，その実地指導を受ける者に対しては，受胎調節のために必要な医薬品で厚生労働大臣が指定するものに限り，薬事法第24条にかかわらず，販売することができる（第39条・期限の延長（平成27年7月）に関して平成23年改正）．

6. 秘密の保持

不妊手術又は人工妊娠中絶の施行の事務に従事した者は，職務上知り得た人の秘密を，漏らしてはならない．その職を退いた後においても同様とする（第27条）．

7. 罰則

受胎調節の実地指導において規定に違反した者は50万円以下の罰金に処する（第29条）．

不妊手術又は人工妊娠中絶の届出をせず又は虚偽の届け出をした者は，これを10万円以下の罰金に処する（第32条）．

故なく人の秘密を漏らした者は，これを6月以下の懲役又は30万円以下の罰金に処する（第33条）．

（谷本芳美）

文 献

1) 海野信也, 渡辺博：母子保健学 改訂第2版 診断と治療社, 2010.
2) 林邦夫・谷田貝公昭監修, 高玉和子編著：児童家庭福祉論. 一藝社, 2010.
3) 国民衛生の動向 56号. 財団法人 厚生統計協会, 2009.
4) 編集／財団法人 母子衛生研究会わが国の母子保健 平成23年. 母子保健事業団, 2011.
5) 編集／財団法人 母子衛生研究会母子保健の主なる統計. 母子保健事業団, 2011.
6) 齋藤有紀子編著：母体保護法とわたしたち 明石書店, 2006.
7) 高野陽, 柳川洋, 加藤忠明：母子保健マニュアル 改訂5版. 南山堂, 2005.

20. 児童虐待防止法

法の概要と趣旨 (表1)

わが国では,初めて「児童虐待防止法(旧法)」ができたのは昭和8年である.明治以前は,子どもは親にとって従属物にすぎず,貧困なども背景に,身売りや労働,新生児殺(間引き),捨て子などが常態化していた.終戦翌年の昭和21年に制定された「日本国憲法」の中で基本的人権が唱えられる中,子どもについてもその保護や育成が重視されるようになった.このような背景の中で,昭和22年に児童の保護や育成を国家の責任と規定した「児童福祉法」が成立されることになった.その第34条に児童虐待の禁止が盛り込まれ,従来の「児童虐待防止法(旧法)」は廃止された.法の中では,児童福祉司や児童委員が相互協力し,各都道府県が設置した児童相談所を通じて児童の問題についての相談,指導,保護等の具体的処理にあたることが盛り込まれた.児童相談所のスタッフには児童心理学,社会学,医学等の専門家を配置し,子どもに関するあらゆる相談に応じ,保護を要する子どもの早期発見,保護を定めている.児童福祉施設としては助産施設,乳児院,母子寮,保育所,児童厚生施設,養護施設,精神薄弱児施設,療育施設,教護院施設であり,里親制度の整備に努めることとされた.

平成元年に国連で「児童の権利に関する条約」いわゆる「子どもの権利条約」が採択された.子どもの虐待や放置や怠慢(ネグレクト)が明記され,締約国は「あらゆる形態の身体的若しくは精神的な暴力,障害もしくは虐待,放置もしくは怠慢な取り扱い,不当な取り扱いまたは搾取(性的虐待を含む)から,その児童を保護するためのあらゆる適切な立法・行政・社会的・教育的措置をとる」ことになった.わが国でも平成6年にようやく批准されたが,批准に時間がかかったのは「子どもの人権＝わがまま」といった反対論が根強かったためといわれる.しかしながら,子どもを福祉の対象から最善の利益を追求する権利をもつ主体としてみる視点への転換が図られるようになった意味は大きい.平成6年より,国内では中央児童相談所において,「子ども家庭110番電話相談」の整備がはかられ,夜間・休日でも電話での相談受けつけが開始され,翌年より児童虐待処理件数の報告もなされるようになった.また児童の問題に専門的にかかわる主任児童相談委員が全国に14,000人配置されるなど,児童相談所を中心とした児童虐待への対応の強化がなされた.都市部の児童虐待の早期対応のために養護施設において,相談・援助を行うホットラインや専門職員を配置する都市家庭在宅支援事業が開始され,平成8年には全国モデル自治体において児童虐待ケースマネージメントモデル事業が展開された.このように様々な具体的な事業が展開されていく中,平成9年には「改正児童福祉法」が成立し,保育を必要とする子どもの「保育の実施の勧奨」の規定や,放課後児童健全育成事業に関する事項,入所施設等における児童の意向の聴取の規定,児童家庭支援センターの創設,関係地方公共団体等の連携に関する事項の規定などが整備された.しかしながら,児童相談所への虐待相談件数は増加の一途をたどり,平成2年度1101件であったのが,平成11年度には1万件を越え,虐待による児童の死亡事件なども深刻化した.このため,従来の改正児童福祉法の中での対応には限界があるとされ,

表1 児童虐待防止法と関係法令の変遷

元号	国内の動き	国連，海外の動き
昭和8年	児童虐待防止法（旧法）	
昭和21年	日本国憲法公布（11月）	
昭和22年	児童福祉法成立（児童相談所，児童福祉司，児童委員設置）	
昭和26年	社会福祉事業法成立（福祉事務所，社会福祉主事の制度化など）	
昭和34年		国連で「児童権利宣言」を採択
平成元年		国連で「子どもの権利条約」を採択（対象は18歳未満）
平成6年	子どもの権利条約を批准 全国の児童相談所で休日・夜間の子ども家庭110番電話相談を整備など	
平成9年	改正児童福祉法成立（児童家庭支援センターの創設など）	
平成12年	児童虐待の防止等に関する法律（児童虐待防止法）の成立（11月） 児童虐待の定義，住民の通告義務等	
平成16年	第一次改正児童虐待防止法の成立（4月）同居人による虐待の放置も虐待対象に，疑われる事例も通告の範囲に拡大，市町村の役割の明確化，要保護児童対策地域協議会の法定化，強制入所等司法関与の強化等	
平成19年	第二次改正児童虐待防止法・児童福祉法の成立（6月） 児童安全のための立入調査の強化，保護者の面会・通信等の制限の強化等	
平成20年	第二次改正児童虐待防止法の施行（4月） 改正児童福祉法の施行（4月）	
平成23年	改正民法等の成立（5月）	

平成12年に「児童虐待の防止等に関する法律」いわゆる「児童虐待防止法」が児童福祉法から独立する形で成立した．

第2条の中では，身体的虐待，性的虐待，ネグレクト，心理的虐待が明確に定義され，住民の通告義務などが盛り込まれた．本法は3年ごとの見直しが定められ，平成16年，平成19年と2回の改正が行われた．平成16年の第一次改正法では，同居人による虐待を放置することも対象にするなど児童虐待の定義の拡大がなされ，虐待を受けたと思われる場合も通告の対象に含められた．また，市町村などの自治体の役割の明確化，虐待通告先に追加され，要保護児童対策地域協議会の法定化や，強制入所措置などの司法の介入の強化なども盛り込まれた．

平成19年の第2次改正法の主な内容について表2に示す．本法では児童の安全確認等のための立入調査の強化や，保護者に対する出頭要求，面会・通信等の制限の強化，行政指導に従わない場合の措置の明確化などが盛り込まれている．ここでは第1条に目的が掲げられており，「この法律は児童虐待が人権を著しく侵害し，その心身の成長及び人格の形成に重大な影響を与えるとともに，我が国における将来の世代の育成にも懸念を及ぼすことをかんがみ，児童に対する虐待の禁止，児童虐待の予防及び早期発見その他の児童虐待の防止に関する国及び地方公共団体の責務，児童虐待を受けた児童の保護および自立の支援のための措置等を定めることにより，児童虐待の防止等に関する施策を促進し，もって児童の権利利益の擁護に資することを目的とする．」と制定している．平成12年の制定時

表2　第二次改正児童虐待防止法の主なポイント

1) 目的（第1条）児童虐待の防止に関する施策を促進し，「児童の権利利益の擁護に資すること」をこの法律の目的として明記した．
2) 国・地方公共団体の責務（第4条）国及び地方公共団体の責務「虐待を受けた児童に対する医療の提供体制の整備」と「重大な被害を受けた事例の分析」を加えている．
3) 安全確認義務（第8条）虐待を受けたと思われる安全確認が「努力義務」であったのを改め，安全確認のために「必要な措置をとることを義務化」した．
4) 出頭要求等（第8条2項）虐待の疑いがある時，知事は保護者に対し，児童を同伴して出頭することを求め，児童相談所長に必要な調査又は質問をさせることができる．出頭に応じない場合，知事は，立入調査その他の必要な措置を講じるものとする．
5) 再出頭要求等（第9条2項）知事は保護者が立入調査を拒否した場合，再出頭要求ができる．
6) 臨検・捜索等（第9条3項～第10条3項）知事は保護者が再出頭要求を拒否した場合，地方裁判所，家庭裁判所又は簡易裁判所の裁判官の許可状により，児童相談所の職員に児童の住居の臨検，又は児童を捜索させることができる．警察署長に対する援助要請その他の臨検等に当たって必要な手続きを定める．
7) 保護者に対する指導（第11条）児童虐待を行った保護者が指導に係る勧告に従わなかった場合には，その児童を，一時保護，強制入所措置その他必要な措置を講じることができる．
8) 面会等の制限等（第12条から第12条4項，第17条）一時保護及び同意施設入所措置の場合にも，強制入所措置の場合と同様に，児童相談所長は，保護者に対して，その児童との面会又は通信を制限できる．強制入所処置の場合で，上記の面会又は通信の全部が制限されている時は，その児童の身辺へのつきまとい又はその住居付近でのはいかいの禁止を命じることができる．命令違反には（1年以下の懲役又は100万円以下の罰金）あり．
9) 施設入所等の措置の解除（第13条）知事は，施設入所措置を解除するに当たっては，児童虐待を予防するために採られた措置の効果等を勘案しなければならない．
10) 関係機関等相互の情報提供（第13条3項）地方公共団体の機関は，市区町村長から虐待の防止等に関する視聴，情報の提供を求められたときは，必要な限度でこれを提供できる．
11) 都道府県児童福祉審議会への報告（第13条4項）知事は，都道府県児童福祉審議会等に，立入調査，臨検，捜索及び一時保護の実施状況，児童の心身に著しく重大な被害を及ぼした事例等を報告しなければならない．

表3　第2条（児童虐待の定義）

この法律において，「児童虐待とは，保護者（親権を行う者，未成年後見人その他の者で，児童を現に監護するものを言う．以下，同じ．）がその監護する児童（18歳に満たない者をいう．以下，同じ）について行う次に掲げる行為をいう．
第2条1号（身体的虐待）児童の身体に外傷が生じ，又は生じるおそれのある暴行を加えること．
第2条2号（性的虐待）児童にわいせつな行為をすること又は児童をしてわいせつな行為をさせること．
第2条3号（ネグレクト）児童の心身の正常な発達を妨げるような著しい減食又は長時間の放置，保護者以外の同居人による前2号又は次号に掲げる行為と同様の行為の放置その他の保護者としての監護を著しく怠ること．
第2条4号（心理的虐待）児童に対する著しい暴言又は著しく拒絶的な対応，児童が同居する家庭における配偶者に対する暴力（配偶者（婚姻の届けをしていないが，事実上婚姻関係と同様の事情のある者を含む．）の身体に対する不正な攻撃であって生命又は身体に危害を及ぼすもの及びこれに準ずる心身に有害な影響を及ぼす言動をいう．）その他の児童に著しい心理的外傷を与える言動を行うこと．

の文言に比較して，児童虐待は人権侵害であること，後の世代への連鎖への懸念をより強く表明し，虐待の防止することから禁止すべきであること，児童の権利利益の擁護および自立の支援などを明確化している．

第2条では表3に示すように児童虐待の定義を示し，「身体的虐待」「ネグレクト」「心理的虐待」「心理的虐待」の4種類に分類している．以下それぞれの虐待について具体的に説明する．

身体的虐待

身体的虐待における外傷には，打撲傷，あざ（内出血），骨折，頭蓋内出血等の頭部外傷，内臓損傷，刺傷，たばこ等による火傷などがある．通常のしつけを逸脱するような暴行とは，殴る，蹴る，首を絞める，熱湯をあける，逆さ吊りにする，布団蒸しにする，異

物をのませる，食事を与えない，冬戸外にしめだすなどがある．3歳未満の乳幼児の場合は，軽く突き飛ばす行為，上から落とす，揺さぶるなどの行為も乳幼児の身体的虐待と捉えなければならない．意図的に子どもを病気にさせる行為などもこれに含まれる．著しい外傷が生じなくても，恒常的に加えられる暴行・監禁などが著しいストレスとなり，将来の非行や愛着障害，心身症，PTSD（心的外傷後ストレス障害），不適応行動や，虐待の世代間連鎖を引き起こす可能性がある．

性的虐待

昭和64年までの調査では，「親による近親相姦，又は親に代わる保護者による性的行為」という定義が用いられていた．そのために性的虐待というと姦淫などの狭義の解釈をされており，対象が10歳を過ぎた女児に限られる傾向がみられていた．平成8年の児童相談所調査において，「性的いやがらせや性的関係を強要したりすること」と定義され，例として「子どもに性器を露出する，ポルノビデオを見せる，性行為の強要」なども挙げられ，ポルノビデオを見せるなど，身体的接触を伴わないものも含むと解釈されることによって，その行為者が親や保護者の直接的な性的行為だけでなく，広く子どもに対する性的濫用にあたる行為も含められるようになった．性的虐待は身体的外傷を伴うことが比較的少なく，被害児自らが罪悪感をもって隠そうとするため潜在化〜長期化しやすい特徴をもつ．その結果として，幼児期に性的濫用行為にさらされることが深刻な適応障害をもたらし，犯罪や非行の原因になることもある．

ネグレクト

具体例としては棄児，家への幽閉（子どもの意思に反して学校に行かせない，病気でも病院へ行かせないなど）や置き去り（乳幼児を家に残したまま度々外出する，車の中に放置する），食事を与えないための栄養不良や発達障害，極端に不潔な環境の中で生活させることなどが挙げられる．法の定義には，不潔に対する言及はないが，「その他の保護者としての監護を著しく怠ること」に含まれると解釈しうるだろう．同様に，保護者がパチンコに熱中している間，真夏の自動車の中に子どもを放置し死亡させる，乳幼児だけを家に残して火災で子どもが焼死するような事件もネグレクトという結果であることを十分に認識せねばならない．

心理的虐待

具体例として，ことばによる脅かしや脅迫，子どもを無視し，拒否的な態度をとること，子どもの心や自尊心を傷つけるような言動，他の同胞との著しく差別的な扱い，子どもの目前で配偶者や他の家族などへの暴力行為などがあげられる．子どもの心身の発達のためには，保護者の拒否的な養育態度は子どもにとって大きなストレスとなるため，可能な限り排除されねばならず，子どもは暖かい家庭で養育指導がなされることが望ましい．

法が定める専門職，機関，施設が担う責務・役割と具体的な業務範囲

第4条1号，同2号，第5条1号に医師や医療機関がなすべき役割や責務について記載されている．

第4条1号では，「国及び地方公共団体は，児童虐待の予防及び早期発見，迅速かつ適切な児童虐待を受けた児童の保護及び自立の支援（児童虐待を受けた後18歳となった者に対する自立の支援を含む．第3号及び次条第2号において同じ．）並びに児童虐待を行った保護者に対する親子の再統合の促進への配慮その他の児童虐待を受けた児童が良好な家庭的環境で生活するために必要な配慮をした適切な指導及び支援を行うため，関係省庁相互間その他関係機関及び民間団体の間の連携の強化，民間団体の支援，医療の提供体制の整備その他の児童虐待の防止等のために必要な体制の整備に努めなければならない．国及び地方公共団体は，児童相談所等関係機

関の職員及び学校の教職員，児童福祉施設の職員，医師，保健師，弁護士その他児童の福祉に職務上関係のある者が児童虐待を早期に発見し，その他児童虐待の防止に寄与することができるよう，研修等必要な措置を講ずるものとする.」としている．児童虐待の予防・発見・調査・救済などのシステムを構築するためには行政の対応システムを整える必要性を明確にした上で，国や市町村が主体となり，学校，児童福祉施設，医師や保健師などの医療保健従事者，司法や福祉関係者も児童が児童虐待の防止に児童虐待に対する迅速な対応や支援に医療機関も協力し，体制を整備しなければならないとした．また，第5条1号では，「学校，児童福祉施設，病院その他児童の福祉に業務上関係ある団体，及び学校の教職員，医師，弁護士，その他児童の福祉に職務上関係のある者は，児童虐待を発見しやすい立場にあることを自覚し，児童虐待の早期発見に努めなければならない.」とされ，同2号で「前項に規定する者は，児童虐待の予防その他の児童虐待の防止並びに児童虐待を受けた児童の保護及び自立の支援に関する国及び地方公共団体の施策に協力しなければならない.」と記載され，医療従事者が児童虐待に対して早期発見に努め，医療機関が虐待の防止や迅速な対応への体制を関連諸機関との相互協力の上で整えなければならないことを盛り込んでいる．

法が定める専門職，機関，施設が行う具体的な業務範囲とその課題

身体的虐待への医療的対応には，虐待児童と加害者との相互関係の観察を可能な限り評価することが大切である．病歴聴取と身体的診察から虐待を示唆する手がかりが得られることがある．虐待を示唆する特徴として，保護者が負傷時の課程を話したがらない，あるいは話さずにうやむやにする，問診での答えが実際の負傷と矛盾する（両側大腿背面部の外傷を転倒によるものと主張する.），外傷の起点が子どもの発達過程と矛盾する（ハイハイできない乳児の負傷の原因を階段から一人で転落したと主張する.），負傷の重症度に対して，保護者が相応の不適切な反応（過度に心配するか無関心，負傷の報告が遅いなど）これらを適切に評価する必要がある．前述したが，第5条で，医師や保健師などの医療や保健に従事する者は，児童虐待を発見しやすい立場にあることを自覚し，児童虐待の早期発見に努めなければならないと盛り込まれている．医師は適切な評価とその診断に努めなければならず，診断確定例は当然のことながら，疑わしい症例についても通告することが必須である．第6条では「児童虐待を発見した者は，速やかに，これを市町村，都道府県の設置する福祉事務所若しくは児童相談所に通告しなければならない」とされるため，通告の遅れや通告を怠ることはあってはならないことである．近年，病院医師が虐待を疑いながらも早期の通告を怠った乳児が死亡する事例が新聞紙面に掲載された．確かに，医療の立場からの通告にあたっては，医師や医療機関しか知りえない情報をもって通告せざるをえない状況が生まれ，医療側が医師と患者との関係の悪化への懸念や，通告することにより加害者からの逆恨み，医師や医療機関への悪影響を懸念する向きもあるようにみえる．今後の法改正には，今回のような事件の影響から通告の義務化などが議論されることになるであろうが，通告者（通告機関）側しか知り得ない情報により通告しなければならない場合にも通告者側の安全を保障し，通告しやすいシステムの確立も同時に議論されるべきであろう．

次に，性的虐待の発見には困難がつきまとうが，園・学校という幼い子どもを扱う機関における地道できめ細やかな観察・指導が必要であり，また，医療従事者や保健福祉関係者も，常に子どもの心身の異常を見逃さないように注意しなければならない．例えば，乳幼児であれば口や性器，肛門部の異常や出血・外傷がない否かを確認する必要があり，思春期の女児であれば，望まない妊娠にとも

なう身体面の変化などに十分に気をつける必要があり，これが結果として性的虐待の早期発見や対応につながる．その上で，当事者家族と児童相談所，その他の行政や医療機関と連携協力しあうことが大切であろう．

ネグレクトに関しては前述のように，子どもが病気でも必要な医療を受けさせない，子どもの健康に必要な健診や医療行為を受けさせていないことも含まれ，これらは「医療ネグレクト」とされている．筆者は小児科医の立場として，接種すべきワクチンを全く受けさせていない，健康診断を全く医療や保健機関で受けさせていない保護者は，「医療ネグレクト」であると認識しており，感染予防やワクチン接種などの乳幼児に対する医療・保健活動の啓発は，単に感染症の予防だけでなく虐待予防の観点から進められるべきであると考えている．

今回の法改正で，保護者以外の同居人の虐待の放置もネグレクトと定義され，実の親以外の虐待事例も通告できるようになった．子どもの強力な一時保護の介入や擁護施設への対応の必要性を盛り込み，現在の社会問題の状況に合わせたことは評価できよう．今後の課題としては，将来的に通告の増加が予想される中で，一時保護施設や児童養護施設等の社会的擁護体制という受け皿をより充実・拡大していくことや，親子間の再統合に向けての保護者への支援や教育を，どのような指標をもって図るべきなのか具体的な対応の必要性にも迫られていると考える．医療従事者の立場からは，健康診断や予防接種などを母子手帳等で確認し，子どもの年齢に応じた体格や発達評価を常日頃より意識すべきであり，ネグレクトの疑いがある場合，児童相談所などへの通告も怠るべきではない．また，通告した後はすべて行政や司法，警察などの対応機関に任せて，医療機関はまったく関係ないというスタンスではなく，関連機関と十分に連携を図りつつ，その後の協力もおしまない姿勢をもつことは大切である．協力への一つの具体例としては，必要に応じて入院な

どで親子の分離を図り，医療機関の中でも親子の状態を把握・評価し，その情報を他の機関と共有することが，診断を明確にし，その後の子どもや家族の支援につながるであろうと考える．

宗教上の理由などで子どもが手術を拒否した場合なども「医療ネグレクト」に含まれるが，近年，先天性心疾患の子どもをもつ両親が子どもの手術に同意しない事例があり，親が手術に同意しないことは親権の濫用にあたると判断した児童相談所が，両親への親権喪失宣告の申し立てを家庭裁判所（家裁）に行った．家裁は親権の一時停止を行い，家裁が選択した親権代行者が手術に同意して，子どもの生命を救ったことが新聞に掲載された．しかしながら，実際には生命を救えなかったり，たとえ命が助かっても障害が残るなど，家裁の決断だけがすべて正しいとはいえない事例も存在するであろう．このような「医療ネグレクト」と呼ばれる虐待については，平成20年の第二次改正虐待防止法での盛り込みは見送られた．この理由として法曹界では，従来から高齢者の後見制度（成年後見制度）があり，後見人は高齢者に代わり医療契約を結ぶことができるが，身体処分（医的侵襲行為）の代行決定権はないという考え方があったためとされる．親権者を成年後見人と同様に扱おうという発想である．しかしながら，平成23年5月に民法等改正案が成立し，医療ネグレクトや一時保護施設などの入所施設からの連れ戻しなどを想定した対応への取り組みが図れるようになり平成24年4月より施行されることになった．以前は，子どもを保護し，財産を管理する後見人は1人だったため，その負担や責任が重く，親権の停止の家裁への申立が困難な場合が少なくなかった．しかし，今回の改正で，一時的な親権を法人や複数で務めることも認められ，親権の一時停止期間も最長2年（ケースにより延長もあり）と規定されたため，親権停止の申立がしやすくなる可能性がある．また，躾のためと親が子どもを叱ることのできる懲戒

権を子どもの利益と幸福のためにという要件を加えて，虐待との区別化を図っており懲戒権の施行を限定している．児童福祉法の改正の中でも児童相談所長や児童養護施設所長らの権限を，緊急時には親の意向より優先させて，一時保護，子どもの監護，教育ができると明確に規定した．今回の民放などの改正で故意に必要な医療を受けさせない「医療ネグレクト」や教育を受けさせないネグレクトなどへのより明確で強力な介入ができることが期待される．一方で，親の意想に反してより一層の強権的な介入をすることになるため，福祉的立場からは，親の更正への介入システムの強化，医療や教育へのネグレクトへの介入の際に，親に対する精神的あるいは経済的負担に対するより一層の関わりや支援の充実も図らなければならないであろう．

　子どもや家族へ幸せをもたらすには如何にあるべきかを常に考え，子どもたちや子どもをとりまく家族や社会がより幸せになるための道標となるべき児童虐待防止法の改正が今後も図られることを期待したい．

〔竹中義人〕

文　献

1) 石田文三：やさしく読み解く子ども虐待と法律　特定非営利活動法人児童虐待防止協会（大阪），2007.
2) 猪俣武久，木川幸子，岸信子　他：Q＆A児童虐待防止ハンドブック　児童虐待問題研究会編　ぎょうせい，2010.
3) 岩井宣子編著：児童虐待防止法．わが国の法的課題と各国の対応策　尚学社，2002.

21. 検疫法

法の趣旨と概要

「検疫」とは，岩波書店「広辞苑（2008年第6版）」によれば「伝染病（感染症）を予防するため，その有無につき診断，検査し，伝染病の場合には消毒・隔離などを行い，個人の自由を制限する行政処分」とされ，「人」に限定されている感がある．しかし，交通手段の高速化と大量輸送により国際間でのヒト・物の交流が盛んになっている現在，海外での食べ物，水及び蚊等の媒介昆虫が原因となる感染症について考える必要がある．国内についても罹患していても発病する前の潜伏期間にあるヒトが病原体を持ちこむ場合，輸入した動物等が保有していた病原体による感染及び輸入された食品・食材等が原因となる場合も含める必要がある．

世界的にも各国・地域は自国に出入りする船舶・航空機・車両・人，輸出入される動植物及び食品等について感染症の病原体などに汚染されているか否かを確認し，一定期間の隔離等の必要な措置を執るためにそれぞれ，国内法を整備している．地理的に四海に囲まれている日本では文字どおり「水際での検疫」が行われており，関連する主な法令には厚生労働省が所管する検疫法，食品衛生法及び感染症の予防及び感染症の患者に対する医療に関する法律（以下，「感染症法」）だけではなく，農林水産省が所管する家畜伝染病予防法（動物検疫所）及び植物防疫法（植物防疫所）がある．また，法務省が所管する出入国管理及び難民認定法（入国管理局），財務省が所管する関税法（税関），国土交通省が所管する航空法等がある．この項では「人」に関する検疫法を中心に取り上げる．

1. 検疫の歴史

人への検疫の歴史は，欧州における黒死病（ペスト）大流行時（14世紀）にイタリアのドブロブニク（現在はクロアチア）やベニスに入港する船と人を上陸前30日間，港外に止め置く法律が定められたことに始まるとされている．30日間はその後40日間に変更され，イタリア語の「40」を意味する「Quarantina」という言葉が「検疫：Quarantine」の語源となっている．

わが国の検疫の始まりは，海外から持ち込まれ大流行となったコレラ対策のために明治12年に公布された「海港虎列（コレラ）病伝染予防規則」により，函館，新潟，横浜，神戸，下関，長崎に内務省直轄の消毒所が設けられたこととされている．明治29年には検疫所と改称され，第二次世界大戦後，引き上げ以外を対象とした連合国最高司令官総司令部（GHQ）による「日本に対する外国検疫規則」を引き継ぐ形で「検疫法（昭和26年6月6日法律第201号）による本格的な検疫が始まり，平成20年5月2日に改訂され，現在に至っている．平成23年4月1日現在，全国で110の国際空港や港に検疫所（本所13ヵ所，支所14ヵ所，出張所83ヵ所）が設置されている．

また，国際的には世界保健機関（WHO）により「疾病の国際的広がりを阻止し，制御し，公衆衛生上の対処を講じるとともに，国際輸送と貿易に対する不必要な障害を取り除く」ことを目的として昭和26年に国際衛生規則（ISR）が制定され，検疫伝染病がコレラ，ペスト，黄熱，痘そう，発疹チフスに規定された（回帰熱が昭和31年に追加）．日本の検疫法もISRを遵守した法律として同年に制定されている．その後，ISRは昭和36年に世界保健規則（IHR：International Health

Regulations）と改称され，昭和44年の改正により，コレラ，ペスト，黄熱，痘そうの4疾患が検疫伝染病として制定され，日本の検疫法では平成6年に痘そうが除外されるまで続いた．日本では感染症法の制定に伴って一類感染症を検疫感染症とすることにより検疫対象疾患が増加している．また，平成17年にIHRの大規模な改正（実施は平成19年）により，検疫感染症が具体的な疾患名として示されることはなくなった．そのため，諸外国にもIHRを反映した検疫法は存在しているが，検疫対象疾患等はその国の状況に応じて定められている．日本の検疫法もIHRに準じているが，あくまでも入国手続きを完了していない海外からの船舶・航空機（入国者を含む）を対象として制定された国内法であり，国内の衛生状態や医療体制等を考慮した上で感染症法とリンクされている．今回の改正IHRでは国際的な危機が懸念されるような感染症を国外に出さないようにすることが求められているが，現時点で日本には該当する法令はなく，航空法施行規則の準用や各航空会社の約款に頼らざるを得ないのが現状である．

2．検疫法と検疫感染症について

検疫法は国内に常在しない感染症の病原体が国内に侵入することを防止することなどを目的（第1条）として定められている．また，「検疫感染症」として第2条により，国際的に重大な影響を与える感染症として感染症法に定める一類感染症（ペスト，痘そう及びウイルス性出血熱5疾患）と新型インフルエンザ等感染症，マラリア，デング熱，鳥インフルエンザ（H5N1），及び平成23年2月1日にチクングニア熱が追加され，12疾患（表1）が定められている（コレラ・黄熱は平成19年6月に検疫感染症から削除）．

検疫感染症のうち，一類感染症に相当する疾患は隔離・停留の対象となるが，二類相当に分類される新型インフルエンザ等感染症は「隔離・停留をすることが出来る」検疫感染症として扱われる．平成21年春の「新型インフルエンザ（A/H1N1）」は平成23年3月31日までは検疫感染症とされていたが，現在は「インフルエンザ（H1N1）2009」と名付けられ，季節性のインフルエンザと同様の扱い（非検疫感染症）となっている．

マラリア，デング熱，チクングニア熱は蚊

表1　検疫感染症等の感染症法での位置づけ

	分類基準	疾患名	感染症法での分類と検疫措置
検疫感染症	国外から入国時に検疫検査の対象となる感染症でかつ国際空港や国際港で港湾衛生管理の対象となる感染症	ペスト，痘そう，エボラ出血熱，マールブルグ病，クリミア・コンゴ出血熱，ラッサ熱，南米出血熱	一類感染症 ＊隔離・停留 ＊ネズミ族調査（ペスト）
		新型インフルエンザ等感染症	新型インフルエンザ等感染症 ＊隔離・停留
		鳥インフルエンザ（血清亜型がH5N1に限る）	二類感染症 ＊検体採取・検査 ＊健康監視
		マラリア，デング熱，チクングニア熱	四類感染症 ＊検体採取・検査 ＊媒介蚊族調査
検疫感染症に準ずる感染症	国際空港や国際港で港湾衛生管理の対象となる感染症	日本脳炎●，ウエストナイル熱●，腎症候性出血熱★，ハンタウイルス肺症候群★	四類感染症 ＊蚊族調査 ＊ネズミ族調査 ●：蚊が媒介 ★：ネズミが媒介

を媒介して感染伝播が成立し，原則的にはヒト―ヒト感染を起こさないことから検疫法では入国前に「検査をすることが出来る」検疫感染症と位置づけられ，隔離・停留の対象とはされず，検体の採取後，入国が認められている．同じく鳥インフルエンザ（H5N1）についても感染した家禽・鳥類との接触により感染が成立することから，検疫所が検査と潜伏期間内の健康監視を行うことを条件に入国が認められている（表1）．平成21年には「新型インフルエンザ」を除く検疫感染症としては蚊が媒介するマラリア（56例），デング熱（93例：平成22年は245例）のみが報告されているが，2疾患とも国内発生例は無く，輸入例のみとなっている．

法が定める専門職，機関，施設が担う責務・役割

検疫法では検疫は検疫官が行う（第28条）とされているが，関係法令にも明確な資格を定めたものはない．厚生労働省内の内規では医療関係者（医師・歯科医師・獣医師・薬剤師・看護師）は経験にかかわらず，厚生労働技官として検疫所に任官と同時に検疫官に補職される．医療関係者以外の技官や事務官は原則として2年程度の実務経験の後，検疫官研修を受講することで検疫官に補職され，検疫官の証が発給される．

検疫法では航空機と船舶で検疫の方法を区別していない．検疫は国内に到着する前に船舶・航空機の長から発出される健康状態や衛生状態についての「検疫前の通報」を受理することで開始される．航空機では空港の検疫ブースで検疫官が対面で検疫検査をしているのに対し，船舶では無線検疫といって船舶からの通報を審査し，異状がなければ入港を認める方法が主流となっている．空港と海港の検疫の特徴を表2にまとめた．

検疫業務の内容と関連する法令について，検疫感染症等の国内侵入防止や国内での流行の防止，特に国外への輸出にも繋がる国際空港や国際港での流行防止を含めた検疫感染症の「侵入防止」，「感染予防」，「拡散・蔓延防止」の観点から整理したものを表3に示す．

法が定める専門職，機関，施設が行う具体的な業務範囲

1．検疫措置（隔離・停留・健康監視）について

現在，結核予防法を含む感染症に関する法

表2　海港と空港での検疫の特徴

	空　港	海　港
入国・帰国者数	多い（97.2％）	少ない（2.8％）
潜伏期内の感染者の入国	可能性　大	可能性は高くない
医師・検疫官	空港で待ち受け	船舶へ派遣して対応
突発例の迅速な診察，検査	可能	困難
密航者・密入国者	可能性　小	可能性　有り
主な検疫検査	ブース検疫（対面）が主	書類審査が主（非対面）
検疫前通報で異状を確認してから措置までの準備時間	着陸までに連絡・指示に利用できる時間が短い	余裕がある（検疫区域での停泊指示も可能）
到着までの措置	困難	指示により可能
検疫感染症の重症例	搭乗の可能性　小	乗船の可能性　有り
隔離・停留	航空機内では不可	指示により船内で可能
感染者の搬送	容易	困難
同乗者の入国・上陸禁止等	困難	可能

表3 検疫業務の内容と関連する法令について

	検疫業務の内容	検疫法	備考
感染症の侵入防止	検疫検査・措置	第4～23条の2	
	入国時の診察・健康相談	第13条	
	検疫感染症以外の感染症に対する応急措置	第24条	感染症法第6条で検疫感染症以外の疾患
	動物の輸入届出審査		感染症法第56条の2
感染予防	予防接種（黄熱を含む9種）	第26条，26条の2	第26条の措置以外は申請業務（有料）
	海外での感染症流行を中心とした情報収集と提供	第27条の2	
	出国前の健康相談	第27条の2	
	出国前の病原体の検査（検疫感染症以外に17疾患）	第26条，26条の2	申請業務（有料）
拡散・蔓延防止	港湾衛生管理・調査	第27条	
	地方自治体等との連携	第26条の3	
	病原体に汚染された貨物等の消毒と殺虫・殺鼠等	第14条	
	船舶の衛生検査	第26条	申請業務（有料）
	輸出貨物等の消毒等	第26条	申請業務（有料）

令が感染症法に統一されてきているが，「隔離・停留」が検疫法（第15, 16条）にのみ残されていることにより，人権の配慮に重きを置く感染症法とは一線を画している．また，感染症法では基本指針の実施者を「厚生労働大臣」としているのに対し，検疫法では「検疫所長」とされており，検疫業務が危機管理を主務としていること（緊急対応性や地域特性等）に配慮されていることも特徴である．

検疫法に定める「隔離」の対象は検疫感染症の疑い患者を含む「患者」で，検疫所が委託契約している第一種感染症指定医療機関または特定感染症指定医療機関に入院させ，感染症病床での個室対応が原則となっている．隔離を委託する感染症指定病院等が地理的には日本国内であっても法的には入国前の扱いとなり，検疫所長が隔離を解除した場合には原則として空港・海港の検疫現場に戻して入国管理局の手続きを開始することとなる．しかし，「新型インフルエンザ」のように対象者が多数となることが予想される場合や，緊急その他やむを得ない理由がある場合は，第二種感染症指定医療機関や検疫所長が適当と認める病院・診療所にその入院を委託することや，船長等の同意を得て船舶内に収容して行うことができる．

平成21年5月の「新型インフルエンザ」対策として成田空港で高校生等が隔離・停留された事例では，特に長期間の隔離について人権問題を含めてその有効性や必然性ついて検証を求める動きがあった．

検疫法上の「停留」は，検疫感染症に感染しているおそれのある者，検疫感染症の患者（疑い患者も含む）の同行者・濃厚接触者等，原則として症状を呈していない者（潜伏期間中）を対象とした措置であり，隔離に準じた施設内の限定された区域に留め置かれることとなる．停留中に発症した場合には隔離される．

「健康監視」には鳥インフルエンザ（H5N1）のように一定期間中は検疫所が実施するものと新型インフルエンザのように検疫

所から情報提供して国内防疫機関が実施するものの2種類がある．平成21年の「新型インフルエンザ」対応ではシステムや運用に混乱をきたした面があり，今後はガイドライン等の見直しにより修正されるものと考えられる．

2．検疫措置（検査・診察・消毒等）について

「検査」とは検疫感染症に罹患している疑いのある者に入国前に実施される問診や診察，診断に必要な病原微生物等の検査（第13条）のことである．検疫官による質問票，サーモグラフィでの体温のチェックや目視による異状の発見も含めて考えても良い．病原微生物等の検査のための検体採取は隔離の対象となっている疾患では疑い患者は患者と同等に扱われるため，感染症指定医療機関での検体採取が原則である．しかし，隔離が不必要と判断された場合には空港等の健康相談室や船舶内で医師による診察の後，検体（血液や咽頭ぬぐい液等）が採取され，検疫所内の検査部門又は横浜・神戸検疫所にある検査センターで検査が実施される．マラリア，デング熱，チクングニア熱，鳥インフルエンザ（H5N1）を疑われた場合には検体採取後，医療機関を受診することを勧めた上で入国を認めている．特に熱帯熱マラリアの場合には少しでも早い段階で治療を受ける必要があるため，検査結果が判明次第直ちに本人と国内防疫機関等に知らせている．検疫所では上述の行政検査以外に「外国に行こうとする者」に対して申請業務（有料）として検疫感染症に加えて検疫感染症に準ずる感染症（後述）及びそれ以外の感染症13疾患について病原体等の検査ができるとされている．

前述の検疫措置が実施された場合や海港・空港域の港湾衛生調査の結果により，必要な消毒措置（指導を含む）及びネズミ族又は虫類の駆除が行われる．また，病原体に汚染されたおそれのある場所の使用禁止や荷物の移動を禁止できる（第14条）．他に死体の解剖や火葬（第13，14条）や予防接種記録を確認し，未接種の場合の接種ができること（過去には強制的に種痘等が行われていた）となっているが，現在では行われることはない．

3．感染症情報等の提供と予防接種について

検疫所では海外渡航者のための情報提供を業務の一環として行っている．海外での感染症の流行情報や衛生状態を踏まえた注意等の情報を提供するため，厚生労働省検疫所のホームページ（FORTH：For Travelers' Health）を立ち上げ，更新している．また，全国13の検疫本所では独自のホームページを運営して，地域に密着した情報提供を心掛けており，渡航前はもちろん，帰国後の電話相談・メールでの問い合わせ等に応えている．さらに13検疫本所と14支所等では検疫所を中心とした関係機関で「健康危機管理協議会」や「港湾衛生協議会」等を組織し，メール等で感染症に関連する情報を配信し，地方自治体や港湾・空港関係者，国内の防疫機関等との連携と情報共有を図っている．また，注意を要する感染症の流行時等には渡航前の者にパスポートセンターや空港・海港でポスターや電光掲示で感染症情報や注意事項を提供したり，リーフレットの配布を行っている．また，帰国時には検疫現場で放送での呼びかけ，健康相談，注意書きの配布等を行っている．

4．検疫所で行う予防接種について

検疫所では行政検査以外に「外国に行こうとする者」に対して黄熱を始め，A型肝炎や破傷風等9種類の予防接種（申請業務：有料）を実施できることになっている（検疫法施行令別表2及び2の2）．中でもウイルスを持つ蚊によって媒介される黄熱はWHOが流行地や感染の危険のある国・地域（アフリカのサハラ砂漠以南や南アメリカの熱帯地域の国）を指定しており，唯一，入国する時にIHRに基づく「予防接種の国際証明書（通称；イエローカード）」の提示を求められることがある疾患である．黄熱ワクチンを接種しないで黄熱に感染した場合の生命に関わる危険性は20％以上といわれている（黄熱ワクチン添付書）．黄熱ワクチンは国内生産され

ておらず，厚生労働省が米国から輸入し，一般には販売されていない．また，WHOに登録されている国際証明書（接種後10日目から10年間有効）の発給機関を厚生労働省が検疫所と日本検疫衛生協会のみに限定していることから，黄熱ワクチンの接種が検疫所業務の代表とみられている一面がある．

予防接種に関しては，原則として事前予約が必要となっており，申請業務であるので，本来の業務の遂行が優先され，多忙な場合には予防接種業務は実施されない場合もあり得る．また，実際には国内でワクチンが生産されていないペストや急性灰白髄炎（ポリオ）は実施している検疫所が限られている場合があることから，詳細については，FORTHまたは各検疫所のホームページで確認されたい．

5．港湾衛生管理・検査について

検疫感染症の他に港湾衛生管理の対象となる感染症として検疫法施行令第3条で定める「検疫感染症に準ずる感染症」4疾患（表1）がある．政令で定められた海港・空港域や航空機・船舶・コンテナ内等での検疫感染症等を媒介する蚊族やネズミ族（ベクター）の調査が行われている（第27条）．外国産のベクターの侵入調査や病原体の保有状況調査だけではなく，国内に存在するベクターの常態の把握や定められた海港・空港域に出入りする人の健康調査も含め，駆除等の実施により拡散・蔓延防止に努めている．

6．輸入動植物や輸入食品の水際での「検疫」について

輸入動植物の「検疫」に関しては「法の趣旨と概要」の項でも触れたが，検疫法の関与はない．感染症法で指定されている動物（イタチアナグマ，コウモリ，サル，タヌキ，ハクビシン，プレーリードッグ及びヤワゲネズミ）については，輸入には厚生労働大臣及び農林水産大臣の許可（感染症法第54条）を要し，輸入検疫手続を要する（感染症法第55条・第56条）．また，動物の中で家畜（家禽類・ミツバチ等を含む）については家畜伝染病予防法に基づく検疫が必要となる．狂犬病予防法での輸出入時の検疫対象動物（犬，猫，あらいぐま，きつね及びスカンク）及びエボラ出血熱やマールブルグ病の侵入阻止を目的としてサルの輸入は動物検疫所が担当している．植物（土壌・種子・植物に有害な生きた昆虫・微生物等）については植物防疫法があり，植物防疫所が担当している．他に「絶滅のおそれのある野生動植物の種の国際取引に関する条約（ワシントン条約）」により原則として国際取引が規制されている種については税関が関与している．

検疫所では家畜伝染病予防法での指定検疫物を除く動物のうち，感染症を人に感染させるおそれがあるものとして厚生労働省令で定める動物やその死体について（感染症法第57条），検疫所では輸入動物届出制度で定められているペット等の動物（家畜を除くほ乳類，鳥類および死体）の輸入届出書類の事前確認業務を行っている．

おわりに

欧州の現状をみれば，国境での検疫は実体を失っているといえよう．しかし，地理的条件でわが国は「水際」を活かせる方策を模索する必要がある．機能的に国内防疫機関と検疫を一体化する必要があるとまでは言わないが，国家レベルでの危機管理対応の一部として検疫所が位置付けられていることから，国内防疫機関等とより一層の有機的な連携体制の構築及び法令の整備が望まれると考えている．

（井村俊郎）

文　献

1) WHO：International travel and health (2010), International Health Regulations (2005)
2) 検疫法（平成20年5月2日改正）
3) 感染症の予防及び感染症の患者に対する医療に関する法律（平成20年6月18日改正）厚生労働省ホームページ http://wwhourei.mhlw.gp.jp
4) 厚生省：「検疫制度百年史」（昭和55年刊行）
5) 厚生労働省検疫所ホームページ（FORTH）：http://www.forth.go.jp/

22. 感染症法
（感染症の予防及び感染症の患者に対する医療に関する法律）

法の趣旨と概要

1．本法制定の背景と経緯

　本法制定前のわが国の感染症予防行政は明治30年に制定された伝染病予防法を根拠としていた．現代における感染症の特徴として，エボラ出血熱などのウイルス性出血熱あるいは後天性免疫不全症候群（AIDS）やC型肝炎など，新たに出現したり病原体が同定された感染症（新興感染症），また結核やマラリアのようにすでに克服されたと思われていたが再び人類の脅威となる感染症（再興感染症）が出現するようになった．地球レベルでみると，奥地の開発と自然破壊，地球温暖化や砂漠化などによる新たな感染症の脅威が出現する一方で，航空機による人々の高速・大量移動が可能な事態となっている．そのため，わが国から遠く離れた地域で発生した感染症であっても，決して楽観できない状況である．

　一方で医学・医療は進歩し，上下水道の普及や栄養状態の改善などの公衆衛生の発達等もあり，患者や家族等の人権に配慮しながら同時に患者の治療や感染の拡大を防ぐことが可能になってきている．また，行政機関に対する情報公開（透明化）が求められていることもあり，感染症患者の隔離を主たる手段とした予防対策は時代に合わなくなってきた．このような事情を勘案し，感染症の予防及び感染症の患者に対する医療に関する法律（平成10年法律第114号；以下「感染症法」「本法」という）が平成11年に制定された．

　本法は制定当初から附則に施行後5年を目途とした改正の検討が明記されていた．平成15年夏，東アジアを中心として重症急性呼吸器症候群（severe acute respiratory syndrome：SARS）が発生し，同疾患を指定感染症として指定し対応したが，同年10月には5年を待たずして法改正が行われ，SARSおよび痘そうを1類感染症に追加し，4類感染症を行政措置が可能な新4類とサーベイランス対象の新5類に分け，さらに輸入動物に対する規制や獣医師の届出義務などを追加で規定することとなった．

　さらに平成19年には，感染症分類の見直しと検疫法の改正（検疫感染症からコレラと細菌性赤痢を外す），結核の2類感染症への追加と結核予防法の廃止，生物テロ対策の未然防止のための病原体管理の項目の追加（1〜4種病原体の指定と管理体制の確立）などについて改正し，平成20年には新型インフルエンザ対策に関連した項目を追加する改正を行った．

2．本法の趣旨・基本理念

　第2条には，「感染症の発生の予防及びそのまん延の防止を目的として国及び地方公共団体が講ずる施策は，保健医療を取り巻く環境の変化，国際交流の進展等に即応し，新感染症その他の感染症に迅速かつ的確に対応することができるよう，感染症の患者等が置かれている状況を深く認識し，これらのものの人権に配慮しつつ，総合的かつ計画的に推進されることを基本理念とする．」と謳われている．以下に本法の趣旨について述べる．

1）集団防衛から個人防衛へ

　医学・医療の進歩により，多くの感染症の予防や治療が可能となってきた．そのため，感染症患者の隔離を中心とした集団予防対策から，患者に良質な医療を提供し，かつ公衆への予防を推進する考え方に転換した．

2）事前対応型行政へ

患者発生後に防疫対策をとり，感染症のまん延を防ぐという事後対応型行政から，国による感染症予防基本指針の策定，都道府県による感染症予防計画の策定，感染症発生動向調査（サーベイランス）体制の確立などによる事前対応型の感染症対策への転換を図った．

3）人権への配慮

第3条では，国および地方公共団体の責務として，感染症の患者等の人権の保護に配慮することを明記しており，さらに第4条では国民の責務として，感染症の患者等の人権が損なわれることがないようにしなければならないと規定している．このような趣旨をくみ，本法に基づき感染症患者が入院する場合は，都道府県知事による勧告を原則としている．感染症のまん延を防ぐために必要な入院であって本人が従わない場合，行政措置による入院も可能である．しかしその場合は期間が定められており，また入院の必要性について「感染症の診査に関する協議会」（原則として1保健所に1協議会を設置）で審議することとなっており，長期入院患者の審査請求の規定についても明文化している．

4）感染症の類型化による対応

本法は感染症をその感染力，罹患した場合の重篤性等に基づく総合的な観点からみた危険性をもとに，1～5類感染症・新型インフルエンザ等感染症に分類し，おのおのの類型への対応を明記している．また，新感染症，指定感染症のカテゴリーを設け，新興・再興感染症に対しても迅速かつ柔軟に対応できるようにしている．

5）感染症関連法の統合

本法は従来より存在した伝染病予防法，性病予防法，後天性免疫不全症候群の予防に関する法律（エイズ予防法）を廃止・統合したものである．また，平成18年の改正では，結核を本法における2類感染症に位置づけ，結核予防法を廃止・統合した．

6）病原体等の類型と管理

平成19年の改正において，病原体の管理に関する事項が追加された．これは生物テロ対策の観点から設けられた規定である．病原体等（病原体と毒素を含む）を1～4種病原体等に分類し，おのおのの所持者に対する義務規定を設けている．

法が定める専門職，機関，施設が担う責務・役割

第3～5条の2に国や地方公共団体，国民や医療従事者などの「責務」に関して規定している．

（国及び地方公共団体の責務：第3条1項）
1）教育活動・広報活動等を通した感染症に関する正しい知識の普及に努める
2）感染症に関する情報の収集，整理，分析及び提供に努める
3）感染症に関する研究の推進に努める
4）病原体等の検査能力の向上に努める
5）感染症の予防に係る人材の養成及び資質の向上に努める
6）社会福祉等の関連施策との有機的な連携に配慮しつつ感染症の患者が良質かつ適切な医療を受けられるように必要な措置を講ずるように努める

また，3条2項には，国及び地方公共団体が「地域の特性に配慮しつつ」連携しなければならない，と定めている．これはとくに結核対策を念頭に置いたものと考えられる．

（国の責務：第3条3項）
1）感染症及び病原体等に関する情報の収集及び研究並びに感染症に係る医療のための医薬品の研究開発の推進を図るための体制の整備
2）病原体等の検査の実施等を図るための体制の整備
3）国際的な連携の確保
4）地方公共団体に対する技術的及び財政的援助

（国民の責務：第4条）
1）感染症に関する正しい知識を持つことに

努める
2）感染症の予防に必要な注意を払うことに努める
3）感染症の患者等の人権が損なわれることがないようにすること

(医師その他の医療関係者の責務：第5条)
1）感染症の予防に関し国及び地方公共団体が講ずる施策に協力する
2）感染症の予防に寄与するよう努める
3）感染症の患者等が置かれている状況を深く認識するよう努める
4）良質かつ適切な医療を行うよう努める
5）当該医療について適切な説明を行い，当該患者等の理解を得るよう努める（平成18年改正で追加：いわゆる「インフォームド・コンセント」の明文化である）

(病院・診療所その他の施設の開設者・管理者の責務：第5条2項)
1）当該施設において感染症が発生し，又はまん延しないように必要な措置を講ずるよう努める

(獣医師その他の獣医療関係者の責務：第5条の2)
1）感染症の予防に関し国及び地方公共団体が講ずる施策に協力する
2）感染症の予防に寄与するよう努める

(動物等取扱業者の責務：第5条の2・2項)
1）動物又はその死体の輸入，保管，貸出し，販売又は遊園地，動物園，博覧会の会場その他不特定かつ多数の者が入場する施設若しくは場所における展示を業として行う者は，動物又はその死体が感染症を人に感染させることがないように，感染症の予防に関する知識及び技術の習得，動物又はその死体の適切な管理その他の必要な措置を講ずるように努める

法が定める専門職，機関，施設が行う具体的な業務範囲

前述のように同法は感染症を1～5類感染症，新型インフルエンザ等感染症，新感染症，指定感染症に類型化している（表1）．各感染症への対応について（表2）に示す．また，おのおのの感染症に対して医師，医療機関，検疫所，国（厚生労働大臣）や都道府県（知事）が行う措置等については（表3）に示す．医師及び歯科医師が定められた感染症患者を診断したとき，あるいは医師が感染症患者の死体を検案したときの届出義務を課している（第12条）とともに，獣医師に対してエボラ出血熱（サル），マールブルグ病（サル），ペスト（プレーリードッグ），SARS（イタチ，アナグマ，タヌキ，ハクビシン）等に感染した動物を診断したときの届出義務を課している（第13条）．届出先はいずれも最寄りの保健所を経由し都道府県知事に対してである．

また，前述のように同法には病原体等（病原体及び微生物が産生する毒素を含む）の所持等に対する規制についても規定している．病原体等の分類については（表4）に，おのおのの病原体の取扱いについての概略は（表5）に，病原体等を所持する者の義務等については（表6）に示した．

(中野隆史)

文献

1）基本医療六法・基本医療六法編纂委員会編，中央法規.
2）詳解・感染症の予防及び感染症の患者に対する医療に関する法律・三訂版，感染症法研究会編，中央法規.
3）国民衛生の動向2010/2011，厚生統計協会.

表1 感染症の分類

感染症類型	疾患名等
1類感染症	エボラ出血熱，クリミア・コンゴ出血熱，痘そう（天然痘），南米出血熱，ペスト，マールブルグ病，ラッサ熱
2類感染症	急性灰白髄炎（ポリオ），結核，ジフテリア，重症急性呼吸器症候群（SARS；病原体がSARSコロナウイルスであるものに限る），鳥インフルエンザ（H5N1)

3類感染症	コレラ，細菌性赤痢，腸管出血性大腸菌（EHEC）感染症，腸チフス，パラチフス
4類感染症	E型肝炎，ウエストナイル熱・脳炎，A型肝炎，エキノコックス症，黄熱，オウム病，オムスク出血熱，回帰熱，キャサヌル森林病，Q熱，狂犬病，コクシジオイデス症，サル痘，腎症候性出血熱，西部ウマ脳炎，ダニ媒介脳炎，炭疽，つつが虫病，デング熱，東部ウマ脳炎，鳥インフルエンザ（H5N1を除く），ニパウイルス感染症，日本紅斑熱，日本脳炎，ハンタウイルス肺症候群，Bウイルス病，鼻疽，ブルセラ症，ベネズエラウマ脳炎，ヘンドラウイルス感染症，発疹チフス，ボツリヌス症，マラリア，野兎病，ライム病，リッサウイルス感染症，リフトバレー熱，類鼻疽，レジオネラ症，レプトスピラ症，ロッキー山紅斑熱
5類感染症	【全数把握疾患】 アメーバ赤痢，ウイルス性肝炎（E型・A型肝炎を除く），急性脳炎（ウエストナイル脳炎，西部ウマ脳炎，ダニ媒介脳炎，東部ウマ脳炎，日本脳炎，ベネズエラウマ脳炎，リフトバレー熱を除く），クリプトスポリジウム症，クロイツフェルト・ヤコブ病（CJD），劇症型溶血性レンサ球菌感染症，後天性免疫不全症候群（AIDS），ジアルジア症，髄膜炎菌性髄膜炎，先天性風しん症候群，梅毒，破傷風，バンコマイシン耐性黄色ブドウ球菌（VRSA）感染症，バンコマイシン耐性腸球菌（VRE）感染症，風しん，麻しん 【定点把握疾患】 インフルエンザ定点：インフルエンザ（鳥インフルエンザ及び新型インフルエンザを除く） 小児科定点：RSウイルス感染症，咽頭結膜熱，A群溶血性レンサ球菌咽頭炎，感染性胃腸炎，水痘，手足口病，伝染性紅斑，突発性発疹，百日咳，ヘルパンギーナ，流行性耳下腺炎 眼科定点：急性出血性結膜炎（AHC），流行性角結膜炎（EKC） 性感染症（STD）定点：性器クラミジア感染症，性器ヘルペスウイルス感染症，尖圭コンジローマ，淋菌感染症 基幹定点：クラミジア肺炎（オウム病を除く），細菌性髄膜炎，マイコプラズマ肺炎，無菌性髄膜炎，ペニシリン耐性肺炎球菌（PRSP）感染症，メチシリン耐性黄色ブドウ球菌（MRSA）感染症，薬剤耐性緑膿菌（MDRP）感染症 疑似症定点：発熱＋呼吸器症状，発熱＋皮膚の発疹・水疱
新型インフルエンザ等感染症	新型インフルエンザ，再興型インフルエンザ
指定感染症	（平成15年7月にSARSが，平成18年にはA型インフルエンザ（H5N1）が指定されたが，その後の法改正でおのおの1類（のちの法改正で2類に），2類感染症となった．平成23年8月現在，指定なし）
新感染症	（平成15年4月にSARSが指定されたが，同年7月に指定感染症となった．平成23年8月現在，指定なし）

表2 感染症の類型と対応・医療体制

感染症類型	概要	対応・措置	医療体制
新感染症	人から人に伝染すると認められる疾病であって，既に知られている感染性の疾病とその病状又は治療の結果が明らかに異なるもので，当該疾病にかかった場合の病状の程度が重篤であり，かつ，当該疾病のまん延により国民の生命及び健康に重大な影響を与えるおそれがあると認められるもの	・患者を診断，又は死体を検案した医師は直ちに届け出（最寄りの保健所を経由して都道府県知事に） ・都道府県知事は厚労大臣に通報し，技術的指導・助言を受け，1類感染症に相当するレベルまでの対応を講じる．	特定感染症指定医療機関（国が指定．全国に数か所）
1類感染症	感染力，罹患した場合の重篤性等に基づく総合的な観点からみた危険性が極めて高い感染症	・患者を診断，又は死体を検案した医師は直ちに届け出（最寄りの保健所を経由して都道府県知事に）	特定感染症指定医療機関または第1種感染症指定医療機関（都道府県知事が指定．各都道府県に1ヵ所）

		・原則入院（都道府県知事による勧告．従わない場合は措置入院が可能） ・消毒，動物の駆除，建物の封鎖，交通の制限等の行政措置が可能	・医療保険を適用し，自己負担分を公費で負担
2類感染症	感染力，罹患した場合の重篤性等に基づく総合的な観点からみた危険性が高い感染症	・患者を診断，又は死体を検案した医師は直ちに届け出（最寄りの保健所を経由して都道府県知事に） ・状況に応じて入院（入院が必要な場合は1類感染症に準じて措置入院が可能） ・消毒，動物の駆除等の行政措置が可能	特定感染症指定医療機関または第1種感染症指定医療機関または第2種感染症指定医療機関（都道府県知事が指定．2次医療圏に1ヵ所）結核については結核指定医療機関 ・医療保険を適用し，自己負担分を公費で負担．結核については都道府県が医療費の95％を負担
3類感染症	感染力，罹患した場合の重篤性等に基づく総合的な観点からみた危険性が高くないが，特定の職業への就業によって感染症の集団発生を起こし得る感染症	・患者を診断，又は死体を検案した医師は直ちに届け出（最寄りの保健所を経由して都道府県知事に） ・特定業種への就業制限 ・消毒等の行政措置が可能	一般の医療機関で対応 ・医療保険を適応．公費負担なし
4類感染症	人から人への感染はほとんどないが，動物又はその死体，飲食物，衣類，寝具その他の物件を介して人に感染し，国民の健康に影響を与えるおそれがあるため，動物や物件の消毒，廃棄などの措置が必要となる感染症	・患者を診断，又は死体を検案した医師は直ちに届け出（最寄りの保健所を経由して都道府県知事に） ・消毒等の行政措置が可能	一般の医療機関で対応 ・医療保険を適応．公費負担なし
5類感染症	国が感染症発生動向調査（サーベイランス）を行い，その結果等に基づいて必要な情報を一般国民や医療関係者に提供・公開することによって，発生・拡大を防止すべき感染症	（全数届出疾患）患者を診断，又は死体を検案した医師は7日以内に届け出（氏名等の個人を識別できる情報は除く．最寄りの保健所を経由して都道府県知事に） （定点把握疾患）定点医療機関の管理者は週単位，あるいは月単位で都道府県知事に届け出	一般の医療機関で対応 ・医療保険を適応．公費負担なし
新型インフルエンザ等感染症	新型インフルエンザ及び再興型インフルエンザ	・患者を診断，又は死体を検案した医師は直ちに届け出（最寄りの保健所を経由して都道府県知事に） ・流行状況に応じて1〜4類感染症に準じた柔軟な対応ができるように規定されている．	状況に応じて特定・第1種・第2種感染症指定医療機関または一般の医療機関で対応

指定感染症	既に知られている感染性の疾病（1～3類感染症を除く）であって，何らかの予防措置を講じなければ国民の生命および健康に重大な影響を与えるおそれがあるものとして政令で定めるもの	・1～3類感染症に準じた対応	・1～3類感染症に準じた対応

表3　感染症に対する主な措置等

	1類感染症	2類感染症	3類感染症	4類感染症	5類感染症	新型インフルエンザ等感染症
おもな疾病	ラッサ熱 エボラ出血熱 ペスト等	SARS 鳥インフルエンザH5N1等	コレラ 細菌性赤痢 腸チフス等	E,A型肝炎 狂犬病 マラリア等	インフルエンザ 麻しん 風しん等	新型インフルエンザ，再興型インフルエンザ
疾病の規定方法	法律	法律	法律	政令	省令	法律
隔離（検疫法）	○	×	×	×	×	○
停留（検疫法）	○	×	×	×	×	○
検査（検疫法）	○	×	×	×	×	○
入院の勧告，措置入院	○	○	×	×	×	○
特定業種への就業制限	○	○	○	×	×	○
死体の移動制限	○	○	○	×	×	○
生活用水の使用制限	○	○	○	×	×	△（政令で規定された場合のみ）
ねずみ族・昆虫類の駆除	○	○	○	○	×	△（政令で規定された場合のみ）
汚染された物品の廃棄等	○	○	○	○	×	○
汚染された場所の消毒	○	○	○	○	×	○
医師の届出	○（直ちに）	○（直ちに）	○（直ちに）	○（直ちに）	○（全数：7日以内）	○（直ちに）
獣医師の届出	○	○	○	○	×	○
建物の立入制限・封鎖	○	×	×	×	×	△（政令で規定された場合のみ）
交通遮断	○	×	×	×	×	△（政令で規定された場合のみ）
健康状態の報告要請	×	×	×	×	×	○
外出自粛要請	×	×	×	×	×	○

（国立感染症研究所感染症情報センターホームページ：感染症危機管理研修会記録より，一部改変）

表4 「病原体等」の分類

病原体等の分類	病原体等の名称	疾患の名称
1種病原体等	ガナリトウイルス	南米出血熱
	サビアウイルス	
	チャパレウイルス	
	フニンウイルス	
	マチュポウイルス	
	ラッサウイルス	ラッサ熱
	アイボリーコーストエボラウイルス	エボラ出血熱
	ザイールウイルス	
	ブンディブギョエボラウイルス	
	スーダンエボラウイルス	
	レストンエボラウイルス	
	痘そうウイルス	痘そう（天然痘）
	クリミア・コンゴ出血熱ウイルス	クリミア・コンゴ出血熱
	レイクビクトリアマールブルグウイルス	マールブルグ病
2種病原体等	ペスト菌	ペスト
	ボツリヌス菌	ボツリヌス症
	SARSコロナウイルス	重症急性呼吸器症候群（SARS）
	炭疽菌	炭疽
	野兎病菌	野兎病
	ボツリヌス毒素*	ボツリヌス症
3種病原体等	東部ウマ脳炎ウイルス	東部ウマ脳炎
	西部ウマ脳炎ウイルス	西部ウマ脳炎
	ベネズエラウマ脳炎ウイルス	ベネズエラウマ脳炎
	サル痘ウイルス	サル痘
	Q熱コクシエラ	Q熱
	コクシジオイデス・イミティス	コクシジオイデス症
	Bウイルス	Bウイルス病
	類鼻疽菌	類鼻疽
	鼻疽菌	鼻疽
	アンデスウイルス	ハンタウイルス肺症候群
	シンノンブレウイルス	
	ニューヨークウイルス	
	バヨウウイルス	
	ブラッククリークカナルウイルス	
	ラグダネグラウイルス	

	ソウルウイルス	腎症候性出血熱
	ドブラバーベルグレドウイルス	
	ハンタンウイルス	
	プーマラウイルス	
	リフトバレー熱ウイルス	リフトバレー熱
	オムスク出血熱ウイルス	
	キャサヌル森林病ウイルス	キャサヌル森林病
	ダニ媒介脳炎ウイルス	ダニ媒介脳炎
	ウシ流産菌	ブルセラ症
	イヌ流産菌	
	ブタ流産菌	
	マルタ熱菌	
	ニパウイルス	ニパウイルス感染症
	ヘンドラウイルス	ヘンドラウイルス感染症
	多剤耐性結核菌	結核（多剤耐性結核）
	日本紅斑熱リケッチア	日本紅斑熱
	発疹チフスリケッチア	発疹チフス
	ロッキー山紅斑熱リケッチア	ロッキー山紅斑熱
	狂犬病ウイルス	狂犬病
4種病原体等	インフルエンザＡウイルス（H２N２，H５N１，H７N７，新型インフルエンザウイルス）	インフルエンザ，鳥インフルエンザ，新型インフルエンザ等感染症
	腸管出血性大腸菌（EHEC）	腸管出血性大腸菌感染症
	ポリオウイルス	急性灰白髄炎（ポリオ）
	オウム病クラミジア	オウム病
	クリプトスポリジウム・パルバム	クリプトスポリジウム症
	チフス菌	腸チフス
	パラチフスＡ菌	パラチフス
	赤痢菌（亜群 A, B, C, D）	細菌性赤痢
	コレラ菌 O１, O139	コレラ
	黄熱ウイルス	黄熱
	ウエストナイルウイルス	ウエストナイル熱
	デングウイルス	デング熱
	日本脳炎ウイルス	日本脳炎
	結核菌	結核
	志賀毒素*	細菌性赤痢，腸管出血性大腸菌感染症等

＊「病原体等」には病原体とともに「毒素」が含まれる．

表5 病原体等の取り扱い

病原体等の分類	法律上の義務等
1種病原体等	・所持は原則禁止．厚労大臣が指定した施設で試験研究のために所持するなどの場合が例外的に認められる． ・所持者にはバイオセーフティレベル4実験室に相当する設備などの施設基準，感染症予防規程の作成や取扱主任者の選任・教育訓練などの義務がある．
2種病原体等	・厚労大臣の許可が必要． ・施設基準，感染症予防規程の作成や取扱主任者の選任・教育訓練などの義務がある．
3種病原体等	・厚労大臣への届け出が必要． ・施設基準，記帳などの義務，運搬時の都道府県公安委員会への届け出義務，事故の届け出や災害時の応急措置の義務がある．
4種病原体等	・施設基準がある．事故の届け出や災害時の応急措置の義務がある．

表6 1〜4種病原体等を所持する者の義務等一覧

	1種	2種	3種	4種
所持・輸入の大臣指定	◎			
所持・輸入の許可		◎		
所持・輸入の届出			◎	
感染症発生予防規程の作成	◎	◎		
病原体等取扱主任者の選任	◎	◎		
教育訓練	◎	◎		
滅菌等（指定・許可取消等の場合）	◎	◎		
記帳義務	◎	◎	◎	
施設基準	◎／○	◎／○	○	○
保管等の基準	○	○	○	○
運搬の届出（都道府県公安委員会宛）	◎	◎	◎	
事故届出	◎	◎	◎	◎
災害時の応急措置	◎	◎	◎	◎

（◎：法律上の義務・罰則規定，○：改善命令）

23. 食品衛生法

法の趣旨と概要

食品衛生法は食品, 添加物, 器具, 容器包装の規格・表示・検査などに関する原則を定めた食品衛生行政に関する法律（憲法59条の規定により国会で審議・制定される規範）で, 日本国憲法公布の翌年（昭和22年）に保健所法, 労働基準法, 児童福祉法とともに制定された. 終戦直後の日本は, 深刻な食糧難と物資不足, 劣悪な衛生状態に直面しており, 有毒成分を含む粗造・不良食品の流通や, 赤痢, チフスなどを原因とする消化器感染症の流行により食中毒患者や死者が多発していた. そのため, 食品衛生法は頻発する食中毒から国民の生命を守ることを当初目的に制定された.

戦前の大日本帝国憲法下の日本では, 食品衛生に関する最初の法律として明治33年に制定された「飲食物其ノ他ノ物品取締ニ関スル法律」によって司法警察が食品衛生行政を行っていた名残もあり, 戦後の混乱期は一時的に取り締まり法規的な制度運営の継続もみられたが, 食品衛生法成立によって国内の食品衛生行政は保健所へ移管され現在では司法警察から独立している.

食品衛生法は, 79の条文及び附則により総則, 食品及び添加物, 器具及び容器包装, 表示及び広告, 食品添加物公定書, 監視指導指針及び計画, 検査, 登録検査機関, 営業, 雑則, 罰則などについて定めている. 法運用の具体的手続き方法を定めた省令（大臣が出す命令）である食品衛生法施行規則は79の条文及び附則により, 食品, 添加物, 器具及び容器包装, 表示, 製品検査, 輸入の届出, 食品衛生検査施設, 登録検査機関, 営業, 雑則などについて定めている. 法の適用範囲を定めた政令（内閣, 政府が出す命令）である食品衛生法施行令は, 42の条文及び附則により, 総合衛生管理製造過程, 食品衛生検査施設, 食品衛生監視員, 登録検査機関, 食品衛生管理者立入検査, 営業の指定, 中毒原因の調査・報告などについて定めている.

食品衛生法は制定以来半世紀を経て, 平成15年の大幅改正で1条の目的が, 制定時の「飲食に起因する衛生上の危害の発生を防止し, 公衆衛生の向上及び増進に寄与すること」から,「食品の安全性の確保のために公衆衛生の見地から必要な規制その他の措置を講ずることにより, 飲食に起因する衛生上の危害の発生を防止し, もつて国民の健康の保護を図ること」へ改正された. 特に目的が「公衆衛生の向上及び増進に寄与すること」から「国民の健康の保護を図ること」へ改正されたことに大きな特徴がある. この法改正はBSE発生, 食品偽装表示, 流通事情を反映した大規模食中毒発生, 輸入食品の残留農薬問題など, 食品に起因する現代の公衆衛生問題が終戦直後とは根本的に変化してしまったため, 法の趣旨を現代社会へ適応させるために行われた.

法が定める専門職, 機関, 施設が担う責務・役割

1. 食品衛生責任者

食品衛生責任者は第50条などを根拠法として, 各自治体の食品衛生法施行条例によって定められている業務独占資格（有資格者以外は名称を用いてはならず, 業務も資格所有者でなければ行えない）である. 飲食店, 喫茶店の営業や乳類, 魚介類, 食肉の小売販売など食品を取り扱い, 不特定多数に食品を提供

する業務に従事する場合は，必要な衛生知識を持ち，衛生管理を行える食品衛生責任者を店舗，施設にかかる公衆衛生の責任者として設置することが義務づけられており，各店舗には食品衛生責任者名が掲示されている．

栄養士，調理師，製菓衛生師，食鳥処理衛生管理者などの資格を有している場合は，食品衛生責任者になることができる．資格を有していない場合は，食品衛生責任者養成講習会を受講して資格を取得できる．平成9年4月1日以降は全国標準化され，取得した都道府県にかかわらず，全国で通用する．

2．食品衛生管理者

食品衛生管理者は，第48条を根拠法として，食肉製品製造業など製造・加工過程で，特に衛生上の考慮を必要とする一定の食品や食品添加物の製造・加工を行う営業者が，その施設（一般には食品工場）ごとに必置義務がある届出資格である．食品等の指定は食品衛生法施行令第13条によって全粉乳（その容量が1,400グラム以下である缶に収められるものに限る），加糖粉乳，調整粉乳，食肉製品，魚肉ハム，魚肉ソーセージ，放射線照射食品，食用油脂（脱色又は脱臭の過程を経て製造されるものに限る），マーガリン，ショートニング，添加物（第11条第1項の規定により規格が定められたものに限る）とされている．

食品衛生管理者の資格要件として医師，歯科医師，薬剤師の他医学，歯学，獣医学等の過程を修め卒業した者他，厚生労働大臣の登録を受けた食品管理者の養成施設の所定過程を終了した者などである（第48条第6項）．食品衛生管理者資格認定講習会は，講習会の開催の都度，講習会を開催しようとする者からの申請により，厚生労働大臣が食品衛生法施行規則56条に示された登録の基準により登録する．最近は社団法人日本食品衛生協会，社団法人日本食肉加工協会，日本食品添加物協会の共催で登録講習会が行われている．

3．食品衛生監視員

食品衛生監視員（通称「食監」しょっかん）は，食中毒など食品衛生上の危害防止のために，食品衛生法に基づいて，食品の検査や食中毒の調査，食品製造業や飲食店の監視（inspection），指導及び教育などの行政警察活動を行う国家公務員や地方公務員への任用資格である．平成20年度末時点で食品衛生監視員数は7,729人である．

根拠法である第30条は「第28条第1項に規定する当該職員の職権及び食品衛生に関する指導の職務を行わせるために，厚生労働大臣又は都道府県知事等は，その職員のうちから食品衛生監視員を命ずるものとする．」と定めており，第28条第1項は「厚生労働大臣又は都道府県知事等は，必要があると認めるときは，営業者その他の関係者から必要な報告を求め，当該官吏吏員に営業の場所，事務所，倉庫その他の場所に臨検し，販売の用に供し，若しくは営業上使用する食品，添加物，器具若しくは容器包装，営業の施設，帳簿書類その他の物件を検査させ，又は試験の用に供するのに必要な限度において，販売の用に供し，若しくは営業上使用する食品，添加物，器具若しくは容器包装を無償で収去させることができる．」と定めている．

4．食品衛生推進員

食品衛生推進員は，飲食店の衛生管理方法その他の食品衛生に関する事項につき，都道府県等の施策に協力して，食品等事業者からの相談に応じ，及びこれらの者に対する助言その他の活動を行う者である．根拠法である第61条1項は「都道府県等は，食中毒の発生を防止するとともに，地域における食品衛生の向上を図るため，食品等事業者に対し，必要な助言，指導その他の援助を行うように努めるものとする．」，第61条2項は「都道府県等は，食品等事業者の食品衛生の向上に関する自主的な活動を促進するため，社会的信望があり，かつ，食品衛生の向上に熱意と識見を有する者のうちから，食品衛生推進員を委

嘱することができる．」と定めている．一般には地元で有名な食堂やレストランを経営している人，地域の食品関係団体の代表を務めていて食品衛生についての知識を持つ人などに，社団法人日本食品衛生協会や保健所長の推薦を経て知事が委嘱することが多い．自治体によっては消費者代表に委嘱している場合もある．

5．ふぐ調理師

日本では古来よりふぐ食の文化があり今日まで中毒死事件が頻発してきた．そのため食品衛生法の制定以降，第6条第1項第2号，食品衛生法施行規則第1条第1項第1号を根拠として，ふぐ料理の喫食によってフグ毒（テトロドトキシン）に起因する食中毒を防止することを目的に，各自治体でふぐの調理・販売に関する条例（通称ふぐ条例）制定が進んだ．ふぐ調理師は，ふぐ条例に基づき都道府県知事が行うふぐ調理師試験において免許を取得した者で業務独占資格を有する．日本初のふぐ調理師試験は昭和24年に東京都では行われている．ふぐ調理師は自治体により名称が異なり，ふぐ包丁師，ふぐ取扱者，ふぐ処理師，ふぐ処理資格者，ふぐ処理登録者，ふぐ調理士，ふぐ取扱登録者，ふぐ調理者などともいわれる．

ふぐ条例は自治体により名称や内容が異なるが多くは営業・処理施設・調理師等について定めたもので，販売営業の許可制，ふぐ調理師の設置義務（ふぐを取り扱う業務店舗では，必ずふぐ調理師免許を所有する者を置かなければならない）や，ふぐ調理師による適切な処理を義務付けている．

ふぐ調理師の資格はふぐの取扱量に自治体格差があるため現時点で全国標準化は行われておらず，取得した都道府県でのみ有効であるが，安全面を考慮して将来はふぐ調理師免許の全国統一化が進むものと予想される．

6．食中毒を診断した医師

第58条では「食品，添加物，器具若しくは容器包装に起因して中毒した患者若しくはその疑いのある者（食中毒患者等）を診断し，又はその死体を検案した医師は，直ちに最寄りの保健所長にその旨を届け出なければならない」と定められている．

法が定める専門職，機関，施設が行う具体的な業務範囲

1．食品衛生責任者

食品衛生責任者の責務は各自治体の条例に定められており，自治体間で若干の違いはあるがほぼ次のような内容である．定期的に開催される講習会を受講し，常に食品衛生に関する新しい知見の習得に努めること．営業者の指示に従い，営業施設の衛生管理，食品，添加物等の取扱いに関する衛生管理，従業員の衛生教育（食品の衛生的な取扱いについて指導等）に当たること．食品衛生上の危害発生防止のため，営業者に対し当該施設における衛生管理の方法その他の食品衛生に関する事項について，必要な意見を述べ，不備等の改善を進言するよう努めること．法令の改廃に注意し，違反行為のないように努めること．

2．食品衛生管理者

食品衛生管理者の業務は，食品を製造・加工する食品工場で，食品または添加物に関する違反防止，食品衛生上における危害発生防止のための工程管理，施設内の衛生管理についての意見を営業者に述べることなどである．

3．食品衛生監視員

国の食品衛生監視員は，厚生労働省検疫所の厚生労働技官として全国主要海・空港において，輸入食品の安全監視及び指導を行う輸入食品監視業務，輸入食品等に係る理化学的，微生物学的試験検査（残留農薬や食品添加物の検査）を行う試験検査業務，検疫感染症の国内への侵入防止のための検疫衛生業務に従事している．また地方厚生局で総合衛生管理製造過程の承認などの業務を行う．地方

自治体保健所の食品衛生監視員は技術専門職員として地域の営業施設（食品製造工場，飲食店，スーパーなど）への監視指導，食品などの抜き取り検査（収去検査），店舗や食品製造工場の許可，食中毒や違反食品発生時の原因調査や拡大防止，自治体住民の問い合わせや相談への対応，食品衛生に関する情報提供を行う．平成20年度の食品関係監視指導延べ施設数は3,527,248で営業許可の取り消しなどの行政処分は6,400件，告発件数2件であった．

4．食品衛生推進員

食品衛生推進員の活動は，自治体が行う食品衛生に関する行政の方針に協力し，意見を述べることや，飲食店をはじめとする施設営業者等からの相談に応じ，自主的な衛生管理を推進するために適切な助言・支援を行うこと，食品衛生月間，食中毒予防月間，食品表示適正化推進月間などにおける普及啓発活動，各種機関誌の購読，協会加盟推進などがある．

5．ふぐ調理師

ふぐ調理師の責務はふぐ条例，ふぐ条例施行規則の理解，ふぐに関する一般知識，ふぐの種類の鑑別，ふぐの内臓の識別，毒性の鑑別及びふぐの解体除毒処理，臓器の鑑別及び食用適否判断などが求められる．

6．食中毒を診断した医師

食品衛生法施行規則第72条では「（食中毒を診断した）医師の届出は，1．医師の住所及び氏名，2．中毒患者若しくはその疑いのある者又は死者（患者等）の所在地，氏名及び年齢，3．食中毒の原因，4．発病年月日及び時刻，5．診断又は検案年月日及び時刻の事項につき，文書，電話又は口頭により24時間以内に（最寄りの保健所長に）行われなければならない」と定められている．

（臼田　寛）

文　献

1) 編集代表　河野公一，編集大槻勝紀，窪田隆裕，佐野浩一，芝山雄老，林秀行，宮﨑瑞夫，森浩志：医療・福祉系学生のための専門基礎科目．金芳堂，2007．
2) 企画編集　河野公一：特集　知っておきたい医療と法律．モダンフィジシャン　30号，新興医学出版社，2010．
3) 厚生の指標　増刊57号　国民衛生の動向．財団法人　厚生統計協会，2010．

24. 放射線障害防止法

法の趣旨と概要

　放射線が社会の中で広く活用されているにも関わらず，わが国における一般市民の放射線に対する意識は，広島，長崎に投下された原爆被害と深く結びついている．その結果，放射線を過度に危険視する"放射線アレルギー"として現れることになる．この状況を放射線に携わる人は，『原爆による悲惨な被害は，原子力を兵器として利用することによるものであり，医療，産業等で利用する原子力・放射線の平和利用とは別物である』と説明してきた．しかし，平成23年3月11日，多くの尊い命が失われた東日本大震災では，福島県に設置された東京電力福島第一原子力発電所にも大きな被害を与え，周辺地域に放射能汚染が拡がった．原子力・放射線の平和利用の一つである原子力発電が，多くの人たちを苦しめたことは，一般の人たちに対して放射線への恐怖心を増大することになった．本誌の読者である医療分野で放射線を活用する人は，このように放射線に対するアレルギーを持つ人たちに対応していることを，意識の中に持ち続けなければならない．

　放射線は，その有効な利用で大きな利益を得ることができるが，一方で，一度に大量被ばくすると放射線障害を発生したり，発がんのリスクを増やしたりすることは知られている．そのため，放射線障害を防止するための規制を行う必要性が生じ，昭和32年6月，「放射性同位元素等による放射線障害防止に関する法律」（放射線障害防止法）が制定，公布された（翌33年4月1日施行）．放射線障害防止法には，放射線の取扱いを規制することにより，放射線を取扱う人の放射線障害を防止するとともに，公共の安全を確保することが明記されている．放射線を利用する人は法律の目的をよく理解し，遵守しなければならない．

　ここでは，医療で利用する放射線に対する規制について，放射線障害防止法を中心に説明する．

法が定める専門職，機関，施設が担う責務・役割と具体的な業務範囲

1．法令の種類 ——一つの医療行為が複数の法令により規制を受ける——

　わが国の法体系は，憲法を頂点として法律，政令，省令等により秩序だった統一的体系をとっている．実定法のうえでは，国権の最高機関であり，唯一の立法機関である国会によって制定される法律が最も強い効力を持ち，ついで内閣によって制定される政令，各省庁の大臣によって制定される省令（規則）等の順に段階的構造を形作っている．上位の法令は下位の法令に優先し，法令の内容は上位のものが基本的事項を規定するのに対し，下位のものになるにつれて，詳細な細目規定となる．放射線障害の防止に関連する法令は，図1に示す通りである．

　以上の法令の中で医療の現場で放射線障害防止法が規定するのは，放射線発生装置（サイクロトロン，リニアックなど）や照射装置（血液照射装置，アフターローディング装置など），ラジオアイソトープの検査試薬の取扱いである．その一例を図2に示す．ここでは，一つの医療行為が各ステップで異なる法令による規制を受けていることがわかる．全国には，医療法がおよぶ医療施設は，医科7万件以上，歯科約7万件あり，そのうち放射線障害防止法による規制を受ける医療施設

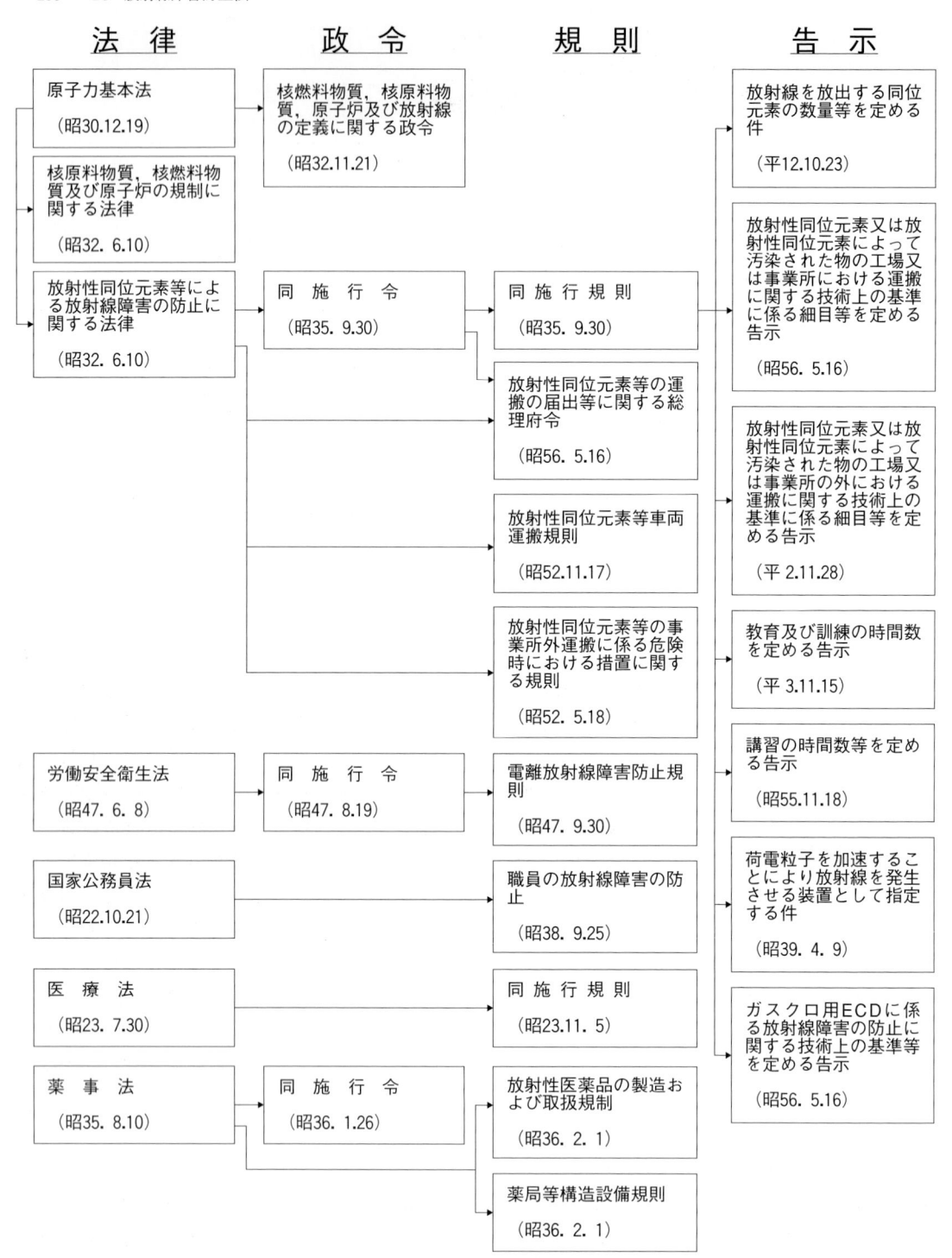

図1 放射障害の防止に関連する法令

は約1,000施設である．多くの医療施設では，放射線に関連する規制は，医療法と電離放射線障害防止規則（電離則）であるといえる．しかし，放射線に関する規制の基本となっているのは，放射線障害防止法であることを理解して欲しい．

放射線障害の防止のためには，規制の対象として，人（労働者や一般の人たち）と場所

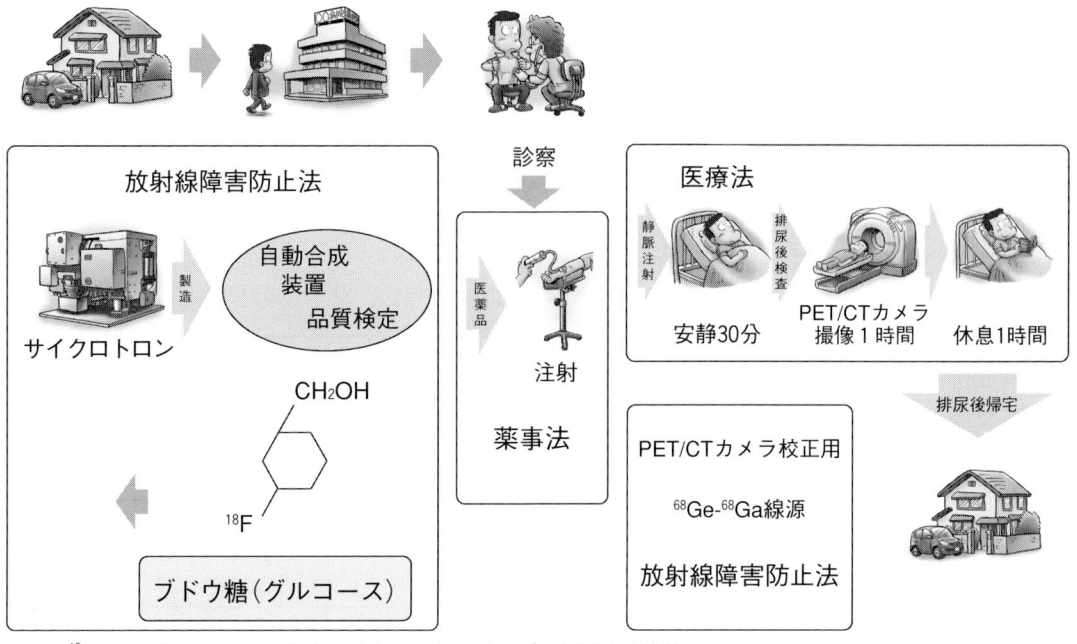

図2 ^{18}F-FDG を用いた PET 検査の流れと，各ステップを規制する法律
（財）原子力安全技術センター定期講習テキストを一部改変

（放射線発生装置やそれを設置する施設など）との2つに大別できる．医療施設の長（病院長）は，放射線障害防止に必要な業務を監督するために放射線取扱主任者を選任し，主任者の指示により放射線に係る業務（人と場所の安全管理）を遂行しなければならない．次にそれぞれの規制の内容を解説する．

2．医療施設における人の管理について

医療施設には，ここで働くスタッフと多くの患者が出入しているが，この中で放射線を業務として利用する人を診療放射線従事者（業務従事者）と呼んでいる．業務従事者は，管理区域内にある放射線診療室等でエックス線照射装置や放射性医薬品の取扱い，管理，それに付随する業務に従事するため，放射線による被ばくの危険性を有している．そのため，業務従事者には，健康管理，安全教育，被ばく管理が求められている．

1）健康管理

業務従事者は，業務を開始する前とその後は1年を超えない期間ごと（電離則では6月を超えないと規定しているので，通常この規定に従っている）に特殊健康診断を受けなければならない．この健康診断は，①問診（被ばく歴を含む），②末梢血検査，③眼の検査，④皮膚の検査，からなる．また，業務により異常被ばく等の事故にあった場合にも，健康診断を受けることが求められる．健康診断の記録には，検診の結果のみならず，検診を行った医師名，検診の結果に基づいて講じた措置も記録する．放射線障害防止法では，記録を永年保存しなければならないが，5年以上保存した後，その記録を文部科学大臣が指定する機関（（財）放射線影響協会）に引き渡すこともできる．

2）安全教育

業務従事者は，放射線業務に従事する前に，医療施設が独自に定めている放射線障害予防規程を理解するとともに，放射線障害を防止するための教育および訓練を受けなければならない．教育訓練の項目と時間数は表1のように定めている．その後にあっては，1年を超えない期間ごとに教育訓練を受けなければならない．ただし，教育訓練で必要な知

表1　教育訓練の項目と時間数

項　　目	時間数
放射線の人体に与える影響	30分以上
放射性同位元素等または放射線発生装置の安全取扱い	4時間以上
放射性同位元素および放射線発生装置による放射線障害の防止に関する法令	1時間以上
放射線障害予防規程	30分以上

表2　業務従事者の線量限度

線　量　限　度	
実効線量限度	
	100 mSv/5年
	50 mSv/年
女子	5 mSv/3月
妊娠中である女子	
本人の申出等により医療機関の管理者等が妊娠の事実を知ったときから出産までの間につき，内部被ばくについて	1 mSv
等価線量限度	
眼の水晶体	150 mSv/年
皮膚	500 mSv/年
妊娠中である女子の腹部表面	2 mSv
本人の申出等により医療機関の管理者等が妊娠の事実を知ったときから出産までの間	

実効線量：全身における放射線被ばくを評価
等価線量：組織・臓器に対する放射線被ばくの評価

識や技能を有していると認められるものは，全部または一部を省略することができる．医療施設の長は，管理区域に一時的に立ち入るものに対しても放射線障害の発生を防止するために必要な事項について説明しなければならない．放射線障害防止法の規制を受けないエックス線装置等のみを取扱う業務従事者は，医療法に基づいた教育訓練が必要であるが，その内容と時間数は定められていない．

平成18年「良質な医療を提供する体制の確保を図るための医療法等の一部を改正する法律」が制定された．医療機関の管理者は，医療の安全に係る指針の整備，職員研修の実施等に関する安全管理体制の整備が義務付けられ，また，医療機器の保守点検を実施することが求められた．このことからも，安全教育の重要性を認識しなければならない．

3）被ばく管理

業務従事者が放射線業務を行う時には，個人被ばく線量計を携帯して，被ばく管理する必要がある．業務従事者の被ばくは，外部放射線による外部被ばくと放射性物質を誤って体内に取り込んだときの内部被ばくとを合わせて，一定期間内に法令で定めている限度値を超えないようにしなければならない．これらの数値を表2に示す．妊娠中の業務従事者には，さらに厳しい規定が適応されているので注意して欲しい．

3．医療施設における場所の管理について

医療施設では，多様な放射線関連機器を導入し，多くの患者の検査や治療に活用している．このような機器の導入や利用においても法律の規制が掛かっているのでその概要を説明する．

1）放射線施設等に関する申請・届出

医療施設でエックス線装置や放射線発生装置などの放射線関連機器を利用しようとする場合には，放射線障害防止法等の法令に基づく許認可手続きが必要である．これらの申請は，それぞれ提出先や提出時期が異なるので注意しなければならない．

例えば，新しく病院を開設する場合を考えてみよう．この病院にエックス線撮影装置と治療用の放射線発生装置を導入する計画があるとする．病院の開設許可申請の際にエックス線診療室や治療室の構造，設備等を示し，許可を受ける必要がある．また，開設許可を受けた後に知事による使用前の検査を受け許可証の交付を受けることとなる．しかし，治療用の放射線発生装置は，放射線障害防止法の規制を受ける装置であるため，同時に文部科学省に対しても許可申請しなければならない．その上，放射線障害防止法の定めに従って登録機関による施設検査を受け，合格証の交付を受けて初めて放射線発生装置を利用す

ることができる.『法令の種類』の中で述べたように,放射線関連機器によっては複数あるいは異なる法令の規制を受けているので,装置を導入する際には設置の条件等を調査した上,慎重に行わなければならない.

2）放射線施設の施設基準

　放射線障害防止法の規制対象となる施設は,厳重な施設基準が適応される.特にサイクロトロンを用いて放射性医薬品を製造するような放射性物質が飛散する恐れのある場合には,施設全体を負圧に保つための排気設備が求められ,また放射性医薬品等を貯蔵するための貯蔵設備,放射性汚染物を一時保管するための保管廃棄設備,排水設備等の付帯設備を設けなければならない.それぞれの設備には,法令に定められた標識（図3）を掲示し,患者や一般の人たちが誤って入らないように措置することが義務付けられている.

　エックス線装置を設置する場合には,前記のような設備は求められていないが,装置を利用している時の表示や標識を掲示するという安全措置だけは講じなければならない.

3）放射線施設の維持管理

　放射線障害防止法では,設置した施設の維持管理についても厳しく定めている.例えば,治療に用いる放射線発生装置を設置している治療室では,放射線を遮へいするための壁に亀裂が発生していないか,また,異常被ばくを防ぐ安全装置が支障なく稼動するかなどを検査するように求めている.放射能汚染を起こす可能性のある放射性医薬品等の合成室では,常に表面を平滑に保たなければならない.放射線施設の用途により,施設の維持管理に注意すべき要点が異なっているので注意したい.

4）放射線施設における定期測定

　医療施設に設置している放射線関連機器を安全に利用するためには,放射線の漏えいなどに対する測定義務があり,測定の結果を記録し,保存しなければなら

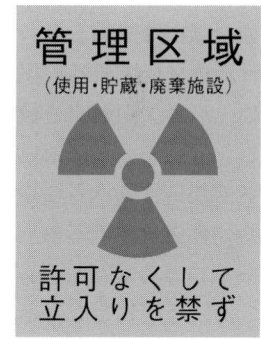

図3　法令に定められた標識例

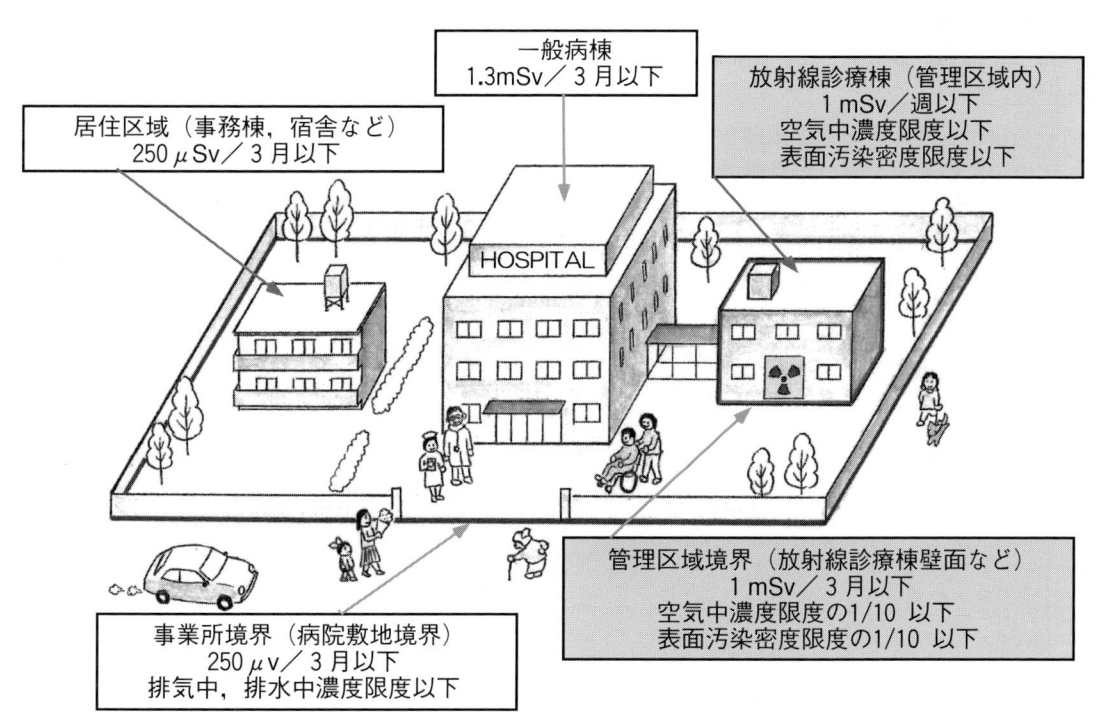

図4　放射線施設に関する限度値

- 一般病棟　1.3mSv／3月以下
- 放射線診療棟（管理区域内）　1 mSv／週以下　空気中濃度限度以下　表面汚染密度限度以下
- 居住区域（事務棟,宿舎など）　250 μSv／3月以下
- 管理区域境界（放射線診療棟壁面など）　1 mSv／3月以下　空気中濃度限度の1/10 以下　表面汚染密度限度の1/10 以下
- 事業所境界（病院敷地境界）　250 μv／3月以下　排気中,排水中濃度限度以下

ない．放射線障害防止法では，図4に示すように管理区域の境界等に限度値を定め，定期的に放射線検出器（サーベイメータなど）で測定することを求めている．放射線発生装置や放射線照射装置のように，装置そのものが床に固定している場合には，6ヵ月を超えない期間ごとに漏えい線量を測定しなければならない．放射性医薬品合成室のように，放射性物質が空気中に飛散する可能性のあるような施設では，月に1回の測定（表面汚染，漏えい線量）が必要となる．測定の結果は，5年間の保存義務がある．

4．患者の被ばく

医療施設で行う放射線による検査や治療では，患者に照射する線量に対して法的制限はない．これは，不当に線量を制限することで，かえって患者の検査や治療が不十分となり，健康を妨げるおそれがあるからにほかならない．ただし，不必要な被ばくをできるだけ避けなければならないことはいうまでもない．今，医療被ばくにより回避しなければならない放射線障害には，①診療用エックス線の被ばくによる発がんの増加，②放射線治療における過剰（過小）照射，③IVR（Intervention Radiology，エックス線撮影でモニターしながら，カテーテル検査を行う）による皮膚障害がある．放射線を用いた診療・治療では，患者に最大の利益を保証する線量を用いることが求められる．放射線治療医，診療放射線技師，医学物理士らが協議して医療ミスの低減に努めなければならない．

5．放射線施設で事故が起こったときに誰が責任をとるか？

放射線障害防止法では，諸々の条文の中で「使用者は・・・・しなければならない」と明記している．例えば安全教育の実施や被ばく管理についても同様に記載している．ここで使用者とは，放射線施設の許認可を得る際に記した"代表者"すなわち病院では通常，病院長となる．例えば，文部科学省のホームページには，医療施設内にある放射線施設で起こった事故に対して，病院長が安全配慮義務を怠ったとして，責任を問われた例が掲載されている．法令に従って放射線業務を行うことは，"使用者"すなわち病院長の責任であるということを認識しなければならない．

6．放射線関連法令に関する今後の課題

医療用エックス線装置は，照射する対象が人体であるため，医師，歯科医師，診療放射線技師の免許所有者のみが取扱うことができるが，医療以外で使用する1 MeVを超えるエックス線装置は放射線障害防止法の規制を受けるため，放射線取扱主任者の選任を必要とする．このように，同じエックス線装置であっても，使用用途，装置の動作エネルギー等により規制法令が異なる．また，先にも述べたが，業務従事者の健康診断についても，法令によって受診頻度が異なるなど多少の違いがある．今後，放射線を取扱う人が混乱しないように，放射線関連法令の整合性等の整備が望まれる．

（宮武秀男）

文　献

放射線取扱者教育研究会編：図解放射性同位元素等取扱者必携，オーム社（2007）

25. 生活保護法と周辺法

法の趣旨と概要

1. 生活保護法（昭和25年施行）

生活保護法は社会保障制度の中でも最終段階における救済制度であるから，他の法律による扶助が可能な場合は，それらが優先する．しかし低水準の公的年金しか受給できていない多くの高齢者の所得を補完する制度として活用されること，さらに自己決定権を尊重される利用者として，福祉サービスや成年後見人制度などに対して，購買力を担保するためにも生活保護が活用されることが求められている．基本的視点は「利用しやすく，自立しやすい制度へ」という方向の下に最低生活保障を行うだけでなく，生活困窮者の自立・就労を支援することである．生活保護法の規定では，ホームレスに対して，居住地のない要保護者に対しても，現在地で保護を実施できる．厚生労働省は稼働能力の不活用を理由として生活保護の適用を拒むことを禁じる具体的指針を確認している．保護施設については，施設名称や各保護施設における機能の整理統合，また救護施設や更生施設及び授産施設については，居宅での保護や他法の専門的施設での受入が可能な者はこれを優先すべきであると見直された（社会保障審議会福祉部会・生活保護制度の在り方に関する専門委員会）．同法に基づく社会福祉組織は厚生労働省の社会・援護局，都道府県の民生主管部，市町村の福祉事務所である．同法により被保護者全国一斉調査が毎年実施されている．これは厚生労働省社会・援護局保護課・調査係が所管し，基礎および個別調査がある．基礎調査の目的は生活保護法による保護を受けている世帯及び保護を受けていた世帯の保護の受給状況を把握し，生活保護制度及び厚生労働行政の企画運営に必要な基礎資料

表1 被保護実世帯数および実人員・保護率の年次推移

平成年度	被保護世帯数 年度累計 世帯	被保護世帯数 1ヵ月平均 世帯	保護率 世帯千対 ‰	被保護実人員 年度合計 人	被保護実人員 1ヵ月平均 人	保護率 人口千対 ‰	総人口 千人
12	9,015,632	751,303	16.5	12,866,887	1,072,241	8.4	126,926
13	9,662,022	805,169	17.6	13,777,056	1,148,088	9.0	127,316
14	10,451,173	870,931	18.9	14,912,681	1,242,723	9.8	127,486
15	11,295,238	941,270	20.6	16,131,921	1,344,327	10.5	127,694
16	11,986,644	998,887	21.6	17,080,661	1,423,388	11.1	127,787
17	12,498,099	1,041,508	22.1	17,710,054	1,475,838	11.6	127,768
18	12,909,835	1,075,820	22.6	18,166,704	1,513,892	11.8	127,770
19	13,263,296	1,105,275	23.0	18,519,854	1,543,321	12.1	127,771
20	13,785,189	1,148,766	24.0	19,111,434	1,592,620	12.5	127,692
21	15,290,768	1,274,231	26.5	21,162,859	1,763,572	13.8	127,510

（注）保護率の算出は，被保護世帯数（1ヵ月平均）を「国民生活基礎調査」の総世帯数（世帯千対）で除したものである．

資料：厚生労働省大臣官房統計情報部「社会福祉行政業務報告」（福祉行政報告例），「国民生活基礎調査」昭和29年度以前は，生活保護の動向編集委員会編集「生活保護の動向」平成20年版
厚生労働省ホームページ　厚生労働統計一覧　3. 社会福祉 http://www.mhlw.go.jp/toukei/itiran/

を得ることである．被保護実世帯数・保護率の年次推移を示す（表1）．過去10年間に被保護世帯，人員数および保護率は急増した．扶助別被保護実人員の年次推移を示す（表2）．人員数は生活，住宅および医療扶助が特に多く，ともに増加している．生活保護の決定と実施については厚生労働大臣が都道府県知事，市長，福祉事務所を設置する町村の長に委託する．次に福祉事務所が生活保護を担当する第一線の行政機関として実務を委任される．生活保護の実施体制を示す（図1）．福祉事務所は全国に1,237ヵ所（平成22年）であり，社会福祉法により所長，査察指導員，現業員，事務職員をおくことができる．生活保護の業務は社会福祉主事の資格を有する現業員（地区担当員，ケースワーカー）が担当する．社会福祉主事は大学において厚生労働大臣が指定する社会福祉に関する専門科目を修めた者などに付与される．現業員は全国で12,872人（平成18年度）である．市部については被保護世帯80世帯に対して1人，郡部については同65世帯に対して1人を標準として配置されている．査察指導員は現業員の業務を掌握し，専門的に指導監督する専門職員である．福祉事務所とは，社会福祉法第14条に規定されている「福祉に関する事務所」

表2 扶助別被保護実人員の年次推移

平成年度	被保護実人員	生活扶助	住宅扶助	教育扶助	介護扶助	医療扶助	出産扶助	生業扶助	葬祭扶助
12	1,072,241	943,025	824,129	96,944	66,832	864,231	95	713	1,508
13	1,148,088	1,014,524	891,223	104,590	84,463	928,527	91	706	1,641
14	1,242,723	1,105,499	975,486	114,213	105,964	1,002,886	101	743	1,791
15	1,344,327	1,201,836	1,069,135	124,270	127,164	1,082,648	116	793	1,942
16	1,423,388	1,273,502	1,143,310	132,019	147,239	1,154,521	113	1,091	2,049
17	1,475,838	1,320,413	1,194,020	135,734	164,093	1,207,814	112	29,253	2,165
18	1,513,892	1,354,242	1,233,105	137,129	172,214	1,226,233	116	33,487	2,262
19	1,543,321	1,379,945	1,262,158	135,503	184,258	1,248,145	116	35,343	2,436
20	1,592,620	1,422,217	1,304,858	134,734	195,576	1,281,838	133	37,383	2,551
21	1,763,572	1,586,013	1,459,768	144,339	209,735	1,406,456	162	45,787	2,699

資料：厚生労働省ホームページ 厚生労働統計一覧 3．社会福祉 http://www.mhlw.go.jp/toukei/itiran/index.html

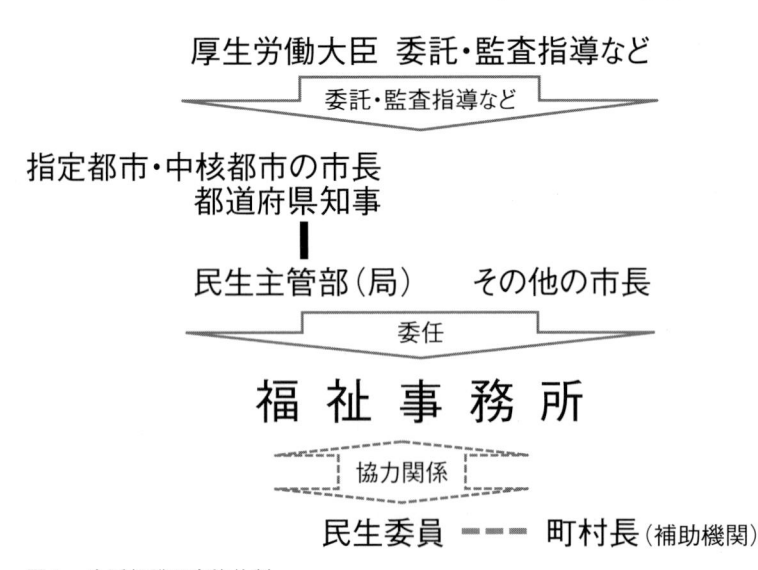

```
            厚生労働大臣  委託・監査指導など
                    │ 委託・監査指導など
                    ▼
         指定都市・中核都市の市長
              都道府県知事
                    │
              民生主管部（局）    その他の市長
                          │ 委任
                          ▼
                福 祉 事 務 所
                    ┆ 協力関係 ┆
              民生委員 ---- 町村長（補助機関）
```

図1 生活保護の実施体制
（厚生の指標 増刊 国民福祉の動向 2010/2011 Vol.57 No.11 p159より引用 著者改変）

をいい，福祉6法（生活保護法，児童福祉法，母子及び寡婦福祉法，老人福祉法，身体障害者福祉法及び知的障害者福祉法）に定める援護，育成又は更生の措置に関する事務を司る第一線の社会福祉行政機関である．都道府県及び市（特別区を含む．）は設置が義務付けられており，町村は任意で設置することができる．平成5年4月には，老人及び身体障害者福祉分野で，平成15年4月には，知的障害者福祉分野で，それぞれ施設入所措置事務等が都道府県から町村へ移譲されたことから，都道府県福祉事務所では，従来の福祉六法から福祉三法（生活保護法，児童福祉法，母子及び寡婦福祉法）を所管する．都道府県に214，市（特別区を含む）992，町村38 計1,244（平成23年度）．福祉事務所には，社会福祉法第15条に基づいて，所長，社会福祉主事などが配置されている．このほか，老人福祉の業務に従事する社会福祉主事，身体障害者福祉司，知的障害者福祉司などが配置されている福祉事務所がある．社会福祉主事は社会福祉にかかる専門資格制度である．福祉事務所の現業員として任用される際に必要とされる資格である．社会福祉施設の職員等の資格としても準用されることがある．身体障害者福祉司，知的障害者福祉司は専門技術職員として相談・調査・更生援護の安否などを行う．生活保護は居宅による保護を原則とするが，同目的が達しがたい場合，被保護者が希望した場合は，施設を利用または入所させて保護を行うことができる．他の生活保護施設の種類として救護施設，更生施設，医療保護施設，授産施設，宿泊提供施設がある．このうち救護施設，更生施設，宿泊提供施設は社会福祉法による第一種社会福祉事業である．同事業は継続性や安定性の確保が特に必要であり，経営主体は原則として国，地方公共団体，社会福祉法人に限定されている．社会福祉施設等調査は厚生労働省大臣官房統計情報部社会統計課が所管し，全国の社会福祉施設等の数，在所者，従事者の状況等を把握し，社会福祉行政推進のための基礎資料を得ることを目的とし，毎年社会福祉施設等を調査している．保護施設の施設数及び在所者数の推移を示す（表3）．総数と在所者数とも10年間で減少している．救護施設数はやや増加，更生施設と宿泊提供施設は横ばい，医療保護施設と授産施設はやや減少した．これらの施設の概要を順に示す．

1) 救護施設は，身体上又は精神上著しい障害があるために日常生活を営むことが困難な要保護者を入所させて，生活扶助を行うことを目的とする施設とする（生活保護法第38条）．同施設における活動は社会福祉

表3　保護施設の施設数及び在所者数の推移

	総数		救護施設		更生施設		医療保護施設	授産施設		宿所提供施設	
平成年度	施設数	在所者数	施設数	在所者数	施設数	在所者数	施設数	施設数	在所者数	施設数	在所者数
11	335	21,621	177	17,047	19	1,956	65	62	2,117	12	501
12	296	19,891	178	16,851	19	1,890	64	24	699	11	451
13	295	20,009	177	16,789	19	2,033	64	24	703	11	484
14	292	19,759	180	16,911	17	1,736	63	22	681	10	431
15	294	19,900	180	16,957	18	1,769	63	22	666	11	508
16	297	19,982	181	16,940	20	1,899	63	21	651	12	492
17	298	19,935	183	16,969	20	1,820	62	21	631	12	515
18	298	19,649	183	17,018	19	1,604	63	21	582	12	445
19	302	19,822	188	17,307	19	1,581	64	21	559	10	375
20	300	20,054	187	17,317	20	1,616	60	21	565	12	556
21	299	20,040	186	17,263	20	1,748	60	21	495	12	534

（注）総数の在所者数には医療保護施設の在所者数を含まない．各年とも10月1日現在．
資料：厚生省大臣官房統計情報部「社会福祉施設等調査報告」
厚生労働省ホームページ　厚生労働統計一覧　3．社会福祉 http://www.mhlw.go.jp/toukei/itiran/index.html

法における第1種社会福祉事業である．生活扶助の実施施設としてだけではなく，多様なニーズに対応し，入所者の地域生活への移行の支援や居宅生活を送る被保護者に対する生活訓練の実施の場として活用することが重要である．

2）更生施設

身体上又は精神上の理由により養護及び生活指導を必要とする要保護者を入所させて生活扶助を行うことを目的とする施設である．生活扶助と同時に社会復帰を目的としており，救護施設に比して障害の程度が軽い者が多く，勤労意欲の助長，健全な社会生活を営むための生活指導や就業指導・技能修得等の援助を行っている．

3）医療保護施設

医療を必要とする要保護者に対して，医療の提供を目的とする施設である．保護の補足性原理に基づく要件を問題としていたら要保護者の生存が危うくなるなどの急迫した事態が生じていた場合には，要件にかかわらず必要な保護が行われなければならない．もし被保護者が，資力があるにもかかわらず，急迫保護を受けた場合には，後に保護の範囲でその費用を返還する義務が生じる．これらを勘案し，医療機関として対応すべきである．また医療扶助実態調査は，厚生労働省社会・援護局保護課　調査係が所管し，生活保護法による医療扶助受給者の診療内容を把握し，被保護階層に対する医療対策その他厚生労働行政の企画運営に必要な基礎資料を得ようとするものである．扶助の受給区分別医療扶助人員の年次推移を示す（表4）．入院外の総数が急激に増加し，入院の約10倍となった．

4）授産施設

授産事業は，身体上や精神上の理由，あるいは世帯の事情で就労時間に制約がある者など労働能力の比較的低い要保護者その他の低所得者に対して就労の機会を与え，または技能を修得させて，その保護と自立更生を図ろうとするもので，所得の増加やその準備の段階としての就労能力の開発を目的とした社会福祉事業である．同事業には生活保護法などに基づいて設置された授産施設と，社会福祉法に基づき設置された社会事業授産施設とがある．同施設の利用状況を示す（表5）．

5）宿泊提供施設

住居のない要保護者に対して，住宅扶助を行うことを目的とする施設であるが，近年その役割は減少しつつある．

2．配偶者からの暴力の防止及び被害者の保護に関する法律（DV防止法）
（平成13年施行）

配偶者からの暴力を犯罪として認め，その防止と被害者の保護に関して国が責務を負う

表4　扶助の受給区分別医療扶助人員の年次推移

平成年度	医療扶助 総数	入院 総数	単給	併給	入院外 総数	単給	併給
12	864,231	132,751	71,380	61,371	731,480	17,952	713,529
13	928,527	134,956	70,260	64,696	793,572	19,042	774,530
14	1,002,886	135,197	67,725	67,472	867,689	20,098	847,591
15	1,082,648	132,578	65,271	67,306	950,070	22,060	928,010
16	1,154,521	132,285	63,164	69,120	1,022,236	21,955	1,000,281
17	1,207,814	131,104	61,364	69,741	1,076,710	21,604	1,055,106
18	1,226,233	130,487	59,423	71,065	1,095,746	20,770	1,074,976
19	1,248,145	125,900	56,569	69,330	1,122,245	21,029	1,101,216
20	1,281,838	123,279	55,297	67,982	1,158,558	20,789	1,137,769
21	1,406,456	125,820	54,024	71,796	1,280,636	21,230	1,259,405

（注）1ヵ月平均である．
資料：厚生労働省大臣官房統計情報部「社会福祉行政業務報告」（福祉行政報告例）
厚生労働省ホームページ　厚生労働統計一覧　3．社会福祉 http://www.mhlw.go.jp/toukei/itiran/index.html

こととなった．加害者は婚姻関係にある配偶者に加え，離婚した元配偶者や同様の関係にあった者も含まれる．暴力の内容も身体的暴力だけでなく精神的・心理的暴力も含まれる．加害者からの暴力に係わる通報，相談，保護，自立支援の体制整備が謳われ，子どもへの接近禁止命令や被害者宅付近徘徊禁止，同居の場合の2ヵ月間の退去命令と再度の退去命令の申し立ても可能である．またストーカー規制法（平成12年）に定める「つきまとい等」に関する行為も禁止し，警察が相談窓口となって，通報も受け付けている．警察における暴力相談等の対応件数の推移を示す（図2）．対応件数とは，都道府県警察において，配偶者からの暴力事案を相談，援助要求，保護要求，被害届・告訴状の受理，検挙等により認知・対応した件数である．警察庁によると平成22年度は33,852件で5年前に比し約2倍に増加した．同法に基づく，主な相談・支援機関としてまず配偶者暴力相談支援センターがある．都道府県の婦人相談所など適切な施設が，支援センターの機能を果たす．市町村が設置している支援センターもある．平成23年4月現在，全国の支援センターの数は201ヵ所（うち市町村の支援センターは28ヵ所）である．配偶者暴力相談支援セン

表5 授産施設の状況（平成20年）

	総数	保護授産	社会事業授産
施設数	96	21	75
定員	3,231	735	2,496
利用人数	2,797	565	2,232

（厚生の指標 増刊 国民福祉の動向 2010/2011 Vol.57 No.11 p184 より抜粋）

ターにおける相談件数の推移を示す（図3）．内閣府男女共同参画局によると平成22年度は77,334件で8年前に比し2倍以上に増加した．婦人相談所は，売春防止法に基づき各都道府県に必ず1つ設置されている．配偶者暴力防止法に基づき，被害者及びその同伴家族の一時保護を，婦人相談所又は厚生労働大臣が定める基準を満たす施設において行う．婦人相談所は，配偶者からの暴力の被害者以外にも，帰住先がない女性や，人身取引被害者等を一時保護する．婦人相談所における一時保護件数の推移を示す（図4）．厚生労働省によると平成21年度は12,160件で近年は横ばいである．他の相談・支援機関の概要を順に示す．社会福祉事務所は社会福祉法第14条に基づき都道府県，各市などが設置している．住居の決定や生活資金の援助などの相談窓口になる．母子生活支援施設への入所を希望する際の窓口となる．婦人保護施設は売春防止

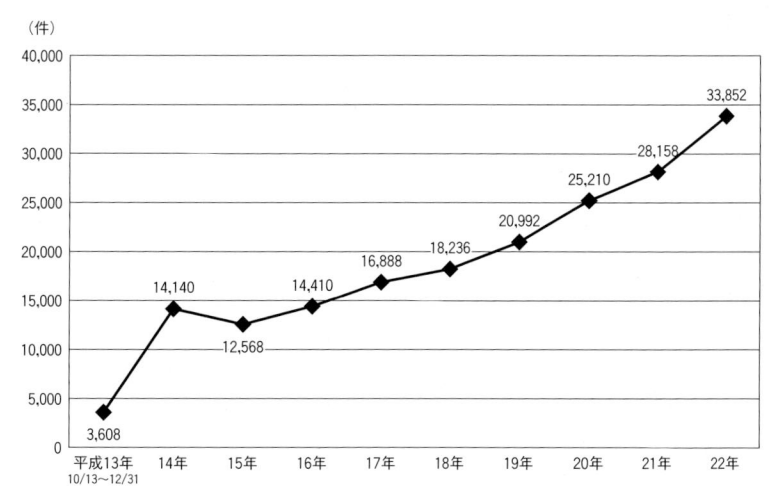

図2 警察における暴力相談等の対応件数の推移（警察庁調べ）
（男女共同参画局 配偶者からの暴力被害支援情報 配偶者からの暴力に関するデータ）

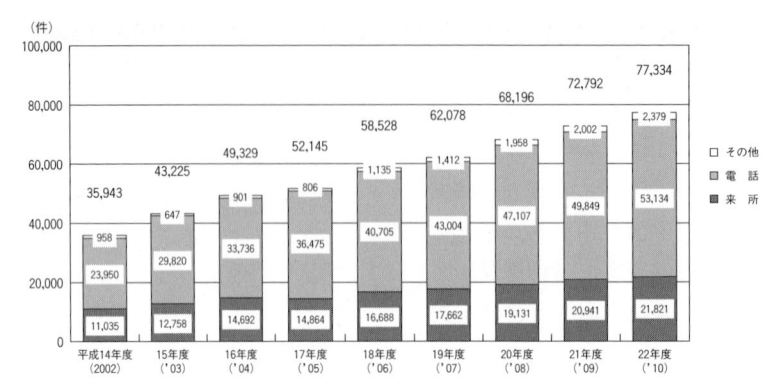

図3 配偶者暴力相談支援センターにおける相談件数の推移（内閣府調べ）
男女共同参画局　配偶者からの暴力被害支援情報　配偶者からの暴力に関する
データ http://www.gender.go.jp/e-vaw/data/dv_dataH2307.pdf

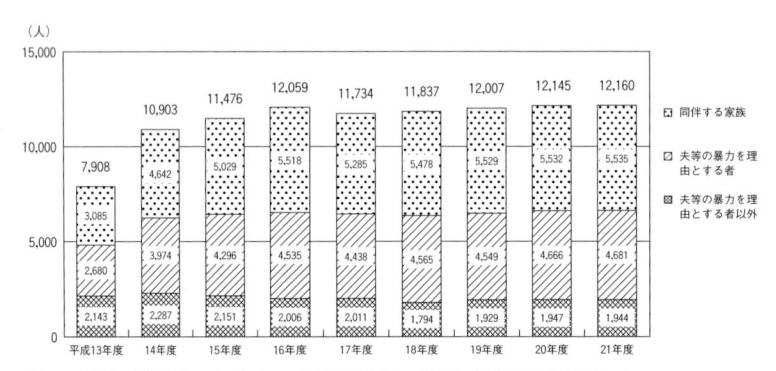

図4 婦人相談所における一時保護件数の推移（厚生労働省調べ）
男女共同参画局　配偶者からの暴力被害支援情報　配偶者からの暴力に関する
データ http://www.gender.go.jp/e-vaw/data/dv_dataH2307.pdf

法により都道府県などが設置し，暴力者被害や困難な社会事情を抱える女性を保護する．母子生活支援施設は児童福祉法第38条に基づき設置されたが，DV防止法以後，配偶者があっても被害者を受け入れている．

3．ホームレスの自立の支援等に関する特別措置法（平成14年施行）

目的はホームレス状態にある人たちに安定した住居と就労機会を提供・確保し，生活相談などの「自立」につながる総合的な対策を実施することを国や地方公共団体の「責務」とし，彼・彼女らの社会復帰を促すことである．また国に対してはホームレスの実態に関する全国調査（概数調査）を義務付けている．これは厚生労働省・援護局地域福祉課が所管し，ホームレスの自立の支援等に関する施策の策定及び実施に資するため，毎年各自治体の協力を得て，実施されている．人数および前年度差引割合の推移を示す（表6）．

平成23年度においてホームレスが確認された自治体は，全1,750市区町村のうち451市区町村（昨年調査では1,784市区町村のうち474市区町村）であった．全国のホームレス数は合計10,890人であり，うち男性が10,209人，女性が315人，不明が366人となっている．（目視による調査のため防寒具を着込んだ状態等により性別が確認できない者を「不明」としている．）増減については，昨年調査と比較すると，2,234人（17.0％）減少した．同法に先行して発表された厚生労働省社会援護局による「ホームレスの自立支援方策について」ではホームレスのニーズを的確に捉えるには，福祉事務所が中心的な役割を果たすの

表6 ホームレスの実態に関する全国調査による人数および前年度差引割合の推移

平成年度	男	女	不明	合計	差引増▲減
19	16,828	616	1,120	18,564	−
20	14,707	531	780	16,018	▲2,546（▲13.7%）
21	14,554	495	710	15,759	▲ 259（▲ 1.6%）
22	12,253	384	487	13,124	▲2,635（▲16.7%）
23	10,209	315	366	10,890	▲2,234（▲17.0%）

厚生労働省　援護局地域福祉課
ホームレスの実態に関する全国調査（概数調査）結果について
http://www.mhlw.go.jp/stf/houdou/2r985200000191qr.html

が現実的である．また相談内容に応じて保健所，公共職業安定所等関係機関や社会福祉施設等との連携を図る必要がある．ホームレス自立支援事業では，自立支援センターを設け，ホームレスを一定期間宿泊させ，健康診断，生活相談・指導及び職業相談・斡旋等を行うことにより，就労による自立を目的として実施される．

（土手友太郎）

文　献

1）厚生の指標　増刊　国民福祉の動向．2010/2011 Vol.57 No.11, p158, 184.
2）厚生労働省　生活保護と福祉一般　福祉事務所 http://www.mhlw.go.jp/bunya/seikatsuhogo/fukusijimusyo.html
3）厚生労働省　各種統計調査結果　厚生労働統計について　医療扶助実態調査　http://www.mhlw.go.jp/toukei/list/dl/67-16a.pdf
4）佐藤進，児島美都子編：私たちの社会福祉法．第2版，法律文化社，2005.
5）社会保障審議会福祉部会　生活保護制度の在り方に関する専門委員会　報告書について　厚生労働省　社会・援護局　保護課　企画法令係 http://www.mhlw.go.jp/shingi/2004/12/s1215-8.html
6）西村健一郎，品田充儀編著：よくわかる社会福祉と法．初版，p60,169，ミネルヴァ書房，2009.
7）Modern Physician　知っておきたい医療と法律　福祉に関わる医師のための法律知識．vol.30 No.10 p1296-1299　新興医学出版社，2010.
8）宮本和彦　編集：福祉臨床シリーズ 11　家庭福祉論　臨床に必要な仮定福祉　第9章　ドメスティック・バイオレンスと家庭福祉　p143-157，弘文堂，2007.
9）男女共同参画局：配偶者からの暴力被害支援情報　配偶者からの暴力に関するデータ　http://www.gender.go.jp/e-vaw/data/dv_dataH2307.pdf
10）厚生労働省：援護局地域福祉課　ホームレスの実態に関する全国調査（概数調査）結果について http://www.mhlw.go.jp/stf/houdou/2r985200000191qr.html
11）関西人間会　編：社会福祉六法・関係法辞典　改定版　第2章　第2節　ホームレスの自立の支援に関する特別措置法．p32-37，晃洋書房，2006.
12）厚生労働省社会援護局：ホームレスの自立支援方策について www1.mhlw.go.jp/houdou/1203/h0308-1_16.html

26. 身体障害者福祉法と周辺法

法の趣旨と概要

1. 身体障害者福祉法（昭和25年施行）

同法は第二次世界大戦後の緊急援護と基盤整備のため社会福祉分野における福祉三法体制として生活保護法,児童福祉法とともに制定された.障害者自立支援法（平成18年施行）により,基本的に身体障害者,知的障害者ならびに障害児は,同法により障害福祉サービスを受給する.しかしやむをえない事由によりこれらの者が同サービスを受けられない場合には,それぞれ身体障害者福祉法,知的障害者福祉法,児童福祉法に基づき,市町村の措置で障害福祉サービスが実施される.平成2年から身体障害者福祉法の援護事務が都道府県から市町村に事務委託され,都道府県の福祉事務はこれらの業務について広域的な連絡調整を行う.

2. 障害者基本法（平成16年施行）

心身障害者対策基本法（昭和45年施行）が改正され,名称も障害者基本法へと変更された.障害者のための施策の基本となる事項を定めている.近年の障害者施策の総合的取り組みに係る主な関連法令の動向を示す（表1）.同法は全体的枠組みとして生活支援,生活環境,教育・育成,雇用・就業分野の諸法とともに総合的かつ計画的に推進し,障害者の自立と社会,経済,文化その他あらゆる分野の活動への参加を促進することを目的とする.

3. 障害者の雇用の促進等に関する法律（昭和35年施行）

同法は,身体障害者又は知的障害者の雇用義務等に基づく雇用の促進等のための措置,職業リハビリテーションの措置その他障害者

表1 障害者施策に係る主な関連法令の動向

	平成16年	平成17年	平成18年	平成19年	平成20年	平成21年
全体的枠組み	障害者基本法の改正・施行			障害者基本法の改正施行（市町村障害者計画の義務化）		障害者制度改革推進本部設置の閣議決定
生活支援		発達障害者支援法の成立	発達障害者支援法の施行 障害者自立支援法の成立	障害者自立支援法の施行		
生活環境			ユニバーサルデザイン制作大綱の発表	高齢者,障害者等の移動等の円滑化の促進に関する法律の施行		
教育・育成			学校教育法の一部改正法の成立	改正学校教育法の施行	教育振興基本計画閣議決定	
雇用・就業			障害者雇用促進法の一部改正法の成立	障害者雇用促進法の改正・施行		障害者雇用促進法の一部改正法の成立	障害者雇用促進法の改正・施行

出典:障害者施策の総合的取り組み 内閣府（著者一部改変）
http://www8.cao.go.jp/shougai/whitepaper/h20hakusho/zenbun/pdf/h1_1.pdf

がその能力に適合する職業に就くこと等を通じてその職業生活において自立することを促進するための措置を総合的に講じ，障害者の職業の安定を図ることを目的とする．障害者の雇用については，同法に基づく「障害者雇用納付金制度」により，民間企業は障害者雇用率（法定雇用率）として，常用労働者数の1.8％以上の障害者を雇用することが義務づけられている．平成21年度の全体の実雇用率は1.63％で法定雇用率を下回った．民間企業における障害者の雇用状況の過去10年間の推移を示す（表2）．また，法定雇用率を達成している企業の割合は45.5％で，半数以上の企業が法定雇用率を達成していない．実雇用率が特に低いのは100人〜299人規模の企業で，その実雇用率は1.35％であった．この制度は，法定雇用率を満たさない企業からは雇用障害者数が1人不足するごとに月額5万円を納付金として「障害者雇用納付金」を徴収し，障害者を多く雇用している企業に障害者雇用調整金や各種助成金を支給して，事業者間の経済的な負担を調整しつつ，全体として障害者雇用の水準を高めることを目的としている．従って障害者雇用納付金は罰金ではなく，納付金を支払っても障害者の雇用義務を免れるものではない．障害者施策に係る主な関連法令の動向において，雇用・就業分野において同法は近年，再三改正されている（表1）．これまで法定効用率の算定基準は週所定労働時間が30時間以上の常時雇用労働者であった．一方，短時間労働は，障害者が福祉的就労から一般雇用へ移行していくための段階的な就労形態として有効であり，また企業からの短時間労働への雇用ニーズが高まっている．そこで平成22年から，週30時間未満の短時間労働者についても雇用障害者数として0.5人分として算定することとなった．事業主が障害者雇用率を達成し，雇用した障害者が職場で能力を発揮できるようにするため，厚生労働省ではさまざまな支援・援助を行っ

表2　民間企業における実雇用率と雇用される障害者数の推移（単位：千人）

平成	10年	11年	12年	13年	14年	15年	16年	17年	18年	19年	20年	21年
身体障害者	225	226	223	222	214	214	222	229	238	251	266	268
知的障害者	27	28	30	31	32	33	36	40	44	48	54	57
精神障害者									2	4	6	8
実雇用率	1.48%	1.49%	1.49%	1.49%	1.47%	1.48%	1.46%	1.49%	1.52%	1.55%	1.59%	1.63%
全体	251	255	253	253	246	247	258	269	284	303	326	333

注1：雇用義務のある企業（56人以上規模の企業）についての集計である．
注2：「障害者の数」とは，次に掲げる者の合計数である．
平成17年度まで
　身体障害者（重度身体障害者はダブルカウント）
　知的障害者（重度知的障害者はダブルカウント）
　重度身体障害者である短時間労働者
　重度知的障害者である短時間労働者
平成18年度以降
　身体障害者（重度身体障害者はダブルカウント）
　知的障害者（重度知的障害者はダブルカウント）
　重度身体障害者である短時間労働者
　重度知的障害者である短時間労働者
　精神障害者
　精神障害者である短時間労働者（精神障害者である短時間労働者は0.5人でカウント）
注3：障害別に四捨五入をしている関係から，障害別内訳と合計値は必ずしも一致しない．
資料：厚生労働省
出典：障害者白書　平成22年版
http://www8.cao.go.jp/shougai/whitepaper/h22hakusho/zenbun/zuhyo/zuhyo1_22.html

ている．相談窓口としてハローワーク，独立行政法人高齢・障害者雇用支援機構納付金部がある．

4．身体障害者の利便の増進に資する通信・放送身体障害者利用円滑化事業の推進に関する法律（平成5年施行）

近年，社会経済の情報化が進展し，身体障害者も電気通信の利用の機会を確保する必要性が増大しているため，通信・放送の利用を円滑化にする事業を推進し，利便の増進による情報化の発展を目的とする．総務大臣が，通信・放送役務の利用に関する身体障害者の利便の増進を図るための基本的な方針を定める．また独立行政法人情報通信研究機構は，通信・放送身体障害者利用円滑化事業の実施に必要な資金に充てるための助成金を交付し，同事業に関する情報の収集，調査及び研究，成果の提供，照会及び相談を行う．

5．福祉用具の研究開発及び普及の促進に関する法律（平成5年施行）

同法は心身の機能が低下し日常生活に支障のある老人及び心身障害者の自立の促進と介護者の負担の軽減を図るため，福祉用具の研究開発及び普及を促進し，当事者の福祉の増進に寄与するとともに，産業技術の向上に資することを目的とする．普及の促進のため在宅介護支援センターなどにおける福祉用具の展示や相談を行う．また国立障害者リハビリセンターなどにおける研究開発，民間事業に対し，同法の指定法人（（財）テクノエイド協会）等による研究開発助成などの施策を推進している．

6．身体障害者補助犬法（平成14年施行）

同法は良質な身体障害者補助犬（盲導犬，介助犬及び聴導犬）の育成及びこれを使用する身体障害者の施設等の利用の円滑化を図り，身体障害者の自立及び社会参加の促進に寄与することを目的とする．国，地方公共団体，公共交通事業者，不特定多数の者が利用する施設の管理者等は，その管理する施設等を身体障害者が利用する場合，その同伴により当該施設に著しい損害が発生するおそれがない場合は補助犬の同伴を拒んではならない．民間事業主及び民間住宅の管理者は，従業員又は居住者が身体障害者補助犬を使用することを拒まないよう努めなければならない．都道府県・政令市・中核市は，相談窓口を設置し，補助犬使用者又は受入側施設の管理者等から苦情や相談の申し出を受けたときは，必要な助言，指導等を行うほか，関係行政機関の紹介を行う．一定規模以上の民間企業は，事業所又は事務所に勤務する身体障害者が補助犬を使用することを必要とし，その使用により業務の遂行に著しい支障を及ぼすおそれなどがなければ，使用させる義務がある．

7．障害者自立支援法（平成18年施行）

平成22年の障害者数の総数・在宅者・施設入所者の内訳を示す（表3）．総数では身体障害者・児が366万人で最多であり，殆どが在宅者である．次に在宅の部位別身体障害児・者数の推移を示す（表4）．肢体不自由が約半数を占め，最多の181万人であり，横ばい状態の視覚障害や聴覚・言語障害に比し，増加傾向を示した．今後，特に在宅の肢体不自由者への自立支援対策の必要性の増大が推察される．そこで同法は障害者が自立した日常生活や社会生活を営めるよう，福祉サービスの給付や支援を行うが，福祉の増進を図るだけでなく障害の有無に関わらず，安心して暮らせる地域社会の実現への寄与を目的としている．そのため身体・知的・精神障害の種別に関わらず，サービスを利用できるよう制度の一元化を図り，共通の基盤体制を構築した．しかしやむを得ない事由により同サービスを受けられない場合には，それぞれ

表3　平成22年の障害者数の総数・在宅者・施設入所者の内訳

	総数	在宅者	施設入所者
身体障害児・者	366万人	358万人	9万人
知的障害児・者	55万人	42万人	13万人
精神障害者	323万人	290万人	33万人

出典：障害者白書　平成22年版
http://www8.cao.go.jp/shougai/whitepaper/h22hakusho/zenbun/index.html

身体障害者福祉法，知的障害者福祉法，児童福祉法に基づき，市町村の措置で障害福祉サービスが実施される．同法に基づく第1種社会福祉事業（事業の継続性や安定性の確保の必要性が高い）である主な身体障害者のための社会福祉施設等の目的・対象者を示す（表5）．また適正な医療受診は障害者の自立支援に特に重要である．障害者・児が指定自立支援医療機関から必要な医療を受けた場合に自立支援医療費が支給されている．利用手続きは従来と変わっておらず，支給認定されれば，それぞれの実施主体から自立支援医療受給証が交付され，利用者が指定医療機関に受給証を提出する．自立支援医療費の支給に関しては，まず市町村が障害者の福祉サービスの必要性を全国共通の心身の状況等に関する認定調査を実施する．この結果に基づき電算的に一次判定が行われ，市町村審議会の審査判定（二次判定）を経て障害程度区分が認定される．その際，医師の意見書が必要となる．これは障害者の主治医，または主治医がいない場合は市町村の紹介する医師が作成する．具体的に自立支援医療（育成医療）を申請する場合，申請書に指定自立支援医療機関において育成医療を主として担当する医師が作成した自立支援医療意見書，受診者および受診者と同一の「世帯」に属する者の名前が記載された医療保険の加入を証明できるもの，受診者の属する「世帯」の所得状況を確認できる資料のほか，人工透析の場合には特

表4　在宅の部位別身体障害児・者数の推移　　（単位：千人(%)）

	昭和45年	55年	62年	平成3年	8年	13年	18年
視覚障害	257(18.3)	336(17.0)	313(12.5)	357(12.7)	311(10.3)	306(9.2)	315(8.8)
聴覚・言語障害	259(18.4)	317(16.0)	368(14.7)	369(13.1)	366(12.2)	361(10.9)	360(10.1)
肢体不自由	821(58.3)	1,127(57.0)	1,513(60.4)	1,602(57.2)	1,698(56.3)	1,797(54.0)	1,810(50.6)
内部障害	72(5.1)	197(10.0)	312(12.4)	476(17.0)	639(21.2)	863(25.9)	1,091(30.5)
合計	1,408	1,977	2,506	2,803	3,015	3,327	3,576

注：昭和55年は身体障害児(0～17歳)に係る調査を行っていない．
資料：厚生労働省「身体障害児・者実態調査」
出典：障害者白書　平成22年版　http://www8.cao.go.jp/shougai/whitepaper/h22hakusho/zenbun/zuhyo/zuhyo2_06.html

表5　身体障害者のための社会福祉施設等の目的・対象者

施設の種類	施設の目的と対象者
障害者支援施設	障害者につき，主として夜間において，入浴，排泄又は食事等の便宜を供与するとともに，これ以外の施設障害福祉サービス（生活介護，自立訓練，就労移行支援）を行う．
身体障害者更生援護施設　肢体不自由者更生施設	肢体不自由者を通所させて，その更生に必要な治療及び訓練を行う．
視覚障害者更生施設	視覚障害者を入所又は通所させて，その更生に必要な知識，技能及び訓練を与える．
聴覚・言語障害者更生施設	聴覚・言語障害者を入所又は通所させて，その更生に必要な指導及び訓練を行う．
内部障害者更生施設	内蔵の機能に障害のある者を入所又は通所させて，医学的管理の下にその更生に必要な指導及び訓練を行う．
身体障害者療護施設	身体障害者であって常時の介護を必要とするものを入所させて，治療及び養護を行う．
身体障害者授産施設	身体障害者で雇用されることの困難なもの又は生活に困窮するもの等を入所又は通所させて，必要な訓練を行い，かつ，職業を与え自活させる．
身体障害者通所授産施設	身体障害者で雇用されることの困難なもの等を通所させて，必要な訓練を行い，かつ，職業を与え自活させる．

上記施設は障害者自立支援法に基づく第1種施設である．
厚生の指標　増刊　国民福祉の動向　2010/2011 Vol.57 No.11 p305-306　より著者改変

定疾患療養受療証の写しを添付する．自立支援医療（更生医療）を申請する場合，育成医療と同様であるが，身体障害者更生相談所長に対して更生医療の要否等について判定を依頼する．自立支援医療（精神通院医療）を申請する場合，申請書に指定自立支援医療機関において精神障害の診断または治療に従事する医師による診断書，「重度かつ継続」に関する意見書，及び上記同様の医療保険及び所得状況に関する資料を添付する．

8．高齢者，障害者等の移動等の円滑化の促進に関する法律（バリアフリー新法）（平成18年施行）

従来の高齢者，身体障害者等が円滑に利用できる特定建築物の建築の促進に関する法律（通称：ハートビル法　平成6年施行）と高齢者，身体障害者等の公共交通機関を利用した移動の円滑化の促進に関する法律（通称：交通バリアフリー法　平成12年施行）の2つの法律を統合，拡充させた法律である．高齢者，障害者等の自立した日常生活及び社会生活を確保することは重要であり，公共交通機関の旅客施設及び車両等，道路，路外駐車場，公園施設並びに建築物の構造及び設備を改善する必要がある．さらに一定の地区における旅客施設，建築物等及びこれらの間の道路，駅前広場，通路その他の施設の一体的な整備推進により，高齢者，障害者等の移動上及び施設の利用上の利便性及び安全性の向上の促進を図り，公共の福祉の増進に資することが同法の目的である．従って医療・保健・福祉業務従事者は関連施設及びその周辺や同施設までのアクセスに関する地域環境において利用者の安全と利便性に十分に配慮する必要がある．

（土手友太郎）

文　献

1) 河野正輝, 他編集：社会福祉入門. 第2版　p15-16, 有斐閣, 2008.
2) 西村健一郎, 品田充儀　編著：よくわかる社会福祉と法. 初版　p56, 116, ミネルヴァ書房, 2009.
3) 関西人間会編：社会福祉六法・関係法辞典改定版, p138, 晃洋書房, 2006.
4) 障害者施策の総合的取り組み　内閣府　http://www8.cao.go.jp/shougai/whitepaper/h20hakusho/zenbun/pdf/h1_1.pdf
5) 政府広報オンライン　障害者法定雇用率制度　http://www.gov-online.go.jp/useful/article/201006/2.html
6) 厚生労働省　障害者白書　平成22年版　http://www8.cao.go.jp/shougai/whitepaper/h22hakusho/zenbun/zuhyo/zuhyo1_22.html
7) 電子政府の総合窓口　総務省　法令データ提供システム　http://law.e-gov.go.jp/htmldata/H05/H05HO054.html
8) 厚生の指標　増刊　国民福祉の動向. Vol.57 No.11 p129-130, 2010/2011．
   厚生の指標　増刊　国民福祉の動向. Vol.57 No.11 p99. 2010/2011.
9) 関西人間会編：社会福祉六法・関係法辞典改定版，第5章　第3節　身体障害者福祉法　第1項　身体障害者補助犬法. p135-139, 晃洋書房, 2006.
10) 厚生労働省「身体障害児・者実態調査」障害者白書　平成22年版　http://www8.cao.go.jp/shougai/whitepaper/h22hakusho/zenbun/index.html
    http://www8.cao.go.jp/shougai/whitepaper/h22hakusho/zenbun/zuhyo/zuhyo2_06.html
    西村健一郎, 品田充儀　編著：よくわかる社会福祉と法初版, ミネルヴァ書房, 2009年．
11) 山田晋, 石橋敏郎編著：やさしい社会福祉法制新版, 嵯峨野書院, 2008.
12) 坂本洋一著：図説　よくわかる障害者自立支援法第2版, 中央法規出版, 2009.
13) 服部治夫編集：Modern Physician　知っておきたい医療と法律　福祉に関わる医師のための法律知識 vol.30 No.10, p1296-1299, 新興医学出版社, 2010.
14) 国土交通省　高齢者, 障害者等の移動等の円滑化の促進に関する法律　http://www.mlit.go.jp/barrierfree/transport-bf/shinpou/jyoubun.html

27. 児童福祉法

法の趣旨と概要

1. 児童福祉法の趣旨

児童福祉法は，新しい時代の担い手であるすべての子どもの健全育成と福祉の積極的増進を目的とした児童福祉の基本となる法律であり，昭和22年12月に制定され，翌1月から施行された．戦後の混乱のなか，当初は孤児や浮浪児など保護を要する児童の救済を目的としていた児童保護政策法制化の動きは，最終的に法の対象をすべての子どもに拡げることとなった．

その後の社会・経済状況により，核家族化，少子化，共働き家庭やひとり親家庭の増加など，子どもを取り巻く環境は変化し，不登校やひきこもり，発達障害，非行，児童虐待の急増など，子どもが抱える問題が多様化している．このため，子どもの最善の利益を保障し社会全体で子育てを支えるという視点から，児童福祉法の改正が繰り返し行われており，本章では平成22年12月改正，平成24年4月施行の児童福祉法の改正内容を含めて記述する．

2. 児童福祉法の概要

児童福祉法は，①総則，②福祉の保障，③事業，養育里親及び施設，④費用，⑤雑則，⑥罰則の6章から成り，冒頭には法の目的ではなく，子どもに関わるあらゆる法令の根本とされるべき原理3ヵ条を掲げている．

1) **児童福祉の原理**：すべて国民は，児童が心身ともに健やかに生まれ，育成されるよう努めなければならない．すべて児童は，ひとしくその生活を保障され，愛護されなければならない（第1条）．国及び地方公共団体は，児童の保護者とともに，児童を心身ともに健やかに育成する責任を負う（第2条）．これらは児童の福祉を保障するための原理であり，すべて児童に関する法令の施行にあたって，常に尊重されなければならない（第3条）．

2) **定義**：法の対象となる「児童」とは満18歳に満たない者であり，乳児（1歳まで），幼児（就学まで），少年（18歳まで）に分けられる．ただし里親の委託および特定の施設への入所措置については満20歳までを対象とする．「障害児」とは身体障害または知的障害のある児童または精神に障害のある児童，「妊産婦」とは妊娠中または出産後1年以内の女子，「保護者」とは親権を行う者，未成年後見人その他の者で，児童を現に監護するもの，「要保護児童」とは保護者のない児童または保護者に監護させることが不適当であると認められる児童をいう．

3) **機関・職種**：児童福祉に関する事項を調査審議する児童福祉審議会，要保護児童を適切に保護するための協議を行う要保護児童対策地域協議会，福祉の実務遂行機関・職種として市町村，都道府県，児童相談所，保健所，児童福祉司，児童委員，保育士の業務等を規定している．

4) **福祉の保障**：障害児等の保護（障害や慢性疾患をもつ児童の療育指導，結核児童の療育給付，慢性疾患児童の医療給付—小児慢性特定疾患治療研究事業—など），障害児入所給付費・障害児通所給付費等の支給，要保護児童の保護措置，障害福祉サービスの措置，子育て支援事業の実施など，児童の福祉を図る各種保障について規定している．

5) **児童福祉施設への入所等**：児童福祉施設の設置・認可，児童福祉施設の設備・運営

ならびに里親の行う養育に関する最低基準の制定，児童福祉施設・施設の長・里親が負う権限および義務について規定している．

　6）**費用**：各種児童福祉行政の遂行に必要な費用の支弁義務者を定め，国・都道府県・市町村等の負担割合について規定している．施設入所など，各種児童福祉の措置・保障に要する費用は，原則として本人または扶養義務者から負担能力に応じて全部または一部を徴収するが，負担できない場合は，国，都道府県または市町村が代わって負担する．

　上記，児童福祉法の適正な実施を目的として，法に基づいて，①児童福祉法施行令，②児童福祉法施行規則，③児童福祉施設最低基準が定められ，さらに各種関連法，政令，省令，通知などにより児童福祉は体系的に推進されている（図1）．

法が定める専門職，機関，施設が担う責務・役割

　1）**国と行政機関の役割**：国と地方公共団体は，児童福祉の行政事務を，①国，②都道府県，③市町村の3段階に分け系統的に役割を分担している．

　2）**児童福祉審議会**（第8条，第9条）：都道府県・指定都市（必置），市町村（任

```
┌─────────────────────────────────┐
│          日本国憲法              │
└─────────────────────────────────┘
              ↓
┌─────────────────────────────────┐
│          法　律                  │
└─────────────────────────────────┘
```

【児童福祉六法】
1．児童福祉法（昭和22年）　2．児童福祉手当法（昭和36年）
3．特別児童扶養手当等の支給に関する法律（昭和39年）
4．母子及び寡婦福祉法（昭和39年）　5．母子保健法（昭和40年）
6．児童手当法（昭和46年）　　　　　＊（　）内は制定年

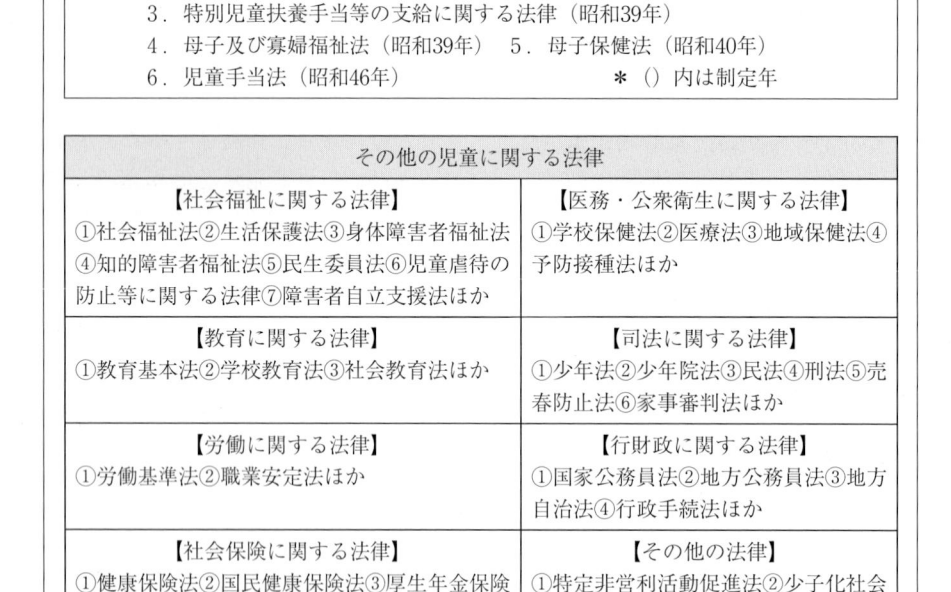

【その他の児童に関する法律】

【社会福祉に関する法律】①社会福祉法②生活保護法③身体障害者福祉法④知的障害者福祉法⑤民生委員法⑥児童虐待の防止等に関する法律⑦障害者自立支援法ほか	【医務・公衆衛生に関する法律】①学校保健法②医療法③地域保健法④予防接種法ほか
【教育に関する法律】①教育基本法②学校教育法③社会教育法ほか	【司法に関する法律】①少年法②少年院法③民法④刑法⑤売春防止法⑥家事審判法ほか
【労働に関する法律】①労働基準法②職業安定法ほか	【行財政に関する法律】①国家公務員法②地方公務員法③地方自治法④行政手続法ほか
【社会保険に関する法律】①健康保険法②国民健康保険法③厚生年金保険法④国民年金法ほか	【その他の法律】①特定非営利活動促進法②少子化社会対策基本法ほか

↓

政令・省令・訓令・通知等

図1　児童福祉の法体系
（福祉司養成講座編集委員会編集：新版社会福祉士養成講座4　児童福祉論：中央法規出版，2007　p.71図3-1を一部引用）

意）に設置され，行政担当職員以外の専門家による諮問機関として，適切な児童福祉施策を展開していくための調査・審議を行う．

3）**児童相談所**（第12条）：都道府県・指定都市（必置），中核都市（任意）に設置され，児童や家庭の相談や諸問題のうち，より高度で専門的な知識と技術を要するものに対応し，強力な行政権限を通じて児童の健全育成と権利擁護を図る．必要に応じ児童の一時保護施設を設けている．児童相談所，子ども家庭センター，こども相談センター，子ども女性相談センター，子ども・女性・障害者相談センターなどの呼称が使われ，平成23年4月現在の児童相談所数は206ヵ所である．

4）**福祉事務所**（家庭児童相談室）（機関の詳細は社会福祉法参照）：都道府県・市（必置），町村（任意）の『総合的社会福祉行政機関』であり，家庭児童の福祉に関する相談・指導業務充実強化のため家庭児童相談室を設置し，住民に近い市町村福祉事務所が比較的軽易な事例を扱うことにより，都道府県福祉事務所や児童相談所が専門性の高い困難なケースへの対応や市町村の後方支援に重点化するための一翼を担う．

5）**要保護児童対策地域協議会**（第25条の2）（虐待対応については児童虐待防止法参照）：平成16年の法改正により追加された機関であり，被虐待児をはじめとする要保護児童の早期発見や適切な保護を図るため，多数の関係機関の円滑な連携・協力を確保し，それぞれの役割分担の調整を行い，児童に関する情報や考え方を共有し対応するための協議を行う．平成22年4月現在，全国1,750市区町村のうち1,673ヵ所（95.6％）に設置されている．

6）**市町村**（第10条）：地域の実情に合わせた児童家庭相談・支援業務の一義的窓口となり，必要に応じて都道府県（児童相談所）と連携する．児童福祉課，子育て支援課・こども福祉課などの呼称が使われ，平成22年4月現在約70％の市区，約90％の町村に家庭児童相談室が設置されている．

7）**保健所**（第12条の6）・**市町村保健センター**（表1）（保健所の詳細は地域保健法

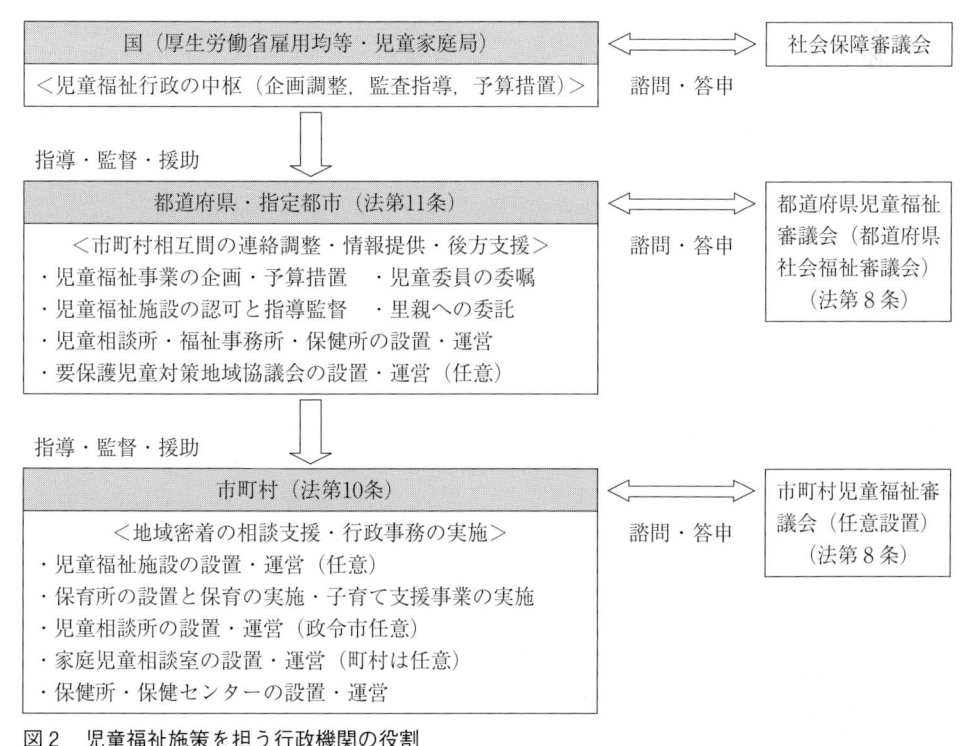

```
┌─────────────────────────────────────┐         ┌──────────────┐
│  国（厚生労働省雇用均等・児童家庭局）  │ ←───→  │ 社会保障審議会 │
│ <児童福祉行政の中枢（企画調整，監査    │ 諮問・答申│              │
│  指導，予算措置）>                     │          │              │
└─────────────────────────────────────┘         └──────────────┘
         │ 指導・監督・援助
         ▼
┌─────────────────────────────────────┐         ┌──────────────┐
│    都道府県・指定都市（法第11条）      │ ←───→  │都道府県児童福祉│
│ <市町村相互間の連絡調整・情報提供・    │ 諮問・答申│審議会（都道府県│
│  後方支援>                             │          │社会福祉審議会）│
│ ・児童福祉事業の企画・予算措置         │          │  （法第8条）  │
│   児童委員の委嘱                       │          │              │
│ ・児童福祉施設の認可と指導監督         │          │              │
│   里親への委託                         │          │              │
│ ・児童相談所・福祉事務所・保健所の設置・運営│    │              │
│ ・要保護児童対策地域協議会の設置・運営（任意）│  │              │
└─────────────────────────────────────┘         └──────────────┘
         │ 指導・監督・援助
         ▼
┌─────────────────────────────────────┐         ┌──────────────┐
│         市町村（法第10条）             │ ←───→  │市町村児童福祉審│
│ <地域密着の相談支援・行政事務の実施>   │ 諮問・答申│議会（任意設置）│
│ ・児童福祉施設の設置・運営（任意）     │          │  （法第8条）  │
│ ・保育所の設置と保育の実施・子育て支援事業の実施│  │              │
│ ・児童相談所の設置・運営（政令市任意） │          │              │
│ ・家庭児童相談室の設置・運営（町村は任意）│        │              │
│ ・保健所・保健センターの設置・運営     │          │              │
└─────────────────────────────────────┘         └──────────────┘
```

図2 児童福祉施策を担う行政機関の役割

参照）：都道府県・中核市その他政令市と東京都の特別区に設置され，保健衛生業務を担う中核機関である．児童福祉においては母子保健活動を中心に，家庭への訪問を含む積極的な関わりにより，児童虐待の発生予防・早期発見・早期介入などの役割も担う．平成22年4月現在の保健所設置数は510，平成18年度末の保健センター設置数3,124である．

　8）**児童委員・主任児童委員**（第16条〜18条）：児童委員は都道府県より委嘱され，市町村に置かれる民間の奉仕者で民生委員をかねる．地域住民・団体と協力し，都道府県・市町村・児童相談所など関係機関とも連携することにより，児童虐待への対応を含め，地域の児童・妊産婦・母子家庭等の健全育成と福祉の増進を図る．主任児童委員は児童委員の中から厚生労働大臣により指名され，児童福祉に関する事項を専門的に担当し，関係機関と児童委員との連携，児童委員への援助協力等を行う．平成22年12月現在の児童委員数は207,452人，主任児童委員21,098人である．

　9）**児童福祉施設**（第7条，第36条〜44条の2）（表2）：児童福祉施設は児童に適切な環境を提供し，必要とされる保護，治療，指導，知識・技能の付与または援助を行い，心身共に健やかに，社会に適応できるよう育成する．

　平成22年12月改正，平成24年4月施行の法改正により，障害種別であった施設体系は利用形態により一元化され「知的障害児施設，知的障害児通園施設，盲ろうあ児施設，肢体不自由児施設，重症心身障害児施設」は，障害児入所施設（入所），児童発達支援センター（通所）となり，それぞれが福祉型・医療型に分けられた．このため，児童福祉施設は，①助産施設，②乳児院，③母子生活支援施設，④保育所，⑤児童厚生施設，⑥児童養護施設，⑦福祉型障害児入所施設および医療型障害児入所施設，⑧福祉型児童発達支援センターおよび医療型児童発達支援センター，⑨情緒障害児短期治療施設，⑩児童自立支援施設，⑪児童家庭支援センターとなった．

法が定める専門職，機関，施設が行う具体的な業務範囲（表1，表2）

　児童福祉分野の仕事に関わる者を児童福祉従事者と言い，児童の援助サービスに専門的に関わる職員を児童福祉専門職と呼ぶ．その専門性は，資格法によって規定されるもの，免許制度があるもの，各種法令等により任用資格が定められているものがある．

1．行政機関における専門職種の資格及び業務等（表1）

　1）**児童福祉司**（第13条）（表1）：都道府県知事の補助機関である職員とされ，児童相談所長の命を受け，定められた担当区域におけるフィールドワークにより，専門的技術に基づいた相談対応，施設入所の援助等を実施する．

　任用資格は，①児童福祉司等の養成学校卒業者，②大学・大学院において社会学，心理学または教育学を専修した者，③医師，④社会福祉司・社会福祉主事・精神保健福祉司，保健師・助産師・看護師，保育士，教員，児童相談所所員等のうち，福祉施設業務の従事経験など一定の条件を満たす必要があるが，さまざまな職種や資格を持つ者が関与出来るため，児童や家庭について必要な判定を行う際には，精神科医あるいは大学で心理学を専修し卒業した者（児童心理司）が1名含まれること，相談員は児童福祉司の資格をもつことと別に規定されている．平成19年4月現在の児童福祉司配置員数は2,263人，児童心理司959人である．平成22年度中に全国205ヵ所の児童相談所が対応した児童虐待相談件数が55,152件（厚生労働省速報値，宮城県・福島県・仙台市を除く）であることを考えると施設・人員の拡充は喫緊の課題である．

　2）**保健師**（表1）（資格等の詳細は保健師助産師看護師法の項を参照）

　厚生労働省が施行する保健師国家試験に合格し免許を得た者で，看護師の資格を持つ．保健所や施設で働く保健師は，保健活動を通

表1 法が定める機関，専門職員が行う具体的な業務

専門行政機関	機関の業務
都道府県・指定都市 (児童福祉法第11条)	①市町村業務に関する市町村相互の連絡調整，情報提供および職員の研修その他の援助　②児童福祉に関する広域的な見地からの実情把握　③専門的な知識と技術を要する相談への対応　④児童と家庭についての調査・判定・指導　⑤児童の一時保護　⑥里親に対する相談・情報提供・助言・研修その他の援助
市町村 (児童福祉法第10条)	①児童福祉に関する実情把握と情報の提供 ②児童相談・調査・指導等　— 必要に応じ都道府県（児童相談所）に技術的援助・助言，判定を求める ③児童家庭相談援助活動などを通した虐待の未然防止・早期発見・要保護児童に対する措置 ④各種子育て支援サービス（地域子育て支援センター事業，放課後児童健全育成事業，子育て短期支援事業，乳幼児健康支援事業，一般・特定保育事業等）の情報提供や利用のあっせん，調整など
審議機関 (児童福祉法第8条，第9条) 都道府県・指定都市（必置）市町村（任意）	・福祉関係者・学識経験者20人以内の委員による組織で，特別の事項を調査審議する場合は臨時委員を置く ・委員は任命をうけた都道府県知事や指定都市の長，市町村長の諮問に答え，関係行政機関に意見を述べる ・審議にあたっては，社会保障審議会【＊注】と緊密な連絡をとらなければならない 【＊注】社会保障審議会：厚生労働省設置法改正により，社会保障全体の主要事項について審議する厚生労働大臣の諮問機関として，中央児童福祉審議会を含む社会保障関連8審議会が統合再編されたもの
児童相談所 (法第12条) (地方自治法第156条) 都道府県・指定都市（必置） 中核都市（任意）	＜機関の業務＞ ①市町村の業務に関する，市町村相互の連絡調整，情報提供，援助 ②相談（養護相談，保健相談，障害相談，非行相談，育成相談他）：専門的知識と技術を要するものに対応 ③調査および医学的・心理学的・教育学的・社会学的・精神保健上の判定→援助指針作成 ＜専門職員の業務＞ ・児童相談所長：要保護児童の一時保護，施設入所等の措置，家庭裁判所送致および家事審判申立てなど法に定められた権限の行使 ・児童福祉司：①相談②調査・社会診断③支援・指導④子どもと保護者等の関係調整（家族療法等） ・児童心理司：①相談②診断面接・心理検査・観察等による心理診断③子どもと関係者等に対する心理療法カウンセリング，助言指導 ・相談員：①相談と児童福祉司との協力による調査・社会診断②子ども，保護者等への措置によらない指導 ・心理療法担当職員：子ども，保護者，関係者等に対する心理療法，カウンセリング，助言指導 ・保健師：保健師の業務，一時保護児の健康管理 ・児童指導員・保育士：①一時保護児の生活指導，学習指導，行動観察を通しての行動診断，②緊急対応等一時保護業務全般③児童福祉司・児童心理司との連携による児童，保護者の指導 ・医師（精神科医，小児科医）：①診察，医学的検査等による医学的診断（虐待が子どもの心身に及ぼした影響に関する医学的診断）②子ども，保護者に対する医学的見地からの指示，指導③医学的治療④脳波測定，理学療法等の指示および監督⑤児童心理司，心理療法担当職員が行う心理療法等への指導⑥一時保護児の健康管理⑦医療機関・保健機関との情報交換や連絡調整 （＊）判定は各種診断（社会・医学・心理・行動診断など）のもとに担当者が協議して行ない，援助内容と方針を決定
保健所 (地域保健法第5条) 都道府県・指定都市・中核市，その他の政令市 東京都の特別区に設置	①児童・妊産婦の保健に関する正しい衛生知識の普及，児童福祉施設に対する栄養改善・衛生への助言 ②健康相談，健康診査（1歳6ヵ月健診，3歳児健診など），母子保健指導③身体障害児・長期療養児の療育指導（法第12条の6，第19条）④未熟児訪問指導　⑤養育医療給付⑥虐待の予防，早期発見，家庭の援助 ＜専門職の業務＞　医師，助産師，薬剤師，診療放射線技師，栄養士，臨床心理士（嘱託） 保健師：①公衆衛生および予防医学的知識の普及②育児相談，1歳6ヵ月児，3歳児の精神発達面の精密健康診査に関する保健指導③障害児や被虐待児と家族への在宅支援④子どもの健康・発達アセスメントとケア⑤市町村保健センターや医療機関との情報交換・連絡調整・協働による支援

注：表中「法」は「児童福祉法」の略

表2 法が定める児童福祉施設の役割と業務，専門職員

施設の種類	施設の役割	業務の内容	専門職員
1 助産施設 (法第36条)	経済的理由により入院助産を受けられない妊産婦を入所させ，助産を受けさせる	出産援助，育児指導，健康管理	助産師
2 乳児院 (法第37条)	乳児（特に必要のある場合には幼児を含む）を入院させて養育し，退院した者についても相談・援助を行う	乳児の養育，家族・家庭問題への援助，自立支援計画の策定，関係機関との連携	保育士，児童指導員，心理療法担当職員，嘱託医（小児科），栄養士，家庭支援専門相談員，［個別対応職員，調理員，看護師］
3 母子生活支援施設 (法第38条)	配偶者のないかこれに準ずる女子とその者の監護すべき児童を入所させて保護し，自立促進のための生活支援と，退所者に対する相談・援助を行う	生活支援，相談，保育，自立支援計画の策定，関係機関との連携	母子支援員，心理療法担当職員，少年指導員，保育士，嘱託医
4 保育所 (法第39条)	日々保護者の委託をうけて，保育に欠ける乳児または幼児の保育を行う（養護および教育を一体として行う）	一般的保育，病児・障害児等特別保育，保護者支援，地域子育て支援，地域交流	保育士，嘱託医，［調理員］
5 児童厚生施設 (法第40条)	児童に健全な遊びを与え，その健康を増進し，情緒をゆたかにする　児童公園（屋外），児童館（屋内）	遊びの指導，子ども家庭相談，地域活動育成	遊びを指導する者
6 児童養護施設 (法第41条)	保護者のない児童（必要時は乳児を含む），被虐待児童，その他環境上養護を要する児童を入所させて養護し，退所した者に対する相談・自立のための援助等を行う	養護，生活指導，学習・遊びの指導，職業指導，心理治療，家庭環境調整，自立支援計画の策定，関係機関との連携	児童指導員，嘱託医，保育士，個別対応職員，心理療法担当職員，家庭支援専門相談員，職業指導員，［栄養士及び調理員，看護師］
7 児童発達センター (法第42条) ＊2010（平成22）年12月10日改正 ＊2012（平成24）年4月1日施行	・身体障害のある児童，知的障害のある児童又は精神障害のある児童など（発達障害児を含む）あるいは ・手帳の有無は問わず，児童相談所または医師等により療育の必要性が認められた児童の通所支援 （地域の障害児・その家族を対象とした支援，保育所等の障害児を預かる施設に対する援助も行う）	【福祉型児童発達センター】：日常生活における基本的な動作の指導，知識技能の付与，集団生活への適応訓練，介護・介助，作業訓練・指導，職業指導など＝児童発達支援（法第6条の2） 【医療型児童発達センター】：児童発達支援及び治療	<※ 嘱託医（精神科，小児科，眼科または耳鼻咽喉科，整形外科等），児童指導員，保育士，職業指導員，看護師，心理指導担当職員，聴能訓練担当職員，言語機能訓練担当職員，理学療法士または作業療法士，［栄養士，調理員］など>
8 障害児入所施設 (法第43条) ＊2010（平成22）年12月10日改正 ＊2012（平成24）年4月1日施行	・重度・重複障害や被虐待児への対応を図るほか，自立（地域生活移行）のための支援を充実させる ・身体障害のある児童，知的障害のある児童又は精神に障害のある児童（発達障害児を含む）のほか， ・手帳の有無は問わず，児童相談所，医師等により療育の必要性が認められた児童も対象となる	【福祉型障害児入所施設】：保護，日常生活の指導，知識技能の付与 【医療型障害児入所施設】：専門医療の提供・長期療養と短期訓練，児童の保護，日常生活の指導，独立自活に必要な知識技能の付与及び治療	<※ 嘱託医（精神科，小児科，眼科または耳鼻咽喉科，整形外科等），児童指導員，保育士，職業指導員，看護師，心理指導担当職員，聴能訓練担当職員，言語機能訓練担当職員，理学療法士または作業療法士，［栄養士，調理員］など>
9 情緒障害児短期治療施設 (法第43条の2)	軽度の情緒障害を有する児童を短期間入所あるいは通所にて，その情緒障害を治し，あわせて退所した者について相談その他の援助をおこなう	医療，心理治療，生活指導，学習指導，自立支援計画の策定，退所者支援	医師（精神科または小児科），看護師，児童指導員，心理療法担当職員，保育士，家庭支援専門相談員
10 児童自立支援施設 (法第44条)	不良行為をなすか，そのおそれのある児童，家庭環境その他の環境上の理由により生活指導等を要する児童を入所あるいは通所により，個々の状況に応じて必要な指導を行い，自立を支援し，あわせて退所した者について相談その他の援助を行う	生活指導，職業指導，学科指導 ケースワーク，自立支援計画の策定，関係機関との連携 ＊心理学的および精神医学的診査・教育評価（随時実施）	児童自立支援施設長，児童自立支援専門員，児童生活支援員，嘱託医，心理療法担当職員，家庭支援相談員
11 児童家庭支援センター (法第44条の2)	地域児童福祉に関する問題や，児童に関する相談のうち，専門的な知識及び技術を必要とするものに対応するなど厚生労働省令の定める援助を総合的に行う	要保護児童・保護者に対する相談・指導，児童相談所・児童福祉施設等との連絡調整，市町村への技術的助言	相談・支援担当職員：児童福祉司の任用条件を満たす者

注　1　表中「法」は「児童福祉法」，「基準」は「児童福祉施設最低基準」の略．
　　2　児童福祉専門職のみ資格の根拠法令等を示した．
　　3　※　実施基準（人員・設備基準等）については，平成24年度予算編成過程で検討される予定であり，平成23年9月現在確定していないが，各施設でのこれまでの支援の水準を一本化維持できるよう検討されているため，参考として挙げる．

じて児童の健康状態を把握・評価し，実施すべき健康管理の方針を定め，療育・指導を実施する等，保健活動のキーパーソンとなる．

3）福祉事務所職員：（職種・業務の詳細は社会福祉法・母子および寡婦福祉法の項を参照）

・母子自立支援員：母子家庭や寡婦の福祉に関して，母親の就職や子どもの教育，母子福祉資金・寡婦福祉資金の貸付など自立に必要な相談・指導を担当する．

・家庭児童相談室には児童家庭相談に関する相談に従事する社会福祉主事（社会福祉法第18条，第19条）と家庭相談員が置かれ，児童福祉に関するケースワークおよび相談・助言・指導を行っている．家庭相談員の任用資格は①大学で児童福祉，社会福祉，児童学，社会学，心理学，教育学のいずれかを修めた者，②医師，③社会福祉主事として2年以上児童福祉の仕事に従事した者等とされる．

2．児童福祉施設における専門職種の資格及び業務等（表2）

児童福祉施設には，施設の特性によってさまざまな専門職が関与するが，児童福祉法，あるいは児童福祉施設最低基準（以下，基準と表記する）に任用の根拠法令があるものを挙げる．

1）児童指導員（基準第43条）：児童の生活指導，学習指導，ケースワーク，グループワーク等を担当するなかで，基本的生活習慣，日常生活の状況，入所後の変化等，生活全般にわたる参与的観察，生活場面における面接をもとに行動診断を行うなど，児童の援助内容や方針を定める際の重要な役割を担う．任用資格は，①児童福祉施設職員の養成学校等を卒業した者，②社会福祉士，③精神保健福祉士，④社会福祉学，心理学，教育学，社会学を専修する大学または大学院に入学あるいは卒業した者等，⑤教員資格を持つもの等で一定の条件を満たす必要がある．

2）保育士（第18条の4）：保育所における乳幼児の介護・介助等の保育活動以外に，児童福祉施設の直接援助担当職員として，指導員とともに生活指導や学習指導を行い，障害児の療育・訓練や地域の一般家庭に対する育児相談サービスなどにも従事する．保育士となるには，保育士養成施設を卒業後，保育士試験に合格し，都道府県において保育士登録を受けなくてはならない．

3）児童自立支援施設長（基準第81条）：児童自立支援施設長は児童自立支援専門員養成所が行う研修等を受けた者で，①精神科医，②社会福祉士，③児童自立支援専門員として児童自立支援事業に一定期間従事した者，④前述のものと同等以上の能力を有し，一定期間福祉施設等で勤務した経験があるものとされる．

4）児童自立支援専門員（基準第82条）：児童自立支援施設において児童の自立支援を行う者で，資格要件は，①精神科医，②社会福祉士，③児童自立支援専門員養成学校等を卒業した者，④社会福祉学，心理学，教育学若しくは社会学を専修する大学を卒業，大学院に在学あるいは卒業した者，小学校，中学校，高等学校又は中等教育学校の教員資格を持つもので，一定期間以上福祉関係業務に従事した経験を持つ者とされる．

5）児童生活支援員（基準第83条）：児童自立支援施設において児童の生活支援を行う者で，資格要件は，①保育士，②社会福祉士，③3年以上児童自立支援事業に従事した者とされる．

6）母子指導員（基準第27条，第28条）：母子生活支援施設において母子の生活指導を行う者で，資格要件は，①児童福祉施設職員の養成学校等を卒業した者，②保育士，③社会福祉士，④精神保健福祉士，⑤12年の学校教育を修了し2年以上児童福祉事業に従事した者とされる．

7）児童の遊びを指導する者（基準第38号）：児童厚生施設において児童に健全な遊びを与え，自主性・社会性・創造性を高め，地域の健全育成活動の助長を図る．資格要件

は，①児童福祉施設の職員養成学校等を卒業した者，②保育士，③社会福祉士，④12年の学校教育を修了し2年以上児童福祉事業に従事した者等，⑤幼・小・中・高校などの教員資格を持つ者，⑥施設設置者が適当と認めた，社会福祉学，心理学，教育学，社会学，芸術学若しくは体育学を専修する大学，大学院在籍あるいは卒業した者などとされる．

8）**家庭支援専門相談員ファミリーソーシャルワーカー**（基準第42条ほか）：乳児院，児童養護施設，情緒障害児短期治療施設および児童自立支援施設に配置され，虐待・放任等の家庭環境上の理由により入所している児童の保護者等に対し，児童相談所との密接な連携のもとに児童の早期家庭復帰等を可能とするための相談・指導等の支援を行う．資格要件は，①社会福祉士，②精神保健福祉士，③当該施設において養育又は指導に5年以上従事した者，④児童福祉司の任用資格を有する者とされる．

9）**心理療法（指導）担当職員**（基準第7条ほか）：乳児院，母子生活支援施設，児童養護施設及び児童自立支援施設において，対象者10人以上に心理療法（指導）を行う場合に配置が義務化されている．資格要件は大学で心理学を専修し卒業した者で，個人及び集団心理療法の技術を有するか同等以上の能力を有するものとされ，特に児童自立支援施設の心理療法担当職員については，これに上記に加え心理療法に関する1年以上の経験が必要とされる．

おわりに

本章では児童福祉法の原理に基づいて，様々な機関，施設，専門職が，個々に専門性をもち，相互に役割を分担し連携することによって，子どもと家族を取り巻く多様な問題に対応し，すべての子どもの健やかな成長と発達を保障するための取り組みを実践していることを記した．

小児科医である筆者は，児童福祉法と関連法案を熟読することにより，これまで十分に理解しないままに，自分につながる多くの医療・保健・福祉業務者の努力に支えられ，助けられて来たことを実感している．医療に従事する者は特に，子どもたちの心身に直接触れ，病気・発達・こころ・家庭環境などをつぶさに知りうる立場にある．病気の診断・治療の際には，子どもの未来を意識し（療育・保育・教育など），子どもの暮らしを支える（相談機関・施設・給付金・手当など）事を念頭におき，われわれの無知によって不利益を与えることのないよう努めなくてはならない．ネットワークを理解していることは，子どもや家庭ばかりでなく，関与する私たちにとっても有益なことである．

（金　泰子）

文　献

1）児童福祉法（昭和22年12月12日法律第164号）：最終改正：平成23年6月24日法律第74号
2）児童福祉六法（平成23年版）：中央法規出版，2010
3）福祉司養成講座編集委員会編集：新版社会福祉士養成講座4　児童福祉論：中央法規出版，2007.
4）鈴木幸雄編著：児童福祉概論：同文書院，2010.
5）厚生労働省ホームページ：各種統計調査結果，報道発表資料など

28. 母子及び寡婦福祉法

法の趣旨と概要

　近年は，離婚率が上がり母子家庭が急増したり，また配偶者が精神疾患をかかえ就労できない状況になることが稀ではなくなっている．母子家庭及び寡婦の就労には，まだまだ課題があり子育てをしながらの労働には社会の理解・支援が不足している状況である．そのため母子家庭及び寡婦の福祉を充実させて，その生活の安定と向上をはかり，子どもたちが心身ともに健やかに育成されるよう支援されなければならない．

　母子及び寡婦福祉法は法律では第1章総則，第2章基本方針から始まり第8章まである．この法律の目的及び基本理念は第1章総則に述べられている．

第1条〔目的〕

　この法律は，母子家庭及び寡婦の福祉に関する原理を明らかにするとともに，母子家庭等及び寡婦に対し，その生活の安定と向上のために必要な措置を講じ，もって母子家庭等及び寡婦の福祉を図ることを目的とする．

第2条〔基本理念〕

　すべて母子家庭等には，児童が，その置かれている環境にかかわらず，心身ともに健やかに育成されるために必要な諸条件と，その母等の健康で文化的な生活とが保証されるものとする．寡婦には，母子家庭等の母等に準じて健康で文化的な生活が保障されるものとする．

　配偶者がいない，つまりひとり親家庭の母と児童が心身ともに健康で文化的な生活を送れるよう支援する目的である．現在ひとり親と子供から成る世帯は全体の8.8％と（平成22年度国勢調査より）増加傾向にある．

　母子及び寡婦福祉法における定義として第6条に「配偶者のいない女子」のことを説明している「配偶者のいない女子」とは配偶者と死別して現に婚姻をしていないもの及び次に掲げる女子をいう．

①離婚した女子であって現に婚姻をしていないもの
②配偶者の生死が明らかでない女子
③配偶者から遺棄されている女子
④配偶者が海外にあるためその扶養を受けることができない女子
⑤配偶者が精神又は身体の障害により長期にわたって労働能力を失っている女子

　また「寡婦」とは配偶者のない女子であって，かつて配偶者のない女子として民法（明治29年法律第89号）第877条の規定により児童を扶養していたことのあるものをいう．

　そして，この法律において「母子家庭」とは，母子家庭及び父子家庭をいい，「母等」とは，母子家庭の母及び父子家庭の父をいう．父子家庭に関する施策は，その数の少なさから母子家庭に関する施策よりかなり遅れての出発であるが，2002年の母子及び寡婦福祉法の改正において，「母子家庭等」に父子家庭が含まれ，父子家庭への援助が明記された．

1．母子及び寡婦の自立支援

　第3条で国に対して「国及び地方公共団体は母子家庭等及び寡婦の福祉を増進する責務があり，それに関する思索を講ずるに当たって前条（第2条基本理念）に規定する理念が具現されるように配慮しなければならない．」と述べており，児童福祉法の第1条にある「すべての児童は両親にたいしてはもちろん，国，地方公共団体にたいしても，ひとし

くその生活を保障され愛護される権利をゆうしている」と規定されていることとともに，母子家庭に対しても支援が配慮され，子どもの生活が保障されるよう規定されている．

勿論，国が全面的に生活を保障するだけではなく，先ほど就業状況を述べたように，母親が就労して自立する努力も求められており，第4条では「母子家庭の母及び寡婦は自ら進んでその自立を図り，家庭生活及び職業生活の安定と向上に努めなければならない」とあり，さらに第5条では「母子家庭等の親は当該児童が心身ともに健やかに育成されるよう，当該児童の養育に必要な費用の負担その他当該児童についての扶養義務を履行するように努めなければならない．」とある．また，第5条2項では「当該児童を監護しない親の当該児童についての扶養義務の履行についての扶養義務の履行を確保するために広報その他適切な措置を講ずるように努めなければならない」とあり，扶養義務の履行は，親のみならず国及び地方公共団体にも義務付けられている．つまり母子及び寡婦福祉法は児童福祉法と並び，一人で子育てをする母親だけでなく子ども達の心身健やかなる成長を守っていこうという考えのもとに，意欲的に社会的自立に励むように促されている．

具体的な支援策としては「母子及び寡婦」の社会的及び経済的自立を支援する目的で母子自立支援員が規定されている．母子自立支援員は配偶者のない女子で現に児童を扶養しているもの及び寡婦に対し，相談に応じその自立に必要な情報提供及び指導を行い，職業能力の向上，及び求職活動に関する支援を行うことを目的とする．このように経済的自立及び社会的自立が出来るように具体的に相談にのり支援出来るシステムになっている．

2．母子福祉資金，寡婦福祉資金

経済的自立は大きな課題である．第13条で母子福祉資金の貸付け，第32条で寡婦福祉資金を規定しており，資金の種類としては，修学資金，就学支度資金，技能習得資金，修業資金，住宅資金，転宅資金，生活資金，事業開始資金，事業継続資金，就職支度資金，医療介護資金，結婚資金等がある．資金を借りるには1人以上の保証人が必要となるが，無利子および低金利での借入が可能である．

しかし，実際には問題点もいくつかみられる．例えば「貸付けの目的を達成するために一定の期間継続して貸し付ける必要がある資金で政令で定めるものについては，その貸付けの期間中に当該児童が20歳に達した後でも，政令で定めるところにより，なお継続してその貸付けを行うことができる．」とあるが，母子家庭の子どもたちは高校卒業と同時に就職しなければ，福祉資金が出ないため進学はできないことがある．将来活躍すべき子供たちが，自分の進路，および，自分の目的を果たすために有効に資金が活用されるよう検討されたい．

3．母子家庭自立支援給付金事業

ひとり親の自立支援を図るための施策として，第31条に母子家庭自立支援給付金事業が規定されている．1つは「母子家庭自立支援教育訓練給付金事業」で雇用保険の教育訓練給付の受給資格を有していない母子家庭の母が指定教育講座を受講し，終了した場合，経費の20％（4,000円以上で10万円を上限）を支給するものである．もうひとつは，「母子家庭自立支援高等技能訓練促進費」で母子家庭の母が看護師や介護福祉士等の資格を取得するため，2年以上養成機関等で修業する場合，修業期間中の全期間において月額14万1,000円（市民税非課税世帯）もしくは75,000円（市民税課税世帯）を支給するものである．最近では本施策により，母親の就業率が上昇し，資格所有率も上昇している．

4．母子家庭等日常生活支援事業

実際の日常生活の身近な機能として第17条に居住等における日常生活支援が，また第33条には寡婦日常生活支援事業が規定されている．これらはひとり親家庭の親や寡婦が，修

学等自立を促進するために必要な事由や疾病，生活環境の激変等により，一時的に子どもの養育ができないときや日常生活を営むのに支障が生じているとき等に家庭生活支援員を派遣するための事業であり，その実施主体は都道府県または市町村である．利用料は所得に応じて負担し，低所得者は無料で利用できる．支援内容は，生活援助と子育て支援の2種類があり，以下の①から⑧のうち必要なものを提供する．なお生活援助の支援員は，訪問介護（ホームヘルパー）3級以上の資格を有する者等が行う．

①児童の保育
②児童の生活指導
③食事の世話
④住居の掃除
⑤身のまわりの世話
⑥生活必需品等の買い物
⑦医療機関等との連絡
⑧その他必要な用務

その他，第27条には公営住宅の供給に関する特別の配慮が規定されており，公営住宅は一般に家賃が低額で，多くの地方公共団体では住居に困る母子家庭を対象に優先入居や家賃の減免等特別措置を行っている．また第28条では市町村が保育所に入所する児童を選考する場合に，母子家庭への特別の配慮について定めている．

5．母子家庭に関する福祉施設

現代社会のなかで，1人で子供を育てるという環境から親子共々過剰なストレスを背負い，心身の健康が危ぶまれることも多い．第39条では心身の健康の維持を目的として下記のような母子福祉施設の設置が規定されている．

1）母子生活支援施設

母子家庭の住居を提供するとともに，日常生活を見守り，支援する児童福祉施設の1つである．母子家庭の保護や自立促進を目的として，その生活全般にわたりさまざまな支援を行っている．母子の居室のほかに，集会・学習室等があり，母子指導員，児童指導員等の職員が配置されている．

2）母子福祉センター

母子家庭の悩み相談に応じる施設である．無料または低額な料金で，母子家庭の子どものことや生活一般の悩みごと，仕事のこと等，さまざまな相談に応じている．

3）母子休養ホーム

母子家庭のレクリエーションなどのための施設である．無料または低額な料金で，母子家庭がレクリエーション・休養等に利用できる．実際には単独の施設としてあるのではなく，公共の保養施設などが母子休養ホームとして指定されている．なお，利用する際には福祉事務所で利用券を発行してもらう必要がある．

6．母子家庭の現状と問題点

平成19年10月に厚生労働省報道発表になった．平成18年11月1日現在の全国母子世帯調査結果報告より．ひとり親世帯の平成17年の年間収入は母子世帯で213万円で父子世帯で421万円であった．これは一般世帯の平均所得563.8万円に比べると，母子家庭，父子家庭ともに少ないことがわかる．親の就業状況は，母子世帯の母の84.5％が就業しているが，そのうち「臨時・パート」が43.6％と最も多く，低収入の一因と考えられる．これに対し父子世帯では97.5％が就業しており，このうち「常用雇用者」が72.2％，「事業主」が16.5％，「臨時・パート」が3.6％となっている．ひとり親の困っていることとして，母子世帯では「家計」46.3％，「仕事」18.1％，「住居」12.8％であるのに対して，父子世帯では「家計」40.0％，「家事」27.4％，「仕事」12.6％となっており，母子世帯との悩みの違いがみられる．これは今まで自分が担ってこなかった役割，つまり女性であれば「仕事」が，男性であれば「家事」が，困っていることになる．

今後の課題

安定した生活を保障するために，色々な施策が規定されているが，実際に公的機関が活用されているか否かが問題である．離婚などでひとり親となり悩みや自分で解決できない問題を抱えることが少なからず生じ，この悩みや問題を解決する公的機関は，福祉事務所，児童相談所，母子自立支援員などである．しかし福祉関係の公的制度の利用状況をみると，福祉事務所をはじめ，殆どの施設が母子家庭に利用されていないのが現状である．母子生活支援施設に入所しているひとり親，生活保護を受給しているひとり親などに比べると，地域生活をしている親と子どもへの専門的支援は相談すら困難な状況である．それは，どこに行けば適切な専門的アドバイスがもらえるのかがわからないひとり親が多くいるということであり，その地域での具体的支援の実現こそが，ひとり親の自立につながると思われる．母子家庭で"今後利用していきたい"公的制度は「母子福祉資金」が49.5％，「母子家庭等就業・自立支援センター事業」が37.4％，「自立支援教育訓練給付金事業」が39.8％となっており，やはり就労，経済的自立に関する福祉に対する希望が多い．就労支援は重要なことであるが，母子家庭の母親すべてが働ける状態にあるわけではなく，また，8割を超える母親が就業しているがその収入は低いなど，女性がひとりで子どもを抱えながら安定した収入が得られる仕事に就くのは非常に困難である．「すべての母子家庭の児童の心身の健やかなる成長とその母親の健康で文化的な生活の保障されるものとする」（第2条）と規定されているように，ひとり親家庭が健康で文化的な生活が送れるような支援を充実させることが今後の課題である．

以上，母子及び寡婦福祉法についてその概略と適用，および，問題点について述べた．本稿が読者の先生方の診療，あるいは教育に少しでも寄与できれば幸いである．

（東　佐保子）

文　献

1）許斐有著：子どもの権利と児童福祉法．
2）千葉茂明編：児童・家庭福祉論．
3）平成18年度全国母子世帯等調査結果報告
4）森田明美編著：よくわかる女性と福祉．

29. 老人福祉法

法の趣旨と概要

1．法成立の経緯

　第2次世界大戦後，わが国は高度経済成長を遂げたが，平均寿命の伸長による高齢者人口の増加，核家族の増加による家族機能の低下など徐々に高齢者問題が表面化し，高齢者福祉施策の必要性が叫ばれるようになった．そこで，老人の福祉に関する原理を明らかにし，老人の心身の健康の保持及び生活の安定のために必要な措置を講じることを目的に，昭和38年に老人福祉法が制定された．老人福祉法の制定により，これまで救貧対策の枠に組み込まれていた老人福祉対策が一般的な施策として独立し，老人福祉の向上を図るための施策が総合的・体系的に実施されることとなり，わが国の老人福祉は大きく進展した．

　その後，昭和57年に老人保健法が制定され，老人医療費支給制度（老人医療費の無料化）が廃止されたほか，平成2年に成立した老人福祉等の一部を改正する法律では，在宅福祉サービスの積極的な推進と在宅福祉サービス・施設福祉サービスの市町村への一元化，市町村および都道府県に対する老人福祉計画の策定の義務化などが盛り込まれた．平成12年には介護保険法が施行され，今まで老人福祉法により実施されてきた多くの介護サービスは，介護保険法に基づいて実施されることになったが，現在も高齢者福祉を支える基本法として重要な役割を果たしている．

2．法の構成

　老人福祉法の構成は以下の通りである．

第1章　　　総則（第1条～第10条の2）
第2章　　　福祉の措置（第10条の3～第13条の2）
第3章　　　事業及び施設（第14条～第20条の7の2）
第3章の2　老人福祉計画（第20条の8～第20条の11）
第4章　　　費用（第21条～第28条）
第4章の2　指定法人（第28条の2～第28条の14）
第4章の3　有料老人ホーム（第29条～第31条の5）
第5章　　　雑則（第32条～第37条）
第6章　　　罰則（第38条～第43条）

3．法の目的と基本理念

1）目的

第1条〔目的〕
この法律は，老人の福祉に関する原理を明らかにするとともに，老人に対し，その心身の健康の保持及び生活の安定のために必要な措置を講じ，もって老人の福祉を図ることを目的とする．

　第1条では，法の「目的」を上記のように定めている．なお，本法では対象となる「老人」についての定義や年齢区分に関する明確な規定はなく，老人ホームへの入所措置などの具体的な施策についてのみ年齢を明示している．これは，老化は個人差が大きく年齢だけでは規定できないという考えによるものである．

2）基本理念

第2条
老人は，多年にわたり社会の進展に寄与してきた者として，かつ，豊富な知識と経験を有する者として敬愛されるとともに，生きがいを持てる健全で安らかな生活を保障されるものとする．

第3条
老人は，老齢に伴って生ずる心身の変化を自覚して，常に心身の健康を保持し，又は，その知識と経験を活用して，社会的活動に参加するように努めるものとする．

2　老人は，その希望と能力とに応じ，適当な仕事に従事する機会その他社会的活動に参加する機会を与えられるものとする．

　第2条と第3条には，法の「基本理念」が示されている．第2条では，「老人は，多年にわたり社会の進展に寄与してきた者として，かつ，豊富な知識と経験を有する者として敬愛されるとともに，生きがいを持てる健全で安らかな生活を保障されるものとする．」とあり，老人を社会の進展に寄与してきた者，豊富な知識と経験を有する者として位置付けている．また，第3条第1項では，「老人は，老齢に伴って生ずる心身の変化を自覚して，常に心身の健康を保持し，又は，その知識と経験を活用して，社会的活動に参加するように努めるものとする．」とし，老人自身も心身の健康を保持することや社会的活動に参加するように努力することを呼びかけている．また第3条第2項では，「老人は，その希望と能力とに応じ，適当な仕事に従事する機会その他社会的活動に参加する機会を与えられるものとする．」とし，老人の社会参加の機会の必要性について述べている．

法が定める専門職，機関，施設が担う責務・役割

1．国および地方公共団体の責務

第4条
国および地方公共団体は，老人の福祉を増進する責務を有する．
2　国および地方公共団体は，老人の福祉に関係のある施策を講ずるにあたっては，その施策を通じて，前2条に規定する基本理念が具現されるように配慮しなければならない．
3　老人の生活に直接影響を及ぼす事業を営む者は，その事業の運営にあたっては，老人の福祉が増進されるように努めなければならない．

　第4条第1項では，「国および地方公共団体は，老人の福祉を増進する責務を有する．」とし，国および地方公共団体に対し，老人福祉を増進する責務を課している．ここでは老人福祉の増進にあたって，公的な責任を明確にしている点に意義がある．

2．市町村・保健所・民生委員等の役割

第5条の4
2　市町村は，この法律の施行に関し，次に掲げる業務を行わなければならない．
　1．老人の福祉に関し，必要な実情の把握に努めること．
　2．老人の福祉に関し，必要な情報の提供を行い，ならびに相談に応じ，必要な調査および指導を行い，ならびにこれらに付随する業務を行うこと．
第5条の5
市町村の設置する福祉事務所は，この法律の施行に関し，主として前条（第5条の4）第2項各号に掲げる業務を行うものとする．
第6条の1
市および福祉事務所を設置する町村は，その設置する福祉事務所に，福祉事務所の長の指揮監督を受けて，主として次に掲げる業務を行う所員として，社会福祉主事を置かなければならない．
　1．福祉事務所の所員に対し，老人の福祉に関する技術的指導を行うこと．
　2．第5条の4第2項第2号に規定する業務のうち，専門的技術を必要とする業務を行うこと．
第6条の2
都道府県は，この法律の施行に関し，次に掲げる業務を行わなければならない．
　1．この法律に基づく福祉の措置の実施に関し，市町村相互間の連絡調整，市町村に対する情報の提供その他必要な援助を行うことおよびこれらに付随する業務を行うこと．
　2．老人の福祉に関し，各市町村の区域を超えた広域的な見地から，実情の把握に努めること．
第8条
保健所は，老人の福祉に関し，老人福祉施設等に対し，栄養の改善その他衛生に関する事項について必要な協力を行うものとする．
第9条
民生委員法に定める民生委員は，この法律の施行について，市町村長，福祉事務所長または社会福祉主事の事務の執行に協力するものとする．

　第5条の4第1項には，「65歳以上の者（65歳未満の者であって特に必要があると認められるものを含む．）またはその者を現に養護する者（養護者）に対する福祉の措置は，その者が居住地を有するときは，その居

住地の市町村が行うものとする.」とし,老人福祉の措置の実施者（機関）は,市町村であると定めている.また,第5条の4第2項では,市町村に対し老人福祉に関する必要な実情の把握に努めることや必要な情報の提供,調査や指導などの業務を行うことを定めている.また,保健所（第8条）,民生委員（第9条）が担う役割についても定めている.

1）支援体制の整備

本法の第2章では,「福祉の措置」について規定している.

第10条の3では,「市町村は,65歳以上の者であって,身体上または精神上の障害があるために日常生活を営むのに支障があるものが,心身の状況,その置かれている環境等に応じて,自立した日常生活を営むために最も適切な支援が総合的に受けられるように,居宅における介護等の措置および老人ホームへの入所等の措置その他地域の実情に応じたきめ細かな措置の積極的な実施に努めるとともに,これらの措置,介護保険法に規定する居宅サービス,地域密着型サービス,居宅介護支援,施設サービス,介護予防サービス,地域密着型介護予防サービスおよび介護予防支援並びに老人クラブその他老人の福祉を増進することを目的とする事業を行う者の活動の連携および調整を図る等地域の実情に応じた体制の整備に努めなければならない.」としている.

従来,老人福祉法に基づく介護に関するサービスは,原則65歳以上の者を対象に,「措置制度」のもとに行われてきた.しかし介護保険法の施行後,これらのサービスの多くは介護保険法により実施されることとなり,市町村が実施する福祉の措置は,やむをえない理由により介護保険制度が利用できない場合に限り行われることになっている.市町村が実施する福祉の措置については以下の通りである.

①居宅における介護等

第10条の4第1項第1号では,「65歳以上の者であって,身体上または精神上の障害があるために日常生活を営むのに支障のあるものが,やむを得ない事由により介護保険法に規定する訪問介護,夜間対応型訪問介護または介護予防訪問介護を利用することが著しく困難であると認めるときは,その者の居宅において厚生労働省で定める便宜を供与し,または当該市町村以外の者に当該便宜を供与することを委託すること.」とし,市町村は必要に応じて居宅における介護等の措置を講じることができる.

②老人ホームへの入所等

第11条第1項第1号では,「65歳以上の者であって,環境上の理由および経済的理由により居宅において養護を受けることが困難なものを当該市町村の設置する養護老人ホームに入所させ,または当該市町村以外の者の設置する養護老人ホームに入所を委託すること.」としている.また同条第2項では,「65歳以上の者であって,身体上または精神上著しい障害があるために常時の介護を必要とし,かつ,居宅においてこれを受けることが困難なものが,やむを得ない事由により介護保険法に規定する地域密着型介護老人福祉施設または介護老人福祉施設に入所することが著しく困難であると認めるときは,その者を当該市町村の設置する特別養護老人ホームに入所させ,または当該市町村以外の者の設置する特別養護老人ホームに入所を委託すること.」とし,市町村に対し必要に応じて老人ホームへの入所などの措置を講じることを義務づけている.

2）国・地方公共団体の役割（老人福祉の増進のための事業および研究開発の推進）

第13条
地方公共団体は,老人の心身の健康の保持に資するための教養講座,レクリエーションその他広く老人が自主的かつ積極的に参加することができる事業（老人健康保持事業）を実施するように努めなければならない.
2　地方公共団体は,老人の福祉を増進することを目的とする事業の振興を図るとともに,老人クラブその他当該事業を行う者に対して,適当な援助をするように努めなければならない.

第13条の2
　国は，老人の心身の特性に応じた介護方法の研究開発ならびに老人の日常生活上の便宜を図るための用具および機能訓練のための用具であって身体上または精神上の障害があるために日常生活を営むのに支障がある者に使用させることを目的とするものの研究開発の推進に努めなければならない．

　第13条第1項および第2項では，地方公共団体に対し，老人福祉の増進のための事業の実施や振興，事業者への援助に努めなければならないとしている．また，第13条の2では，国に対し，老人の心身の特性に応じた介護方法や日常生活上の便宜を図るための用具等の研究開発に努める必要性を述べている．

法が定める専門職，機関，施設が行う具体的な業務範囲

　老人福祉法では，事業および施設について以下のように規定している．

1．老人居宅生活支援事業

　第5条の2では，老人居宅生活支援事業について以下の5つを規定している．なお，老人居宅生活支援事業の開始にあたっては，国および都道府県以外の者は，厚生労働省令の定めるところにより，あらかじめ，厚生労働省令で定める事項を都道府県知事に届け出る必要がある（第14条）．

1）老人居宅介護等事業（第5条の2第2項）

　老人居宅介護等事業とは，65歳以上の者であって，身体上または精神上の障害があるために日常生活を営むのに支障がある者または介護保険法の規定による訪問介護にかかる居宅介護サービス費，夜間対応型訪問介護にかかる地域密着型介護サービス費もしくは介護予防訪問介護にかかる介護予防サービス費の支給にかかる者その他の政令で定める者に対し，居宅において入浴，排せつ，食事等の介護その他の日常生活を営むのに必要な便宜であって厚生労働省令で定めるものを供与する事業をいう．

2）老人デイサービス事業（第5条の2第3項）

　65歳以上の者であって，身体上または精神上の障害があるために日常生活を営むのに支障がある者または介護保険法の規定による通所介護にかかる居宅介護サービス費，認知症対応型通所介護にかかる地域密着型介護サービス費，介護予防通所介護にかかる介護予防サービス費もしくは介護予防認知症対応型通所介護にかかる地域密着型介護予防サービス費の支給にかかる者その他の政令で定める者を施設に通わせ，入浴，排せつ，食事等の介護，機能訓練，介護方法の指導その他の厚生労働省令で定める便宜を供与する事業をいう．

3）老人短期入所事業（第5条の2第4項）

　65歳以上の者であって，養護者の疾病その他の理由により，居宅において介護を受けることが一時的に困難となった者または介護保険法の規定による短期入所生活介護にかかる居宅介護サービス費もしくは介護予防短期入所生活介護にかかる介護予防サービス費の支給にかかる者その他の政令で定める者を特別養護老人ホームその他の厚生労働省令で定める施設に短期間入所させ，養護する事業をいう．

4）小規模多機能型居宅介護事業（第5条の2第5項）

　65歳以上の者であって，身体上または精神上の障害があるために日常生活を営むのに支障がある者または介護保険法の規定による小規模多機能型居宅介護にかかる地域密着型介護サービス費もしくは介護予防小規模多機能型居宅介護にかかる地域密着型介護予防サービス費の支給にかかる者その他の政令で定める者について，心身の状況，置かれている環境等に応じて，それらの者の選択に基づき，居宅において，または厚生労働省令で定めるサービスの拠点に通わせ，もしくは短期間宿泊させ，当該拠点において，入浴，排せつ，食事等の介護その他の日常生活を営むのに必要な便宜であって厚生労働省令で定めるものおよび機能訓練を供与する事業をいう．

5）認知症対応型老人共同生活援助事業（第5条の2第6項）

　65歳以上の者であって，認知症であるため

に日常生活を営むのに支障がある者または介護保険の規定による認知症対応型共同生活介護にかかる地域密着型介護サービス費もしくは介護予防認知症対応型共同生活介護にかかる地域密着型介護予防サービス費の支給にかかる者その他の政令で定める者について，これらの者が共同生活を営むべき住居において入浴，排せつ，食事等の介護その他の日常生活上の援助を行う事業をいう．

2．施設

老人福祉法では，従来は生活保護法に位置付けられてきた養老施設が養護老人ホームに引き継がれたほか，新たに特別養護老人ホーム，軽費老人ホームなどを規定した．養護老人ホームは，生活保護法の流れをくんでおり，経済的に困窮している高齢者を措置による入所対象とし，特別養護老人ホームは，経済的な条件を問わず，介護が必要な高齢者を受け入れる措置施設として新たに設置された．

1）老人福祉施設（第5条の3）

老人福祉施設として，①老人デイサービスセンター，②老人短期入所施設，③養護老人ホーム，④特別養護老人ホーム，⑤軽費老人ホーム，⑥老人福祉センター，⑦老人介護支援センターの7つの施設を規定している．

①老人デイサービスセンター（第20条の2の2）

65歳以上の者であって，身体上または精神上の障害があるために日常生活を営むのに支障がある者または介護保険法の規定による通所介護にかかる居宅介護サービス費，認知症対応型通所介護にかかる地域密着型介護サービス費，介護予防通所介護にかかる介護予防サービス費もしくは介護予防認知症対応型通所介護にかかる地域密着型介護予防サービス費の支給にかかる者等を通わせ，入浴，排せつ，食事などの介護，機能訓練，介護方法の指導その他の厚生労働省令で定める便宜を供与することを目的とする施設．

②老人短期入所施設（第20条の3）

65歳以上の者であって，養護者の疾病その他の理由により，居宅において介護を受けることが一時的に困難となった者または介護保険法の規定による短期入所生活介護にかかる居宅介護サービス費もしくは介護予防短期入所生活介護にかかる介護予防サービス費の支給にかかる者等を短期入所させ，養護することを目的とする施設．

③養護老人ホーム（第20条の4）

65歳以上の者であって，身体上，精神上または環境上の理由および経済的理由により居宅の生活が困難な者を入所させ，養護するとともに，その者が自立した日常生活を営み，社会的活動に参加するために必要な指導および訓練その他の援助を行うことを目的とする施設．

④特別養護老人ホーム（第20条の5）

65歳以上の者であって，身体上または精神上著しい障害があるために常時の介護を必要とするが，居宅においてこれを受けることが困難な者または介護保険法の規定による地域密着型介護老人福祉施設入所者生活介護にかかる地域密着型介護サービス費もしくは介護福祉施設サービスにかかる施設介護サービス費の支給にかかる者その他の政令で定める者を入所させ，養護することを目的とする施設．なお，介護保険制度の導入により，入所費用は原則的に介護保険によるサービスとして適用される．

⑤軽費老人ホーム（第20条の6）

無料または低額な料金で老人を入所させ，食事の提供やその他日常生活上必要な便宜を供与することを目的とする施設．

⑥老人福祉センター（第20条の7）

無料または低額な料金で，老人に関する各種の相談に応ずるとともに，老人に対して，健康の増進，教養の向上およびレクリエーションのための便宜を総合的に供与することを目的とする施設．

⑦老人介護支援センター（第20条の7の2）

地域の老人の福祉に関する各般の問題について，老人，その者を現に養護する者，地域住民等からの相談に応じ，必要な助言を行う

とともに，主として居宅において介護を受ける老人またはその介護者と市町村，老人居宅生活支援事業を行う者，老人福祉施設，医療施設，老人クラブその他老人の福祉を増進することを目的とする事業を行う者等との連絡調整などの援助を総合的に行うことを目的とする施設．

第15条
都道府県は，老人福祉施設を設置することができる．

　2　国および都道府県以外の者は，厚生労働省令の定めるところにより，あらかじめ，厚生労働省令で定める事項を都道府県知事に届け出て，老人デイサービスセンター，老人短期入所施設または老人介護支援センターを設置することができる．

　3　市町村および地方独立行政法人は，厚生労働省令の定めるところにより，あらかじめ，厚生労働省令で定める事項を都道府県知事に届け出て，養護老人ホームまたは特別養護老人ホームを設置することができる．

　4　社会福祉法人は，厚生労働省令の定めるところにより，都道府県知事の認可を受けて，養護老人ホームまたは特別養護老人ホームを設置することができる．

　5　国および都道府県以外の者は，社会福祉法の定めるところにより，軽費老人ホームまたは老人福祉センターを設置することができる．

2）有料老人ホーム（第29条）
　老人を入居させ，入浴，排せつもしくは食事の介護，食事の提供またはその他の日常生活上必要な便宜を供与することを目的とする施設であって，老人福祉施設，認知症対応型老人共同生活援助事業を行う住居その他厚生労働省令で定める施設ではないものをいう．なお有料老人ホームを設置しようとする者は，あらかじめ，都道府県知事に施設の名称や設置予定地，施設において供与される介護等の内容などを届けなければならない．

3．市町村老人福祉計画（第20条の8第1項，同条第6項，同条第7項）

　第20条の8第1項には，「市町村は，老人居宅生活支援事業および老人福祉施設による事業の供給体制の確保に関する計画（市町村老人福祉計画）を定めるものとする．」とあり，市町村老人福祉計画の立案を義務付けている．なお，市町村老人福祉計画は，介護保険法に規定する市町村介護保険事業計画と一体のもとして作成され（第20条の8第6項），社会福祉法に規定する市町村地域福祉計画その他の法律の規定による計画であって老人の福祉に関する事項を定めるものと調和が保たれたものでなければならない（第20条の8第7項）と規定されている．

4．都道府県老人福祉計画（第20条の9第1項，同条第4項第4号，同条第4項第5号）

　第20条の9第1項には，「都道府県は，市町村老人福祉計画の達成に資するため，各市町村を通ずる広域的な見地から，老人福祉事業の供給体制の確保に関する計画（都道府県老人福祉計画）を定めるものとする．」とあり，都道府県老人福祉計画の立案を義務付けている．

　なお，都道府県老人福祉計画は，介護保険法に規定する都道府県介護保険事業支援計画と一体のものとして作成され（第20条の9第4項第4号），社会福祉法に規定する都道府県地域福祉支援計画と調和が保たれたものでなければならない（第20条の9第4項第5号）と規定されている．

〔北村有香，小林貴子〕

文　献

1）財団法人厚生統計協会：国民の福祉の動向2009年版．2009．
2）硯川眞旬，硯川初代，他：学びやすい老人福祉論第2版．金芳堂，京都，2004．
3）永和良之助，坂本勉，他：高齢者福祉論．ミネルヴァ書房，京都，2009．

30. 社会福祉法（旧・社会福祉事業法）

法の趣旨と概要

1．法成立の経緯

　昭和22年5月3日，大日本帝国憲法の改正手続を経て，新憲法として日本国憲法が施行された．日本国憲法第25条は，国民が生存権を持つことを明示し，保障する国家の責務を規定した．この日本国憲法下において，生活困窮者に対する施策である生活保護法を拡充強化するため，昭和25年に，生活保護法（旧法）を全面的に改める形で現行の生活保護法（新法）がされ，生活保護制度は日本国憲法第25条に規定する理念に基づく制度であることなどが制定された．さらに，昭和22年には，児童福祉法が，昭和24年には身体障害者福祉法が制定され，生活保護法，児童福祉法，身体障害者福祉法は，「福祉三法」と呼ばれている．

　昭和26年には，社会福祉事業の全分野における共通的事項を定めた社会福祉事業法（現・社会福祉法）が制定された．この法律は，昭和24年にGHQが厚生省（現・厚生労働省）に指示した「6項目」の要求が，制定の直接的契機となっている．この「6項目」とは，社会福祉行政に関する目標として示されたもので，①厚生行政地区の確立，②市が行う厚生行政の再組織，③厚生省（現・厚生労働省）が行う助言的措置および実地事務指導の実施，④公私社会事業の責任と分野の明確化，⑤社会福祉協議会の設置，⑥有給専門吏員に対する現任訓練の実施，を要求するものであった．これを受けて，社会福祉事業法は，社会事業に代わる「社会福祉事業」を定義し，都道府県・市に福祉事務所を設置し，福祉事務所には公務員（＝有給専門吏員）を配置することを規定した．また，社会福祉法では，社会福祉主事の資格，社会福祉協議会，社会福祉法人，共同募金，公営私営の社会福祉事業の役割と公私分離等を規定した．その後従来，保護的観点の強かった社会福祉事業を，利用者と提供者が対等な関係を確立するとともに，個人が尊厳を持ってその人らしい生活を送れるように支援することを理念の中核とする社会福祉構造改革に改変するため，「社会福祉の増進のための社会福祉事業法等の一部を改正する等の法律」によって，平成12年に社会福祉法と題名改正された．改正の主な内容は，①福祉サービスの利用制度化，②利用者の利益を保護する仕組みの導入（地域福祉権利擁護事業，苦情解決制度，利用契約の書面交付），③福祉サービスの質の向上（自己評価，第三者評価の実施），④社会福祉事業の範囲の拡充（福祉サービスの利用援助事業），⑤社会福祉法人の設立要件の緩和，⑥地域福祉の推進（地域福祉計画の策定等）であり，改正された内容を法的に位置づけ，推進をはかっている．

2．法の構成（全12章135条）

　社会福祉法の構成は以下の通りである．

第1章　総則（第1条～第6条）
第2章　地方社会福祉審議会（第7条～第13条）
第3章　福祉に関する事務所（第14条～第17条）
第4章　社会福祉主事（第18条・第19条）
第5章　指導監督及び訓練（第20条・第21条）
第6章　社会福祉法人（第22条～第59条）
第7章　社会福祉事業（第60条～第74条）
第8章　福祉サービスの適切な利用（第75

条～第88条）
第9章　社会福祉事業に従事する者の確保の推進（第89条～第106条）
第10章　地域福祉の推進（第107条—第124条）
第11章　雑則（第125条—第130条）
第12章　罰則（第131条—第135条）

3．法の目的と基本理念

1）目的（第1条）

第1条〔目的〕
この法律は，社会福祉を目的とする事業の全分野における共通的基本事項を定め，社会福祉を目的とする他の法律と相まって，福祉サービスの利用者の利益の保護及び地域における社会福祉（以下「地域福祉」という.）の推進を図るとともに，社会福祉事業の公明かつ適正な実施の確保及び社会福祉を目的とする事業の健全な発達を図り，もって社会福祉の増進に資することを目的とする．

　社会福祉法は，社会福祉の事業全分野の共通事項を定め，利用者利益の保護，地域福祉の推進，社会福祉事業の健全な育成と，公明かつ適正な実施の確保を図ることを目的としている法律である．従って社会福祉関係の法律に規定された個別分野の基盤の役割を果たしており，社会福祉の分野における憲法のような存在であるといえる．

2）基本理念（第3条，第4条，第5条）

第3条
福祉サービスは，個人の尊厳の保持を旨とし，その内容は，福祉サービスの利用者が心身ともに健やかに育成され，又はその有する能力に応じ自立した日常生活を営むことができるように支援するものとして，良質かつ適切なものでなければならない．

　第3条には，法の基本理念が示されている．また，第4条において「地域住民，社会福祉を目的とする事業を経営する者及び社会福祉に関する活動を行う者は，相互に協力し，福祉サービスを必要とする地域住民が地域社会を構成する一員として日常生活を営み，社会，経済，文化その他あらゆる分野の活動に参加する機会が与えられるように，地域福祉の推進に努めなければならない」とし，地域福祉の推進の必要性について述べている．さらに第5条では，「社会福祉を目的とする事業を経営する者は，その提供する多様な福祉サービスについて，利用者の意向を十分に尊重し，かつ，保健医療サービスその他の関連するサービスとの有機的な連携を図るよう創意工夫を行いつつ，これを総合的に提供することができるようにその事業の実施に努めなければならない」とし，福祉サービスの提供の原則を示している．

法が定める専門職，機関，施設が担う責務・役割

1．国および地方公共団体

　社会福祉法では，国及び地方公共団体の責務として，①福祉サービスの提供体制の確保等に関すること，②福祉に関する事務所，③社会福祉主事，④社会福祉法を含む各関係法律の施行についての指導監督，⑤社会福祉事業，⑥社会福祉事業に従事する者の確保の促進について以下のように規定している．

1）福祉サービスの提供体制の確保等に関すること（第6条）

第6条
　国及び地方公共団体は，社会福祉を目的とする事業を経営する者と協力して，社会福祉を目的とする事業の広範かつ計画的な実施が図られるよう，福祉サービスを提供する体制の確保に関する施策，福祉サービスの適切な利用の推進に関する施策その他の必要な各般

表1　社会福祉法の位置付け

生活保護法	児童福祉法	老人福祉法	母子及び寡婦福祉法	身体障害者福祉法	知的障害者福祉法	精神保健福祉法	障害者自立支援法	介護保険法
社会福祉法									

の措置を講じなければならない.

2）福祉に関する事務所（第14条第1項，第5項）

第14条
　都道府県及び市（特別区を含む.）は，条例で，福祉に関する事務所を設置しなければならない.
5　都道府県の設置する福祉に関する事務所は，生活保護法，児童福祉法及び母子及び寡婦福祉法に定める援護又は育成の措置に関する事務のうち都道府県が処理することとされているものをつかさどるところとする.

3）社会福祉主事（第18条第3項）

第18条
3　都道府県の社会福祉主事は，都道府県の設置する福祉に関する事務所において，生活保護法，児童福祉法及び母子及び寡婦福祉法に定める援護又は育成の措置に関する事務を行うことを職務とする.

4）社会福祉法を含む各関係法律の施行についての指導監督（第20条）

第20条
都道府県知事並びに指定都市及び中核市の長は，社会福祉法，生活保護法，児童福祉法，母子及び寡婦福祉法，老人福祉法，身体障害者福祉法及び知的障害者福祉法の施行に関しそれぞれの所部の職員の行う事務について，その指導監督を行うために必要な計画を樹立し，これを実施しなければならない.

5）社会福祉事業（第60条）

第60条
社会福祉事業のうち，第1種社会福祉事業は，国，地方公共団体又は社会福祉法人が経営することを原則とする.

6）社会福祉事業に従事する者の確保の促進（第89条）

第89条
厚生労働大臣は，社会福祉事業が適正に行われることを確保するため，社会福祉事業に従事する者（「社会福祉事業従事者」）の確保及び国民の社会福祉に関する活動への参加の促進を図るための措置に関する基本的な指針（「基本指針」）を定めなければならない.

2．市町村等（第14条，第18条）

　社会福祉法では，市町村等の責務として，①福祉に関する事務所，②社会福祉主事，③社会福祉事業について以下のように規定している.

1）福祉に関する事務所

第14条
6　市町村（特別区を含む.）の設置する福祉に関する事務所は，生活保護法，児童福祉法，母子及び寡婦福祉法，老人福祉法，身体障害者福祉法及び知的障害者福祉法に定める援護，育成又は更生の措置に関する事務のうち市町村が処理することとされているもの（政令で定めるものを除く.）をつかさどるところとする.

2）社会福祉主事

第18条
4　市及び福祉に関する事務所を設置する町村の社会福祉主事は，その福祉に関する事務所において，生活保護法，児童福祉法，母子及び寡婦福祉法，老人福祉法，身体障害者福祉法及び知的障害者福祉法に定める援護，育成又は更生の措置に関する事務を行うことを職務とする.

3）社会福祉事業

第69条
国及び都道府県以外の者は，第2種社会福祉事業を開始したときは，事業開始の日から1月以内に，事業経営地の都道府県知事に名称及び主たる事務所の所在地等（社会福祉法第67条第1項各号）を届け出なければならない.

法が定める専門職，機関，施設が行う具体的な業務範囲

1．社会福祉事業（第2条）

　社会福祉法では，第2条において社会福祉事業を第1種社会福祉事業と第2種社会福祉事業に区別している.

1）第1種社会福祉事業

　第1種社会福祉事業は，利用者への影響が大きいため，経営安定を通じた利用者の保護の必要性が高い事業であり，主として『入所施設サービス』である．なお，公益質屋を経営する事業もここに位置付けられていたが，歴史的な使命を概ね終え，平成12年（題名改正）に削除された．

2）第2種社会福祉事業

第2種社会福祉事業は，比較的利用者への影響が小さいため，公的規制の必要性が低い事業であり，主として『在宅サービス』である．経営主体の制限はなく，原則的に届出をすれば経営できる．主に保育所やデイサービスのように通所・在宅サービスが中心となっている．平成2年の福祉関係八法改正（老人福祉法等の一部を改正する法律）により，在宅サービスの支援体制を強化していくため，公的在宅サービスを第2種社会福祉事業と位置付けた．

3）社会福祉法における社会福祉事業には含まれない事業

社会福祉法における社会福祉事業に含まれない事業として，①更生保護事業法に規定する更生保護事業，②実施期間が六月を越えない事業，③社団又は組合の行う事業であって，社員又は組合員のためにするものなどである．

2．社会福祉施設

社会福祉施設は，社会福祉事業の中に含まれており，その対象やサービス内容によって，人権侵害などの弊害を生じる恐れの高いものを第1種社会福祉事業における社会福祉施設に，また，その可能性が比較的少ないものは第2種社会福祉事業における社会福祉施設に区別されている．

以下は第1種社会福祉事業における社会福祉施設と第2種社会福祉事業における社会福祉施設の具体例である．

3．社会福祉法人（第26条第1項，第2項）

社会福祉法人とは，社会福祉事業を行うことを目的として設立された法人をいう．社会福祉法人の所轄庁は都道府県知事となっているが，その行う事業が2以上の都道府県の区域にわたるときの所轄庁は，厚生労働大臣とされている．

第26条
社会福祉法人は，その経営する社会福祉事業に支障がない限り，公益を目的とする事業（以下「公益事業」という．）又はその収益を社会福祉事業若しくは公益事業（第2条第4項第4号に掲げる事業その他の政令で定めるものに限る．第57条第2号において同じ．）の経営に充てることを目的とする事業（以下「収益事業」という．）を行うことができる．
2　公益事業又は収益事業に関する会計は，それぞれ当該社会福祉法人の行う社会福祉事業に関する会計から区分し，特別の会計として経理しなければならない．

4．社会福祉協議会（第109条，第110条，第111条）

社会福祉協議会とは，一定の地域社会を対象に，地域に応じた住民の福祉増進をはかることを目的とした民間の自主的組織であり，地域福祉活動の中核となるものであり，住民参加を中核とした，地域福祉サービスの拠点としての位置づけが期待されている．具体的には，社会福祉を目的とする事業に関する①調査，②総合的企画，③連絡・調整・助成，④普及・宣伝，⑤健全な発達を図るための罷業，⑥社会福祉に関する活動への住民参加のための援助，⑦市町村社会福祉協議会の連絡・調整を行うことを目的とする団体であり，全国社会福祉協議会も設置されている．

- 生活保護法
    - 救護施設　　第1種
    - 更生施設　　第1種
    - 授産施設　　第1種
    - 医療保護施設　　第1種
    - 宿泊提供施設　　第1種
- 児童福祉法
    - 乳児院　　第1種
    - 母子生活支援施設　　第1種
    - 児童養護施設　　第1種
    - 知的障害児施設　　第1種
    - 知的障害児通園施設　　第1種
    - 盲ろうあ児施設　　第1種
    - 肢体不自由児施設　　第1種
    - 重症心身障害児施設　　第1種

表2　社会福祉事業の概要

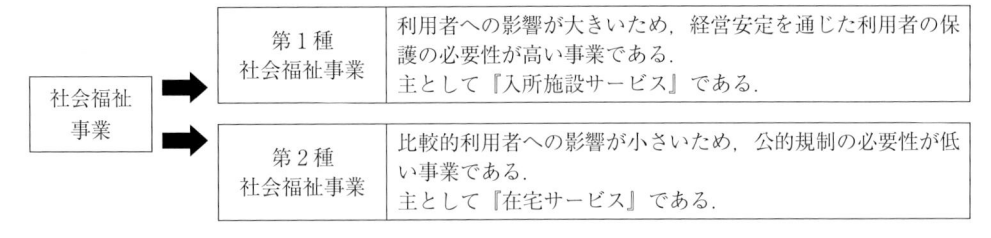

社会福祉事業 →	第1種社会福祉事業	利用者への影響が大きいため，経営安定を通じた利用者の保護の必要性が高い事業である．主として『入所施設サービス』である．
社会福祉事業 →	第2種社会福祉事業	比較的利用者への影響が小さいため，公的規制の必要性が低い事業である．主として『在宅サービス』である．

表3　社会福祉事業

	事　　　業	主な関係法規
第1種社会福祉事業	生活保護法に規定する施設を経営する事業及び生計困難者に対して助葬を行う事業	生活保護法
	児童福祉法に規定する施設を経営する事業	児童保護法
	老人福祉法に規定する施設を経営する事業	老人福祉法
	障害者自立支援法に規定する施設を経営する事業	障害者自立支援法
	売春防止法に規定する施設を経営する事業	売春防止法
	授産施設を経営する事業及び生計困難者に対して無利子又は低利で資金を融通する事業	社会福祉法（第2条）
	共同募金事業	社会福祉法（第113条）
第2種社会福祉事業	生活困難者に対して，その住居で衣食その他日常の生活必需品若しくはこれに要する金銭を与え，又は生活に関する相談に応ずる事業	社会福祉法（第2条）
	児童自立生活援助事業，放課後児童健全育成事業，子育て短期支援事業，乳児家庭全戸訪問事業，養育支援訪問事業，地域子育て支援拠点事業，一時預かり事業，小規模住居型児童養育事業，児童の福祉の増進について相談に応ずる事業	児童福祉法
	児童福祉法に規定する施設を経営する事業	
	母子家庭等日常生活支援事業又は寡婦日常生活支援事業	母子及び寡婦福祉法
	母子及び寡婦福祉法に規定する施設を経営する事業	
	老人居宅介護等事業，老人デイサービス事業，老人短期入所事業，小規模多機能型居宅介護事業又は認知症対応型老人共同生活援助事業	老人福祉法
	老人福祉法に規定する施設を経営する事業	
	障害福祉サービス事業，相談支援事業又は移動支援事業	障害者自立支援法
	障害者自立支援法に規定する施設を経営する事業	
	身体障害者生活訓練等事業，手話通訳事業又は介助犬訓練事業若しくは聴導犬訓練事業	身体障害者福祉法
	身体障害者福祉法に規定する施設を経営する事業及び身体障害者の更生相談に応ずる事業	
	知的障害者の更生相談に応ずる事業	知的障害者福祉法
	生計困難者のために，無料又は低額な料金で，簡易住宅を貸し付け，又は宿泊所その他の施設を利用させる事業	社会福祉法（第2条）
	生計困難者に対して，無料又は低額な費用で介護老人保健施設を利用させる事業	介護保険法
	生計困難者のために，無料又は低額な料金で診療を行う事業	社会福祉法（第2条）
	隣保事業	社会福祉法（第2条）
	福祉サービス利用援助事業	社会福祉法（第2条）
	各社会福祉事業に関する助成の事業	社会福祉法（第2条）
	各社会福祉事業に関する連絡の事業	社会福祉法（第2条）

情緒障害児短期治療施設　第1種
　　児童自立支援施設　第1種
　　助産施設　第2種
　　保育所　第2種
　　児童厚生施設　第2種
　　児童家庭支援センター　第2種
・老人福祉法
　　養護老人ホーム　第1種
　　特別養護老人ホーム　第1種
　　軽費老人ホーム　第1種
　　老人福祉センター　第2種
　　老人短期入所施設　第2種
　　老人デイサービスセンター　第2種
　　老人介護支援センター　第2種
・障害者自立支援法
　　障害者支援施設　第1種
　　身体障害者更生援護施設　第1種
　　知的障害者援護施設　第1種
　　地域活動支援センター　第2種
　　福祉ホーム　第2種
　　精神障害者社会復帰施設　第2種
・身体障害者福祉法
　　身体障害者福祉センター　第2種
　　補装具制作施設　第2種
　　盲導犬訓練施設　第2種
　　聴覚障害者情報提供施設　第2種
・母子及び寡婦福祉法
　　母子福祉施設　第2種
・売春防止法
　　婦人保護施設　第1種

　　　　　　　　　（小林貴子，横山浩誉）

文　献

1) （財）厚生統計協会編：国民福祉の動向, 34-35, 2009, （財）厚生統計協会.
2) 硯川眞旬・石橋敏郎・柿本誠, 他：学びやすい社会福祉制度, 硯川眞旬, 第3版, p5-10, 金芳堂, 2006.
3) 硯川眞旬・伊藤安男・松井圭三：学びやすい社会福祉概論, 硯川眞旬, 第3版, p2-54, 金芳堂, 2006.
4) 杉田啓三：社会福祉小六法, ミネルヴァ書房編集部, 第1版, p17-55, ミネルヴァ書房, 2011.
5) 長岡常雄・江原勝幸：関係法規・社会福祉, p196-199, 医学芸術社, 2003.

31. 精神保健福祉法

法の趣旨と概要

　精神科医療を行うには，一般科医療と同様に医療設備や医療人員の医療提供体制を定めたに医療法，保健医療を行って診療報酬を得るための健康保険法，及び医療に係わる専門職種を対象とした医師法等により運用が規定されている．しかし，精神医療では病識の欠如が時に認められる精神障害者への強制入院や，身体の自由を一定制約する行動制限が必要であり，精神障害者の医療と保護を行う目的の法整備が必要となる．それが精神保健及び精神障害者福祉に関する法律（以下精神保健福祉法）なのだが，現行法に至るまでの経緯を踏まえることによりこの法律の趣旨についての理解を深め，医療従事者に必要な主な規定について述べる．

　西欧では19世紀に精神科病院が作られ，病院での精神医療が始まっていたが，日本では明治維新後，精神医療については遅々として進まなかった．日本で最初の精神関係の法律は，明治33年に公布された精神病者監護法であったが，配偶者，親権者等の親族が監護義務者となって精神障害者を病院や私宅への監置を可能にするという警察管理下での治安維持を図ったものであった．東京帝国大学精神病学講座教授呉秀三が私宅監置の実態調査を行い，非人間的な精神障害者の処遇を「わが国十何万の精神病者はこの病を受けたるの不幸のほかに，この国に生まれたるの不幸を重ぬるものというべし」と哀しみ，精神障害者の処遇改善運動を展開した．そして，都道府県立病院の設置を進める精神病院法制定（大正8年）に尽力したが，予算がともなわず公立精神科病院の設置は遅々として進まなかった．

　戦後，GHQ占領下の昭和25年，精神衛生法公布により，50年にわたって容認されてきた私宅監置は禁じられ，保護義務者（後の保護者）の同意による同意入院制度（後の医療保護入院）や自傷他害のおそれのある患者の強制入院である措置入院制度は規定されたが，自発的な入院形態は制度化されなかった．その後，クロルプロマジンによる薬物療法の時代を迎え，精神医療の開放化が進みかけていたところ，昭和39年，ライシャワー駐日米国大使刺傷事件が発生する．翌昭和40年，精神衛生法が改正され，保健所が地域精神保健の第一線機関に位置づけられるなど地域社会精神医療の推進に力点が置かれはしたが，入院中心の精神医療となり先進国に例を見ない精神病床[注]の急増につながった．その結果，長期在院日数の問題やしばしば露見する入院患者への人権侵害事件などが国際的な批判をあびるようになった．

　昭和59年に看護助手等の暴行で入院患者の傷害致死事件（宇都宮病院事件）が発覚し，これを契機に昭和62年，精神衛生法は精神保健法と改められ，精神障害者の人権擁護と適正な医療確保の観点から，抜本的に見直されることになった．しかし，社会復帰施設の設置が地方自治体の義務規定とならず，精神障害者の社会復帰の推進には不十分なものであった．

　平成5年に障害者基本法の制定により精神障害者が障害者と規定され，平成7年に精神保健法が精神保健及び精神障害者福祉に関する法律（以下精神保健福祉法）に改正された．法の目的と地方公共団体の義務に，「精神障害者の自立と社会経済活動参加促進のために必要な援助」が付け加えられ，精神障害者の福祉施策推進の根拠となった．

この間，平成13年の大阪教育大学付属池田小学校児童殺傷事件をうけて成立した「心神喪失等の状態で他害行為を行った者の医療及び観察等に関する法律」（心神喪失者等医療観察法）が平成17年7月15日に施行されている．

平成17年に障害の種別（身体障害，知的障害，精神障害）にかかわらず障害者の自立支援を行う障害者自立支援法が成立し，精神保健福祉法の目的（第1条）が，「精神障害者の医療及び保護を行い，障害者自立支援法（平成17年法律第123号）と相まってその社会復帰の促進及びその自立と社会経済活動への参加の促進のために必要な援助を行い，並びにその発生の予防その他国民の精神的健康の保持及び増進に努めることによって，精神障害者の福祉の増進及び国民の精神保健の向上を図ること」となり，本格的に精神障害者の自立支援が取り組まれることになった（図1）．

（注）精神病床は医療法第7条2項において，病院の病床のうち，「精神疾患を有する者を入院させるためのものをいう」と定められている．入院者に関して言えば精神病床入院者が精神保健福祉法の対象となる．

精神保健福祉法は以下のような9章で構成されている．

第1章　総則
精神障害者の医療及び保護，社会復帰と社会経済活動への参加を促進するため国，地方公共団体としての義務及び精神障害者の定義が定められている．

第2章　精神保健福祉センター
都道府県（指定都市，以下同じ）が精神保健の向上，精神障害者の福祉の増進を図るために置く，精神保健福祉センターの業務が定められている．

第3章　地方精神保健福祉審議会及び精神医療審査会
精神保健福祉に関する調査審議を行い，都道府県知事（指定都市の市長，以下同じ）の諮問に答えるほか，精神保健福祉に関する意見具申を行うことのできる地方精神保健福祉審議会を設置，及び措置入院，医療保護入院患者の入院の必要性，処遇が適当であるかを審査する精神医療審査会の設置が定められている．

第4章　精神保健指定医，登録研修機関及び精神科病院
精神保健指定医の職務，精神保健指定医の研修を実施する機関の厚生労働大臣による登録，措置入院患者の入院に必要な病床の確保のための指定病院の指定が定められている．

第5章　医療及び保護
精神障害者の保護者制度，入院形態（任意入院，措置入院，緊急措置入院，医療保護入院，応急入院），精神科病院における処遇について定められている．

第6章　保健及び福祉
精神障害者保健福祉手帳，都道府県及び市町村の相談指導，都道府県が精神障害者の社会復帰の促進及び社会経済活動への参加の促進を目的とする精神障害者社会復帰適応訓練事業について定められている．

第7章　精神障害者社会復帰促進センター
精神障害者の社会復帰の促進を図るため訓練，指導等に関する研究開発を行う，精神障害者社会復帰促進センターについて定められている．

第8章　雑則
市町村長が精神障害者の福祉を図るため，家庭裁判所に後見，補佐，補助の開始等の審判の請求，指定都市の特例（大都市特例）が定められている．

第9章　罰則
精神医療審査会の審査結果に基づき都道府県知事が行う退院命令や入院患者の処遇改善命令に違反したときの罰則が定められている．

法が定める専門職，機関，施設が担う責務・役割と具体的な業務範囲

1．精神障害者，都道府県立精神科病院，指定病院

1）精神障害者の定義（第5条）

同法の「精神障害者」とは，統合失調症，

```
┌──────────┐
│精神病者監護法│ ··· 明治33年 ··· 治安要請の強い「私宅監護」を中心とした立法
│精神病院法 │     (1900年)
└────┬─────┘ ··· 大正8年  ··· 道府県が精神病院を設置し，地方長官が精神病者を入院させる制度（病院
     │          (1919年)       の設置は十分進まず）
     ▼
┌──────────┐
│精神衛生法│ ··· 昭和25年 ··· ・都道府県に精神病院の設置義務
└────┬─────┘     (1950年)     ・精神衛生相談所，精神衛生鑑定医
     │                        ・自傷他害のおそれのある精神障害者の措置入院と，保健義務者の同意に
     │                          よる同意入院
     │                        ・措置入院の経路として一般人や警察官等の通報
     │                        ・私宅監護の廃止
     │
     │          ··· 昭和40年 ··· ・ライシャワー駐日米国大使刺傷事件を契機に通報や入院制度の強化など
     │              改正         保安的色彩の強い改正
     │             (1965年)    ・通院公費負担医療の創設等により，在宅患者の治療の促進
     │
     │    ┌─────────────────────────────┐
     │ ◀─│○薬物療法を中心として，精神医療の技術進歩│
     │    │○人権思想や，開放処遇の考え方の高まり    │
     │    └─────────────────────────────┘
     ▼
┌──────────┐
│精神保健法│ ··· 昭和62年 ··· ・看護職員等の暴行により入院患者が死亡した宇都宮病院事件（昭和59
└────┬─────┘     改正          年）を契機に，精神医療審査会，入院時の告知義務，退院請求，処遇改
     │         (1987年)         善請求，処遇の基準，定期病状報告の審査など，入院患者の人権保護の
     │                         制度を整備
     │   ┌────────────┐
     │   │入院患者の人権保護│ ・社会復帰施設の制度を創設し，法律の目的や責務規定等に，社会復帰の
     │   │と，社会復帰の促進│   促進を加える
     │   └────────────┘
     │          ··· 平成5年  ··· ・地域生活援助事業（グループホーム）の法定化
     │              改正         ・精神障害者社会復帰推進センターの創設
     │             (1993年)    ・大都市特例（平成8年4月施行）
     │                         ・栄養士，調理師等の5資格の絶対的欠格事由を相対的欠格事由に改める
     │
     │    ┌─────────────────────────────────────┐
     │ ◀─│●障害者基本法が成立（精神障害者が基本法の障害者として明確に位置付けられ，福祉対策│
     │    │  の対象として明記された）                                              │
     │    └─────────────────────────────────────┘
     ▼
┌──────────┐
│精神保健及び│ ··· 平成7年  ··· ・福祉施策を法体系上に位置付け，法律の目的に「自立と社会参加の促進
│精神障害者福祉│    改正           のための援助」を加える
│に関する法律│   (1995年)      ・手帳制度の創設
│(精神保健福祉法)│                ・社会復帰施設の4類型，社会適応訓練事業の法定
└────┬─────┘                 ・正しい知識の普及や相談指導等の地域精神保健福祉施策の充実，市町村
     │                           の役割の明記
     │   ┌────────────┐ ・指定医制度の充実，入院時の告知義務の徹底
     │   │精神障害者の自立と社会参加│ ・公費負担医療の保険優先化
     │   │の促進の援助を加える   │
     │   └────────────┘
     │          ··· 平成11年 ··· ・医療保護入院の要件の明確化
     │              改正         ・精神保健指定医の役割の強化
     │             (1999年)    ・精神医療審査会の調査権限
     │                         ・医療保護入院等のための移送の制度化
     │                         ・保護者の義務の見直し
     │                         ・精神障害者居宅介護等事業，精神障害者短期入所事業の法定化
     │                         ・精神障害者の在宅福祉サービスを精神障害者居宅生活支援事業として分
     │                           類し，市町村を中心としてサービスを提供（平成14年度から実施）
     │
     │          ··· 平成17年 ··· ・精神医療審査会の委員構成の見直し
     │              改正         ・改善命令等に従わない精神科病院に関する公表制度等の導入
     │             (2005年)    ・緊急時における入院等に係る診察の特例措置の導入
     │  ╭──────╮            ・任意入院患者に関する病状報告制度の導入
     │  │心神喪失者 │           ・市町村における相談体制の強化
     │  │等医療観察 │           ・精神保健指定医の指定に関する政令委任事務の明確化
     │  │法施行    │           ・地方精神保健福祉審議会の必置規制の見直し
     │  ╰──────╯            ・「精神分裂病」の「統合失調症」への呼称の変更
     │
     │    ┌─────────────────────────────────────┐
     │    │●障害者自立支援法が成立（障害の種別〔身体障害，知的障害，精神障害〕にかかわらず障│
     │    │  害者の自立支援が行われることになった）                                │
     │    └─────────────────────────────────────┘
```

図1 精神保健法の歴史と「精神保健福祉法」へ改めた背景（文献3より改変）

精神作用物質による急性中毒又はその依存症，知的障害，精神病質その他の精神疾患を示している．

精神疾患の範疇に入る具体的な疾患名は，国際疾病分類第10版改正版（ICD-10）分類上の精神および行動の障害の範囲である．

2）都道府県立精神科病院（第19条の7）

都道府県等が設立した地方独立行政法人設置でも構わないが都道府県は，精神科病院を設置する義務がある．これは，自己の症状に関し的確妥当な判断を下すことが困難にある精神障害者（主に措置入院患者）は，できるだけ公的機関において医療と保護を受けることが妥当だという考えに基づいている．

3）指定病院（第19条の8）

都道府県知事は，一定の基準を満たす国立・都道府県立（都道府県等が設立した地方独立行政法人が設置する精神科病院を含む）以外の精神科病院を指定して措置入院患者を入院させることができる．精神衛生法施行後，都道府県立の精神科病院の設置がすすまず，ながらくそれに代わる施設としての機能をはたしてきた．

2．入院患者の人権擁護

1）精神医療審査会（第12条）

医療保護入院や措置入院などの非自発的入院の要否及び入院患者の処遇の適否を，人権保障の観点から審査する機関である．精神保健福祉センターに事務局があり，精神保健指定医2人以上，法律家1人以上，その他1人以上の委員で合議体が構成されている．

精神科病院に入院中の患者またはその保護者は，都道府県知事に対して，当該入院中の者を退院させることや，精神科病院の管理者に退院や処遇改善を命じることを請求できる（第38条の4）．このような請求があった場合，都道府県知事は，精神科病院に入院中の者の処遇が著しく適当でないと認めるときは，当該精神科病院管理者に改善計画の提出や，処遇の改善のために必要な処置をとることを命じることができる．

2）精神保健指定医（第18条）

入院医療を必要としながらも病識がないために非自発性の入院を要したり，入院時一定の行動制限をかけざるを得ないことがある．患者の人権に十分配慮した医療提供を行うための精神保健指定医（以下指定医）制度がある．

指定医は，①5年以上の臨床経験，②3年以上の精神科臨床経験，③実際に治療にあたったケースレポートの提出，④研修課程（申請前1年以内に行われたものに限る）の終了，以上のすべてを満たしている必要がある．

職務は，勤務先の医療機関における職務と非医療機関における職務（みなし公務員）に大別される（表1）．

また，指定後5年ごとに厚生労働省の定める研修を受けなくてはならない．

指定医は，医療機関等における債務（第19条の4号1項）にあたって遅滞なく診療録に指定医の氏名その他，厚生労働省で定める事項を記載する義務（第19条の4の2）がある．

3．医療及び保護

1）保護者（第20条）

保護者制度は，「精神障害者に必要な医療を受けさせるとともに，財産上の保護を行うなど，精神障害者の生活行動一般における任にあたらせるために精神保健福祉法に特別に設けられた」制度である．精神疾患を有すると医師に診断されると，保護者が必要とされ，保護者は，①後見人又は保佐人，②配偶者，③親権を行う者，④家庭裁判所が選任した扶養義務者，⑤居住地の（現在地）の市町村長がなることができる．

家族が保護者となることが多く，保護者制度は，患者の治療にあたって家族に一定の責任を負わせる世界でも極めて希な日本独特の制度である．かつて保護者には自傷他害防止監督義務を負わされていたが，平成11年の改正により廃止され，任意入院や通院している患者に対する義務も免除されることになった．

なお，行方の知れない者，当該精神障害者に対して訴訟を起こしている者，した者並びにその配偶者及び直系家族，家庭裁判所で免

表1　精神保健福祉法における指定医の職務（文献4より）

　精神保健指定医は，下記の職務に従事することとされている．
　措置入院の判断等，人権上適切な配慮を要する業務や，精神科病院への立入検査等権限の行使に関する業務については，都道府県知事の適正な権限行使を担保するため，精神保健指定医は，公務員として職務を行うこととされている．

医療機関等における職務 （第19条の4第1項）	公務員としての職務 （第19条の4第2項）
・任意入院者の退院制限における，入院継続の必要があるかどうかの判定（第22条の4第3項） ・措置入院者の自傷他害のおそれ消失に伴う届け出における，入院継続の必要があるかどうかの判定（第29条の5） ・医療保護入院又は応急入院を必要とするかどうかの判定（第33条第1項，第33条の4第1項） ・任意入院が行われる状態にないかどうかの判定（第22条の3） ・入院中の患者に対し，行動の制限を必要とするかどうかの判定（第36条第3項） ・定期報告事項に係る措置入院患者の診察（第38条の2第1項） ・定期報告事項に係る医療保護入院患者の診察（第38条の2第2項） ・仮退院させて経過を見ることが適当かどうかの判定（第40条）	・措置入院及び緊急措置入院における，入院を必要とするかどうかの判定（第29条第1項，第29条の2第1項） ・措置入院等における移送に係る行動制限を必要とするかどうかの判定（第29条の2の2第3項） ・医療保護入院等における移送に係る行動制限を必要とするかどうかの判定（第34条第4項） ・都道府県知事が実地審査の際，指定する指定医が措置入院の解除に関して，入院を継続する必要があるかどうかの判定（第29条の4第2項） ・医療保護入院及び応急入院のための移送を必要とするかどうかの判定（第34条第1，3項） ・定期報告又は退院等請求に係る診察（第38条の3第3項，第38条の5第4項） ・精神科病院への立入検査，質問及び診察（第38条の6第1項） ・改善命令に関して，精神科病院に入院中の任意入院患者，医療保護入院患者又は応急入院患者の入院を継続する必要があるかどうかの判定（第38条の7第2項） ・精神障害者保健福祉手帳の返還を命じるための診察（第45条の2第4項）

ぜられた法定代理人，保佐人又は補助人は保護者となれない．
　保護者の役割は以下の通りである．
①任意入院者及び通院患者を除く精神障害者に治療を受けさせること（第22条第1項）
②任意入院者及び通院患者を除く精神障害者の財産上の利益を保護すること（第22条第1項）
③精神障害者の診断が正しく行われるように医師に協力すること（第22条第2項）
④任意入院患者及び通院患者を除く精神障害者に医療を受けさせるに当たって医師の指示に従うこと（第22条第3項）
⑤回復した措置入院患者等を引き取ること（第41条）
⑥医療保護入院の同意をすることができること（第33条第1項）
⑦退院請求等の請求をすることができること（第38条の4）

2）入院制度（表2），移送制度

①任意入院（第22条の3及び4）

　患者自らの意思による入院である．入院にあたって退院等の権利に関することを書面で知らせ，同意を取る必要がある．患者より退院の申し出があった場合は，退院を原則とするが，入院継続が必要とされる場合は，指定医が72時間に限って退院制限を行うことができる．その間に医療保護入院か措置入院への切り替え手続きを行わなくてはならない．
　指定医は，イ）退院制限をした年月日及び時刻，解除した年月日及び時刻，ロ）退院制限をしたときの症状，を診療録に記載する必

表2 精神保健福祉法による入院形態（文献5より改変）

入院形態	権限	要件	備考
任意入院（第22条の3）	精神科病院管理者	①患者本人の同意 ②書類による意思の確認	指定医の判断で72時間の退院制限をかけることができる
医療保護入院（第33条）	精神科病院管理者	①指定医の診察 ②任意入院が行われる状態ではないこと ③保護者の同意	扶養義務者の同意でも4週間を限度に入院させることができる.
応急入院（第33条の4）	精神科病院管理者	①指定医の診察 ②任意入院が行われる状態ではなく，医療の提供と保護がなければ本人が著しく不利になる場合 ③連絡がつかない等で保護者の同意が得られない場合	都道府県知事（指定都市の市長）が指定した応急指定病院で72時間に限る
措置入院（第29条）	都道府県知事（指定都市の市長）	①自傷他害のおそれのある精神障害者 ②2名以上の指定医の診察 ③国立・都道府県立精神科病院および指定病院	
緊急措置入院（第29条の2）	都道府県知事（指定都市の市長）	①自傷他害のおそれが著しい精神障害者 ②指定医1名の診察 ③72時間に限る ④国立・都道府県立精神科病院および指定病院	72時間を越える場合には正式な措置診察を行う必要がある.

要がある．

また，長期間にわたる任意入院患者の病状を適切に確認するとともに入院目的や退院できるかを再確認するため，入院後1年，以後2年ごとに同意書の提出を求め書面によって入院にかかる同意の再確認を行わなければならない．

②医療保護入院（第33条）

治療を受けなければ患者が不利益を被る状況でありながら，任意入院が行われる状態でない場合，指定医の診察で保護者の同意を得て入院させることができる（第33条1項）．その際，指定医は，イ）医療保護入院を適当とした時の症状，ロ）任意入院にすることができない理由を診療録に記載する必要がある．

入院について病院管理者は当該入院措置を採る旨および退院等の請求について患者に書面で知らせる必要がある．また，20歳以上の独身者などで，保護者がいない場合，4週間に限って両親などの扶養義務者の同意で入院させることができる（第33条2項）．その間に，家庭裁判所で選任審判を受け保護者を決定する手続きを行う．

患者の同意に基づかない非自発的入院になるため，管理者は10日以内に医療保護入院の届を都道府県知事に提出する必要がある．

その後も定期的な病状報告（原則1年に1度）が義務付けられている．

③応急入院（第33条の4）

治療を受けなければ著しい不利益が本人に及ぶにもかかわらず，任意入院の同意が得られず，医療保護入院としたくても，保護者と連絡がとれずに同意を得ることができないことがある．その際，指定医の診察で72時間に限って応急入院させることができるが，応急入院は，都道府県知事が指定するいくつかの基準を満たした精神科病院においてのみ行われるものである．

応急入院による，イ）入院の年月日及び時刻ならびに解除した年月日及び時刻，ロ）当該措置を採ったときの症状，ハ）任意入院ができないとした理由，を指定医は診療録に記載する必要がある．

応急入院をさせた管理者は，直ちに都道府県知事に届け出をしなくてはならない．

④措置入院（第29条）

強制入院である．多くは，精神障害者を保護した警察官から都道府県知事への通報（第24条）によるものであるが，一般人（第23条），検察官・保護観察所長（第25条），矯正施設（刑務所，少年院，拘置所など）の長（第26条）からの通報もある．通報を受けた都道府県知事は，措置診察の必要性を判断し，必要となれば指定医の診察を行うことになる．2名以上の指定医が診察し，「自傷他害のおそれがある」と診断が一致した場合，都道府県知事は国もしくは都道府県の設置した精神科病院または指定病院に入院させることができる．

強制入院であるため措置入院の要否の判定は，患者の人権配慮の観点から慎重を期す必要があり，都道府県知事は患者に当該入院措置を採る旨，退院等の請求に関することを書面で告知しなくてはならない．また，措置診察場所と入院医療機関が別の場合があるが，都道府県知事の責任で移送しなくてはならない．

なお，精神科病院の管理者からの届け出（第26条の2）は，しばしば入院中の患者に措置症状が発生した場合に，措置診察の依頼ができるものと誤解されがちだが，この条項は任意入院及び医療保護入院で入院した患者が措置症状を呈するようになり，退院の申し出があったときに届け出の義務を課した規定である．

措置入院3ヵ月後そして入院6ヵ月後，12ヵ月後と6ヵ月後毎に定期病状報告を行う必要がある（第38条の2）．また，指定医1名の診断で，措置入院患者に自傷他害のおそれが消失した際にも都道府県知事への届け出が必要であり（第29条の5），診療録にイ）入院後の症状又は状態像の経過の概要，ロ）今後の治療方針について記載しなくてはならない．

⑤緊急措置入院（第29条の2）

急を要するなどで，指定医2名の診察が不可能な場合，1名の診察で72時間に限って強制入院を可能とする入院形態である．継続が必要であれば，その間に措置入院（正式な措置診察が必要）など他の入院形態に変更する必要がある．昭和40年の精神衛生法改正時に導入後，人権侵害に及ぶおそれがありほとんど実績はなかったが，現在は，精神科救急医療システムの中で活用されている．

⑥医療保護入院等のための移送制度（34条）

平成11年の精神保健福祉法の一部改正の際，指定医の診察の結果，入院治療の要ありとなった場合，都道府県知事が応急指定病院に患者を移送し，医療保護または応急入院をさせることのできる制度が創設された．

対象となる患者は，自傷他害のおそれはないが直ちに入院させなければ病状が悪化し，自傷他害に至るおそれがあると判断されるものに限られる．また，家族が説得をつくしても患者の理解が得られない場合のみ緊急避難的に行うものであるため，事前調査を十分に行い，適用について適切な判断をしなければならない．

4．精神科病院における処遇

精神科病院の管理者は，入院中の患者に対して，医療又は保護に欠くことのできない限度において行動についての必要な制限を行うことができる（第36条）．

①隔離：患者の症状からみて，本人または周囲の者に危険を及ぼす可能性が高く，隔離以外に方法がない場合，12時間以内であれば医師は隔離を行うことができるが，12時間を超える場合は，指定医の診察が必要になる．イ）隔離を必要とする理由，ロ）開始時間を診療録に記載し，隔離が継続される場合，漫然と隔離が行われないように1日1回以上の医師の診察を必要とする．

②身体的拘束：身体的拘束は，制限が強く二次的な身体的障害が生じるおそれがあるため，代替方法が見出されるまでの間のやむを得ない処置である．開始時は指定医の診察が必要であり，イ）拘束を必要とする理由，ロ）拘束部位，ハ）開始時間を診療録に記載し，以後継続される場合，漫然と拘束が行われることがないよう一日頻回の医師の診察が必要になる．

③通信・面会の制限：精神科病院入院患者が院外の人と接点を保つために，通信，面会は自由であるべきであるが，症状の悪化を招く，あるいは治療効果を妨げることが考えられる場合に制限をかけることができる．これは非指定医の判断でも構わず，あらかじめ家族と連絡をとるなどして理解を得て，診療録に制限の理由を記載する．

5．特定医師，特定病院について

精神科医の地域偏在などにより精神保健指定医が確保できず，精神科救急医療体制の整備に支障をきたしている現状がある．そのため，医療機関及び医師が一定の要件を満たしている場合に限り，緊急その他やむを得ない場合，12時間を限度として，指定医の診察がなくても，①任意入院患者に対する退院制限，②医療保護入院，③応急入院を行うことができる特例措置が平成17年の精神保健福祉法改正時に設けられた．

特定医師（精神保健及び精神障害者福祉に関する法律施行規則（以下施行規則）第5条の3）は，医籍登録後4年以上を経過し，2年以上の精神科臨床の経験を有しているもので，特定病院は，①精神科救急医療に参画，②良質な精神科医療の提供体制の確立，③精神障害の人権擁護に関する取り組みの実施，の三つの要件を満たし，特定医師を配置していることを確認して，都道府県知事が認定することになっている（施行規則第5条の2）．

おわりに

平成18年に国連で障害者権利条約が採択されながらも日本が批准を見合わせているのは，国内法として受け入れるには手直しをしなくてはならない現行法や現行制度がたくさんあるからである．その一つに精神障害者の保護者制度がある．

平成23年現在，あるべき精神保健医療施策の具体化を目的に，厚生労働省が設置した「新たな精神保健医療体制の構築に向けた検討チーム」において，保護者に課された各義務規定の削除が検討されており，近々，医療保護入院をはじめとする入院制度の改正があるものと考えられる．

発展途上にある日本の精神医療は，精神障害者の処遇改善にむけ，精神保健福祉法の改正が今後も行われると考えられ，その動きを注視する必要がある．

（野田哲朗）

文　献

1）精神保健福祉研究会（監）：三訂精神保健福祉法詳解，中央法規，東京，1998.
2）融道男，中根允文，小見山実：ICD-10精神および行動の障害：臨床記述と診断ガイドライン，医学書院，東京，1993.
3）清水忠彦他編：わかりやすい公衆衛生学　第3版，NOUVELLE HIROKAWA.2010.
4）厚生労働省ホームページより http://www.mhlw.go.jp/shingi/2008/10/dl/s1029-9e.pdf（2011.12月1日確認）
5）野田哲朗：精神障害者医療に従事する医師のための法律知識，Modern Physician 10. 1303.

32. 知的障害者福祉法

法の趣旨と概要

　知的障害者に対する福祉制度は，昭和22年に制定された児童福祉法に障害児が規定されたことで法整備がなされた．しかし児童福祉法は対象者が18歳未満に限られていたため成人対策は取り残されていた．その後昭和25年に精神衛生法が公布され知的障害者の医療対策が行われるようになり，昭和35年に福祉対策を目的とした精神薄弱者福祉法が制定された．さらに対象者別の法体制が整備され福祉サービスの提供の充実も行われてきたが，障害者に対する一元的かつ総合的な対応が求められるようになり，昭和45年に心身障害者対策基本法が成立し，平成5年には障害者基本法に改正され，障害者基本計画が策定されている．しかしながら，障害者基本法施行後も身体障害者福祉法，精神薄弱者福祉法，児童福祉法など対象者別の法による福祉供給体制は続き，障害者基本法の目指した一元的な福祉対策には至っていなかった．その後精神薄弱者福祉法は「精神薄弱」という用語が「知的障害」に改正され，平成11年，知的障害者福祉法として施行された．さらに平成15年に支援費制度が導入された．この支援費制度はそれまでの福祉法による，利用者の選択の余地がない，いわゆる措置制度とサービス提供とは異なり，高齢者対策として導入された介護保険制度にならって，利用者の選択によってサービス提供事業者との契約に基づいて福祉サービスを利用する制度である．しかしながら支援費制度は介護保険と同様に事業者との契約による利用者がサービスを選択する制度ではあるが，利用者負担は利用者の支払い能力に応じた応能負担であるなど異なる点も多かった．またサービス提供事業者への規制緩和も加わってサービス提供が増加し，財政負担が増大するなどの問題が明らかになった．そこでこのような問題点を解決し，一元的な対応を行うために，平成17年，障害者自立支援法が成立した．

　障害者自立支援法は，1．障害者の福祉サービスを「一元化」：サービス提供主体を市町村に一元化，障害の種類（身体障害，知的障害，精神障害）にかかわらず障害者の自立支援を目的とした共通の福祉サービスは共通の制度により提供，2．障害者がもっと「働ける社会」に：一般就労へ移行することを目的とした事業を創設するなど，働く意欲と能力のある障害者が企業等で働けるよう，福祉側から支援，3．地域の限られた社会資源を活用できるよう「規制緩和」：市町村が地域の実情に応じて障害者福祉に取り組み，障害者が身近なところでサービスが利用できるよう，空き教室や空き店舗の活用も視野に入れて規制を緩和する，4．公平なサービス利用のための「手続きや基準の透明化，明確化」：支援の必要度合いに応じてサービスが公平に利用できるよう，利用に関する手続きや基準を透明化，明確化する，5．増大する福祉サービス等の費用を皆で負担し支え合う仕組みの強化：利用したサービスの量や所得に応じた「公平な負担」，国の「財政責任の明確化」を目指し平成18年に施行された（障害者自立支援法の概要，厚生労働省資料）．これに伴い，障害種別にかかわりのない共通の福祉サービス，公費負担医療等に関する事項について，身体障害，精神障害と共に知的障害も共通の制度の下で一元的に提供されることになった．表1に障害者自立支援法による福祉サービスを示した．表にあるサービス

表1 障害者自立支援法による福祉サービスの体系

介護給付	居宅介護（ホームヘルプ）	自宅で，入浴，排せつ，食事の介護等を行う
	重度訪問介護	重度の肢体不自由者で常に介護を必要とする人に，自宅で，入浴，排せつ，食事の介護，外出時における移動支援などを総合的に行います
	行動援護	自己判断能力が制限されている人が行動するときに，危険を回避するために必要な支援，外出支援を行います
	重度障害者等包括支援	介護の必要性がとても高い人に，居宅介護等複数のサービスを包括的に行います
	児童デイサービス	障害児に，日常生活における基本的な動作の指導，集団生活への適応訓練等を行います
	短期入所（ショートステイ）	自宅で介護する人が病気の場合などに，短期間，夜間も含め施設等で，入浴，排せつ，食事の介護等を行います
	療養介護	医療と常時介護を必要とする人に，医療機関で機能訓練，療養上の管理，看護，介護及び日常生活の世話を行います
	生活介護	常に介護を必要とする人に，昼間，入浴，排せつ，食事の介護等を行うとともに，創作的活動又は生産活動の機会を提供します
	障害者支援施設での夜間ケア等（施設入所支援）	施設に入所する人に，夜間や休日，入浴，排せつ，食事の介護等を行います
	共同生活介護（ケアホーム）	夜間や休日，共同生活を行う住居で，入浴，排せつ，食事の介護等を行います
訓練等給付	自立訓練（機能訓練・生活訓練）	自立した日常生活又は社会生活ができるよう，一定期間，身体機能又は生活能力の向上のために必要な訓練を行います
	就労移行支援	一般企業等への就労を希望する人に，一定期間，就労に必要な知識及び能力の向上のために必要な訓練を行います
	就労継続支援（A型＝雇用型，B型）	一般企業等での就労が困難な人に，働く場を提供するとともに，知識及び能力の向上のために必要な訓練を行います
	共同生活援助（グループホーム）	夜間や休日，共同生活を行う住居で，相談や日常生活上の援助を行います
地域生活支援事業	移動支援	円滑に外出できるよう，移動を支援します
	地域活動支援センター	創作的活動又は生産活動の機会の提供，社会との交流等を行う施設です
	福祉ホーム	住居を必要としている人に，低額な料金で，居室等を提供するとともに，日常生活に必要な支援を行います

（厚生労働省資料より）

表2 知的障害児・者数

知的障害児・者数（平成17年調査）	18歳未満	18歳以上	年齢不詳	計	
在宅	11.7万人	29.0万人	1.2万人	41.9万人	
施設入所	0.8万人	12.0万人	0万人	12.8万人	
総数	12.5万人	41.7万人	1.2万人	54.7万人	
年齢階層別在宅知的障害児・者数の推移	18歳未満	18-64歳	65歳以上	年齢不詳	計
平成7年	85.6	187.7	7.6	16.2	297.1
平成12年	93.6	212	9.2	14.4	329.2
平成17年	117.3	274.3	15.3	12.1	419
			単位：千人		

（厚生労働省資料より）

は障害者自立支援法施行前に知的障害者福祉法で規定されていたものも多く，同法施行によって知的障害者福祉法からは削除され，共通化できない福祉の措置等の規定が残されている．残された福祉措置は次の通りである．

1．障害者自立支援法に規定する障害福祉サービスの支給を受けることが著しく困難であると認めるときは障害福祉サービスを提供

就業形態

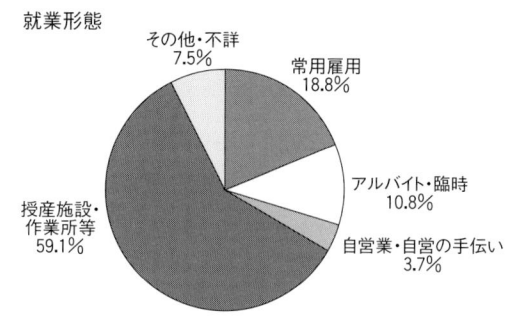

身体障害者・知的障害者及び精神障害者
就業実態調査（平成18年）

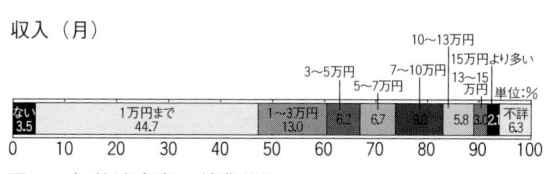

収入（月）

図1　知的障害者の就業状況
（厚生労働省「知的障害児（者）基礎調査」平成17年より）

する，2．知的障害者又はその保護者を知的障害者福祉司又は社会福祉主事に指導させること，3．やむを得ない事由により介護給付費等（療養介護等に係るものに限る．）の支給を受けることが著しく困難であると認めるときは，当該市町村の設置する障害者支援施設若しくは障害者自立支援法で定める施設（以下「障害者支援施設等」という．）に入所させてその更生援護を行い，又は都道府県若しくは他の市町村若しくは社会福祉法人の設置する障害者支援施設等若しくはのぞみの園に入所させてその更生援護を行うことを委託すること，4．知的障害者の更生援護を職親（知的障害者を自己の下に預かり，その更生に必要な指導訓練を行うことを希望する者であって，市町村長が適当と認めるものをいう．）に委託すること．しかしながら障害者自立支援法は定率負担があることから利用者負担が大きくなるなど様々な批判があり，今後障害者自立支援法は廃止し，制度の谷間がなく，サービスの利用者負担を応能負担とする障害者総合福祉法（仮称）を制定することが決まっている．近い将来再び福祉サービスのシステムが変更されることになる．

ここで知的障害者の現況を見ると（表2，図1），平成17年調査の推計値では，知的障害者41.7万人，知的障害児12.5万人で，知的障害者のうち29.0万人が在宅，12.0万人が施設入所であった．年齢別に在宅の知的障害児・者数の年次推移を見ると総数が増加し，年齢層別には65歳以上の増加率が大きく，高齢の知的障害者対策が今後重要になると考えられる．次に就業状況を見ると，就業形態では，約6割が授産所，作業所等であり，3万円未満の月収が6割を超えている．今後制定される障害者総合福祉法（仮称）では，このような知的障害者の実態をふまえ，将来にわたって安定した制度の導入が望まれる．

1．知的障害の定義，分類

法律による知的障害者の定義付けは，知的障害福祉法を含め人権を考慮して行われていない．知的障害者の福祉で一般的に用いられているのは，平成7年度に実施された知的障害児（者）基礎調査の定義で，「知的機能の障害が発達期（概（おおむ）ね18歳まで）に

表3　知的障害（精神遅滞）の定義，分類

アメリカ精神遅滞連盟（AAMD）の定義 全般的な知的機能が平均より低い状態（標準化された知能テストの平均より2標準偏差以上低い）で，学習と社会適応の障害あるいは成熟障害あるいはその両者を伴うもので，発育期（18歳まで）に原因を持つもの
成因による分類 感染および中毒に続発するもの 外傷または物理的原因に続いて起こるもの 代謝，発育，栄養の障害によるもの 生後の粗大な器質脳疾患によるもの 不明の出生前要因によるもの 染色体異常によるもの 周産期疾患によるもの 精神医学的障害に続発するもの 環境の影響によるもの
知能の程度による分類（WHO，ICD-10） 　　　　　　　　　　　IQ 軽度精神遅滞　　　50-69 中等度精神遅滞　　35-49 重度精神遅滞　　　20-34 最重度精神遅滞　　0-19
療育手帳における障害の程度及び判定基準（昭和48年　厚生省発通知） 重度（A）とそれ以外（B）に区分 　重度（A）の基準 ①　知能指数が概ね35以下であって，次のいずれかに該当する者 　　食事，着脱衣，排便及び洗面等日常生活の介助を必要とする． 　　異食，興奮などの問題行動を有する． ②　知能指数が概ね50以下であって，盲，ろうあ，肢体不自由等を有する者 それ以外（B）の基準 　　重度（A）のもの以外

表4　機関等が担う責務・役割・業務

	責務・役割・業務
国	法の規定する理念が実現されるように配慮して，知的障害者の福祉について国民の理解を深めるとともに，知的障害者の自立と社会経済活動への参加を促進するための援助と必要な保護（以下「更生援護」という．）の実施に努めなければならない．
地方公共団体	法の規定する理念が実現されるように配慮して，知的障害者の福祉について国民の理解を深めるとともに，知的障害者の自立と社会経済活動への参加を促進するための援助と必要な保護（以下「更生援護」という．）の実施に努めなければならない．
国民	知的障害者の福祉について理解を深めるとともに，社会連帯の理念に基づき，知的障害者が社会経済活動に参加しようとする努力に対し，協力するように努めなければならない．
市町村	法の定める知的障害者又はその介護を行う者に対する市町村（特別区を含む．以下同じ．）による更生援護は，その知的障害者の居住地の市町村が行う． 知的障害者の福祉に関し，必要な実情の把握に努めること． 知的障害者の福祉に関し，必要な情報の提供を行うこと． 知的障害者の福祉に関する相談に応じ，必要な調査及び指導を行うこと並びにこれらに付随する業務を行うこと． 更生援護，障害者自立支援法の規定による自立支援給付及び地域生活支援事業その他地域の実情に応じたきめ細かな福祉サービスが積極的に提供され，知的障害者が，心身の状況，その置かれている環境等に応じて，自立した日常生活及び社会生活を営むために最も適切な支援が総合的に受けられるように，福祉サービスを提供する者又はこれらに参画す

		る者の活動の連携及び調整を図る等地域の実情に応じた体制の整備に努めなければならない．上記の体制の整備及び更生援護の実施に当たつては，知的障害者が引き続き居宅において日常生活を営むことができるよう配慮しなければならない． 必要に応じ，次の措置を採らなければならない． 一　知的障害者又はその保護者を知的障害者福祉司又は社会福祉主事に指導させること． 二　やむを得ない事由により介護給付費等（療養介護等に係るものに限る．）の支給を受けることが著しく困難であると認めるときは，当該市町村の設置する障害者支援施設若しくは障害者自立支援法第5条第5項の厚生労働省令で定める施設（以下「障害者支援施設等」という．）に入所させてその更生援護を行い，又は都道府県若しくは他の市町村若しくは社会福祉法人の設置する障害者支援施設等若しくはのぞみの園に入所させてその更生援護を行うことを委託すること． 三　知的障害者の更生援護を職親（知的障害者を自己の下に預かり，その更生に必要な指導訓練を行うことを希望する者であつて，市町村長が適当と認めるものをいう．）に委託すること．
	都道府県	知的障害者更生相談所を設けなければならない． 知的障害者更生相談所に，知的障害者福祉司を置かなければならない． 市町村の更生援護の実施に関し，市町村相互間の連絡及び調整，市町村に対する情報の提供その他必要な援助を行うこと並びにこれらに付随する業務を行うこと． 知的障害者の福祉に関し，次に掲げる業務を行うこと． イ　各市町村の区域を超えた広域的な見地から，実情の把握に努めること． ロ　知的障害者に関する相談及び指導のうち，専門的な知識及び技術を必要とするものを行うこと． ハ　18歳以上の知的障害者の医学的，心理学的及び職能的判定を行うこと． ロに規定する相談及び指導のうち主として居宅において日常生活を営む知的障害者及びその介護を行う者に係るものについては，これを障害者自立支援法第5条第17項に規定する相談支援事業を行う当該都道府県以外の者に委託することができる． 市町村の更生援護の実施に関し，市町村相互間の連絡及び調整，市町村に対する情報の提供その他必要な援助を行うこと並びにこれらに付随する業務を行うこと． 知的障害者の福祉に関し，次に掲げる業務を行うこと． イ　各市町村の区域を超えた広域的な見地から，実情の把握に努めること． ロ　知的障害者に関する相談及び指導のうち，専門的な知識及び技術を必要とするものを行うこと． ハ　18歳以上の知的障害者の医学的，心理学的及び職能的判定を行うこと．
	知的障害者更生相談所	市町村の更生援護の実施に関し，市町村相互間の連絡及び調整，市町村に対する情報の提供その他必要な援助を行うこと並びにこれらに付随する業務 知的障害者に関する相談及び指導のうち，専門的な知識及び技術を必要とするものを行うこと． 18歳以上の知的障害者の医学的，心理学的及び職能的判定を行うこと．
	市町村の福祉事務所	知的障害者の福祉に関し，必要な実情の把握に努めること． 知的障害者の福祉に関し，必要な情報の提供を行うこと． 知的障害者の福祉に関する相談に応じ，必要な調査及び指導を行うこと並びにこれらに付随する業務を行うこと． 知的障害者の福祉に関する相談に応じ，必要な調査及び指導を行うこと並びにこれらに付随する業務のうち専門的な知識及び技術を必要とするもの． 特に医学的，心理学的及び職能的判定を必要とする場合には，知的障害者更生相談所の判定を求めなければならない． 知的障害者福祉司を置いていない福祉事務所の長は，18歳以上の知的障害者に係る専門的相談指導については，当該市の知的障害者福祉司の技術的援助及び助言を求めなければならない．

	知的障害者福祉司を置いている福祉事務所の長は，18歳以上の知的障害者に係る専門的相談指導を行うに当たつて，特に専門的な知識及び技術を必要とする場合には，知的障害者更生相談所の技術的援助及び助言を求めなければならない．
本法及び児童福祉法（昭和22年法律第164号）による更生援護の実施並びにその監督に当たる国及び地方公共団体の職員	知的障害者に対する更生援護が児童から成人まで関連性をもつて行われるように相互に協力しなければならない．（第3条）
第9条第2項の規定の適用を受ける知的障害者が入所している特定施設	当該特定施設の所在する市町村及び当該知的障害者に対しこの法律に定める更生援護を行う市町村に必要な協力をしなければならない．

表5 知的障害者福祉法が定める専門職等の資格要件，責務・役割

	資格要件	責務・役割
民生委員	民生委員法に基づく	市町村長，福祉事務所長，知的障害者福祉司又は社会福祉主事の事務の執行に協力する．
知的障害者福祉司	次のいずれかに該当する者 一 社会福祉法に定める社会福祉主事る資格を有する者であって，知的障害者の福祉に関する事業に2年以上従事した経験を有する者 二 学校教育法（昭和22年法律第26号）に基づく大学又は旧大学令（大正7年勅令第388号）に基づく大学において，厚生労働大臣の指定する社会福祉に関する科目を修めて卒業した者 三 医師 四 社会福祉士 五 知的障害者の福祉に関する事業に従事する職員を養成する学校その他の施設で厚生労働大臣の指定するものを卒業した者 六 前各号に準ずる者であつて，知的障害者福祉司として必要な学識経験を有する者	（都道府県に任用された知的障害者福祉司） 市町村の更生援護の実施に関し，市町村相互間の連絡及び調整，市町村に対する情報の提供その他必要な援助を行うこと並びにこれらに付随する業務のうち，専門的な知識及び技術を必要とするものを行うこと． 知的障害者に関する相談及び指導のうち，専門的な知識及び技術を必要とするものを行うこと （市町村に任用された知的障害者福祉司） 福祉事務所の所員に対し，技術的指導を行うこと． 知的障害者の福祉に関する相談に応じ，必要な調査及び指導を行うこと並びにこれらに付随する業務のうち，専門的な知識及び技術を必要とするものを行うこと．
知的障害者相談員	知的障害者福祉法に基づく相談員制度により設置された地域ボランティアであり，特別な資格は必要ない．福祉事務所の所長の推薦に基づき，都道府県知事および政令指定都市市長が業務委託する．業務委託期間は2年間．	知的障害者の福祉の増進を図るため，知的障害者又はその保護者（配偶者，親権を行う者，後見人その他の者で，知的障害者を現に保護するものをいう．以下同じ．）の相談に応じ，及び知的障害者の更生のために必要な援助を行う．

あらわれ，日常生活に支障が生じているため，何らかの特別の援助を必要とする状態にある者」というものである．また医療ではICD-10，アメリカ精神遅滞連盟（AAMD）共に精神遅滞という用語が用いられており，AAMDの定義にあるように（表3），学習・社会機能の障害が知的発達の遅滞によって引き起こされたものとされ，発達という時間軸

に重きを置き，療育による介入によって知的機能が改善する可能性を示している．これに対して知的障害は横断的な状態像を重視した，現在の障害に注目する用語ということができる．精神遅滞の分類については，AAMDの成因による分類やICD-10にあるような知能の程度による分類が一般的に用いられている．知的障害の程度の分類（判定）については，昭和43年児発通知による知能指数が35以下のものを重度（A），それ以外を（B）とする基準が，療育手帳における程度の判定に取り入れられている．しかし療育手帳は都道府県によって発行されるもので，障害程度の分類は各都道府県によって異なり，知的障害にいわゆる発達障害を含める所もあるなど一定しない．

法が定める専門職，機関，施設が担う責務・役割（表4, 5）

知的障害者福祉法は，憲法第25条第2項「国は，すべての生活部面について，社会福祉，社会保障及び公衆衛生の向上及び増進に努めなければならない」に定められている国の責務を直接的に果たす法律といえる．また本法第2条に「国は本法の規定する理念が実現されるように配慮して，知的障害者の福祉について国民の理解を深めるとともに，知的障害者の自立と社会経済活動への参加を促進するための援助と必要な保護（以下「更生援護」という.）の実施に努めなければならない.」と国の責務を明確にしている．また国民全体も福祉に対する責務を負っていることを同条2項において「国民は，知的障害者の福祉について理解を深めるとともに，社会連帯の理念に基づき，知的障害者が社会経済活動に参加しようとする努力に対し，協力するように努めなければならない.」と規定している．本法の実務は地方自治体ごとに，市町村と福祉事務所が担当することになり，都道府県や知的障害者更生相談所と連携して知的障害者や保護者をサポートすることになる．福祉サービスについては前記した如く障害者自立支援法の施行によって措置の部分は残されているが，今後の法改正によって変更される可能性もある．

（米田　博）

文　献

1) 野崎 和義監修：ミネルヴァ社会福祉六法〈2011（平成23年版）〉ミネルヴァ書房，2011.
2) 社会福祉用語辞典，5訂版，中央法規出版，2010.
3) 平成17年度知的障害児（者）基礎調査結果の概要，厚生労働省社会・援護局 障害保健福祉部企画課，2007.
4) 平成23年版障害者白書，内閣府，2011.

33. 心神喪失等の状態で重大な他害行為を行った者の医療及び観察等に関する法律（医療観察法）

法の趣旨と概要

　精神障害者が殺人や強盗などの重大な犯罪を行った，いわゆる触法精神障害者の処遇は極めて重要な問題であり，諸外国では司法の管理の下で一定の治療等を行い，退所後も司法が管理する，いわゆる保安処分を採用しているところもある．しかしながら保安処分に対しては精神障害者の人権を抑圧するものとする批判も大きい．わが国では，重大な犯罪を行った精神障害者で心神喪失・耗弱が疑われる場合には，検察の段階で起訴前鑑定が行われ，心神喪失・耗弱と鑑定されると不起訴処分となり，精神保健福祉法による措置判定によって入院治療を行う，あるいは措置非該当となれば措置以外の治療対象となる．措置入院も措置症状がなくなれば措置解除となり退院となる．いずれもその後の治療の継続の保証はなくなってしまうことになる．また起訴処分となっても裁判において心神喪失・耗弱と判断されると同様の経過をとることになる．このような状況に対して，附属池田小学校事件を契機として強い社会的批判がなされるようになった．また起訴前の簡易鑑定と裁判における鑑定による心神喪失・耗弱の判定基準に大きい差があるとの指摘や，起訴前鑑定で不起訴になることは精神障害者の裁判を受ける権利を侵害するとの指摘もあった．そこで重大事犯の触法精神障害者の処遇改善を目指して，平成15年に心神喪失等の状態で重大な他害行為を行った者の医療及び観察等に関する法律（医療観察法）が施行された．

　本法の目的（第1条）は，心神喪失等の状態で重大な他害行為（他人に害を及ぼす行為をいう）を行った者に対し，その適切な処遇を決定するための手続等を定めることにより，継続的かつ適切な医療並びにその確保のために必要な観察及び指導を行うことによって，その病状の改善及びこれに伴う同様の行為の再発の防止を図り，もってその社会復帰を促進することであり，この法律による処遇に携わる者は，この目的を踏まえ，心神喪失等の状態で重大な他害行為を行った者が円滑に社会復帰をすることができるように努めなければならないとされている．本法の対象（表1）となるのは，(1)現住建造物等放火，非現住建造物等放火，建造物等以外放火と各未遂罪，(2)強制わいせつ，強姦，準強制わいせつ及び準強姦と各未遂罪，(3)殺人，殺人関与及び同意殺人と各未遂罪，(4)傷害（傷害致死を含む），(5)強盗，事後強盗と各未遂罪（強盗致死傷を含む）殺人，放火，強盗，強姦，強制わいせつ，傷害（軽微なものは除く）を行った精神障害者で，(1)検察官が心神喪失者または心神耗弱者と認めて不起訴処分にした者，(2)検察官に起訴されて，刑事裁判で心神喪失者と認められて無罪の確定判決を受けた者，(3)検察官に起訴されて，刑事裁判で心神耗弱者と認められて刑を減軽する確定判決を受け，懲役刑または禁固刑を執行されない者（執行猶予判決や罰金刑の場合のほ

表1　医療観察法の対象

重大な他害行為により
1．心神喪失者又は心神耗弱者と認められて不起訴処分となった
2．心神喪失を理由として無罪の裁判が確定した
3．心神耗弱を理由として刑を減軽する旨の裁判が確定した（実刑を除く）
重大な他害行為
殺人，放火，強盗，強姦，強制わいせつ，傷害（軽微なものを除く）

か，実刑判決でも未決勾留日数が刑期に満つるまで算入される場合も含む）のいずれかに相当する場合である．このような事例について，検察官が地方裁判所に対して，本法による処遇の要否や内容を決定するよう申し立てることによって，この制度による手続が開始される．

法が定める専門職，機関，施設が担う責務・役割と具体的な業務範囲

1．精神鑑定

ここで心神喪失と心神耗弱についてまとめておく．表2の如くわが国の刑法は責任主義刑法であり，違法な行為につきその行為の責任を負いうる（責任能力）と認められたとき行為者に対して刑を科している．そこで第39条において「心神喪失者の行為は罰しない，心神耗弱者の行為はその刑を減軽する．」と規定されている．しかしながら刑法では心神喪失，心神耗弱を明確に定義しているわけではなく，昭和6年大審判院判例として，心神喪失は精神の障害により事物の理非善悪を弁識する能力が無く，またこの弁識に従って行動をする能力を欠く状態（責任無能力），心

表2　心神喪失・心神耗弱

刑法39条（心神喪失・心神耗弱） 心神喪失者の行為は罰しない，心神耗弱者の行為はその刑を減軽する．
昭和6年大審判院判例 「心神喪失と心神耗弱とはいずれも精神障害の態様に属するものなりといえども，その程度を異にするものにして，すなわち前者は精神の障害により事物の理非善悪を弁識する能力なく，またはこの弁識に従って行動する能力なき状態を指称し，後者は精神の障害いまだ上述の能力を欠如する程度に達せざるも，その能力著しく減退せる状態を指称するものなりとす」
心神喪失：精神の障害により事物の理非善悪を弁識する能力が無く，またこの弁識に従って行動をする能力を欠く状態（責任無能力） 心神耗弱：精神の障害により事物の理非善悪を弁識する能力を欠如するまでは至らないが，その能力が著しく減弱した状態（限定責任能力）

表3　責任能力の判定

●精神障害の存在（生物学的要因） ●それによる弁識・制御能力の喪失（心理学的要因） 　心理学的要因の可知論，不可知論 　　可知論：犯行前後の精神状態に対する現象学的な接近を原則的に可能と考える 　　不可知論：犯行前後の精神状態に対する現象学的な接近を原則的に不可能と考える

神耗弱は精神の障害により事物の理非善悪を弁識する能力を欠如するまでは至らないが，その能力が著しく減弱した状態（限定責任能力）とされ，この判例による判断を参考にしている．最終的な心神喪失，心神耗弱の判断は裁判でなされるものであるが，その前提となる責任能力については，精神鑑定において鑑定人が判断する．精神鑑定における責任能力の判断（表3）は，精神障害の存在を判定する生物学的要因の評価と精神障害による弁識・制御能力の喪失，すなわち心理学的要因に基づいて行われる．このうち心理的要因については，犯行前後の精神状態の判断は不可能であり，ただ生物学的要因によってのみ責任能力を判断するという不可知論と，犯行前後の精神状態の判断は可能とする可知論の立場がある．近年では可知論の立場が主流となりつつあり，「刑事責任能力に関する精神鑑定書作成の手引き」では「責任能力の評価と検討にあたっては，可知論的な視点からおこなうことを推奨する」としている．

2．心神喪失者等医療観察制度での処遇

心神喪失者等医療観察制度の処遇の流れを図1，主要な専門職・施設・機関の要件や役割を表4に示した．検察官は本法対象について，地方裁判所に適切な処遇の決定を求める申立てを行う．申立てを受けた裁判所は，裁判官と精神保健審判員それぞれ1名から成る合議体を構成，両者がそれぞれの専門性をいかして審判を行う．審判の過程では，鑑定医による鑑定が行われ，必要に応じて保護観察所による生活環境の調査が行われる．裁判所

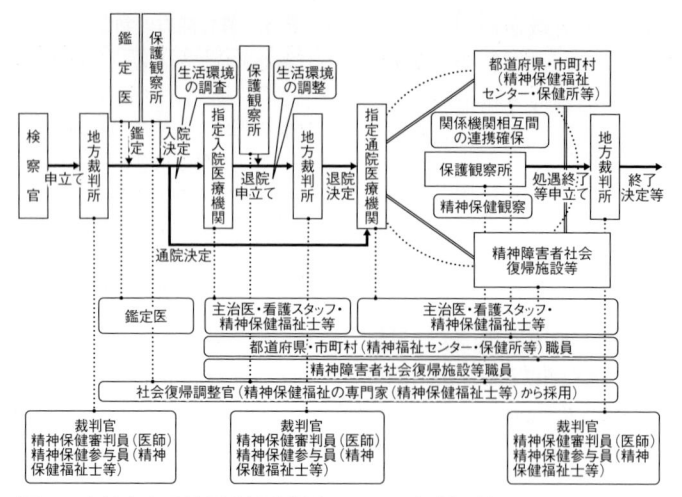

図1　心神喪失者等医療観察制度における処遇の流れ

表4　主要な専門職・施設・機関

精神保健審判員	厚生労働大臣があらかじめ作成して最高裁判所に提出した精神保健判定医の名簿の中から事件ごとに地方裁判所が任命	審判において裁判官と合議体を形成し，対象者の処遇を決定 入院・通院・退院・入院継続・再入院・医療の終了等について，精神障害者の医療に関する学識経験に基づき意見を述べる．
精神保健判定医	精神保健判定医等養成研修会を受講し登録を行う 初めての受講資格 受講する前年度末時点で精神保健指定医として5年以上指定されている． ・受講する前々年度の4月1日から受講する前年度末までの間に措置診察の実績がある． 継続研修を受講する資格 (1) 継続して精神保健指定医であること (2) 受講する前々年度の4月1日から受講する前年度末までに措置診察の実績があること (3) 初回受講した翌年から2年間，精神保健審判員として審判業務を行っていないこと (4) 初回受講してから前年末までの間に鑑定業務を行っていないこと	
鑑定医	精神保健判定医又はこれと同等以上の学識経験者 地方厚生局が各都道府県の協力を得て鑑定名簿を作成 各事例毎に裁判所が任命	鑑定入院医療機関で対象者の病歴や収集された関連情報を基に診察や検査等の鑑定を行い，病状に基づき心神喪失者等医療観察法による医療の必要性に関する意見をつけた鑑定書を地方裁判所に提出
精神保健参与員	厚生労働大臣があらかじめ作成した精神障害者の保健及び福祉に関する専門的知識及び技術を有する精神保健福祉士等の名簿の中から，地方裁判所が事件ごとに指定 精神保健参与員養成研修会の受講が必要 初めて精神保健参与員研修を受講する場合の申し込み資格 研修を申し込み時点で精神保健福祉士の資格を有していること ・受講する前年度末の時点で精神保健福祉士の相談	審判において裁判官と精神保健審判員が行う対象者への処遇決定に対し，精神保健福祉の観点から必要な意見を述べる

社会復帰調整官	援助業務に5年以上従事していること 精神保健福祉士や精神障害者の保健及び福祉の専門的知識を有する者（社会福祉士，保健師，看護師，臨床心理士）で，心神喪失者等の社会復帰支援等に従事する保護観察所の職員	心神喪失者等医療観察法に基づいた精神保健福祉等に関する専門的知識を活かし，生活環境の調査や調整（退院地の選定・確保のための調整，退院地での処遇実施体制の整備），精神保健観察の実施（継続的な医療を確保するための生活状況の見守り，必要な指導等），ケア会議の実施等の業務を行い，対象者の社会復帰支援等 ケア会議で指定通院医療機関や市町村，精神保健福祉センター，保健所，精神障害者社会復帰施設等と協議し処遇の統一を図る．
指定入院医療機関	厚生労働大臣に指定を受けた国・都道府県・特定独立行政法人である精神医療を専門に実施している医療機関 医師数は，当該病棟の入院対象者8人に対して1名以上であり，かつ，当該病棟に勤務する医師の2分の1以上は常勤医 常勤の精神保健指定医が1名以上配置されており，かつ，指定入院医療機関として常勤の精神保健指定医が2名以上配置 看護師数は，常勤4名に当該病棟の入院対象者の1.3倍を加えた数以上を配置 臨床心理技術者，作業療法士，精神保健福祉士は，常勤1名に当該病棟の入院対象者5人に対して1名以上配置 ＊入院患者数により基準は異なる	適正な医療の提供，情報管理，地域における連携，危機管理等の各場面における運営管理，人員配置，施設・設備等に必要な水準の確保 入院医療の提供，保護観察所に退院や入院継続の申立についての意見を求めること，裁判所に退院や入院継続の申立てを行うこと，地元自治体への情報提供や無断退出等の連絡支援要請等
指定通院医療機関	精神保健指定医が常時勤務する医療機関 厚生労働大臣が指定	指定入院医療機関から退院，あるいは通院決定を受けた対象者に必要な通院医療を提供 通院処遇ガイドラインによる標準的な通院期間よりも早く改善し，心神喪失者等医療観察法による医療の必要性が無くなっている場合には，直ちに保護観察所の長に通知するとともに，適切な意見書の提出
保護観察所	法務省保護局の機関	他の医療・福祉の社会資源と連携をとりつつ通院対象者を支援 治療方針は，保護観察所を中心とするケア会議で検討し，処遇の実施計画等を作成 入院医療を受けさせる必要性について判断するケア会議等を開催し，結果に応じて入院の申立て 通院対象者の処遇終了，通院期間の延長，再入院等の申立てを通院医療機関の管理者の意見を添えて地方裁判所に行う 障害者施設等の業務が円滑かつ効果的に行われるよう，地域ケアのコーディネーターとしての役割を果たし，継続的な医療とケアを確保

では，この鑑定の結果を基礎とし，生活環境を考慮して，さらに必要に応じて精神保健参与員の意見も聴いた上で，この制度による医療の必要性について判断する．また，対象者の権利擁護の観点から，当初審判では必ず弁護士である付添人を付けることとし，審判においては，本人や付添人からも，資料提出や意見陳述ができる．また被害者等に対する配慮として，審判の傍聴が可能となっている．
審判では，入院，通院，不処遇等の決定がな

される．本法の施行から平成22年末まで2,029件の申し立てがあり，うち1,207件が入院，346件が通院処遇と決定された（表5）．入院対象者のステージ別，男女別件数と疾病別の件数を表6に示した．

入院決定を受けると，対象者は症状の段階に応じて，人的・物的資源を集中的に投入し，専門的で手厚い医療を提供するための指定入院医療機関で治療を受ける．入院中に，指定入院医療機関又は本人等からの申立てにより，入院による医療の必要性がないと認められたときは，裁所により退院が許可される．入院の継続は，6ヵ月に1回入院の要否を裁判所が判断する．厚労省のガイドラインでは1年6ヵ月を標準の入院期間としているが，本法で入院期間の限度を定めているわけではない．退院決定後の処遇又は通院処遇では，指定通院医療機関において必要な医療を受けることになる．通院処遇は厚労省のモデルで3年，本法では最長5年を超えることはないと規定されている．通院処遇における指定通院医療機関は，地域バランスを考慮しつつ，一定水準の医療が提供できる病院，診療所等から指定される．地域ケアには，医療機関のほか，精神保健福祉センター，保健所など精神保健福祉関係の多くの機関が関わり，これら関係機関の連携が十分に確保されるよう，保護観察所が処遇のコーディネーター役を果たすことになる．すなわち，関係機関と協議の上，地域社会における処遇の具体的内容を定める「処遇の実施計画」を作成し，地域での医療や援助に携わるスタッフによる「ケア会議」を随時開催して，必要な情報の共有や処遇方針の統一を図る．このほか対象者の生活状況等を見守り（精神保健観察），

表5　医療観察数による申立等の状況（施行～平成22.12.31）

申立総数	2,029件
決定数	
入院決定	1,207件
通院決定	346件
不処遇決定	315件
申立却下	69件
取り下げ	13件
鑑定入院中	79件
退院許可	677件

申立却下：対象行為を行ったと認められない場合または，心神喪失者及び心神耗弱者のいずれでもないと認められる場合
取り下げ：医療観察法の申立てを通じて，裁判所で心神耗弱と認められ，検察官が申立てを取り下げたもの
（厚生労働省医療観察法医療体制整備推進室調より）

表6　医療観察法の入院対象者の状況（平成22.12.31現在）
ステージ別，男女別内訳

	男性	女性	合計
急性期	83名	28名	111名
回復期	221名	43名	264名
社会復帰期	126名	29名	155名
合計	430名	100名	530名

表7　ICD-10疾病別（主），男女別内訳

		男性	女性	合計
F0	症状性を含む器質性精神障害	6名	2名	8名
F1	精神作用物質使用による精神および行動の障害	29名	4名	33名
F2	統合失調症，統合失調型障害および妄想性障害	360名	81名	441名
F3	気分（感情）障害	14名	11名	25名
F4	神経症性障害，ストレス関連障害および身体表現性障害	3名	1名	4名
F6	成人のパーソナリティおよび行動の障害	2名	1名	3名
F7	精神遅滞［知的障害］	6名	0名	6名
F8	心理的発達の障害	10名	0名	10名

（厚生労働省医療観察法医療体制整備推進室調より）

表8 医療観察法の施行状況

1 指定入院医療機関の指定数（H23.3.31現在） 　・指定数：26ヵ所（616床） 2 指定通院医療機関の指定数（H22.7.31現在） 　指定数：2,767ヵ所 3 鑑定入院医療機関の推薦数（H22.7.31現在） 　・推薦数：267ヵ所 4 精神保健判定医等の推薦数（H23.3.31現在） 　・精神保健判定医の推薦数：993名 　・精神保健参与員の推薦数：759名

地域において継続的な医療とケアを確保する．これらの業務を適切に実施するため，保護観察所には，社会復帰調整官が配置されている．本制度のスタート時点では，制度の運営に必要な専門職，施設，機関は極めて乏しい状況であったが，平成22年には表7の如く未だ目標値には達してはいないものの，充実しつつある．なお医療は全額国費により賄われる．

（米田　博）

文　献

1) 刑事責任能力に関する精神鑑定書作成の手引き：平成18年度厚生労働科学研究費補助金（こころの健康科学研究事業）
2) 他害行為を行った精神障害者の診断，治療および社会復帰支援に関する研究班編，2006．
3) 大熊輝雄：現代臨床精神医学，金原出版株式会社，2008．
4) 医療観察法の施行について
　資料：精神保健判定医・精神保健参与員関係
　資料：地域処遇関係
　資料：各ガイドラインの修正関係
　資料：鑑定ガイドライン関係
　資料：指定入院医療機関関係
　　　　厚生労働省社会・援護局
5) 司法精神医療等人材養成研修会ガイドライン集，教材集，財団法人精神・神経科学振興財団

34. 男女雇用機会均等法

法の趣旨と概要

働く女性が性別で差別されることなくその能力を十分に発揮できる雇用環境を整備することを目指し，昭和61年に雇用の分野における男女の均等な機会及び待遇の確保等女子労働者の福祉の増進に関する法律が施行された．しかし，その中で事業主に対し求めていた内容は努力義務の項目も多く十分な実効性を有するに至らなかった．平成9年に法律の内容が拡充され，雇用の分野における男女の均等な機会及び待遇の確保等に関する法律（以下，男女雇用機会均等法）となり，平成18年の改正を経て以下に示す項目に重点を置いた内容で構成されている．

1．性別による差別の禁止

労働者の募集・採用・配置・昇進・降格・教育訓練，福利厚生，職種・雇用形態の変更，退職の勧奨・定年・解雇・労働契約の更新において，女性労働者だけでなく男性労働者に対しても性別を理由に差別的取扱いをすることを禁止している．

2．妊娠・出産等を理由とする不利益取扱いの禁止

労働者の婚姻・妊娠・出産を退職理由とする定めを禁止，婚姻を理由とする解雇を禁止や妊娠・出産・産休取得その他厚生労働省令で定める理由による解雇その他不利益取扱いを禁止している．

3．男女労働者に対するセクシュアルハラスメント防止対策

事業主はセクシュアルハラスメントに関する相談に応じ，適切に対応するために必要な体制の整備や雇用管理上必要な措置を講じることが義務付けられている．セクシュアルハラスメントには，直接身体を触るといったもののほか，性に関わる不適切な会話をしたことで就業環境が不快なものとなり仕事に悪影響がでるものなども含まれる．

4．母性健康管理措置

妊娠中・出産後の女性労働者が保健指導又は健康診査を受診するために必要な時間を確保し，保健指導等による医師又は保健師の指導事項を守ることができるようにするための措置を事業主に義務付けている．

5．事業場内の積極的な差別是正措置（ポジティブ・アクション）の推進

ポジティブ・アクションとは，慣習的な男女の役割や過去の経緯から発生している雇用の分野における均等な機会・待遇の確保の支障となっている事情を改善することを目的とする措置のことをいう．男女労働者間に生じている格差を解消するための積極的な取り組みを行う事業主に対しては国が相談そのほかの援助を実施する．

そのほか，妊娠中及び女性労働者が保健指導又は健康診査に基づく指導事項を守ることができるようにするために事業主が講ずべき措置に関する指針（平成10年）には，働く女性の母性保護に対して事業主が取るべき具体的な措置が示されている．また，男女雇用機会均等法を事業主が適切に実行することができるよう，労働者に対する性別を理由とする差別の禁止等に関する規定に定める事項に関し，事業主が適切に対処するための指針（平成18年）では，間接差別[※1]禁止などの詳細な例示をしている．

※1 あからさまに男女の性別で差をつけることをしないものの，一定の措置をとることによって，一方の性別の労働者に不利な結果をもたらす対応のこと．

法が定める専門職，機関，施設が担う責務・役割

1．都道府県労働局―都道府県労働局長と雇用均等室―

第17条により，都道府県労働局長は援助を求められた場合，労働者及び事業主から事情をよく聴取し，必要なときは調査を行い，適切に助言，指導又は勧告をして紛争解決の援助を行う．その援助対象となるのは，募集，採用，配置，昇進，降格，教育訓練，一定範囲の福利厚生，職種・雇用形態の変更，退職勧奨，定年・解雇・労働契約の更新，間接差別，婚姻，妊娠，出産等を理由とする不利益扱い，セクシュアルハラスメント及び母性健康管理措置についての紛争とされている．労働局長が紛争の解決のために必要と認めるときには，公正，中立な第三者機関による解決を図るため，紛争調整委員会（機会均等調停会議）に調停を行わせるものとしている．同時に，事業主は労働者が労働局長に紛争解決の援助を求めたことを理由として，当該労働者に対して解雇やその他不利益な取扱いをしてはならない旨が規定されている．

都道府県雇用均等室は，労働局の一部門として各都道府県に設置されている．雇用均等室では，男女雇用機会均等法に関して労働者や事業主からの相談に応じるとともに，必要に応じて事業場に対し行政指導を行うなど様々な仕事を行う．

2．事業主

本法を事業場で実践していくうえで事業主に課せられる責務は大きい．小規模の事業場であれば，とくに事業主は募集，採用，昇進などの実務と責任を一手に担うこともあり，本法で明記された内容を十分理解し，労働者がその全職業期間を通じて性別による差別を感じない快適職場づくりを形成するための活動を関係者とともに進めていく（図1）．

3．機会均等推進責任者

厚生労働省は，ポジティブ・アクションの推進を図るために各事業場において人事労務管理の方針の決定に携わる担当者を機会均等推進責任者として選任するよう呼びかけている．機会均等推進責任者は，各事業場において，性別にとらわれない人事管理を徹底させ，女性が能力を発揮しやすい職場環境をつくるという役割を担い，取り組みを推進する．機会均等推進責任者を事業場内で新たに選任したり，変更する場合は，所定の用紙を労働局雇用均等室あてに届け出る．機会均等推進責任者には，各種セミナーの開催案内をはじめ各種資料や行政情報，先進事例の紹介などが提供されるため，事業場内で活動を進めていくために有用となる．

4．産業保健職―産業医や産業看護職―

セクシュアルハラスメントに関することでは，心身の健康問題などに繋がる例もあることから産業医及び産業看護職など産業保健職の積極的関与が望ましい．また母体に影響の恐れのある有害危険業務等では，女性労働者がその業務に従事しても問題がないか，産業医などの意見を確認することが必要になる．

5．管理監督者

妊娠が判明した女性労働者は，最初に直属の管理監督者に相談するケースも多い．管理監督者は，本人のプライバシーを保護し，産業保健職や主治医の意見を確認しながら適切な就業上の配慮を進めていく責務を担う．

法が定める専門職，機関，施設が行う具体的な業務範囲

1．母性健康管理措置

労働基準法及び女性労働基準規則には妊産婦を就かせてはならない危険有害業務として，重量物を取り扱う業務（表1）や有害ガスを発散する場所での業務などが定められている．妊産婦以外の女性についても妊娠，出産に有害な業務の就業が禁止されているため，産業医などの意見を確認し作業転換等の措置を検討することが必要となる．その際，過度の対応により解雇や人事上の評価など女性労働者の不利益取扱いに繋がらないよう注意する．また，妊産婦については，図2に示

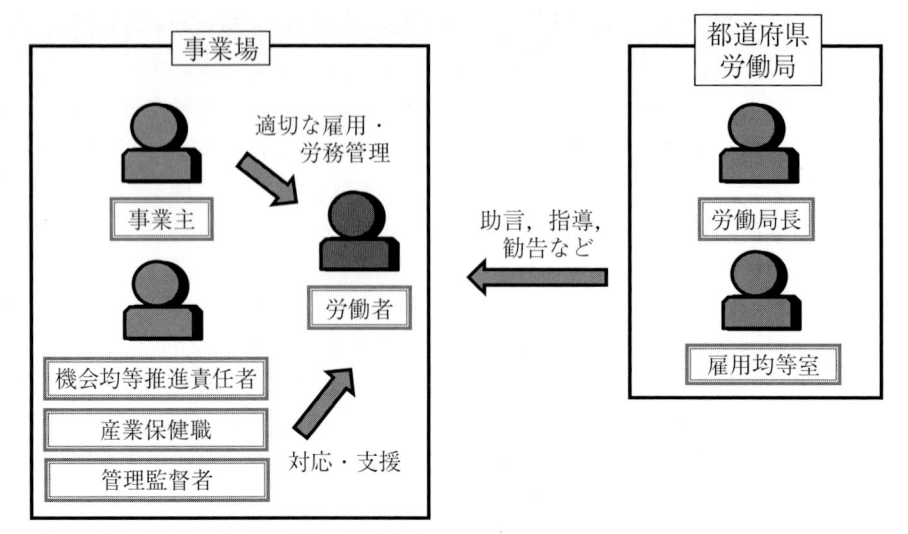

図1 労働者を取り巻く専門職，専門機関

すごとく妊娠週数によって保健指導・健康診査に必要な時間の確保すること（妊娠23週までは4週間に1回，妊娠24週から35週までは2週間に1回，妊娠36週以降は1週間に1回）が規定されており，職場は当該女性労働者が受診しやすいよう業務の調整を図る．

医療機関への通院以外にも，妊娠や出産に係る労働者への措置や配慮を適切に行うため，母性健康管理指導事項連絡カードを積極的に活用し，主治医からの指示事項が明確に伝達されることが望ましい．カードには標準的な措置として，休業（自宅療養又は入院加療），勤務時間の短縮，通勤ラッシュを回避するための時差出勤，負担の大きい作業の制限，ストレス・緊張を多く感じる作業の制限，長時間の立仕事の制限などの主治医からの指示が挙げられており，これを有効利用することで当該労働者の健康状態に合わせた就業上の配慮が行うことが可能となる．書式は厚生労働省のホームページよりダウンロードできる．妊娠安定期に入るまで会社に報告することをためらう女性労働者もいるが，母体を保護するためには適切な就業配慮が必要なことも多く，できるだけ早く会社に届け出ることが望ましい．事業主は日ごろから社内制度を周知しておき，産業保健職などと連携しながら女性労働者が利用しやすいよう環境整備に努める．

表1 妊産婦の年齢区分に応じ，右欄に掲げる重量以上の重量物を取り扱う業務の禁止

年齢	重量（単位：kg）	
	断続作業	継続作業
満16歳未満	12	8
満16歳以上満18歳未満	25	15
満18歳以上	30	20

2．セクシュアルハラスメント防止対策

事業主は事業場内でセクシュアルハラスメント防止対策に取り組むことを全労働者に周知し，人事担当者や労働組合などの相談・苦情窓口を設置する．相談・苦情等が発生した場合には，図3に示すように，人事担当者などが当事者のプライバシーに配慮しつつ関係各者からのヒアリングを実施し，事実関係の有無に応じてセクシュアルハラスメント対策委員会等で会社の対応を決定する．産業保健職はセクシュアルハラスメントを誘因とする心身の健康上の問題に対してメンタルヘルスケアなどの対応を行う．

3．設備，保護具など

女性労働者の職域拡大により，事務職系以外にも技術職や研究職，及び資格を取得し製造現場で働く女性労働者が増加している．従来の慣習から更衣室，休憩室，トイレ，シャ

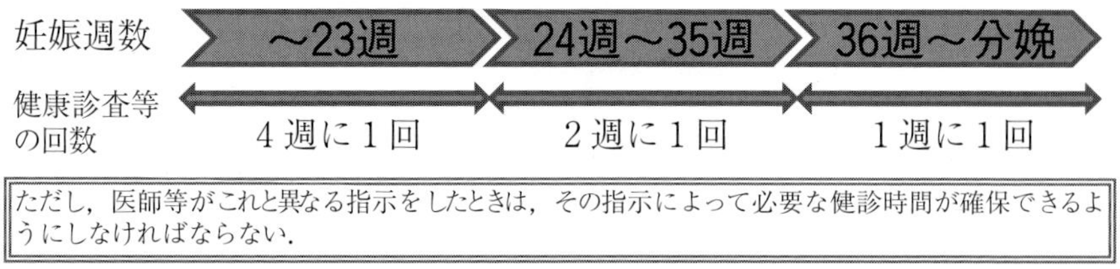

妊娠週数	～23週	24週～35週	36週～分娩
健康診査等の回数	4週に1回	2週に1回	1週に1回

ただし，医師等がこれと異なる指示をしたときは，その指示によって必要な健診時間が確保できるようにしなければならない．

図2 妊産婦が受けなければならない健康診査等の回数

ワー室などの設備が男性専用となっている事業場では，女性労働者も利用可能な設備の改善やルール作りが必要となる．また保護マスクや保護手袋，安全靴などの保護具が男性用サイズしかない場合，規格が異なるものを用いることによって保護具本来の機能を果たせず，有害物質の曝露を引き起こしてしまうこともあるため，女性労働者の体格に合った保護具などの必要物品の配備も不可欠である．

4．人事担当者

小規模な事業場などで事業主自身が直接労務管理に関与する場合を除いて，一般に人事部門が募集，採用，昇進などの業務に直接携わる．そのため，人事担当者は本法の基本的理念に基づいて実践的な活動を展開していく上でキーパーソンとなることも多い．

そのほか，受動喫煙が妊娠に及ぼす影響を考えると，産業医は職場の喫煙対策（完全分煙など）にも留意する．小規模事業所などでは休憩室が喫煙室と化していることもあり，女性労働者を取り巻く職場環境が母性健康管理の面で適切であるかという視点でも日頃の職場巡視等を行う．また，女性労働者が妊娠や出産に係る休業制度や勤務時間の短縮制度を利用する際，職場の不適切な対応に起因したストレス等による心身への影響が発生することもあり注意が必要である．

おわりに

本法の施行状況調査（平成21年）をみると，都道府県雇用均等室によせられた相談約2万3千件のうち，セクシュアルハラスメントに関するものが全体の約半分を占め，次いで，婚姻，妊娠・出産等を理由とした不利益取扱いに関する相談が多かった．本法で規定される様々な事項は，事業場内の就業規則等により明示され，各担当者の連携を軸に現場の労働者が実際に利用可能な制度として機能していることが望ましい．

産業医は安全衛生委員会や社内広報を通して妊娠や出産に関連する社内の仕組みづくりや利用可能な風土を醸成することに努めることが望ましい．

均等法施行後20年余りが経過し，幾度かの改正を経て，当初指摘されていた法制上の課題は改善に向かってきた．男性の年齢階級別労働力が逆U字曲線をとり就労開始から定年までの20～60代に一定水準の労働力を維持していることに対して，女性の年齢階級別労働力では，30代をボトムとするM字曲線を認めてきた．これはこの時期に何らかの理由（妊娠，出産，育児など）で就労が中断される女性労働者が多いこととされてきた．しかし，近年の労働力調査では，女性年齢階級別労働力がほとんどすべての年代で労働力の上昇を認めている．また，M字型の底の部分の30～34歳の層の上昇も認めており，妊娠や出産，育児などのライフイベント以後も社会生活が継続されていると報告され，男女雇用機会均等法施行以降，育児介護休業法に沿った企業の取り組みとも相まって，女性の働くための環境が次第に整い女性労働者の職域が拡大してきていることも示している．一方で，男性労働者における非正規雇用者の割合は，2割弱であるのに対し，女性労働者の非正規雇用者の割合は5割超となっており，女性労働者が増加傾向にあることについて単純に評価できない側面がある．

さらに少子高齢化などの社会情勢や産業構

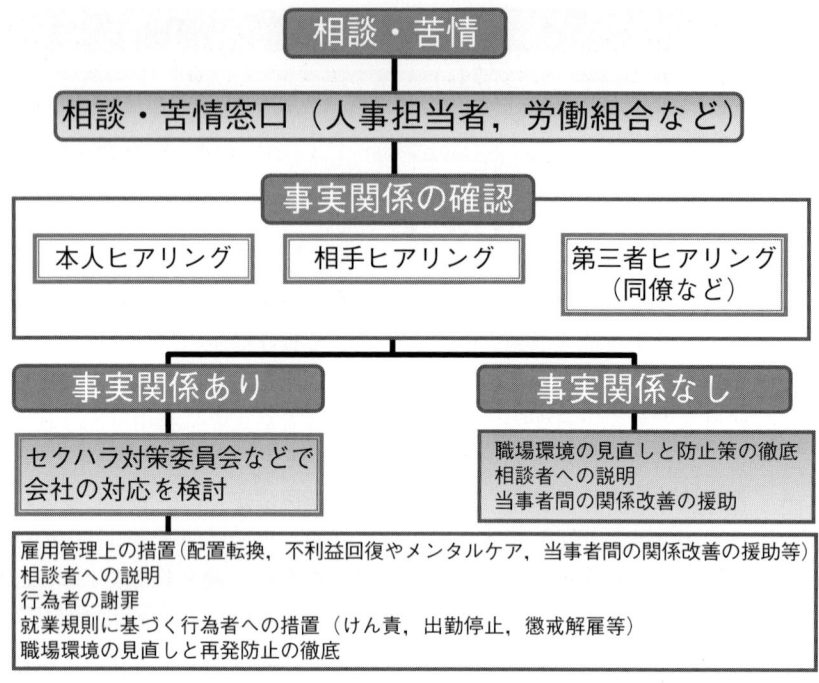

```
              相談・苦情
                 │
     相談・苦情窓口（人事担当者，労働組合など）
                 │
          事実関係の確認
   ┌─────────────┬─────────────┐
   本人ヒアリング   相手ヒアリング   第三者ヒアリング
                                  （同僚など）
   └─────────────┴─────────────┘
        │                           │
    事実関係あり                 事実関係なし
        │                           │
  セクハラ対策委員会などで    職場環境の見直しと防止策の徹底
  会社の対応を検討          相談者への説明
                           当事者間の関係改善の援助

  雇用管理上の措置（配置転換，不利益回復やメンタルケア，当事者間の関係改善の援助等）
  相談者への説明
  行為者の謝罪
  就業規則に基づく行為者への措置（けん責，出勤停止，懲戒解雇等）
  職場環境の見直しと再発防止の徹底
```

図3　苦情・相談への対応の流れの例
（厚生労働省　都道府県労働局雇用均等室パンフレットより）

造の変遷，雇用環境の変化などにより新たな問題も浮上してきており，こうした変化の中で労働者が出産や育児などのライフイベントを迎えても安定した雇用関係を継続できるように，社会体制を構築し会社内の仕組みを整備することが，少子高齢化社会を迎えたわが国において安定した労働力を維持し経済活動の根幹を支えることにつながるため，労働の現場で実質的なアクションが今後も必要である．

本法で規定される様々な事項は，事業場内の就業規則等により明示され，各担当者の連携を軸に実際に利用可能な制度として機能していることが望ましい．

例えば，セクシュアルハラスメントなどの事例が発生した場合も，人事担当者が関係各者の聞き取りなど担当者になることもあり，中立的な立場から公正な対応が必要とされる．また，社内慣行によって発生している女性労働者の比率が相当低いことや女性管理職が少ないなどの問題がある場合，社内のポジティブ・アクションを管理監督する立場にも

なりうる．

労働基準法及び女性労働基準規則には妊産婦を就かせてはならない危険有害業務として重量物を取り扱う業務，有害ガスを発散する場所での業務などが定められており，妊産婦以外の女性についても女性の妊娠，出産機能に有害な業務についても就業が禁止されているため注意が必要となる．

妊娠は病的な状態とはいえないものの，様々な症状や体調の変化を伴う特別な健康状態であり，当該女性労働者の従事する業務が母体に望ましくない場合や妊娠週数によって適切な業務配慮などがなされることが望ましい．

（川崎隆士）

文　献

1) 企業における働く女性の妊娠・出産に関する健康管理支援実態調査報告書（平成21年3月）　財団法人女性労働協会
2) 男女雇用機会均等法のあらまし　厚生労働省都道府県労働局雇用均等室

35. 労働者派遣法

法の趣旨と概要

　昭和61年に労働者派遣事業の適正な運営の確保及び派遣労働者の就業条件の整備に関する法律（以下，労働者派遣法）が施行され，ソフト開発や通訳など専門的な13業務の労働者派遣事業に関する法的根拠の整備が始まった．労働者派遣法では労働者派遣を"自己の雇用する労働者を当該雇用関係の下に，かつ，他人の指揮命令を受けて，当該他人のために労働に従事させること"とし，また，派遣労働者を"事業主が雇用する労働者であって，労働者派遣の対象となるもの"と定義している．図1のごとく，派遣労働では雇用契約を交わした事業主（派遣元）と指揮命令を行う事業主（派遣先）が分離した就労形態を持つ．そのため，正規雇用の労働者と比べ派遣労働者は安全衛生管理や労務管理上の問題が発生しやすく，派遣労働者の雇用状況に応じた関係法規の改正が進められてきた．平成8年の労働者派遣法改正では，派遣対象業務が研究開発などの専門26業務へ拡大し，さらに，平成11年には派遣対象業務が製造業や医療分野などを除いて自由化された．これにより労働者派遣が原則禁止（ポジティブリスト方式）から原則解禁（ネガティブリスト方式）へとシフトし，派遣労働者数の増加が加速した．そして，平成16年には，派遣受入れ期間の延長，製造業務や一部の医療関連業務への派遣解禁，紹介予定派遣の運用ルール変更といった内容が盛り込まれた改正法が施行され，規制緩和する一方で派遣労働者保護の面も強化された．平成11年に告示された派遣先が講ずべき措置に関する指針，及び派遣元事業主が講ずべき措置に関する指針には，派遣元事業主，派遣先事業主が安全衛生に関して具体的に講ずべき内容が示されており，両者には派遣労働の実態に合った具体的な対応が求められた．さらに，第45条に労働安全衛生法の適用に関することが示されており，派遣元及び派遣先事業主はこれに基づいて安全

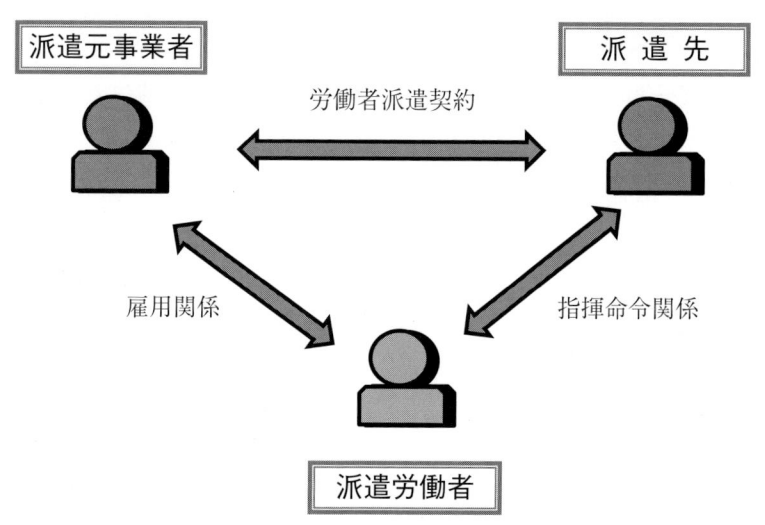

図1　派遣労働者を取り巻く雇用者と使用者の分離図

衛生管理が行い派遣労働者の安全と健康の向上に努めなければならない．また，第47条により，派遣先事業主には男女雇用機会均等法における以下の三点が適用され，使用者としての責任を負う．①妊娠・出産等を理由とする不利益取扱いの禁止，②セクシュアルハラスメント対策，③妊娠中及び出産後の健康管理に関する措置．

法が定める専門職，機関，施設が担う責務・役割

派遣労働者を雇用する派遣元，指揮命令する派遣先はそれぞれの責任を十分理解した上で適宜連携を取らなければならない．安全衛生に関することは，図2に示すように，派遣元責任者，派遣先責任者に実務を担当させるとともに，安全衛生の統括管理者や産業医や産業看護職などの産業保健職とも連携を図るように講ずべきである．

1．派遣元責任者・派遣先責任者

派遣元事業主が講ずべき措置として，派遣元事業主は派遣元責任者を選任し，派遣労働者への必要な助言及び指導や派遣労働者から申出を受けた苦情への対応，派遣労働者の安全衛生を統括管理等の実務を担当させなければならない（第36条）．一方，派遣先は受け入れ事業所ごとに派遣労働者100人につき1人の派遣先責任者を選任しなければならない（第41条）．派遣先責任者は労働関係法令や労務・人事の知識や経験を有するものが望ましく，派遣労働者から申出を受けた苦情への対処や安全及び衛生に関する業務を統括管理し派遣元事業主との連絡調整を行う．なお，製造業では派遣労働者が他業務と比べ有害・危険とされる作業に従事することも多く，製造業務専門派遣元責任者，及び製造業務派遣先責任者を選任しなければならない．

2．産業保健職―産業医や産業看護職―

全ての業種の事業所において，常時50人以上労働者を使用する雇用者は産業医を選任しなければならないが，この際の常時使用する労働者とは正規雇用の労働者だけでなく派遣労働者を含む．産業医や産業看護職など産業保健職は，派遣労働者を取り巻く職場の安全衛生管理の実情を理解し，健康診断や日々の健康管理へうまく結びつけることができるよ

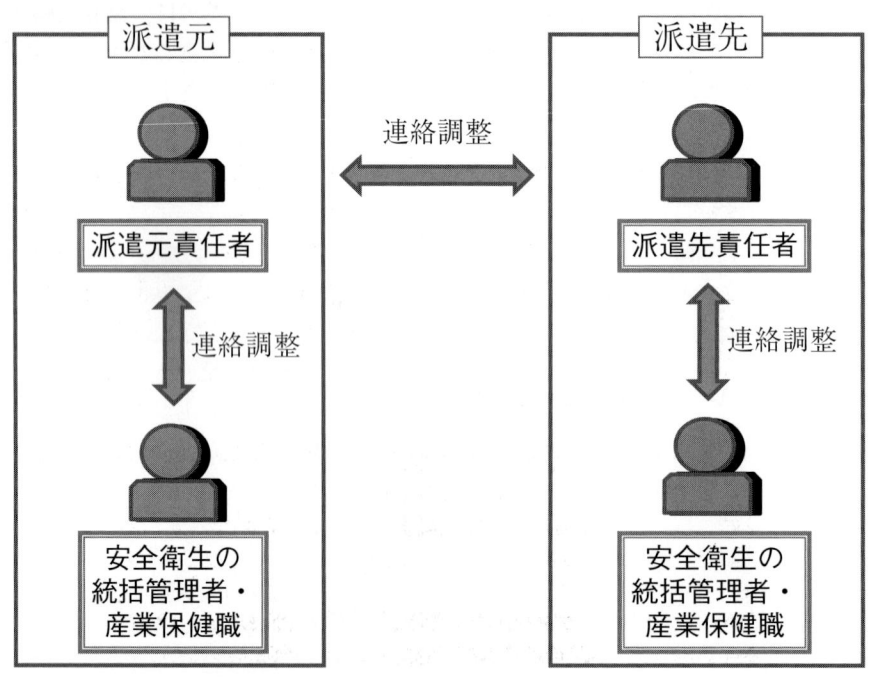

図2　安全衛生に関する事項の連絡体制図

3．公共職業安定所

公共職業安定所は，派遣就業に関する事項について，労働者等の相談に応じ，及び必要な助言その他の援助を行うことができる（第52条）．

4．労働者派遣事業適正運営協力員

労働者派遣事業適正運営協力員は，派遣元，派遣先，派遣労働者の相談に応じ，専門的な助言を行う（第53条）．社会的信望があり，労働者派遣についての専門的知識・経験を有する者の中から，各都道府県労働局長が推薦し厚生労働大臣が委嘱する．

法が定める専門職，機関，施設が行う具体的な業務範囲

厚生労働省が策定した第11次労働災害防止計画では安全衛生体制強化の項に"就業形態多様化等に対する対策"が掲げられ，雇用の形態にかかわらず安全衛生管理に関して同等の条件を確保するよう働きかけている．派遣労働者の労働安全衛生法適用については，表1に示すように派遣元事業主が責任を負う事項，派遣先事業主が責任を負う事項，及び，双方が責任を負う事項が定められており，事業主は前述した派遣元責任者や派遣先責任者，産業医などを選任し実務を担当させる．

1．作業環境管理と作業管理

派遣労働者は派遣先で指揮命令の下働くため，安全衛生三管理（作業環境管理，作業管理，健康管理）のうち，作業環境管理や作業管理に関することは働く現場である派遣先の責務が大きい．作業環境管理では，派遣先は機械設備等の本質安全化対策，及び，法規に則った排気装置の設置などリスク低減化をすすめ，労働災害の温床となる不安全な状態を作らないように努める．作業管理に関することでは，様々な理由により派遣労働者の安全衛生教育が正規従業員に比べて十分実施されていないという実態がある．派遣労働者の業務に係る健康障害や労働災害を未然に防ぐためにも，派遣先は派遣元が派遣労働者に対する雇入れ時の安全衛生教育を適切に行えるように派遣労働者が従事する業務に係る情報を派遣元に対し積極的に提供する．また，派遣元から雇入れ時の安全衛生教育の委託の申入れがあった場合には可能な限りこれに応じるよう努める等など派遣労働者の安全衛生に係る措置を実施するために必要な協力や配慮を行うようにしなければならない．そのほか，粉塵や有機溶剤などが発生する作業場などで正規従業員には防塵・防毒マスクなどの保護具を配備する一方で，同様の作業環境下で業務に従事する派遣労働者には適正な保護具を支給しない等の対応の不備の報告例もあり，安全衛生担当者や産業医が職場巡視で確認し，必要であれば改善をすすめる．

また，不幸にも派遣労働者が労働災害により死亡又は負傷等した場合，派遣先及び派遣元双方の事業主は，派遣先の事業場の名称等を記入した労働者死傷病報告をそれぞれの事業場を管轄する労働基準監督署に提出が義務付けられている．派遣労働者の場合，派遣先で労働災害に被災するのが通常であり，派遣元事業主は労働災害発生の状況を詳細に把握することができない．そのため，派遣先事業主が労働者死傷病報告を提出したとき，その写しを派遣元事業主に送付し，情報の共有化をはかり再発防止等に努める．

2．健康管理

労働者が毎年受ける健康診断はその種類により派遣元事業主，派遣先事業主に実施責任が異なるため注意する．雇入れ健診，定期健診，特定業務従事者健診などのいわゆる一般健康診断は派遣元事業主に実施義務がある．派遣労働者が一般健康診断を受ける手段としては，派遣先事業場の健診実施時に同時に受診する場合と派遣元の健診を受診する場合がある．前者の場合，派遣先企業が自社の労働者に対して法定項目以外の検査項目を加えているケースがあり派遣労働者の健康診断項目を一致させるか，法定項目のみとするかは，担当者が産業保健職などと事前に確認しておく．派遣労働者の健康診断受診率は，正規従

表 1　労働安全衛生法の適用

事項	派遣元	派遣先
職場における安全衛生を確保する事業者の義務	○	○
事業主が実施する労働災害の防止に関する措置に協力する労働者の責務	○	○
労働災害防止計画の実施に係る厚生労働大臣の勧告等	○	○
統括安全衛生管理者の選任等	○	○
安全管理者の選任等		○
衛生管理者の選任等	○	○
安全衛生推進者の選任等	○	○
産業医の選任等	○	○
作業主任者の選任等		○
総括安全衛生責任者の選任等		○
元方安全衛生管理者の選任等		○
安全委員会の設置		○
衛生委員会の設置	○	○
安全管理者等に対する教育等	○	○
労働者の危険または健康障害を防止するための措置		
事業主の講ずべき措置		○
労働者の遵守すべき事項		○
元方事業者の講ずべき措置		○
特定元方事業主の講ずべき措置		○
定期自主検査		○
化学物質の有害性の調査		○
安全衛生教育（雇入れ時，作業内容の変更時）	○	
安全衛生教育（作業内容変更時，危険有害業務就業時）		○
職長教育		○
危険有害業務従事者に対する教育	○	○
就業制限		○
中高年齢者等についての配慮	○	○
事業主が安全衛生教育に対する国の援助	○	○
作業環境を維持するように努める義務		○
作業環境測定		○
作業環境測定の結果の評価等		○
作業の管理		○
作業時間の制限		○
健康診断（一般健康診断等，当該健康診断結果についての意見聴取）	○	
健康診断（有害な業務に係る健康診断等，当該健康診断結果についての意見聴取）		○
健康診断（健康診断後の作業転換等の措置）	○	○
一般健康診断の結果通知	○	
医師等による保健指導	○	
病者の就業禁止		○
健康教育等	○	○
体育活動についての便宜供与等	○	○
安全衛生改善計画等		○

機械等の設置，移転に係る計画の届出，審査等		○
申告を理由とする不利益取扱い禁止	○	○
使用停止命令等		○
報告等	○	○
法令の周知	○	○
書類の保存等	○	○
事業者が行う安全衛生施設の整備等に対する国の援助	○	○
疫学的調査等	○	○

業員に比べて低く，100％を満たしているケースは少ない．これは健診を受診する場所が派遣先職場ではなく受診するのに物理的困難が伴うことや健診日に受診できなかった際の再受診などの仕組みが十分でない等の理由による．健診担当者及び産業保健職は派遣労働者が健診を受診しやすい環境を設定し，未受診の場合は受診勧奨を積極的に行うなど受診率向上に努める．さらに，健康診断結果についての医師の意見聴取及び作業転換等の措置，産業保健職による保健指導の実施も派遣労働者の健康管理にとって重要である．健康診断で就業配慮が必要な健康状態を認めているにも関わらず，健診結果に対する医師の意見聴取が為されていない，健康診断の結果に基づく適正配置や就業措置などの内容が派遣元から派遣先に伝わっていないなどのケースもある．健診結果上，派遣労働者に就業配慮を要する所見が判明した場合は，健康情報の取り扱いには十分注意しながら，派遣元と派遣先の担当者及び，産業保健職が連携を取り適切な就業配慮を設定することが望ましい．

一方で，有機溶剤健診やじん肺健診など特殊健康診断については派遣先がその責務を負う．派遣先の事業主が派遣中の労働者について特殊健康診断を実施した場合は，当該健康診断の結果を記録した書類を派遣元の事業主に送付しなければならない．健康診断結果についての意見聴取及び作業転換等の措置は，派遣先が正規従業員と同様の対応を行う．

そのほか，派遣先は事業場内の施設（診療所などの医療施設，社員食堂，休憩室，宿泊施設，スポーツ施設など）を派遣労働者にも利用させるよう努力することが義務付けられている（第40条）．正規社員と派遣労働者で利用ルール上の区分はあっても，事業場内診療所など健康に関することでは，現場に即した対応が望ましい．

おわりに

事業場における派遣労働への依存度が高い状況にあるにも関わらず，派遣労働者に対する安全衛生管理面で十分な仕組みや対応がとられていない職場も未だ多い．派遣労働者が派遣終了後に派遣先と直接雇用され正規従業員（いわゆる temp to perm）となった際，その労働者が享受する安全衛生や健康管理の待遇に明らかな格差が発生しないように，派遣労働者への対応を図るよう努めることが望ましい．最近では，労働条件の格差や労務管理上の問題により心身への負担が増大し，派遣労働者がうつ病などの精神科疾患に罹患するケースも報告されている．法令等では縦割り的に派遣元，派遣先の実施責任が定められている事項でも，双方の連携なしに十分対応できないものも多く，派遣露労働者を取り巻く労務や安全衛生に関連する事項を迅速かつ適切に対応可能なように，派遣元責任者や派遣先責任者を選任し，産業医や産業看護職とも連携をとりながら実務にあたらせ，派遣労働の実態にあった職場の対応を仕組みづくりと運用に努めるべきである．

（川崎隆士）

36. 労働基準法

法の趣旨と概要

　労働基準法は，憲法第27条2項に「賃金，就業時間，休息その他の勤労条件に関する基準は，法律でこれを定める」となっており，これを受け昭和22年に制定された．
　この労働基準法の第1条には労働条件は労働者が人たるに値する生活を営むための必要を充たすべきものでなければならないとある．この法律で定める労働条件の基準は最低のものであるから，労働関係の当事者は，この基準を理由として労働条件を低下させてはならないことはもとより，その向上を図るように努めなければならないとなっている．つまり労働基準法は最低の基準を決めたものであり，それ以上の条件が求められていると考えるべきである．
　第2条には労働条件は，労働者と使用者が，対等の立場において決定すべきものであり，労働者及び使用者は，労働協約，就業規則及び労働契約を遵守し，誠実に各々その義務を履行しなければならないとある．勿論就業規則などは，労働基準法に違反して規定することはできないのが大原則である．
　第3条では使用者は，労働者の国籍，信条又は社会的身分を理由として，賃金，労働時間その他の労働条件について，差別的取扱をしてはならないとある．
　第4条では使用者は，労働者が女性であることを理由として，賃金について，男性と差別的取扱いをしてはならないとなっており，このように現代においても重要な事柄がこの法の初めに規定されている．
　第5条では使用者は，暴行，脅迫，監禁その他精神又は身体の自由を不当に拘束する手段によつて，労働者の意思に反して労働を強制してはならないとあり，強制労働が禁止されている．
　これ以下労働基準法には，賃金，解雇，労働時間，休憩，休日，年次有給休暇，最低年齢，妊産婦の就業制限，休業補償等が規定されている．

法が定める専門職，機関，施設が担う責務・役割

　われわれ産業保健従事者が担う責務，役割であるが，まずはそれを行うための知識が必要と考えられる．それを以下にまとめた．

1．労働時間

　労働時間にはきまりがある．第32条には労働者に休憩時間を除き1週間について40時間を超えて労働させてはならないとある．また1週間の各日に休憩時間を除き1日に8時間を超えて，労働させてはならないとなっている．しかし実際にはもっと長い勤務や，休日に勤務をしている方も多い．そのような時間外勤務がすべて違法かというと，そうではなく第36条に労働組合がある場合においてはその労働組合等と書面による協定をし，これを行政官庁に届け出た場合においては，労働時間又は休日に関する規定にかかわらず，その協定で定めるところによつて労働時間を延長し，休日に労働させることができるとなっている．よく事業所内で36協定（さぶろく協定）という言葉が聞かれるが，このことを言っているもので，この協定内で時間外勤務が行われることは可能である．よって産業保健従事者は担当する事業所の36協定をよく知っておく必要があり，これを考慮したうえで過重勤務対策等を考える必要がある．

さて，この労働時間に関し産業保健従事者に聞かれることで多いのが，健康診断は就業時間になるのかがある．これについては，健康診断の実施に要した時間のうち定期健康診断は，受診のために要した時間を労働時間として扱わなくても構わない．しかし，健診機関が事業所にきて定期健康診断を行う場合が多い現在，就業時間内に行うほうが，時間効率がよく受診率向上にもなるのではないかと考えられる．

これに対して，特定の有害な業務に従事する労働者について行われる，特殊健康診断は，仕事に因果関係のある不健康状態がないかを確認するものであるため，実施に要する時間は労働時間に算入しなければならない．

2．休憩
第34条
使用者は，労働時間が六時間を超える場合においては少なくとも45分，8時間を超える場合においては少なくとも1時間の休憩時間を労働時間の途中に与えなければならない．

これは産業医学的に考えても，連続作業は疲労が蓄積し作業効率の低下や注意力低下による不安全状態をきたすことが考えられ，休憩をとるようにするべきと考えられる．

3．休日
第35条
使用者は，労働者に対して，毎週少なくとも1回の休日を与えなければならない．

前項の規定は，4週間を通じ4日以上の休日を与える使用者については適用しない．休日は日祭日でなければならないわけではないが，過重勤務が問題視されている昨今，最低限の四週間を通じ4日以上の休日は必ず取るべきである．また連続出社が続くと疲労の蓄積が考えられる．法は上記のようになっているが，疲労が蓄積しない休日取得を心がけるべきである．

4．最低年齢
第56条
使用者は，児童が満15歳に達した日以後の最初の3月31日が終了するまで，これを使用してはならない．

これにはいくつかの例外が規定されているが，基本的には15歳未満の児童を労働者として使用することはできない．

5．深夜業の禁止
第61条
使用者は，満18歳に満たない者を午後10時から午前5時までの間において使用してはならない．ただし，交替制によつて使用する満16歳以上の男性については，この限りでない．

しかし，これにも例外規定があり，保健衛生の事業，電話交換の業務，農林水産の事業などは認められている．

6．危険有害業務の就業制限
第62条
使用者は，満18才に満たない者に，（中略）厚生労働省令で定める危険な業務に就かせ，又は厚生労働省令で定める重量物を取り扱う業務に就かせてはならない．

危険有害業務とは運転中の機械若しくは動力伝導装置の危険な部分の掃除，毒劇薬，毒劇物や爆発物を扱う業務で46項目が年少者労働基準規則第8条に定められている．

7．妊娠中　産前産後の女性の就業制限
第64条の3
使用者は，妊娠中の女性及び産後1年を経過しない女性に重量物を取り扱う業務，有害ガスを発散する場所における業務その他妊産婦の妊娠，出産，哺育等に有害な業務に就かせてはならない．

具体的には妊婦に就かせてはならない業務が24種類，産後1年を経過しない女性に就かせてはならない業務3種類，女性が申し出た場合就かせてはならない業務が19種類規定されている．妊娠中および産後1年未満の女性

表1 妊産婦の就業制限の一部

	妊娠中	産後1年未満
重量物を取り扱う業務	×	×
ボイラーの取扱いの業務	×	☆
土砂が崩壊するおそれのある場所又は深さが5メートル以上の地穴における業務	×	○
高さが5メートル以上の場所で，墜落により労働者が危害を受けるおそれのあるところにおける業務	×	○
鉛，水銀，クロム，砒素，黄りん，弗素，塩素，シアン化水素，アニリンその他これらに準ずる有害物のガス，蒸気又は粉じんを発散する場所における業務	×	×
著しく暑熱な場所における業務	×	☆
著しく寒冷な場所における業務	×	☆
さく岩機，鋲打機等身体に著しい振動を与える機械器具を用いて行う業務	×	×

○　就かせても差し支えない業務
☆　申し出た場合就かせてはならない業務
×　就かせてはならない業務

に就業が禁止されている危険有害業務の一部を表1にした．

第65条
使用者は，6週間（多胎妊娠の場合にあつては，14週間）以内に出産する予定の女性が休業を請求した場合においては，その者を就業させてはならない．また使用者は，産後8週間を経過しない女性を就業させてはならない．ただし，産後6週間を経過した女性が請求した場合において，その者について医師が支障ないと認めた業務に就かせることは差し支えない．

　このように規定されており産業保健関係者は年少者，妊産婦の健康を維持するため注意を払う必要がある．

第66条
使用者は，妊産婦が請求した場合においては，第33条第1項及び第3項並びに第36条第1項の規定にかかわらず，時間外労働をさせてはならず，又は休日に労働させてはならない．使用者は，妊産婦が請求した場合においては，深夜業をさせてはならない．

　このようになっており前述の36協定によらず妊産婦が請求した場合は，時間外労働をさせてはいけない．また同様に妊産婦が請求した場合深夜業もさせてはいけない．

8. 育児時間

第67条
生後満1年に達しない生児を育てる女性は，第34条の休憩時間のほか，1日2回各々少なくとも30分，その生児を育てるための時間を請求することができる．

　30分という短い時間ではあるが，職場に近いところに子供がいる場合はこの制度を使うとよい．

9. 療養補償

第75条
労働者が業務上負傷し，又は疾病にかかつた場合においては，使用者は，その費用で必要な療養を行い，又は必要な療養の費用を負担しなければならない．

　労働災害時における規定はこの第75条から第88条に記されている．またこの労災については労働者災害補償保険法（労災保険）にも規定されておりこれとあわせて説明する．
　労働者災害補償保険法には，業務中や通勤途中の負傷，疾病，傷害，死亡などに治療費の給付，死亡したときの遺族給付，ほか休業補償や二次健康診断等給付などが定められている．業務災害の認定にあたって重要なことは，業務遂行性及び業務起因性が存在するか

という点である．業務遂行性とは事業主の支配，管理下にあるかどうかということである．

この保険の保険料は事業主負担が決められており，原則使用者が1人でも加入しなくてはならない．また1人で事業を行っている場合は，制度の対象外になるが，1人親方などは特別加入の対象になることもある．

A．業務上の負傷について

仕事中や残業時間中に起こった負傷が該当する．しかし，労働者の故意や私的行為中は含まれない．出張中は事業主の管理外となるが，事業主の命令で仕事をしているわけであるから，業務災害と認められる．トイレなどの生理的行動などは業務に付随する行為と判断され，その間も業務災害となるが，休憩時間中の私的行為は原則業務災害とはならない．労災保険の給付を請求する場合は，様式第5号に事業主の証明を記入し，労災指定医療機関を経由して所轄の労働基準監督所長に提出する．

B．業務上の疾病について

疾病においては業務との間に因果関係がある場合に給付される．業務上疾病とは，労働者が事業主の管理下で健康障害を起こすほどの有害因子に暴露したことによって発症した疾病を意味する．特に以下の3点が重要になると考えられている．

1. 有害因子が存在すること
2. 健康障害を起こすほどの有害因子に暴露したこと
3. 発症の経過および病態に医学的妥当性があること

つまり，業務中に起こった疾病すべてが労災保険対象となるわけではなく，この因果関係がある場合に労災給付が行われる．

近年過労死の労災認定がたびたび取り上げられている．現在過労死として労災認定されるのは脳と心臓疾患がほとんどである．脳では脳内出血，くも膜下出血，脳梗塞等，心疾患では心筋梗塞，心停止と解離性動脈瘤等である．発症直前に精神的，身体的に強い負荷があったか，おおむね1週間の間に過重業務に従事したか，発症前おおむね6ヵ月を評価期間とし，長期間の過重勤務による疲労の蓄積の原因として交代制や深夜勤務，作業環境，精神的緊張を伴う業務等が存在したか，などが認定のポイントとなっている．産業医学関係者はこのような過労死を起こさないよう法律に従い，たとえば月100時間を超えて時間外労働をした労働者には面接指導を行い，さらに事業主や衛生委員会に意見を報告し労働災害を未然に防ぐようにすること．

C．通勤災害について

労働者の通勤による負傷，疾病，傷害または死亡を対象としている．この通勤とは，労働者が就業に関し，次にあげる移動を，合理的な経路及び方法により行うことをいい，業務の性質を有するものを除く．

1. 住居と就業の場所との間の往復
2. 就業の場所から他の就業の場所への移動
3. 1．にあげる往復に先行し，又は後続する住居間の移動

住居と就業場所との間には，単身赴任先住居や帰省先住居との間などが含められる．就業場所とは物品を得意先に届けてその届出先から直接帰宅する場合の物品の届出先，全員参加で出勤扱いとなる会社主催の運動会の会場等がこれにあたる．

また合理的な経路及び方法とは，当該移動の場合に，一般に労働者が用いるものと認められる経路及び手段等をいう．乗車定期券に表示され，あるいは，会社に届けているような，鉄道，バス等の通常利用する経路及び通常これに代替することが考えられる経路等が合理的な経路となる．逆に特段に合理的な理由もなく著しく遠まわりとなるような経路をとる場合には，合理的な経路とは認められない．

例えば途中公衆トイレによりました，日用品を購入しました，診療所で治療を受けましたなどの場合は，合理的な経路に戻った後は通勤途中と考えられます．また家族の看護のため病院に泊まり，病院から出勤した場合は

通常行われることであり，その途中の事故は通勤災害と認められる．しかし，飲み屋などで長時間にわたって飲食をした，映画に立ち寄った場合などは通勤の逸脱，中断とみなされ，その間およびその後の行為は通勤とは認められなくなる．業務終了後サークル活動をして帰宅中に事故にあった場合でも，終業からの時間が問題になっている．長時間の場合は認められない可能性があり注意が必要である．

D．休業補償給付

業務災害または通勤災害により労働を行うことができず，賃金を受けられない場合，休業4日目から1日につき給付基礎日額の60％相当額が支給される．また休業3日目までは労災保険による給付が行われませんが，この間の3日間は待機期間と呼ばれ，事業主に平均賃金の3日分を支払う補償義務がある．

また労働者の業務災害，通勤災害後の社会復帰を助けるため，社会復帰促進等事業があり例えば四肢に障害を受け義肢が必要になった場合，その費用の支給制度がある．その一部を表2にまとめた．

さらに症状が固定した後にも原則3年間アフターケアを受けることができる．アフターケアの一部を表3にまとめた．

また労働基準法は平成22年4月改正施行となった部分がある．要点を以下に記す．

1. 大企業では1ヵ月60時間を超える時間外労働については，法定割増賃金率が現行の25％から50％に引き上げられた．中小企業については，当分の間，適用が猶予されています．また労使協定を締結すれば，1ヵ月に60時間を超える時間外労働を行った労

表2 社会復帰促進等事業の一部

支給項目	支給対象者
義肢	上肢または下肢の全部または一部を喪失し，この障害に関し障害（補償）給付の支給決定を受けたものまたは受けると見込まれる者
眼鏡	1眼または両眼を失明し，この障害に関し障害等級第13級以上の障害（補償）給付の支給決定を受けたものまたは受けると見込まれる者
補聴器	1耳または両耳に聴力障害を残し，この障害に関し障害等級第11級以上の障害（補償）給付の支給決定を受けたものまたは受けると見込まれる者
ストマ用装具	業務上の事由または通勤による負傷または疾病により直腸を摘出した者で，障害（補償）給付の支給決定を受けたものまたは受けると見込まれる者
床ずれ防止用敷ふとん	せき髄損傷者のうち，傷病（補償）年金または障害（補償）給付を受けている者で，常時介護に係る介護（補償）給付を受けている者

表3 労働災害後のアフターケア 社会復帰促進等事業の一部

せき髄損傷	診察，保健指導，褥瘡処置，尿路処置，尿検査などの検査，抗菌薬などの薬剤の支給
頭頸部外傷症候群等	診察，保健指導，エックス線検査，神経系機能賦活薬などの薬剤の支給
慢性肝炎	診察，保健指導，血液や腹部超音波などの検査
振動傷害	診察，保健指導，血液検査や末梢循環機能などの検査，ニコチン酸薬などの薬剤の支給
人工関節・人工骨頭置換	診察，保健指導，エックス線検査やシンチグラムなどの検査，鎮痛消炎薬
虚血性心疾患等	診察，保健指導，ペースメーカー等の定期チェック，心電図などの検査，抗狭心症薬などの薬剤の支給
熱傷	診察，保健指導，血液などの検査，外用薬等の薬剤の支給
呼吸機能障害	診察，保健指導，血液やスパイログラフィーなどの検査，去痰薬などの薬剤の支給

働者に対して，改正法による引上げ分の割増賃金の支払に代えて，有給の休暇を付与することができる．

2．現行では，年次有給休暇は日単位で取得することとされていたが，事業場で労使協定を締結すれば，1年に5日分を限度として時間単位で取得できる．これは企業規模にかかわらず，適用される．

以上が医療従事者が知っておくべき労働基準法の要点である．このようなことを知識として持ち，事業者などから意見を求められた場合正しく答える必要がある．

（辰　吉光）

文　献

1）改定14版　労働基準法・労働安全衛生法・労働保険法のあらまし，労働調査会，2010．
2）労災保険のポイント，労働調査会，2010．

37. 労働安全衛生法

法の趣旨と概要

▶趣旨◀

1. 産業医活動を行う上で，最低限の労働安全衛生法の知識が必要である．
2. 労働安全衛生法は労働災害防止を目的に事業者の責任範囲を明確化した最低基準である．
3. 労働安全衛生法は大きな枠組であるが，これだけでは個別の細かい事案に対応できないので，その下に政令，省令などを策定し機能的に運用できるよう工夫されている．
4. 産業医として特に関わりあいが多いのは第3章「安全衛生管理体制」と第7章「健康の保持増進のための措置」の項目である．
5. 昨今のトピックスは，長時間労働者対策，衛生委員会審議項目（長時間労働と精神的健康に関する対策），胸部エックス線検査の対象者の見直しに関する事項である．

▶概要◀

明治維新以降の急速な近代化において，労働環境・条件などの問題から労働者を保護する目的で1911年（明治44年）工場法が制定された．その後，第二次世界大戦を経て，1947年（昭和22年）に労働基準法等の労働関連法規が施行されるが，高度成長時代に安全衛生面の課題が増加し，1972年（昭和47年）に労働基準法第5章（安全と衛生）が独立して労働安全衛生法（以下，「安衛法」）が制定されるに至った．安衛法の目的は，その第1条で「職場における労働者の安全と健康を確保することと快適な職場環境の形成を促進すること」と謳っている．具体的には①労働災害防止基準の確立，②責任体制の明確化，③自主的活動の促進を講じることにある．特に責任体制の明確化とは，責任の主体は事業者（事業主のこと）にあり，事業者は安衛法に定められた労働災害防止のための最低基準として遵守するだけでなく，労働者の健康保持増進確保の義務を課せられているということである．安衛法は大きな枠組であるが，これだけでは個別の細かい事案に対応できないので，その下に労働安全衛生施行令（以下，「安衛令」）などの政令，さらに労働安全衛生規則（以下，「安衛則」）などの省令，さらに厚生労働大臣告示・公示や労働基準局長通達（基揮）を策定し機能的に運用できるよう工夫されている（表1）．

以下に安衛法の目次を示したので参照いただきたい．

第1章　総則（第1条－第5条）
第2章　労働災害防止計画（第6条－第9条）
第3章　安全衛生管理体制（第10条－第19条の3）
第4章　労働者の危険又は健康障害を防止するための措置（第20条－第36条）
第5章　機械等並びに危険物及び有害物に関する規制（第37条－第58条）
第6章　労働者の就業に当っての措置（第59条－第63条）
第7章　健康の保持増進のための措置（第64条－第71条）
第7章の2　快適な職場環境の形成のための措置（第71条の2－第71条の4）
第8章　免許等（第72条－第77条）
第9章　安全衛生改善計画等（第78条－第87条）

表1　労働安全衛生法規体系（抜粋）

- 労働基準法
  - 労働基準法施行規則
  - 年少者労働基準規則
  - 女性労働基準規則
- 労働安全衛生法（安衛法）
  - 労働安全衛生法施行令（安衛令）
    - 規則
      - 労働安全衛生規則（安衛則）
      - 鉛中毒予防規則（鉛則）
      - 有機溶剤中毒予防規則（有機則）
      - 石綿障害予防規則（石綿則）
      - 特定化学物質等障害予防規則（特化則）
      - 電離放射線障害防止規則（電離則）
      - 粉じん障害防止規則（粉じん則）
      - 事務所衛生基準規則（事務所則）
      - 高気圧作業安全衛生規則（高圧則）
      - 四アルキル鉛中毒予防規則（四鉛則）
      - 酸素欠乏症等防止規則（酸欠則）
      - クレーン等安全規則（クレーン則）
      - ゴンドラ安全規則（ゴンドラ則）
      - ボイラー及び圧力容器安全規則（ボイラー則）
      - 機械等検定規則（検定則）
      - 労働安全衛生コンサルタント規則（コンサルタント則）
      - 作業環境測定／評価基準
      - 製造時等検査代行に関する規則
- じん肺法
- 作業環境測定法
  - 作業環境測定法施行
    - 作業環境測定法施行規則
- 労働者災害補償保険法（労災保険法）
- その他の法規
  - 労働者派遣法
  - 労働契約法
  - 労働災害防止団体法など

第10章　監督等（第88条−第100条）
第11章　雑則（第101条−第105条）
第12章　罰則（第115条の2−第123条）
附則

このうち医療・保健・福祉業務従事者が知っておくべき箇所を列記する．

法が定める専門職，機関，施設が担う責務・役割

▶安全衛生管理体制◀

　法が定める専門職についての定義は第3章の安全衛生管理体制に明記されている．つまり，第10条に総括安全衛生管理者，第11条に安全管理者，第12条に衛生管理者，第12条の2に安全衛生推進者・衛生推進者，第13条に産業医，第14条に作業主任者，第15条に統括安全衛生責任者の任命とその業務を，第17−19条に安全衛生委員会の設置について記載されている．

　ちなみに第10条の総括安全衛生管理者とは衛生管理者を指揮し安全衛生業務の総括を行う責任者を指し，第15条の統括安全衛生責任者とは事業者で同一場所において仕事の一部を請負業者に請け負わしている場合に労働災害と健康障害を防止する措置として，統括的管理義務を負うことに注意すべきである．第13条の産業医の選任についてであるが，安衛令第5条，安衛則第13−15条により，常時50人以上の労働者を使用するすべての事業場で選任義務を生じる．また常時1,000人以上の労働者を使用，若しくは安衛則第13条第1項に掲げる有害業務に500人以上の労働者を従事させる場合は，その事業場に専属の産業医を選任しなければならない．さらに常時3,000人を超える労働者を使用する場合は2人以上の選任が必要である．また，産業医には一定の要件が必要であり，事業者に対し必要があれば労働者の健康管理上の勧告を行うことができる．事業者は産業医の勧告を受けたときはこれを遵守しなければならず，これを理由に産業医に対し不利益な扱いを禁止している（安衛則第14条）．産業医が行うべき職務は①健康診断の実施およびその結果に基づく労働者の健康を保持するための措置に関すること，②作業環境の維持管理に関すること，③作業の管理に関すること，④上記のほか，労働者の健康管理に関すること，⑤健康教育，健康相談その他労働者の健康保持増進を図る

ための措置に関すること，⑥衛生教育に関すること，⑦労働者の健康障害の原因の調査および再発防止のための措置に関することである．また，産業医は上記の職務の他「少なくとも毎月1回は作業場を巡視し，作業方法または衛生状態に有害のおそれがあるときには，直ちに労働者の健康障害を防止する必要な措置を講じなければならない．また，事業者は産業医に対してこれらの職務を遂行することができる権限をあたえなければならない．」と規定されている（安衛則第14条）．さらに，第17-19条の安全衛生委員会（安全委員会や衛生委員会）は事業者に設置義務があり，構成委員や位置づけなどが安衛法で規定されているが，この構成委員である産業医も毎月1回の参加が義務付けられている．安全衛生委員会は諮問委員会であり，施策を実施する機関ではないが労使の代表や専門家の合意事項についてはできるだけライン（職制）に落とし込んで実行することが望まれる．また，昨今のメンタル不調者の急増を受け，2006年の改正で「長時間労働による健康障害防止と精神的健康の保持増進に関する対策の樹立に関すること」が審議事項に追加されたことも留意したい．

さらに，産業医の協業者である保健師の位置付けであるが，「事業者は健康診断の結果，特に健康の保持に努める必要があると認める労働者に対し，医師または保健師による保健指導を行うよう努めなければならない．」とされている（第66条の7）．また，「事業者は労働者数50人未満の事業場については医師（必要な医学に関する知識を有する者）または保健師（必要な知識を有する者として地域産業保健センターの名簿に記されている者）に労働者の健康管理等を行わせるように努めなければならない．」と位置づけている（第13条の2，安衛則第15条の2）．ちなみに，看護師については言及されていないのが現状である．

法が定める専門職，機関，施設が行う具体的な業務範囲

▶健康の保持増進のための措置◀

安全衛生法の第7章には，健康の保持増進のための措置として，医療・保健・福祉業務従事者が関与する機会や可能性のある内容が記載されている．中でも特に第66条では健康診断やその結果の事後措置などについて定められており，その具体的な業務内容を理解しておくことが重要である．

1. 健康診断の実施

第66条・66条の2により，健康診断は事業者の義務として，労働者に対し医師により実施し，その健康診断の結果を本人に通知することが定められている．また逆に労働者は事業者が行う健康診断を受診する義務（自己保健義務）があり，従事している業務によって様々な種類が設けられている（表2）．つまり，法定健診実施義務は事業者にあり，逆に労働者も受診義務があるので，産業保健スタッフが受診勧奨する責務は存在しない．健康診断受診率を向上させる主体者は，あくまで衛生管理者をはじめとする人事・労政職であることを理解すべきである．

さらに，増大するいわゆる過労死の予防対策として，平成13年4月1日以降，第66条1項等の健康診断で業務上の事由による脳血管疾患及び心臓疾患の発生に関連する血圧検査等の検査の結果，労働者に異常の所見があると診断された際は，その労働者に対し，医師による二次健康診断及びその結果に基づく保健指導が労災保険の保険給付（二次健診等）として認められている（労災保険法）．

健診実施後は，労働者数が50名以上の規模の事業者は遅延なく労働基準監督署長に結果（有所見者と医師の指示数）を提出することと定められている．なお，健康診断の結果については基本的に5年間の保存が原則となっているが，がん等の遅発性の疾病リスクがあるものについては，30年間または40年間の保

表2　健康診断の種類

(1) 一般健康診断
　　1) 雇入時健康診断（安衛則第43条）（採用時健診とは異なる）
　　2) 定期健康診断（安衛則第44条）（全従業員に行う），
　　3) 特定業務従事者健康診断（安衛則第45条）（安衛則第13条第1項第2号の業務に従事する者に行う）
　　4) 海外派遣労働者の健康診断（安衛則第45条の2）
　　5) 結核健康診断（安衛則第46条）
　　6) 給食従業員の検便（安衛則第47条）
(2) 特殊健康診断（有害業務に従事する従業員に行う）
　　1) 法令によるもの
　　　じん肺健康診断（じん肺法）
　　　有機溶剤健康診断（有機則第29条）
　　　鉛健康診断（鉛則第53条）
　　　四アルキル鉛健康診断（四ア則第22条）
　　　特定化学物質健康診断（特化則第39条）
　　　高気圧作業健康診断（高圧則第38条）
　　　電離放射線健康診断（電離則第56条）
　　　歯科健康診断（酸，弗化水素など）（安衛則第48条）
　　　石綿健康診断（石綿則第40条）
　　2) 行政指導によるもの
　　　紫外線・赤外線
　　　強烈な騒音
　　　塩基性酸化マンガン
　　　黄りん
　　　有機りん剤
　　　亜硫酸ガス
　　　二硫化炭素
　　　ベンゼンのニトロアミド化合物
　　　脂肪族の塩化または臭化炭化水素
　　　砒素またはその化合物
　　　フェニル水銀化合物
　　　アルキル水銀化合物
　　　クロルナフタリン
　　　沃素
　　　米杉・ネズコ・リョウブ・ラワンの粉じん
　　　超音波溶着機
　　　メチレンジフェニルイソシアネート（M.D.I）
　　　フェザーミル等飼肥料
　　　フェノチアジン系薬剤
　　　キーパンチャー（上肢作業）
　　　都市ガス配管工事（一酸化炭素）
　　　地下駐車場（排気ガス）
　　　チェーンソー（振動業務）
　　　チェーンソー以外の振動工具（振動業務）
　　　重量物（腰痛）
　　　金銭登録機（上肢作業）
　　　引金付工具（上肢作業）
　　　介護業務
　　　VDT作業
　　　レーザー光線
　　　半導体製造工程
　　　石綿業務に従事していた退職者（健康管理手帳所持者を除く）
(3) その他法令で定められている特別な健康診断
　　　健康管理手帳による健康診断（10種類）
　　　都道府県労働局長の命令による健康診断（臨時健康診断）
　　　深夜業従事者の自発的健康診断
　　　労災保険給付による二次健康診断
(4) 各種がん検診
　　　胃，子宮，乳，大腸

存が義務付けられている健診もある．

　なお最近のトピックスとしては，平成22年4月1日より，定期健康診断における胸部エックス線検査等の対象者の見直しに関する改正が行われた．従来は原則全例に法定項目として実施が義務付けられていたが，40歳未満で，かつ下記の①〜③のいずれにも該当しない場合については，医師が必要でないと認めるときは胸部エックス線検査を省略することが可能となった．

①　20歳，25歳，30歳及び35歳の労働者
②　感染症法で結核に係る定期の健康診断の対象とされている施設等の労働者
③　じん肺法で3年に1回のじん肺健康診断の対象とされている労働者

　但し，労働安全衛生規則第45条第3項で定める特定業務従事者に対する健康診断に係る省略基準は，改正前の基準を適用することとしているため，注意されたい．

2．健康診断後の事後措置について

　第66条の4，5項では事業者は，健康診断の結果に基づき，健康診断項目に異常所見があると診断された労働者について医師の意見を聴くことが定められている．安衛則第51条の2では，健康診断の日から3月以内に，医師の意見を健康管理個人票に記載することと定めており，「健康診断に基づき事業者が講

ずるべき措置に関する指針（健康診断結果措置方針公示第7号）」の中では，就業区分の例として，①通常勤務，②就業制限，③要休業，の3区分が挙げられている．

著者の事業場においては，定期健康診断の結果によって，①通常勤務可，②注意して就業，③高負荷業務で就業措置の可能性有，に自動判定し，労働者・事業者・健康管理スタッフでその判定を共有している（図1）．さらに高負荷業務従事者については優先的に産業医面談を実施し，より詳細な健康状態を確認した上で事業者へ就業に当たっての意見を述べる仕組みを設けている．就業措置の運用方法については，それぞれの企業の特徴に応じ対応していくことが必要であろう．

また，就業措置に関し具体的に産業医が意見を述べるにあたっては，従業員が危険を伴う業務（重筋作業，挟まれ・巻き込まれ・転落等の危険を伴う作業，暑熱寒冷作業，屋外作業，一人作業等）や高負荷業務（深夜勤務，海外出張業務，過度の時間外労働や国内出張業務）に従事しているのか否かを加味した上で，労働者の希望や置かれている背景も鑑み，健康診断結果から，潜んでいる健康リスクを推測し，総合的に事業者へ意見を述べることが望ましい．

3．長時間労働者への医師による面接指導

第66条の8，9項および第104条では，月100時間を超える時間外・休日労働を行い，疲労の蓄積が認められる者が面接指導に関わる申し出を行った場合には医師による面接指導を実施するよう定められている．さらに，月80時間を超え100時間未満の長時間労働者または，衛生委員会等で調査審議の上，事業者が定めた基準に該当する労働者で，疲労の蓄積が認められる者が面接指導に関わる申し出を行った場合にも，努力義務として医師による面接指導の実施が求められている．これらの対策は「過重労働による健康障害防止のための総合対策（基発第0307006号）」で事業者が構ずべき措置を明記している．面接指導結果の記録は5年間保存とし，面談の結果は事業者へ報告し，何らかの就業措置が必要と考えられる場合には配慮の方法について健康診断後の事後措置と同様，人事職制と共に検討していくことが望まれる．

4．メンタルヘルス対策

近年，職場で強い不安やストレスを感じる労働者の割合が約6割に達し，さらに業務や職場の人間関係などの心理的負担からメンタル不調に陥る事案が増加している．このような流れを受けて，これまで行政指導通達であった「事業場における労働者の心の健康づ

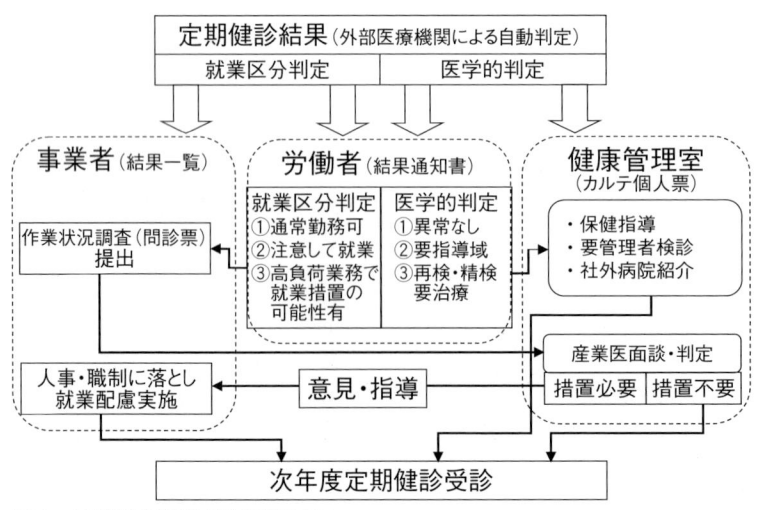

図1　定期健康診断事後措置の流れ

くりのための指針」に代えて，平成18年3月31日に安衛法第70条の2第1項の規定に基づく，「事業場における労働者の心の健康の保持増進のための指針（健康保持増進のための指針公示第3号）」が示され，メンタルヘルス対策の強化が求められている．さらに，平成21年3月に，「心の問題により休業した労働者の職場復帰支援の手引き」も刷新されたので注意すべきである．

5．健康管理手帳

第67条では，がんその他の重度の健康障害を生ずるおそれのある業務に従事していた者で，安衛則第53条第1項で定める用件に該当する従業員については，離職の際または離職の後に，本人の申請によりその業務に係る健康管理手帳を交付し，健康管理手帳の所持者への健康診断の費用負担等の措置を講ずることとなっている．

6．病者の就業禁止について

第68条では，伝染性の疾病その他の疾病等で，厚生労働省令に定めるものにかかった労働者については，その就業を禁止しなければならないものがある．事例に応じて主治医と連携をとりながら，病状を正確に把握し，できるだけ配置転換や作業時間の短縮その他必要な措置を講ずることにより就業の機会を失

図2 事業者が行う健康の保持増進の流れ

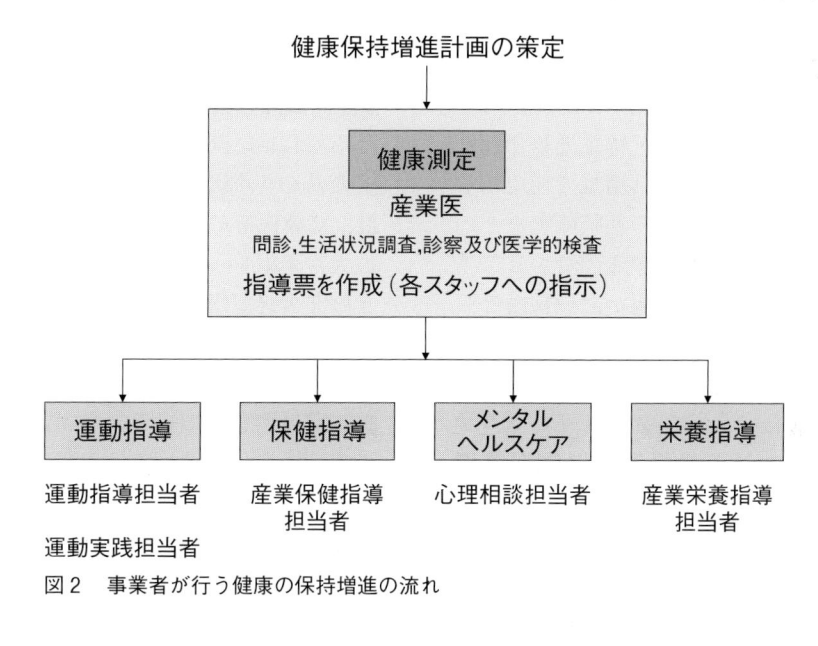

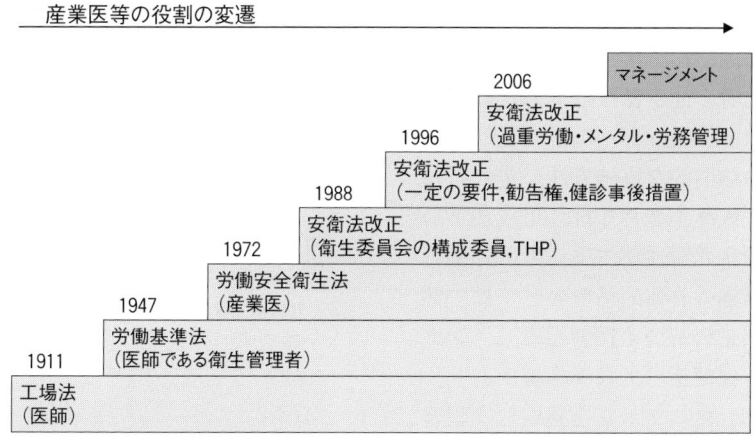

図3 産業医等の業務範囲の拡大

わせないよう配慮し，やむを得ない場合に限り禁止するよう，慎重に判断する必要がある．

7．その他，医療・保健・福祉業務従事者に係わる条項等

安衛法に規定されていない努力義務であるが，重度心身障害児施設等における介護作業などで腰痛をおこす危険があり，「職場における腰痛予防対策指針（基発第547号）」が国から出ているので記銘されたい．さらに，事業者が構ずべき快適な職場環境形成のための取り組みについての指針を2つ列記する．つまり，①「事業者が構ずべき快適な職場環境の形成のための措置に関する指針（労働省告示第104号）」と，②「職場における喫煙対策のためのガイドライン（基発第0509001号）」である．また，医療・保健・福祉業務では針刺し事故等の感染防止や器具消毒で使用するグルタールアルデヒドによる粘膜障害などの労働災害リスクも多く存在するので，ヒヤリハット事例やマニュアルを用いた訓練など，作業環境管理や作業管理などを常に意識しておくことが重要である．

8．事業場における労働者の健康保持増進のための指針（THP）

第69条で，労働者の健康の保持増進を図るため必要な措置を継続的かつ計画的に講ずるように努めなければならないとされ，第70条の2第1項でそのために必要な指針を公表するとの規定から，昭和63年9月1日に「事業場における労働者の健康保持増進のための指針（Total Health Promotion Plan：THP）」として当該措置の原則的な実施方法が定められた（その後，平成9年2月3日，平成19年11月30日にそれぞれ改正されている）．労働者の健康の保持増進の具体的措置としては，健康測定とその結果に基づく運動指導，メンタルヘルスケア，保健指導，栄養指導があり，それぞれに対応したスタッフを養成し，緊密な連携により推進されなければならないとされている．健康保持増進措置を実施するスタッフとしては，産業医，運動指導担当者，運動実践担当者，心理相談担当者，産業栄養指導担当者，産業保健指導担当者がある．産業医は健康測定を担当し，問診，生活状況調査，診察及び医学的検査を行い，必要に応じて運動機能検査も行うものとされている．健康測定の結果に基づいて個人ごとに指導票を作成し，健康保持増進措置を実施する他のスタッフに対して指導を行う（図2）．定期健康診断が有所見者に対して事後措置を行うものであるのに対して，健康測定はすべての労働者を対象として健康状態を総合的に測定して指導するという点に違いがあることに留意する必要がある．

▶産業医等の業務範囲の拡大◀

昭和47年に制定されて以来，数回にわたり安衛法の一部改正が行われている．その都度，産業医等の役割が付加され，業務範囲の拡大が著しい（図3）．昨今は，派遣社員などの非正規雇用の増加により健康管理対象が多様化し，その中で管理不足による重篤な事例発生も散見される．また，メンタル不調，長時間労働などの過重労働問題，メタボリック症候群に代表される作業関連疾患に産業保健業務の多くの時間を費やしているのが現状であり，健康管理の前にワークライフバランスを加味した適正な労務管理を実施することが重要である．

（伊藤正人，服部公彦，西川佳枝）

文 献

1) 伊藤正人，西川佳江：知っておきたい医療と法律，Moderan Physician.30（10），1318，2010．
2) 伊藤正人，他：健康診断に関する法規，健康診断ストラテジー（産業医学推進研究会編），第2版，34，バイオコミュニケーションズ，2005．
3) Jahng Doosub：産業保健チーム論，産業保健マーケティング，第1版，54，中央労働災害防止協会，2002．

38. 作業環境測定法

法の趣旨と概要

作業環境測定法は，作業環境測定に関する法律として，昭和47年6月に制定された労働安全衛生法と相まって昭和50年5月に制定された．

作業環境管理は，作業管理，健康管理とともに労働衛生対策の基本の一つであり，作業環境中の種々の有害要因を排除し，労働者の健康を確保する上で重要なものである．

この作業環境管理を進めるに当たっては，まず，作業環境の状態を把握するための作業環境測定を行い，その結果を適切に分析し評価を行うことが必要となる．

労働安全衛生法では，特定の作業場について定期的に作業環境測定基準に従って作業環境測定を実施すること等を定めており，また，作業環境測定法では，作業環境測定士，作業環境測定機関その他作業環境測定に関し必要な事項を定めている．

作業環境測定法の目的は，第1章　第1条にみられるように，

作業環境測定法は，労働安全衛生法と相まって，作業環境の測定に関し，作業環境測定士の資格及び作業環境測定機関等について必要な事項を定めることにより，適正な作業環境を確保し，もって職場における労働者の健康を保持することとしている．

作業環境測定法第3条には，作業環境測定の実施の規定がある．
その内容は，
(1) 事業者は，労働安全衛生法第65条第1項の規定により，指定作業場について作業環境測定を行うときは，その使用する作業環境測定士に，これを実施させなければならない（第1項）．

指定作業場とは，作業環境測定法施行令第1条に規定されている土石，岩石等の粉じんを著しく発散する屋内作業場など5種類の作業場をいう．

(2) 事業者は，前項の規定による作業環境測定を行うことができないときは，作業環境測定機関に委託しなければならない（第2項）．

このほか，作業環境測定法には，
第2章
　　第1節　作業環境測定士（資格，登録，試験など）
　　第2節　指定試験機関
　　第3節　指定講習機関
　　第4節　指定登録機関
第3章　作業環境測定機関，日本作業環境測定協会
などに関する規定がある．

法が定める専門職，機関，施設が担う責務・役割

1．作業環境測定士

作業環境測定法第2条では，作業環境測定士とは，「第1種作業環境測定士及び第2種作業環境測定士をいう．」と定義されている．

2．第1種作業環境測定士

第1種作業環境測定士は，「厚生労働大臣の登録を受け，指定作業場について作業環境測定の業務を行うほか，第1種作業環境測定士の名称を用いて事業場（指定作業場を除く．次号において同じ．『編注；「次号」とは第2種作業環境測定士の定義でも同じく「指

定作業場を除く.」とされていることを示す.』)における作業環境測定の業務を行う者をいう.」と定義されている.

3．第2種作業環境測定士

第2種作業環境測定士は,「厚生労働大臣の登録を受け,指定作業場について作業環境測定の業務（厚生労働省令で定める機器を用いて行う分析（解析を含む.）の業務を除く.）を行うほか,第2種作業環境測定士の名称を用いて事業場における作業環境測定の業務を行う者をいう.」と定義されている.
より具体的には,この「厚生労働省令で定める機器」としては,作業環境測定法施行規則第2条により,簡易測定器（①検知管方式によりガス又は蒸気の濃度を測定する機器,②グラスファイバーろ紙を装着して相対沈降径が概ね10マイクロメートル以下の浮遊粉じんを重量法により測定する機器を標準として較正された浮遊粉じんの重量を測定する機器,等とされている.）以外の機器とされている.

4．指定試験機関

指定試験機関である財団法人安全衛生技術試験協会は,作業環境測定士国家試験を行う.

作業環境測定士国家試験は,第1種作業環境測定士試験と第2種作業環境測定士試験の2種類がある.第1種作業環境測定士試験科目として,鉱物性粉じん,放射性物質,特定化学物質,金属類,有機溶剤があり,第2種作業環境測定士試験科目として,労働衛生一般,労働衛生関係法令,デザイン・サンプリング,分析に関する概論がある.

5．登録講習機関

作業環境測定士の資格を得るのに必要な作業環境測定法第5条に定める登録講習である.
登録講習機関は全国に5機関あり,管轄の都道府県労働局より認可を受け財団法人安全衛生技術試験協会で行われている.

社団法人　日本作業環境測定協会財団法人（東京），社団法人　関西労働衛生技術センター（大阪），財団法人　労働科学研究所（神奈川）では,第1種講習（放射性物質を除く選択科目），第2種講習（共通科目）を行っており,社団法人　日本アイソトープ協会（東京）では,第1種講習（放射性物質のみ），第2種講習（共通科目）を,株式会社大同分析リサーチ（愛知）では,第2種講習（共通科目）を行っている.

作業環境測定士の資格を実務で活用するには登録手続きを行わなければならないが,上記講習は登録申請を行うための必須条件である.

6．作業環境測定機関

作業環境測定機関とは,事業場から,作業環境測定に関する業務委託を受けて,実際に作業環境測定ができるものとして都道府県労働局に登録された機関を指す.

これら作業環境測定は,国家試験に合格して作業環境測定士名簿に登録された作業環境測定士に実施させるか,または,作業環境測定機関に業務を委託しなければならない.

労働安全衛生法及び関係規則に規定する作業環境測定を外部委託する場合は,作業環境測定法の規定により登録を受けた作業環境測定機関に実施させる必要があり,厚生労働大臣または各都道府県労働局長の登録を受けた機関がこれに当たる.

法が定める専門職，機関，施設が行う具体的な業務範囲

1．作業環境測定士

作業環境測定士の資格要件は,作業環境測定法並びに作業環境測定法施行令及び作業環境測定法施行規則その他の命令で規定されているが,原則として「作業環境測定士試験に合格し,かつ,都道府県労働局長又は厚生労働大臣若しくは都道府県労働局長の指定する者が行う講習を修了した者その他これと同等

以上の能力を有すると認められる者で，厚生労働省令で定めるものとされている．

実際的な業務には，第1種作業環境測定士については，登録の区分として，「鉱物性粉じん」，「放射性物質」，「特定化学物質」，「金属類」，「有機溶剤」の5種類の区分があり，

表1 作業環境測定を行うべき場所と測定の種類

作業環境測定を行うべき作業場		測　　定			
作業場の種類（労働安全衛生法施行令第21条）		関係規則	測定の種類	測定回数	記録の保存年数
※①	土石，岩石，鉱物，金属または炭素の粉じんを著しく発散する屋内作業場	粉じん則26条	空気中の濃度および粉じん中の遊離けい酸含有率	6月以内ごとに1回	7
2	暑熱，寒冷または多湿屋内作業場	安衛則607条	気温，湿度，ふく射熱	半月以内ごとに1回	3
3	著しい騒音を発する屋内作業場	安衛則590，591条	等価騒音レベル	6月以内ごとに1回	3
4	坑内の作業場				
	1．炭酸ガスが停滞する作業場	安衛則592条	炭酸ガスの濃度	1月以内ごとに1回	3
	2．28℃を超える，または超えるおそれのある作業場	安衛則612条	気温	半月以内ごとに1回	3
	3．通気設備のある作業場	安衛則603条	通気量	半月以内ごとに1回	3
5	中央管理方式の空気調和設備を設けている建築物の室で，事務所の用に供されるもの	事務所則7条	一酸化炭素および二酸化炭素の含有率，室温および外気温，相対湿度	2月以内ごとに1回	3
6	放射線業務を行う作業場				
	1．放射線業務を行う管理区域	電離則54条	外部放射線による線量当量率	1月以内ごとに1回	5
	②放射性物質取扱作業室 3．坑内の核燃料物質の採掘の業務を行う作業場	電離則55条	空気中の放射性物質の濃度	1月以内ごとに1回	5
※⑦	特定化学物質（第1類物質または第2類物質）を製造し，または取り扱う屋内作業場等	特化則36条	第1類物質または第2類物質の空気中の濃度	6月以内ごとに1回	3（特定の物質については30年間）
※⑧	石綿等を取扱い，もしくは試験研究のため製造する屋内作業場	石綿則36条	石綿の空気中における濃度	6月以内ごとに1回	40
※⑨	一定の鉛業務を行う屋内作業場	鉛則52条	空気中の鉛の濃度	1年以内ごとに1回	3
10	酸素欠乏危険場所において作業を行う場合の当該作業場	酸欠則3条	第1種酸素欠乏危険作業に係る作業場にあっては，空気中の酸素の濃度 第2種酸素欠乏危険作業に係る作業場にあっては，空気中の酸素および硫化水素の濃度	作業開始前等ごと	3
※⑪	有機溶剤（第1種有機溶剤または第2種有機溶剤）を製造し，または取り扱う屋内作業場	有機則28条	当該有機溶剤の濃度	6月以内ごとに1回	3

● ○印は，作業環境測定士による測定が義務付けられている指定作業場であることを示す．
● ※印は，作業環境評価基準の適用される作業場を示す．
● 10の酸素欠乏危険場所については，酸素欠乏危険作業主任者（第2種酸素欠乏危険作業にあっては，酸素欠乏・硫化水素危険作業主任者）に行わせなければならない．

それぞれの登録を受けた区分毎に作業環境測定の業務の全部が行える.

「第2種作業環境測定士」については，作業環境測定の業務のうち，デザイン，サンプリング及び簡易測定器を用いた分析（解析を含む.）が行える.

A. サンプリングと分析方法

作業環境測定（安衛法65条「同施行令21条の作業場」）は指定作業場以外の作業場も含めて，作業環境測定基準（昭和51年4月22日労働省告示46号，改正平成7年3月27日労働省告示25号）に定める測定方法に従って実施することになっている.

作業環境測定を行うべき作業場と測定の種類を示す（表1）.

B. 作業環境測定結果の評価

作業環境測定には，単位作業場所全体の有害物質の濃度の分布を知るためのA測定と，作業者が発散源のごく近くで作業する場合や，間欠的に大量の有害物質を発散する作業がある場合のように，作業者が曝露される危険がある高い濃度を見逃さないために，単位作業場所の有害物質発散源に近接した位置における濃度を知るために行われるB測定がある.

これらの測定結果を総合的に判断して評価を行うことになる.

C. 登録講習機関

作業環境測定士試験に合格された者等を対象に，

第1種作業環境測定士講習（選択科目）——粉じん，電離放射線，特定化学物質，金属類，有機溶剤

第2種作業環境測定士講習（共通科目）——デザイン・サンプリング

に関して，機器の操作をともなう，実技講習を行っている.

(藤本圭一)

文 献

1) 安全衛生法令要覧 平成23年版 （中央労働災害防止協会）
2) 作業環境測定 関係法令2010 （社）日本作業環境測定協会
3) 作業環境測定のための労働衛生の知識 （社）日本作業環境測定協会

39. じん肺法

法の趣旨と概要

じん肺法の「じん肺」とは粉じんを吸入することによって肺に生じた繊維増殖性変化を主体とした疾病である（第2条）。古くから特定の業種で働く人々が肺の病気にかかることは知られていたが、じん肺が認識され、さらにわが国においてじん肺法が制定されたのは1960年である。じん肺法の目的は、「じん肺に関し、適正な予防及び健康管理その他必要な措置を講ずることにより、労働者の健康の保持その他福祉の増進に寄与すること」（第1条）である。じん肺法は改定を加えられ、じん肺法施行規則（じん肺則）、粉じん障害防止規則（粉じん則）とともに内容が充実されてきた。これらの法令の関係は図1のようになっている。ここでは医療従事者が知っておくべきじん肺法令の解説と近年問題となっている石綿についてもふれる。

じん肺の定義は前述したが、粉じんにさらされる業種は多種にわたり、約42万人の労働者が該当するといわれている。じん肺に対しては現在においても有効な治療法はなく、予防と健康管理が重要である。そのためには法令に基づいた管理が必要であるが、まずどのような業務が規制の対象になっているのか、つまり粉じん作業を特定することが大切である。「粉じん作業」とは、その作業に従事することにより当該労働者がじん肺にかかる恐れが認められる作業をいう。具体的には粉じん則第2条第1項第1号および同規則別表第1）に記載されている。別表では「粉じん作業」を定めているが、これらは平成20年にいくつか追加されているので注意すべきである。粉じん作業のうちとくに一定の作業に対しては「特定粉じん作業」（粉じん則第2条第1項第2号）としその発生源を「特定粉じん発生源」（粉じん則第2条第1項第3号）として特別の対策を行うこととされています。まず、これらの内容をよく吟味し事業所内に粉じん作業、特定粉じん発生源にあたる業務がないかを洗い出すことが重要です。粉じん則の別表第1～2の条文構造は表にするとわかりやすい（表1）。

じん肺施行規則にも粉じん作業が定められており（じん肺法1項3号、じん肺法施行規則2条）、粉じん則と重複しているが、上記粉じん則の粉じん作業に石綿を取り扱う作業を加えたものと同じである。これは過去に石綿がじん肺法で取り扱われていたが、その後特化則（現在は石綿障害予防規則）に移行したなごりである。じん肺法、じん肺法施行規則、粉じん則は準用が多く条文構造が複雑であるが、まめに条文を引くように心がけるべきである。

現在、石綿製品はポジティブリストに記載されている特殊な物品の製造以外は許されておらず、労働者の石綿への曝露は現在ある建築物に使用されている石綿の曝露がほとんどである。日本は1970年代に年間約30万トンを海外から輸入し、その多くは建築材料に使用されている。それらの建築物の解体のピークの予想は様々な報告があるが2010～2040年ごろになりそうであり石綿障害予防規則とともに対策を行わねばならない。

なお、現在、建物に吹き付けられた石綿が

労働安全衛生法 ── 粉じん障害防止規則
　　　　　　　　└ 石綿障害予防規則
じん肺法 ──── じん肺法施行規則

図1　じん肺に関する主な法令について

表1　粉じん則第2条第1項号および別表第1,2の関係（一部抜粋）

粉じん作業（別表第1）	特定粉じん発生源（別表第2）
1　鉱物等（湿潤な土石を除く．）を掘削する場所における作業（次号に掲げる作業を除く．）．ただし，次に掲げる作業を除く． 　イ　坑外の，鉱物等を湿式により試錐する場所における作業 　ロ　屋外の，鉱物等を動力又は発破によらないで掘削する場所における作業	1　坑内の，鉱物等を動力により掘削する箇所
1の2　ずい道等の内部の，ずい道等の建設の作業のうち，鉱物等を掘削する場所における作業	1　坑内の，鉱物等を動力により掘削する箇所
2　鉱物等（湿潤なものを除く．）を積載した車の荷台をくつがえし，又は傾けることにより鉱物等（湿潤なものを除く．）を積み卸す場所における作業（次号，第3号の2，第9号又は第18号に掲げる作業を除く．）	
3　坑内の，鉱物等を破砕し，粉砕し，ふるいわけ，積み込み，又は積み卸す場所における作業（次号に掲げる作業を除く．）ただし，次に掲げる作業を除く． 　イ　湿潤な鉱物等を積み込み，又は積み卸す場所における作業 　ロ　水の中で破砕し，粉砕し，又はふるいわける場所における作業	2　鉱物等を動力（手持式動力工具によるものを除く．）により破砕し，粉砕し，又はふるいわける箇所 3　鉱物等をすり積機等車両系建設機械により積み込み，又は積み卸す箇所 4　鉱物等をコンベヤー（ポータブルコンベヤーを除く．以下この号において同じ．）へ積み込み，又はコンベヤーから積み卸す箇所（前号に掲げる箇所を除く．）

> 設備による注水又は注油をしながら，ふるいわける場所における作業を行う場合には粉じん則第2章〜第6章の規定は適用されない．（第3条）

使われており労働者が曝露の可能性がある場合，たとえば天井に吹き付け石綿が存在し，それが劣化している事務所で勤務する事務職員等であるが，石綿を使用する業務でないので石綿則には当てはまらない．また粉じん作業でもない．しかし「事業者は，その労働者を就業させる建築物の壁，柱，天井に吹き付けられた石綿等が損傷，劣化等によりその粉じんを発散させ，及び労働者がその粉じんに曝露するおそれがあるときは，当該石綿等の除去，封じ込め，囲い込み等の措置を講じなければならない」（石綿則10条）とされているので対策を講じなければならない．しかし条文上「吹き付けられた石綿」が要件とされているので石綿含有建材の劣化は当てはまらないので注意が必要である．この場合も労働者の石綿曝露の健康障害の可能性はあるので対策を講ずるべきである．石綿に関しては大気汚染防止法でも石綿飛散防止対策がなされている（環境庁ホームページ参照）が労働安全衛生法上の基準でないことも留意すべきである．

法が定める専門職，機関，施設が担う責務・役割

産業医であればじん肺の健康管理を行わねばならない．医師は日常診療においてじん肺の患者を診察する場合もある．医師はじん肺の予防，じん肺有所見者の把握等，健康管理の上で重要な役割を果たしている．診療放射線技師であればレントゲン撮影の条件に注意しなければならない．

法が定める専門職，機関，施設が行う具体的な業務範囲

医療従事者はどのような業務が法令で規制されており労働者がじん肺に罹患する可能性があるのかを知るために是非目を通しておくべきである．患者自身が常時粉じん作業に従事しているにもかかわらず認識していない場合もあるため医師は診療の際に注意して問診することが必要である．

じん肺に罹患した労働者は労災保険の給付対象となる可能性がある．ここで注意すべきなのはじん肺法2条2項には合併症を「じん肺と合併した肺結核その他のじん肺の進展経過に応じてじん肺と密接な関係があると認められる疾病」と定義し，じん肺法施行規則1条において1．肺結核，2．結核性胸膜炎，3．続発性気管支炎，4．続発性気管支拡張症，5．続発性気胸，6．原発性肺がんの6つの疾患を挙げている．合併症の有無はじん肺管理区分管理2・3において事後処置を行う際に療養を行うかどうかの判断材料となるので医師は留意が必要である．

(じん肺健診)

じん肺の法令に基づく労働衛生管理は基本的には事業主の責任において職場で行われるものであるが，われわれ医療従事者がかかわる比重の高いものとしてじん肺健診がある．じん肺健診は特殊健診の一種であり，じん肺の早期発見と進展防止のための措置を講ずるために必要な基本的な情報を得ることが目的である．じん肺法に基づいて事業者が実施すべき健康診断は，「就業時健康診断」，「定期健康診断」，「定期外健康診断」，「離職時健康診断」の4種類があり，胸部エックス線写真撮影検査，肺機能検査等の検査を受けることとなっている．じん肺の健診をどのような頻度で行うかは表2の通りで粉じん作業従事との関係とじん肺管理区分で決まる．しかし，重要なことは，粉じん作業を特定することである．粉じん健診の対象者と認識されなければじん肺健診がなされないからである．

じん肺健診の流れを図2に示す．胸部エックス線撮影検査においてじん肺所見がなければ管理1となるが，じん肺所見が疑いでもあればさらに検査を行うことになる．この際，前述の合併症の有無も考慮に入れるのでじん肺のエックス線読影を行う医師は留意が必要である．じん肺のレントゲン撮影は直接撮影による胸部全域のエックス線写真をいうがレントゲンの読影に関しては第一型から第四型に分類され（第4条），これは「じん肺標準エックス線フィルム」という標準的な分類の基準となるエックス線フィルムがありこれを基準とする．じん肺の読影には独特の表記があるので注意が必要である．

標準エックス線フィルムはアナログ写真であり，今まではじん肺健診もアナログ写真で行っていたため問題は生じなかった．しかし近年コンピューテッド・ラジオグラフィ（CR）やデジタル・ラジオグラフィ（DR）といったデジタル撮影装置の普及が進んでいる．現在，CRと半導体平面検出器（FPD）を用いたDRについては，一定の撮影表示条件を満たす場合に限り，じん肺健康診断に用いることが可能である．通達（基安労発第19号）に一定の条件が示されているのでエックス線撮影を行う者，特に診療放射線技師は注意すべきである．

平成22年度より肺機能検査の判定基準の見直しがあり，肺機能検査の指標として％1秒量が追加となり，さらに％肺活量，％1秒量について2001年日本呼吸器学会の予測式を用いて判定すること，また動脈血ガスの指標として「酸素分圧」が追加された．医師はこれらの解釈ができなければならない．じん肺結果所見は「じん肺健診結果証明書」という様式があり，記載事項が定められている．

また，常時粉じん作業に従事する労働者又は常時粉じん作業に従事する労働者であった者は，いつでも，じん肺健康診断を受けて，厚生労働省令で定めるところにより，都道府県労働局長にじん肺管理区分を決定すべきことを申請することができる（第15条）．これを随時申請と呼ぶ．

じん肺健診の結果は労働局長に申請した後，地方じん肺審査医の審査も加え，粉じん職歴，呼吸困難度，胸部レントゲン分類，呼吸機能検査，動脈血ガス分析の結果を総合的に判断して決定される（表3）．このじん肺管理区分はじん肺予防のための作業内容の監督や指導，健康管理の指標となる（図3）．

じん肺健診結果の保存であるが，レントゲン写真とともに7年間保存すると定められて

表2 じん肺健診の実施頻度

粉じん作業従事との関係	じん肺管理区分	頻度
常時粉じん作業に従事	管理1	3年以内ごとに1回
	管理2 管理3	1年以内ごとに1回
常時粉じん作業に従事したことがあり，現に非粉じん作業に従事	管理2	3年以内ごとに1回
	管理3	1年以内ごとに1回

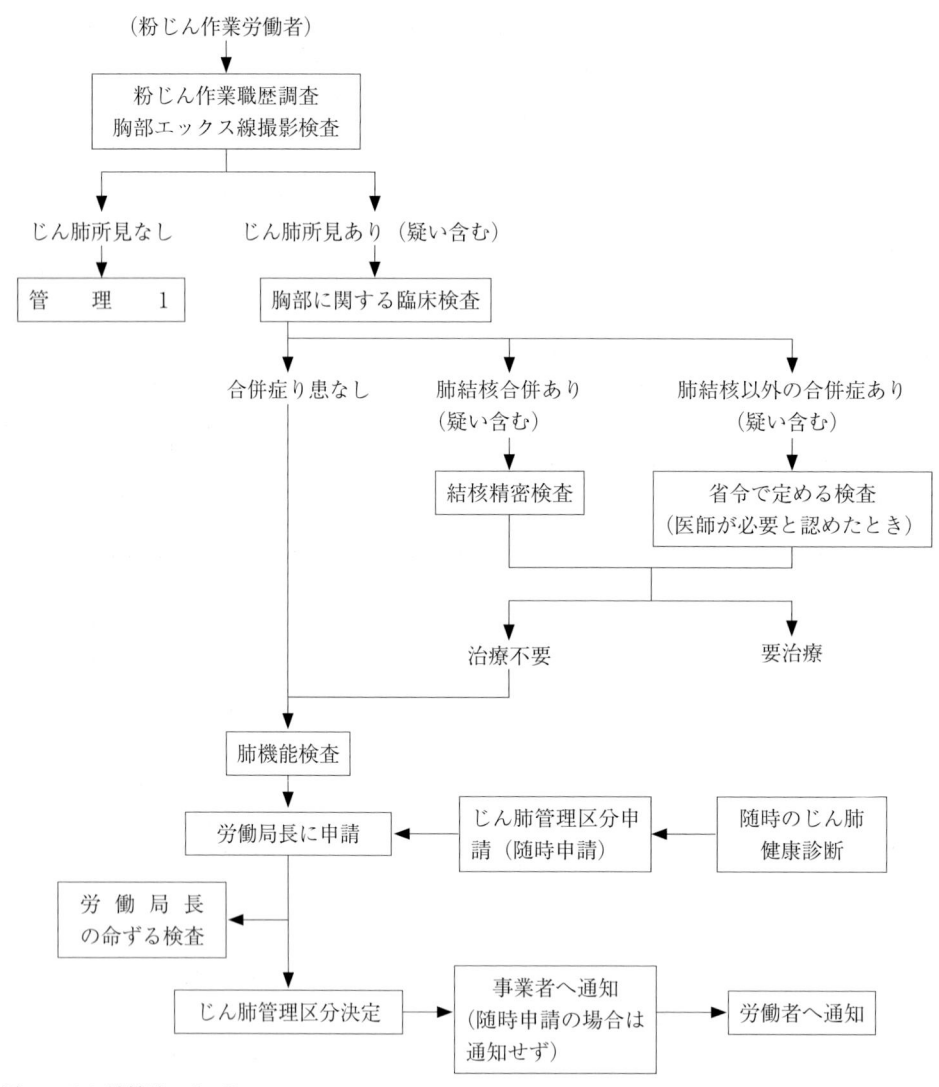

図2 じん肺健診のながれ

いる（第17条）．しかし，一般健康診断（5年間保存）と兼ねて同時になされている場合が多く，石綿（40年保存）と重なる場合もあるため，どのように，いつまでレントゲンを保管するかは事業所で十分検討する必要がある．

じん肺は健康管理手帳（安衛法67条）の交付対象でありじん肺法の規定により決定されたじん肺管理区分が管理2又は管理3であることが健康管理手帳交付の要件である．事業者は粉じん作業に従事し，じん肺管理区分2．3の離職予定者に対して「離職するじん肺有所見者のためのガイドブック」（厚生労働省：平成23年版）を配布し，離職者に健康管理手帳の交付申請の方法について周知する．

じん肺およびじん肺合併症は年度別業務上疾病の第2位である（平成22年度）．じん肺の進行は多くの場合長期にわたるものであり，どのように進行するかわからないという特殊性がある．この点，雇用者の安全配慮義務違反により罹患したじん肺によって死亡したことを理由とする損害賠償請求権の時効消滅の起算点は死亡時であるとされた（築豊炭田事件 最三小判平成16.4.27）．

じん肺・石綿関連法令は準用が多く，条文構造が複雑であり，制度においても行政機関の関わる度合が他の有害業務に比して大きいため，一般の医療従事者にとっては一見理解しづらいように思えるが，こまめに条文を引くことで対処できるであろう．法令に関して労働基準監督署・労働局等に直接問い合わせることによっても有益な情報を得ることができるが，この解説が問い合わせる内容のポイントを整理する助けになれば幸いである．

（清水宏泰）

文　献

1）労働衛生のしおり（中央労働災害防止協会）
2）粉じんによる疾病の防止（中央労働災害防止協会）
3）じん肺法の解説（中央労働災害防止協会）

表3　じん肺管理区分と胸部レントゲン分類の関係（厚生労働省資料参考）

管理区分		胸部XP分類	著しい呼吸機能障害の有無
管理1		じん肺の所見なし	なし
管理2		第1型	
管理3	（イ）	第2型	
	（ロ）	第3型，4型A，B	
管理4		第1型〜4型A，B	あり
		第4型C	なし又はあり

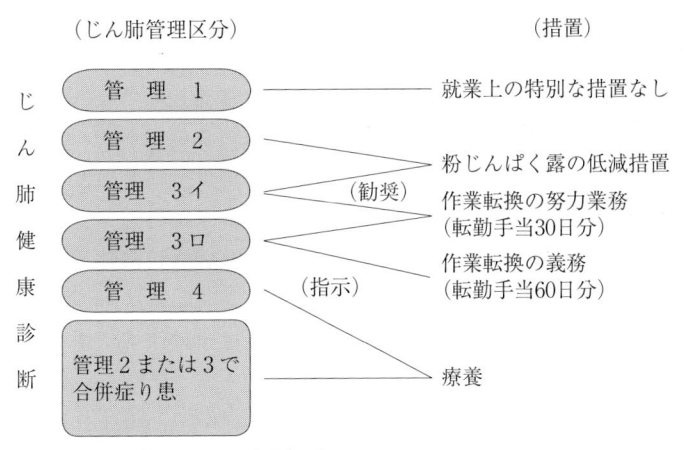

図3　じん肺管理区分と事後処理

40. 学校保健安全法

法の趣旨と概要

1．はじめに

学校保健安全法（以下，学保法）は，学校保健法（昭和33年4月10日公布）の内容が大幅改正され，その題名が改称されて，平成21年4月から施行されたものである．なお，本論で「法改正」といえば，この改正を意味する．

今回の法改正は，「学校保健法等の一部を改正する法律の公布について（通知）平成20年7月9日 20文科ス第522号」（以下，通知20文科第522号）によると，メンタルヘルスに関する問題やアレルギー疾患を抱える児童生徒等の増加，児童生徒等が被害者となる事件・事故・災害等の発生等，近年の児童生徒等の健康・安全を取り巻く状況の変化を考慮し，学校保健及び学校安全に関して，地域の実情や児童生徒等の実態を踏まえたものである．

学保法に関する具体的な事項は，政令（内閣が制定）である学保法施行令，省令（各省の大臣が制定，学保法の場合は文部科学大臣）である学保法施行規則等に規定されている．

学保法には，罰則規定は存在しないが義務規定があり，それぞれの条文の述語によって，義務の程度が示されている．例えば，「〜しなければならない」は，断定的な義務付けである．「〜（する）ものとする」は，「〜しなければならない」ほど断定的ではないが，ある程度の範囲・猶予のもとに，法規定の内容，原則，方針を義務として位置づけ

るという意味合いである．

学保法の目的は，児童生徒等や職員の健康の保持増進を図るため，学校における保健管理に関し必要な事項を定めるとともに，教育活動が安全な環境において実施され，児童生徒等の安全の確保が図られるよう，安全管理に関し必要な事項を定め，学校教育の円滑な実施とその成果の確保に資すること（第1条）である．

学保法における「学校」とは，幼稚園，小学校，中学校，高等学校，中等教育学校，特別支援学校，大学及び高等専門学校をいい（第2条1項，学校教育法1条），「児童生徒等」とは，学校に在学する幼児，児童，生徒又は学生をいう（第2条2項）．

国及び地方公共団体は，相互に連携を図り，各学校において保健及び安全に係る取組が確実かつ効果的に実施されるようにするため，財政上の措置その他の必要な施策を講ずるものとする（第3条）．

2．学校保健

1）学校の管理運営等
【学校の設置者の責務】

学校保健の責任主体は，学校の設置者である．すなわち，学校の設置者は，学校の施設及び設備並びに[*1]管理運営体制の整備充実その他の必要な措置を講ずるよう努めるものとする（第4条）．学校の設置者は，学校教育法2条1項の規定により，国（国立大学法人および独立行政法人国立高等専門学校機構を含む），地方公共団体（公立大学法人を含む）又は学校法人である．

[*1] 一般に，「A及びB並びにC」というのは，AとBが同じグループに属することを意味している．つまり，式で表すと「(A and B) and C」となる．

第4条の「施設及び設備並びに管理運営体制の整備充実」とは，具体的には，保健室の相談スペースの拡充や備品の充実，換気設備や照明の整備，自動体外式除細動器（AED）の設置等物的条件の整備，養護教諭やスクールカウンセラーの適切な配置等人的体制の整備，教職員の資質向上を図るための研修会の開催等が考えられる（通知20文科第522号）．

【学校保健計画】

学校においては[*2]，健康診断，環境衛生検査，児童生徒等に対する指導等に関する学校保健計画を策定し，実施しなければならない（第5条）．

【学校環境衛生基準】

学校における換気，採光，照明，保温，清潔保持その他環境衛生について定められた「学校環境衛生基準」に関して，学保法6条に規定されている．今回の法改正で，初めて法律に規定され，文部科学省局長通知であった「学校環境衛生の基準」が，文部科学大臣告示である「学校環境衛生基準」となった．

学校の設置者は，学校環境衛生基準に照らしてその設置する学校の適切な環境の維持に努めなければならない（第6条2項）．校長は，学校環境衛生基準に照らし，学校の環境衛生に関し適正を欠く事項があると認めた場合には，遅滞なく，その改善のために必要な措置を講じ，それができないときは，学校の設置者に対し申し出るものとする（第6条3項）．なお，現時点において，放射性物質に関しては，学校環境衛生基準に規定されていない．

【保健室とその関連事項】

学校保健活動の拠点である保健室の設置根拠は，第7条（「学校には，健康診断，健康相談，保健指導，救急処置その他の保健に関する措置を行うため，保健室を設けるものとする」）である．

保健室では，主養護教諭，看護師が応急処置にあたる．厚生労働省医政局長の通知[*3]によると，医師，歯科医師，看護師等の免許を持たない人による反復継続する医行為は，医師法17条，歯科医師法17条及び保健師助産師看護師法31条その他の関係法規によって禁止されているが，軽微な切り傷，擦り傷，やけど等について，専門的な判断や技術を必要としない処置をすること等は，原則として上記法規の規制対象ではないとされる．なお，緊急の場合，適切で必要な処置であれば，法的に許される範囲を超えても，通常，法的責任を問われないと考えられる．

アレルギー疾患を持つ児童生徒等については，アレルギー疾患用の学校生活管理指導表（財団法人日本学校保健会による）の提出を求め，緊急時に備えた体制の整備等に役立てることが望まれる．アナフィラキシーを起こす危険性の高い児童生徒等に対して，アドレナリン自己注射薬（エピペン®）が処方されていることがある．本人又は保護者が使用することが原則であるが，意識障害等のため，自己注射できない場合も考えられる．その場面に居合わせた教職員が，本人に代わって注射することについては，医師法違反にならないと考えられる（文部科学省スポーツ・青少年局学校健康教育課監修「学校のアレルギー疾患に対する取り組みガイドライン」日本学校保健会）．あらかじめ，本人，保護者と相談して具体的な対応方法を決め，文書化しておくことが必要であると思われる．

昨今，医療的ケア[*4]を必要とする子どもたちが増加しているといわれている．看護師が特別支援学校に配置されていることを前提

[*2] 学保法において「学校においては」とは，これらの措置の実施をすべて学校長その他の教職員のみの責任とするものではなく，当該学校の管理運営について責任を有する設置者についても併せて果たすべき責務を規定したものである（通知20文科第522号）．

[*3] 医師法第17条，歯科医師法第17条及び保健師助産師看護師法第31条の解釈について（通知）医政発第0726005号 平成17年7月26日

[*4] 経管栄養・喀痰吸引等の日常生活に必要な医療的な生活援助行為は，「医療的ケア」と呼ばれる．

として，喀痰吸引，経管栄養，導尿が，医師・看護師資格を有しない教員にも，一定の要件のもと認められた（平成16年10月20日医政発第1020008号）．安全で適切な医療的ケアを実施するためには，人的・物的・財政的環境整備が必要不可欠であり，さらなる検討を要する．

2）健康相談等

学校においては児童生徒等の心身の健康に関し，健康相談を行うものとする（第8条）．

養護教諭その他の職員は，相互に連携して，健康相談又は児童生徒等の健康状態の日常的な観察により，児童生徒等の心身の状況を把握[*5]し，健康上の問題があると認めるときは，遅滞なく保健指導を行うとともに，必要に応じ，その保護者に対して必要な助言を行うものとする（第9条）．

学校においては，救急処置，健康相談又は保健指導を行うに当たっては，必要に応じ，当該学校の所在する地域の医療機関その他の関係機関との連携を図るよう努めるものとする（第10条）．

従来，健康相談は，学校医又は学校歯科医のみが行うものとされてきたが，改正法において，学校医又は学校歯科医に限らず，学校薬剤師を含め関係教職員が積極的に健康相談に参画するものと再整理された．健康相談の対象者は，次のような場合がありえる．すなわち，（1）健康診断の結果，継続的な観察および指導を必要とする者，（2）日常の健康観察の結果，継続的な観察および指導を必要とする者，（3）病気欠席勝ちである者，（4）児童，生徒等で自らが心身の異常に気付いて健康相談の必要を認めた者，（5）保護者が当該児童，生徒等の状態から健康相談の必要を認めた者，（6）修学旅行，遠足，運動会，対外運動競技等の学校行事への参加の場合において必要と認める者である．

保健指導とは，健康相談又は養護教諭や担任教諭による児童生徒等の日常的な観察等による心身の状況の把握により，必要と認められる，児童生徒等に対する指導や保護者に対する助言である．保健指導は，養護教諭を中心として，関係教職員の協力の下で実施される．

なお，メンタルヘルスに関する課題は，スクールカウンセラーとの連携が重要である．スクールカウンセラーは，法令にその設置根拠があるわけではないが，文部科学省が小中学校に対して派遣事業を推進している．

3）健康診断

学保法には，就学時の健康診断（以下，就学時健康診断），児童生徒等の定期及び臨時の健康診断，教職員の健康診断について，規定されている．一般に健康診断は，確定診断を得るためのものではなく，スクリーニングが目的である．

【就学時健康診断】

就学時健康診断は，次年度から小学校等に就学させるべき子どもに対して，市町村の教育委員会が行わなければならない（第11条）ものである．

市町村の教育委員会は，就学時健康診断の結果に基づき，治療を勧告し，保健上必要な助言を行い，及び保護者の子を就学させる義務の猶予若しくは免除又は特別支援学校への就学[*6]に関し指導を行う等適切な措置をとらなければならない（第12条）．就学時健康診断の方法及び技術的基準は，学保法施行規則3条に規定されている．

【児童生徒等の定期の健康診断】

学校においては，毎学年，6月30日まで

[*5] 例えば，被虐待児の発見が重要である．児童虐待の防止等に関する法律（この法律で「児童」とは，18歳未満の者をいう）には，学校の教職員，医師等は，児童虐待を発見しやすい立場にあることを自覚し，児童虐待の早期発見に努めなければならないこと，児童虐待を受けたと思われる児童を発見した者は，児童相談所等への通報義務があること，この義務は守秘義務に妨げられないことなどが規定されている．

[*6] 「A若しくはB又はC」というのは，AとBが小さなグループに属することを意味している．つまり，式で表すと「(A or B) or C」となる．

に，児童生徒等の健康診断（以下，児童生徒等の定期健康診断）を行わなければならない（第13条1項，学保法施行規則5条1項本文）．

学保法施行規則6条に児童生徒等の定期健康診断の対象学年と必須項目，除くことができる項目，同規則7条にそれぞれの方法及び技術的基準が定められている．

児童生徒等の疾病構造の変化等に伴い，検査項目や対象者が改正されることがある．例とえば，小児結核患者が著しく減少したこと，胸部エックス線間接撮影は成長期にある小児への影響が大きいことのため，胸部エックス線撮影の対象者の範囲が縮小されてきている．

児童生徒等の定期健康診断の結果は，実施後21日以内に通知しなければならない（学保法施行規則9条1項前段）．

学校においては，児童生徒等の定期健康診断の結果に基づき，疾病の予防処置を行い，又は治療を指示し，並びに運動及び作業を軽減する等適切な措置をとらなければならない（第14条）．例えば，心臓疾患，腎臓疾患をはじめとした疾患を持つ児童生徒等については，主治医から提出された学校生活管理指導表等を活用して，体育実技の軽減措置等を行う．

【児童生徒等の臨時の健康診断】

感染症または食中毒の発生時，風水害等により感染症の発生のおそれのあるとき等の場合で必要があるときに，臨時に児童生徒等の健康診断を行うものとする（第13条2項，学保法施行規則10条）．

【教職員の健康診断】

学校の設置者は，毎学年定期に，学校の職員の健康診断を行わなければならない（学保法15条1項）．教職員の一般的な健康診断項目については，労働安全衛生法等にも「定期健康診断」として規定されていて，学保法等に定められた項目におおむね等しい．その相違点は，以下のとおりである．すなわち，胃部エックス線検査は，労働安全衛生法等では必須項目ではないが，学保法等では40歳以上の教職員について必須項目となっている（学校保健安全法施行規則13条1項6号，同14条6項）．なお，胸部エックス線検査について，労働安全衛生法等によると，一般の労働者に関しては，20歳未満，21歳以上25歳未満，26歳以上30歳未満，31歳以上35歳未満又は36歳以上40歳未満の労働者においては，省略できる．しかし，教職員は発病すると二次感染を起こしやすい職業（デンジャー層）と考えられているため，学保法等による規定と同様に，全年齢において必須項目（幼稚園の教職員を除く）となっている．

4）感染症の予防

【出席停止】

学校において予防すべき感染症（以下，学校感染症）は，第1種，第2種，第3種と分類される（学保法施行規則18条）．

校長は，学校感染症に関して，政令に従って児童生徒等の出席を停止させることができる（第19条）．

学校感染症の出席停止期間が，学保法施行規則19条により表のように定められている．ただし，2種（結核を除く）において，病状により医師が感染のおそれがないと認めたときはこの限りではない（学保法施行規則19条2号）．

【臨時休業】

学校の設置者は，感染症の予防上必要があるときは，臨時に，学校の全部又は一部の休業を行うことができる（第20条）．

予防接種に関しては主に予防接種法に規定されている．

食中毒の予防等のためには，学校給食法に，学校給食衛生管理基準が規定されている．

3．学校安全

学校安全に関する設置者の責務が，以下のように規定されている．すなわち，学校の設置者は，児童生徒等の安全の確保を図るため，事故，加害行為，災害等により児童生徒等に生ずる危険を防止し，及び事故等により

表 学校感染症の出席停止期間

	対象疾患	出席停止期間の基準
1種	エボラ出血熱，クリミア・コンゴ出血熱，痘そう，南米出血熱，ペスト，マールブルグ病，ラッサ熱，急性灰白髄炎，ジフテリア，重症急性呼吸器症候群（病原体がコロナウイルス属ＳＡＲＳコロナウイルスであるものに限る．），鳥インフルエンザ（Ｈ５Ｎ１）	治癒するまで
2種	インフルエンザ（鳥インフルエンザ（Ｈ５Ｎ１）を除く）	解熱した後2日を経過するまで
	百日咳	特有の咳が消失するまで
	麻しん	解熱した後3日を経過するまで
	流行性耳下腺炎	耳下腺の腫脹が消失するまで
	風しん	発しんが消失するまで
	水痘	すべての発しんが痂皮化するまで
	咽頭結膜熱	主要症状が消退した後2日を経過するまで
	結核	病状により学校医その他の医師において感染のおそれがないと認めるまで
3種	コレラ，細菌性赤痢，腸管出血性大腸菌感染症，腸チフス，パラチフス，流行性角結膜炎，急性出血性結膜炎，その他の感染症	病状により学校医その他の医師において感染のおそれがないと認めるまで

児童生徒等に危険又は危害が現に生じた場合において適切に対処することができるよう，当該学校の施設及び設備並びに管理運営体制の整備充実その他の必要な措置を講ずるよう努めるものとする（第26条）．「災害」については，地震，風水害，火災といったすべての学校において対応が求められる災害のほか，津波，火山活動による災害，原子力災害等についても，各学校の所在する地域の実情に応じて適切な対応に努めることが求められる（通知20文科第522号）．

学校においては，児童生徒等の安全の確保を図るため，学校における安全に関する事項について計画を策定し，実施しなければならない（第27条）．

校長は，学校の施設又は設備について，児童生徒等の安全確保を図る上で支障となる事項があると認めた場合には，遅滞なく，改善に必要な措置を講じ，それができないときは，学校の設置者に対し，その旨を申し出るものとする（第28条）．

危険発生時対処要領（以下，マニュアル）の作成等について，以下のように規定されている．すなわち，学校においては，児童生徒等の安全確保を図るため，学校の実情に応じて，危険等発生時に職員がとるべき措置の具体的内容及び手順を定めたマニュアルを作成するものとする（第29条1項）．校長は，当該マニュアルの職員に対する周知，訓練の実施その他の危険等発生時において職員が適切に対処するために必要な措置を講ずるものとする（第29条2項）．学校においては，事故等により児童生徒等に危害が生じた場合において，心身の健康に対する影響を受けた児童生徒等その他の関係者の心身の健康を回復させるため，必要な支援を行うものとする．この場合においては，必要に応じ，地域の医療機関その他の関係機関との連携を図るよう努

めるものとする（第29条3項）．

地域の関係機関等との連携に関して，学校においては，児童生徒等の安全の確保を図るため，保護者との連携を図るとともに，当該学校が所在する地域の実情に応じて，所轄の警察署その他の関係機関，関係団体，地域の住民等との連携を図るよう努めるものとする（第30条）と規定されている．

法が定める専門職，機関，施設が担う責務・役割

1．学校医

学校医の設置根拠は，第23条1項（「学校には，学校医を置くものとする」）である．学校医は，学校における保健管理に関する専門的事項に関し，技術及び指導に従事する（第23条4項）．

「学校医の職務」を以下に示す（学保法施行規則22条1項1号から10号）．

1号　学校保健計画及び学校安全計画の立案に参与すること．
2号　学校の環境衛生の維持及び改善に関し，学校薬剤師と協力して，必要な指導及び助言を行うこと．
3号　健康相談に従事すること．
4号　保健指導に従事すること．
5号　児童生徒等の健康診断に従事すること．
6号　児童生徒等の健康診断の結果に基づき，疾病の予防処置に従事すること．
7号　学校感染症の予防に関し必要な指導及び助言を行い，並びに学校における感染症及び食中毒の予防処置に従事すること．
8号　校長の求めにより，救急処置に従事すること．
9号　市町村の教育委員会又は学校の設置者の求めにより，就学時健康診断又は職員の定期健康診断に従事すること．
10号　前各号に掲げるもののほか，必要に応じ，学校における保健管理に関する専門的事項に関する指導に従事すること．

2．学校歯科医

学校歯科医の設置根拠は，学保法23条2項（「大学以外の学校には，学校歯科医及び学校薬剤師を置くものとする」）である．つまり，学校医とは異なり，大学には学校歯科医の設置義務はない．

学校歯科医は，学校における保健管理に関する専門的事項に関し，技術及び指導に従事する（第23条4項）．

「学校歯科医の職務」を以下に示す（学保法施行規則23条1項1号から7号）．

1号　学校保健計画及び学校安全計画の立案に参与すること．
2号　健康相談に従事すること．
3号　保健指導に従事すること．
4号　児童生徒等の健康診断のうち歯の検査に従事すること．
5号　児童生徒等の健康診断の結果に基づき，齲歯その他の歯疾の予防処置に従事すること．
6号　市町村の教育委員会の求めにより，就学時健康診断のうち歯の検査に従事すること．
7号　前各号に掲げるもののほか，必要に応じ，学校における保健管理に関する専門的事項に関する指導に従事すること．

3．学校薬剤師

学校医の設置根拠は，第23条2項（「大学以外の学校には，学校歯科医及び学校薬剤師を置くものとする」）である．学校薬剤師は，学校における保健管理に関する専門的事項に関し，技術及び指導に従事する（第23条4項）．

「学校薬剤師の職務」を以下に示す（学保法施行規則24条1項1号から7号）．

1号　学校保健計画及び学校安全計画の立案に参与すること．
2号　環境衛生検査に従事すること．
3号　学校の環境衛生の維持及び改善に関し，必要な指導及び助言を行うこと．
4号　健康相談に従事すること．

5号　保健指導に従事すること．
6号　学校において使用する医薬品，毒物，劇物並びに保健管理に必要な用具及び材料の管理に関し必要な指導及び助言を行い，及びこれらのものについて必要に応じ試験，検査又は鑑定を行うこと．
7号　前各号に掲げるもののほか，必要に応じ，学校における保健管理に関する専門的事項に関する技術及び指導に従事すること．

法が定める専門職，機関，施設が行う具体的な業務範囲

1．学校医

学校医は，学校保健計画及び学校安全計画の立案に参与し，その実施が適切に行われるよう，専門的立場から指導と助言を行う．

学校医は，学校の環境衛生の維持及び改善に関し，学校薬剤師と協力して，医師として必要な指導及び助言を行う．

学校医は，健康診断，養護教諭や学級担任の日常観察等により必要と認めた児童生徒等，学校行事参加についての配慮を考慮すべき児童生徒等の健康相談・保健指導を，専門的立場から行う．感染症対策，食育，生活習慣病の予防や歯・口の健康づくり等についても，学校医は重要な役割を担っている．

学校医は，健康診断の実施及びその事後措置（医療機関紹介，保健指導等）を行う．

学校医は，学校の設置者の求めにより，職員の定期健康診断に従事することがある．労働安全衛生法等によると，常時50人以上の労働者を使用する事業場は，産業医の選任義務（労働安全衛生法13条1項，労働安全衛生法施行令5条）と届け出義務（労働安全衛生規則13条2項本文）がある．ただし，学校医が，当該学校において産業医の職務を行う場合は，届け出義務はない（労働安全衛生規則13条2項ただし書き）．

学校医は学校の設置者から，感染症の予防のための臨時休業について意見を求められることがあるが，法的に明確な基準があるわけではない．

学校において，外科的疾患・内科的疾患が発生した場合，医療機関への紹介を含めて学校医から診断・助言が得られることが望ましい．

2．学校歯科医

学校歯科医は，学校保健計画及び学校安全計画の立案に参与し，またその実施が適切に行われるよう，専門的立場から指導と助言を行う．

学校歯科医は，専門的立場から健康相談，保健指導を行う．学校歯科医は，感染症対策，食育，生活習慣病の予防や歯・口の健康づくりなどについても，重要な役割を担っている．

学校歯科保健は，歯科の特性（目に見える部分が多い等）から児童生徒等に対する学校教育の具体的な教材として適切であり，保健教育の入り口としての重要性を持っている．学校歯科医は，その専門性を生かして学校教育関係者の指導，助言を行い，歯科保健教育にかかわることが期待される．

学校歯科医は，健康診断及び事後措置に従事する．行政，学校，学校歯科医が一丸となって活動した結果，齲歯についての状況はかなり改善されている．昨今，要観察歯，歯周疾患についても，重要視されている．

3．学校薬剤師

学校薬剤師は，学校保健計画及び学校安全計画の立案に参与し，またその実施が適切に行われるよう，専門的立場から指導と助言を行う．

学校薬剤師は，環境衛生検査に従事する．環境衛生検査は，定期検査，日常検査，臨時検査があるが，学校薬剤師は主として，定期検査と臨時検査に従事する．定期検査は，学校薬剤師が直接その検査に当たることが適切であるものと，学校薬剤師の指導に基づいて公衆衛生関係の検査機関に依頼して行うもの，また，学校薬剤師の指導助言のもとに教職員が直接その検査に当たるもの等がある．

臨時検査は，感染症や食中毒の発生時，また風水害等により環境が不潔になった時等，検査が必要とされる時に行うもので，その方法や事後措置は定期検査に準じて行う．

学校薬剤師は，専門的立場から健康相談，保健指導を行う．学校薬剤師にとって，保健指導において専門的知見を生かし薬物乱用防止教育を行うことも，重要な役割のひとつである．

学校薬剤師は，学校において使用する医薬品，毒物，劇物並びに保健管理に必要な用具及び材料の管理に関し必要な指導及び助言を行うだけでなく，養護教諭等と連携のもと，医薬品の適正使用に関する授業等への積極的な参加が望まれている．

（井上澄江）

文　献

1) 徳山美智子等編著：学校保健安全法に対応した学校保健，東山書房，2009.
2) 学校保健・安全実務研究会編：学校保健実務必携，第一法規，2009.
3) 衛藤隆等編：学校医・学校保健ハンドブック，文光堂，2006.
4) 三木とみ子編：養護教諭の教育法規 Q&A，ぎょうせい，2009.
5) 佐藤晴雄監修：教育法規解体新書，東洋館出版社，2009.

C

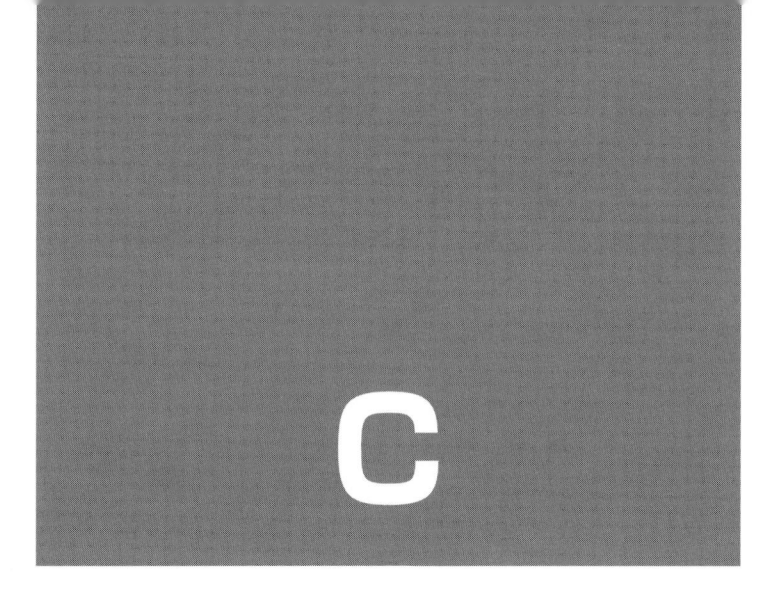

医療従事者が知っておくべき関連法律

1. 環境基本法

法の趣旨と概要

　日本における環境保全，公害防止のための法律は環境基本法（平成5年法律第91号）に基づく．かつては公害対策基本法で公害対策を規定し，自然環境保全法で自然環境対策を規定していた．これは公害対策の視点のみでは環境保全問題の複雑化に対応できないことから環境基本法の制定につながった．循環型社会形成，自然保護，生物多様性の保全といった幅広い環境問題の基礎となる法律である．しかしながら公害関係法令は基本的に大きな違いはない．

　公害対策基本法の制定は昭和42年になされ，大気汚染，水質汚濁，騒音，振動，地盤沈下及び悪臭の6つを公害として掲げた．環境基準の設定，公害防止計画の策定が盛り込まれた．さらに公害関係法令は第64回国会（公害国会，昭和45年）において，公害問題対策を徹底するために改正，整備された．公害対策基本法の改正を含む公害関係14法案が提出され，そのすべてが可決成立した．当初，公害対策基本法の第1条では「生活環境の保全については，経済の健全な発展との調和が図られるようにするものとする．」（経済発展との調和条項）とされていたが削除され，公害防止のために環境保全を経済活動より優先する姿勢を明確にしたものである．また公害の範囲に土壌汚染が加わり，これらを典型七公害と呼ぶ．これは環境基本法第2条に引き継がれており，大気汚染防止法，水質汚濁防止法，土壌汚染対策法，騒音規制法，振動規制法，悪臭防止法，工業用水法などにより規制が実施されている．これらの法律の担当窓口や検査などは地方公共団体が担っており，生活衛生課などが担当し，公害対策に従事する医療従事者も少なくない．

　大気汚染防止法において，国内全域を対象として一律の基準が定めており，さらに公害問題の地域性を考慮して，地方公共団体が条例によってより厳しい排出基準を定めることができる．各地方自治体のディーゼル車規制条例などはこれに基づく．また環境基準が健康保護，生活環境保全のうえで，排出規制を通して維持されることが望ましい施策目標の基準として定められている．固定発生源から排出，飛散する大気汚染物質について，物質ごと，施設の種類ごとに排出基準が定められており，事業者は発生施設の設置にあたって事前の届け出を行う必要がある．事業者は実際の排出濃度，総量の測定を実施し，必要な場合には報告，立ち入り検査を受け入れなければならない．

　規制対象はばい煙，揮発性有機化合物，粉じん，有害大気汚染物質である．ばい煙は，ボイラー，廃棄物焼却炉等における燃料や鉱石等の燃焼に伴い発生する硫黄酸化物（SO_x），ばいじん（スス），また精錬や燃焼施設より発生する有害物質（カドミウム，塩素，フッ素，鉛，窒素酸化物（NO_x）を含む．このうち SO_x，NO_x は総量規制も設定される．緊急時の措置として，光化学オキシダントによる大気汚染が深刻な状態になったときは，都道府県知事は，一般にその事態を周知させるとともに，排出者に対して，排出量の削減を要請することとなっている．京都府の例では[1]，住民や小中高等学校，幼稚園等関係者に伝達を図り，大規模排出者に排出量の削減を要請し，光化学大気汚染が原因とみられる被害を保健所，市町において把握する対策が策定されている．平成22年の光化学

オキシダント注意報の発令は，22都府県で発令延日数182日であり，光化学大気汚染によると思われる被害の届け出は，全国10都府県で合計128人であった[2]．揮発性有機化合物（VOC）はトルエン，キシレン，酢酸エチルなどの大気中に排出され，又は飛散した時に気体である有機化合物を指し，平成16年から規制されている．SOx, NOxによる光化学オキシダント，浮遊粒子状物質の発生にVOCが寄与するため，対策がなされている．特定施設と大規模施設は使用施設の設置にあたり届け出，また排出物質の測定義務が求められる．一方で自主的取り組みを促進させるため（ベストミックス），事業者がVOCの排出抑制設備を取得した場合に税制優遇措置，特別融資を受けられる制度が平成17年から設けられている．粉じんは人の健康に被害を生じるおそれのある物質を特定粉じん，それ以外の粉じんを一般粉じんとして定められている．粉じん発生施設の設置もやはり届け出が必要である．特定粉じんは石綿が指定されているのみである．事業場の敷地境界基準として10本／リットル，建築物解体時の除去，囲い込み，封じ込め作業に関する基準があり，測定義務と遵守が求められている．有害大気汚染物質は，低濃度であっても長期的な摂取により健康影響が生ずるおそれのある物質のことを指す．確固たる証拠がまだないことから，基本的に自主的な排出抑制の取り組みを求めており，排出状況の把握，国による科学的知見を充実させることになっている．そのうちベンゼン，トリクロロエチレン，テトラクロロエチレンは指定物質と指定されており，健康影響の未然防止のためクリーニング施設などに排出抑制基準が定められている．

　大気汚染防止法では違反に対して，改善命令を経ず罰する直罰規定が導入されており，また無過失であっても健康被害が生じた場合における事業者の損害賠償責任を定め（無過失責任），被害者の保護を図ることとされている．しかし，このような規制による公害防止の取り組みに反して，環境管理データの改ざんや虚偽報告が近年生じている．平成18年5月22日に神戸製鋼所は加古川製鉄所と神戸製鉄所で大気汚染防止法で定めるSOx, NOxの排出基準超過に加えて，記録保管用データの改ざんを行っていたことを公表した[3]（神戸製鋼所）．このことから大気汚染防止法及び水質汚濁防止法の一部を改正する法律（平成22年法律第31号）が制定された．これによりばい煙の測定結果の改ざん，破棄等に対する罰則の創設，また改善命令等の要件の見直しがなされ，改善命令等の発動要件のうち「その継続的な排出により人の健康又は生活環境に係る被害を生ずると認めるとき」が削除され，「排出基準等に適合しないばい煙を継続して排出するおそれがあると認めるとき」は，施設の構造の改善命令を出すことができるとされた．これにもかかわらず平成23年2月から3月にかけてばい煙の未測定，虚偽記載が発覚している[4]（環境省）．

　水質汚濁防止法において特定事業場に対して排水規制を課している．平成20年度において排水規制の対象となる特定事業場の数は全体で約28万件であり，最も多い業種は旅館業で約25%を占めており，次いで畜産農業，自動式車両洗浄施設であった．一律排水基準では健康項目で重金属，有機塩素溶剤などの有害物質を，生活環境項目で生物化学的酸素要求量（BOD），ノルマルヘキサン抽出物質含有量（脂質），大腸菌群数が定められている．また同様の項目が維持すべき環境基準として定められている．平成20年度公共用水域水質測定結果では，全国の類型指定水域の3331水域（河川2,560，湖沼181，海域590）BODの環境基準の達成状況は，河川で92.3%，湖沼で53.0%，海域で76.4%となっており，湖沼では水質改善が進んでいない．下水道への放流について下水道法において定められており，水質基準項目はほぼ同じであるが，基準値が異なる．このほか要監視項目が定められており，「人の健康の保護に関連する物質ではあるが，公共用水域等における検出状況等からみて，直ちに環境基準とはせ

ず，引き続き知見の集積に努めるべき物質」として，クロロホルム，フェニトロチオン，ニッケルなど25物質が定められている．また要調査項目は，個別物質ごとの水環境リスクは比較的大きくない，又は不明であるが，環境中での検出状況や複合影響等の観点からみて，水環境リスクに関する知見の集積が必要な物質として，アクリルアミド，アルキルフェノール，エンドスルファンなど工業原料，農薬など300物質が選定されており，情報収集，調査が実施されている．

規制事業者の排水基準の遵守義務を負い，排水測定，記録の保管義務がある．また都道府県は排水監視義務があり，適宜立ち入り調査を実施し，必要に応じて改善命令，排水停止命令を出す．一律基準のほか，地方自治体は条例により，対象となっていない事業所，項目を追加する「横出し規制」を認められており，基準を強化する「上乗せ規制」も可能である．大気汚染防止法と同様に違反に対する直罰規定，無過失責任主義が導入されている．一方で，平成17年2月，3月にJFEスチール東日本製鉄所と昭和電工千葉事業所が排水データを改ざんしていたことが発覚した．このことから大気汚染防止法とともに改正が行われて，データ改ざんへの罰則の追加，改善命令の用件の見直しが行われた．

平成23年6月には一部改正で，有害物質を貯蔵する施設の設置者は施設の構造などの届出，基準遵守，定期点検，知事の改善命令が定められた．工場又は事業場からのトリクロロエチレン等の有害物質の事故による漏えいにより，地下水が汚染される事例があるためである．有害物質（27種）を使用する事業所は対応が必要であるが，既存施設は施行後3年間の猶予期間が設定されている．

土壌汚染対策法において土壌汚染の状況を把握するため，汚染の可能性のある土地について，一定の契機をとらえて調査を行い，汚染があった場合に健康被害の防止のため，汚染の除去等の措置命令を行うとしている．

調査対象は，使用が廃止された有害物質使用特定施設の敷地，土壌汚染により人の健康被害が生ずるおそれがあると都道府県知事が認める土地であり，土地の所有者等は，環境大臣が指定する指定調査機関に調査させて，結果を報告しなければならない．土壌における環境基準設定物質は水質汚濁防止法における健康保護に関する環境基準の対象物質にほぼ等しく，重金属や塩素系溶剤などである．汚染の除去等の措置命令として，都道府県知事は，所有者等に対し，汚染の除去等の措置を命令することができ，汚染原因者が明らかな場合は，汚染原因者に措置を命令することができる．汚染対策には立ち入り制限，覆土，舗装，汚染土壌の封じ込め，浄化，掘削除去などがあるが，専ら掘削除去が行われ，多大な費用を要する．汚染の除去等の措置に要した費用の請求は，汚染原因者に費用を請求する．土壌汚染指定区域内の土地を宅地造成，土地の掘削，土壌の採取などの形質変更する場合は，都道府県知事に届け出し，施行方法が基準に適合しないと認めるときは，計画の変更を命令する．

土壌汚染対策法の一部を改正する法律（平成21年法律第23号）が公布され，大きな改正となった．近年，事業体の自主調査によっても土壌汚染が判明する場合も多く，この場合に土地所有者等が都道府県知事に区域の指定を申請することになった．また3,000m^{2}以上の土地の形質変更を行おうとする場合に，都道府県知事が土壌汚染のおそれがあると認めた範囲について，土壌調査義務が設けられた．改善命令については，土壌汚染の摂取経路があり，健康被害が生ずるおそれがあるため，汚染の除去等の措置が必要な区域を「要措置区域」とし，除去等の命令がなされる．一方で土壌汚染の摂取経路がなく，健康被害が生ずるおそれがないため，汚染の除去等の措置が不要な区域を「形質変更時要届出区域」として区別するようになった．ヒトへの曝露経路を十分に遮断できれば，必ずしも土壌の入れ替えまで行うことはないという考え方を明確にしている．また汚染土壌の適正処

理の確保のため，汚染土壌を措置実施区域外へ搬出する場合に，都道府県知事への事前届け出，基準遵守，汚染土壌処理業許可事業者への委託を義務付けられた．

騒音は騒音規制法で規制されている．空気圧縮機，金属加工機械など著しい騒音を発生する施設を設置する工場，事業場が規制対象となる．届出された特定工場，事業場の総数は，平成21年度で21万件であった．また建設工事におけるくい打機作業などのうち著しい騒音を発生する作業も規制対象である．届出された特定建設作業の総数は，平成21年度で67,606件であった．自動車騒音の規制として自動車単体の許容限度，地域内での要請限度が定められている．都道府県知事は規制する地域を指定し，時間（昼間，夜間），区域（療養，住居，商用，工業地域など）の区分ごとの規制基準を定める．市町村は苦情をもとに施設立ち入り，報告，測定，改善勧告などの行政指導を行う．平成21年度に環境騒音を測定した全測定地点3,630地点のうち81.4％の地点で環境基準に満たしていた[5]（環境省：平成21年度騒音規制法施行状況調査）．平成21年度は特定施設での測定226件のうち50件で基準超過であった．

振動は振動規制法により規制される．騒音規制法と似た枠組みで，著しい振動を発生させる特定工場，事業場，特定建設作業，道路交通振動を規制対象としている．都道府県知事が規制する地域を指定し，時間，区域の区分ごとの規制基準を定め，市町村が検査，指導を行う．平成21年の特定工場への苦情では61件の測定で9件の基準超過が報告されている．

悪臭防止法では排出規制の対象として特定悪臭物質のほか，臭気指数による規制を行っている．平成7年の改正で物質の濃度による規制のみでは未規制物質や複合臭気へ十分な対応ができないため，ヒトの嗅覚を用いた判定法が導入された．敷地境界線，気体排出口，排出水についてそれぞれの基準が定められる．都道府県知事，政令指定都市などが地域の実情にあわせて，臭気強度2.5から3.5（らくに感知できるにおい）の範囲内で敷地境界線上の規制基準（第1号基準）を定め，それをもとに排出口（第2号基準），排出水（第3号基準）が計算される．臭気指数＝10×Loge（臭気強度）と算定される．特定悪臭物質はアンモニア，メルカプタン，硫化物，アミン，アルデヒド，有機溶剤，短鎖有機酸など22種が指定されており，それぞれの濃度と臭気強度の関係が定められている．悪臭公害の苦情に基づく調査の結果，悪臭の発生源である事業者に対し，市町村が改善勧告，命令を行うことができる．悪臭公害は平成20年度には16,245件の苦情が届けられていた．畜産農業や製造工場からの苦情が減少するなか，飲食店などサービス業，野焼きへの悪臭への苦情が増加している．

公害に対しては行政からの監督，指導のほか，公害苦情，公害紛争として扱われる．公害苦情は公害紛争処理法（昭和45年法律第108号）第49条の2の規定に基づき，全国の地方公共団体の相談窓口が受け付ける．公害苦情相談員は，発生源側に対する行政指導，原因の調査，申立人に対する説得，当事者間の話合いの斡旋を通じて公害苦情を直接処理するか，他の機関に苦情を移送する．行政指導では改善勧告，命令，行政指導，条例に基づく措置がとられる．公害苦情は平成21年度には86,044件受け付けられ，72,705件が直接処理された[6]（総務省，平成21年度公害苦情調査）．このうち7割が典型七公害であり，そのうち3割が野焼きなどによる大気汚染であった．典型七公害以外では廃棄物投棄の苦情が5割を占め，その他日照不足，通風妨害，夜間照明などの相談があった．平成21年度に典型七公害で直接処理された51,010件のうち，18％が法令違反の事案であり，65.3％に行政指導が行われた．

典型七公害に対して当事者間の争いとなった場合，司法的解決をとる場合と公害紛争処理制度による解決（裁判外紛争解決手続Alternative Dispute Resolution; ADR）をとる場合がある．国に公害等調整委員会が，都

道府県に公害審査会が置かれている．公害紛争を申請する場合，被害の著しい重大事件，広域，県際事件については公害等調整委員会が，その他事案は都道府県が受け付ける．これら機関は斡旋，調停，仲裁により当事者の合意を得られるように図る．調停では当事者の意見聴取，参考人，鑑定人の陳述をもとに当事者の意見を調整する．仲裁の場合，当事者双方が裁判を受ける権利を放棄した上で，機関の判断に従うことを約束する．主な事例では香川県豊島産業廃棄物問題の調停であり，平成5年11月に住民438名が香川県，国，産業廃棄物処理業者などとの調停申請を公害等調整委員会に申請した．この例では平成12年6月に香川県と調停が成立し，約56万トンの廃棄物処理などを香川県が行うことになった．公害等調整委員会は公害紛争の裁定を行う．賠償責任の有無と損害額の判断を行う責任裁定と不法行為責任と被害との因果関係のみを判断する原因裁定がある．

環境汚染が生じた場合，その現状復帰は多大な費用を要する．かつては廃棄物，下水道のように国ひいては国民が負担してきた（共同負担原則）．しかし経済協力開発機構は昭和44年「環境政策の国際経済的側面に関する指導原則」を採択し，「汚染者負担原則」を提起した．日本においては1973年に公害健康被害補償法（昭和45年法律第133号）が制定された．この法律に基づき，独立行政法人環境再生保全機構では，大気汚染による喘息（第一種地域），水俣病，イタイイタイ病，慢性ヒ素中毒患者（第二種地域）への補償給付への助成を行っている．第一種地域は現在では全て指定解除されており，新たな認定は行われていない．一方で，水俣病では認定を棄却された者による訴訟が提起され，平成16年には水俣病関西訴訟の最高裁判決により，認定基準の緩和につながった．平成23年3月には東京訴訟では原告と国の間で和解が成立した．公害防止事業費事業者負担法では事業活動による公害を防止するための国，地方公共団体の事業について，費用の全部または一部を負担することを定めている．カドミウム，水銀などの汚染土壌の浚渫，客土事業，大気汚染の緩衝緑地造成事業への事業者負担が行われてきた．近年では島根県馬潟団地周辺水路の底質ダイオキシン類汚染について，産業廃棄物処理業者や工場が浄化費用を負担して浄化が行われている．また東京都大田区の三菱ガス化学の工場跡地でPCB汚染が発見され，都からの11億円の費用負担割り当てに対して，三菱ガス化学取り消しを提訴したが平成22年5月に最高裁に棄却された．このように負担が多大であることが，事業体にとって，汚染を防止するようにインセンティブを与えることが期待されている．

以上のような対策が現在行われているが，基準の達成にはまだ遠い．近年では発展の著しい中国からの越境汚染も考慮する必要もあり，日中韓3ヵ国環境大臣の合意に基づく研究協力も始まっている．土壌汚染については未然防止の観点から，有害物質の使用施設の廃止時点の調査のみではなく，調査機会を増やすことが重要となっていくであろう．各機関が加害者にも被害者にもなりうる可能性があり，公害苦情，紛争のシステム，各種基準の存在について留意が必要である．

（原田浩二）

文　献

1) 京都府：光化学スモッグ緊急時対策．http://www.pref.kyoto.jp/taiki/1247020598912.html
2) 環境省：光化学大気汚染の概要．http://www.env.go.jp/air/osen/photochemi.html
3) 神戸製鋼所：ばい煙の基準値超過，データの不適切な取り扱い，およびボイラ設備事故の未報告等について．http://www.kobelco.co.jp/topics/2006/05/1175779_7558.html
4) 環境省：大気汚染防止法の遵守の徹底について．http://www.env.go.jp/press/press.php?serial=13612
5) 環境省：平成21年度騒音規制法施行状況調査．http://www.env.go.jp/air/noise/kujou_h21/
6) 総務省：平成21年度公害苦情調査．http://www.soumu.go.jp/kouchoi/knowledge/report/kujyou-21/

2. 化審法と化管法

法の趣旨と概要

　化学物質による健康被害と聞くと，労働環境での比較的高濃度曝露による急性中毒症状（労働災害）や，水俣病のような一般公衆の慢性曝露（公害）が頭に浮かぶかもしれない．つい最近までの化学物質管理は，事例が起こるたびに，化学物質の製造や使用に規制をかけたり規制を強化するという方法をとってきた．しかし，化学情報データベースサービス CAS に登録されている化学物質は6千万種類を超え，産業的に生産されている化学物質も10万種類と言われている現在，個々の化学物質に個別に対応するのはほぼ不可能に近い．その帰結として化学物質の大半は安全性評価が十分になされないまま製造・使用され，環境中に放出されている．これらの物質を包括的に管理するために制定されているのが，「化学物質の審査及び製造等の規制に関する法律」（化学物質審査規正法，以下，化審法）と「特定化学物質の環境への排出量の把握等及び管理の改善の促進に関する法律」（化学物質排出把握管理促進法，以下，化管法）である．化審法は，事業者の製造・輸入に対する化学物質の「上流」規制であり，化管法は，事業者の排出・移動に対する化学物質の「下流」規制である．これら二法は一般の国民はもとより医療現場でもあまり意識されることはなく，なじみの薄い法律かもしれない．しかしながら，平成4年の地球サミットに端を発した化学物質規制の全世界的な動きは，確実に世界各国の様々な法体系や人々の意識に影響を与えている．化学物質は各国間での取引量が多く，その管理は人の健康や環境を守る上で，あるいは障壁のない貿易を行う上で国際的な整合性を保っていなくてはならない．化審法，化管法はこのようなインターナショナルなコンテキストで理解する必要がある．本稿では，化学物質管理に関する法律を概観するが，特に化審法は，「化学物質が人の健康と環境にもたらす悪影響を2020年までに最小化する」というWSSD2020年目標と国際的な調和を目指して平成21年度に改正が行われたばかりであり，今まさに発展の途上にある重要な法律と言える．

当該法と医療従事者のかかわり

　目下，福島原発事故の余波で広域に渡って放射性物質が飛散し，人の健康や環境へのさまざまな影響が懸念されているところである．放射線は目に見えない，100 mSv 以下の低線量領域の被曝の影響や子どもに対する影響がはっきりしないということが不安を増大させているが，事情は化学物質についても同様である．化学物質はそれこそ千差万別であり何がどこにどれだけあるかはまったく不可知であるし，単体，複合曝露，化学的形態等によっても毒性や生物影響は異なる可能性がある．また，ほとんどの物質について人への安全性，特に長期影響は確認はされていないにもかかららず，我々の知らない間に深く社会に浸透しているという意味では，むしろ放射性物質よりもやっかいだとも考えられる．

　化学物質を規制する法律は，目的，対象ごとに複数種類定められておりなかなか複雑であるが，それらの大まかな関係を図1に示す．化審法で対象にする化学物質は，「元素または化合物に化学反応を起こさせることにより得られる化合物」を意味し，別途規制が

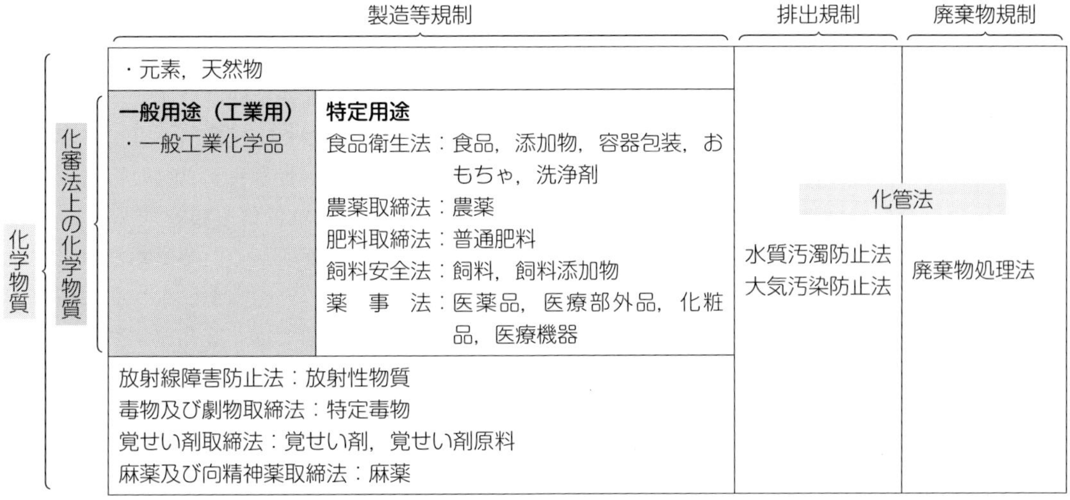

	製造等規制		排出規制	廃棄物規制
化審法上の化学物質	・元素，天然物			
	一般用途（工業用） ・一般工業化学品	特定用途 食品衛生法：食品，添加物，容器包装，おもちゃ，洗浄剤 農薬取締法：農薬 肥料取締法：普通肥料 飼料安全法：飼料，飼料添加物 薬事法：医薬品，医療部外品，化粧品，医療機器	化管法 水質汚濁防止法 大気汚染防止法	廃棄物処理法
	放射線障害防止法：放射性物質 毒物及び劇物取締法：特定毒物 覚せい剤取締法：覚せい剤，覚せい剤原料 麻薬及び向精神薬取締法：麻薬			

図1　化審法・化管法と化学物質を規制する他の法律との関係
（化学物質の審査及び製造等の規制に関する法律・逐条解説[4]を一部改変）

されている放射性物質，毒劇物，覚せい剤，麻薬・向精神薬は含まない．さらに，食品添加物，農薬，医薬品といった表中特定用途に挙げられているようなものも，他の法律による規制との重複を避ける観点から化審法の対象とはならない（これらについては本書の他の項目を参照されたい）．化審法は，個別の化学物質に対応するのではなく様々な物質を包括的にリスク管理するものであること，労働者や人の健康だけではなく生態系を含めた地球規模の化学物質規制を指向するものであることに注意を払う必要がある．

職務上医療従事者として化審法や化管法を意識することがあるとすれば，労働者が化学物質に曝露される危険のある産業現場は間違いなくその一つである．新規化学物質を含めた化学物質の情報はどこからどのように入手すればよいか，安全性情報が記載されているMSDSに対する知識等は重要事項である．情報が得られればそれらを元に労働環境のリスクアセスメントを行い，危険を軽減する措置をとって，安全配慮義務を果たすことができる．また，テロや化学プラント大爆発による広域環境汚染も，絵空事じみているという一言で片付けることはもはやできまい．今回の原発事故のように事が起こってから慌てて教科書を開くのでは時すでに遅く，どこに何

の情報が格納されているのか，それがどの程度まで収集され，信頼でき，開示されているのかということに一度目を通しておくことは役に立つことかもしれない．また，化学物質の排出や移動の届出を義務付けている化管法は，平成20年から医療業が対象業種として追加されたため，病院経営スタッフには必要な知識だと思われる．

当該法について医療従事者が知っておくべき事項

A．化審法の歴史

化審法は，ポリ塩化ビフェニル（PCB）による昭和43年のカネミ油症事件がきっかけで制定された．PCBは絶縁性や耐熱性に優れた油状の物質で，電気機器の絶縁油等さまざまな用途に用いられていた．しかし，カネミ油症事件では，熱媒体として用いられていたPCBが製造過程で食用油に混入し，これを摂取した人に皮膚障害や肝機能障害を引き起こした．PCBは安定で分解されにくく，長期間人体に残留してじわじわと健康に被害をもたらすため，急性毒性物質等に対するそれまでの化学物質規制では対応できず，新たな管理の枠組が必要となった．そこでPCB様の物質を規制するため，昭和48年，世界に先駆けて新規化学物質に関する事前審査制度で

ある化審法が制定されたのである．

最初はこのように，①難分解性，②高蓄積性，③人への長期毒性という性質を持つ「新規」物質から出発した同法であるが，国内外の化学物質汚染，規制の状況に照らして幾度の改正を経ながら，徐々にその対象範囲を拡大してきた．昭和61年改正では，機械洗浄等に多用されていた塩素系有機溶剤のトリクロロエチレンが地下水から検出されたことが契機となり，②の「高蓄積性」の要件がはずされた．次いで，平成4年の国連環境開発会議（地球サミット）での宣言に基づいて生態系への化学物質の影響が考慮され，③における「人」という要件がはずされた（平成15年改正）．そして直近の平成21年の改正では，①の「難分解性」，さらに「新規」という要件もはずされ，上市後（市場に出した後）のすべての物質が規制の対象となっている．

B. 化学物質規制に関する国際動向

世界の化学物質管理はアジェンダ21第19章（有害化学物質の環境上適切な管理）を基本としている．アジェンダ21とは，平成4年にリオデジャネイロで行われた「環境と開発に関する国際連合会議」（地球サミット，UNCED）で採択されたリオ宣言を実践するための行動計画である．これを受けて平成14年にヨハネスブルグで行われた「持続可能な開発に関する世界首脳会議」（環境開発サミット，WSSD）では，「化学物質が，人の健康と環境にもたらす悪影響を最小化する方法で使用，生産されることを2020年までに達成する」という合意が形成された．欧州，米国，日本，カナダ，中国などは，この目標達成のための化学物質管理体系を整備しているところである．

先行しているのは，平成19年に施行された欧州の「化学物質の登録，評価，認可及び制限に関する規則」（REACH）である．同法は化学物質のほとんどすべてを対象とし，EU域内で年間1t以上製造，輸入するものは，既存化学物質，新規化学物質に関わらず登録を行うことを義務付けている．その上で，リスクや安全性の評価の責任を産業界に課し，有害性の情報をサプライチェーン全体に伝達する．REACH規則は，直接日本企業には適用されないが，EU域内の輸出先に対してはREACHの義務を履行するための情報を提供する必要があるため，本法はEU化学産業の競争力の維持向上にもつながると言われている．米国では，既存化学物質の評価を行う「高生産量化学物質評価」（HPV）と新規化学物質に対する「有害物質規制法」（TSCA）により2020年に向けた化学物質規制が行われている．日本でも類似の化学物質管理体制を整えていく必要があるが，化審法を日本版REACHとしてとらえ直すこともできる．そのための施策が次項に述べる改正化審法である．

C. 改正化審法

平成21年の改正では，すべての化学物質について，一定量以上を製造・輸入する場合の届出を義務化している．その届出の内容，既知情報を踏まえ，曝露状況，有害性等に基づいて優先評価化学物質を絞り込む．事業者の協力の下で情報収集，安全性評価を段階的に行い，リスクが高いと判断される物質については特定化学物質として製造，輸入，使用等を規制する．以上のことを通じて，WSSD2020年目標達成へ寄与しようとするものである．

1）新規化学物質に関する審査及び規制について

難分解性などの性質を持つ化学物質は，ひとたび環境に出れば十分に効果的な対応を行うことが困難であるので，新規化学物質については事業者は三大臣に対して届出を行い，規制の対象となる物質であるかを審査するまでは製造・輸入できないとする事前審査制度を定めている．

2）上市後の化学物質に関する継続的な管理措置

改正化審法ではリスク評価を優先的に行う

物質を優先評価化学物質として指定するために，既存化学物質（化審法制定以前に製造・輸入が行われていた化学物質）を含む一般化学物質のうち，一定数量以上の製造・輸入を行った事業者に届出義務を課している．リスクとは，ハザード（危険有害性）に曝露量（環境排出量）を乗じたもので表される．この措置は，化学物質固有の有害性のみに着目したハザードベース管理から，曝露量も考慮したリスクベース管理へとシフトしている近年の世界の化学物質管理政策の流れを踏まえたものである．

3）化学物質の性状等に応じた規制

改正前は，第1種特定化学物質（PCB，DDT，PFOS等28物質），第2種特定化学物質（トリクロロエチレン等23物質），第1種監視化学物質（酸化水銀（II）等37物質），第2種監視化学物質（クロロホルム等1070物質），第3種監視化学物質（ノニルフェノール等277物質）に分類され規制されていた．改正後は，後二者が廃止され，表のように管理体制が変わった．

4）試験法

難分解性は，微生物等による分解度試験（生物化学的酸素要求量，BODを測定する），高蓄積性は，魚介類を用いた濃縮度試験または1-オクタノールと水との間の分配係数測定試験（Pow測定試験）を行う．毒性に関しては，哺乳類を用いて28日間反復投与毒性試験，90日間反復投与毒性試験，反復投与毒性・生殖発生毒性併合試験を行う．変異原性については，最近の復帰突然変異試験（Amesテスト）や哺乳類培養細胞を用いる染色体異常試験またはマウスリンフォーマTK試験を行う．生態毒性試験は，水系食物連鎖における生産者である藻類（単細胞緑藻類），一次消費者であるミジンコ，高次消費者である魚類（メダカ等）を使用する．これらの試験は，経済協力開発機構（OECD）が定める化学物質のテストガイドラインに準拠しており，優良試験所基準（GLP）を満たす指定機関で行う．

D．PRTR制度

化管法にはPRTR制度とMSDS制度（次項）が含まれる．PRTR制度とは，人の健康や生態系に有害なおそれのある化学物質について，事業所からの環境への排出量および廃棄物として事業所外へ出される移動量を把握し，集計，公表する制度で，平成13年4月から実施されている．PRTRの対象事業者は，環境に排出した量と，廃棄物として処理するために事業所の外へ移動させた量とを自ら把握し，年に1回国に届け出る．国は家庭などの推計を加える．PRTR制度の対象となる化学物質は，「第一種指定化学物質」として定義されている．具体的には，人の健康や動植物の生息・生育に支障を及ぼすおそれがあるかオゾン層破壊性があり，かつ，広範な地域の環境において継続して存在する物質として，トルエン，農薬，金属化合物，フロン等計462物質が指定されている．そのうち，発

表 化審法における化学物質の性状等に応じた規制
（化学物質の審査及び製造等の規制に関する法律・逐条解説[4]を一部改変）

	難分解性	高蓄積性	人への長期毒性	動植物への毒性	備考
第一種特定化学物質	有	有	有（人または高次捕食動物）		―
監視化学物質	有	有	不明		新規化学物質は除く
第二種特定化学物質	上記以外		有（人または生活環境動植物）		相当広範な地域の環境中に相当程度残留

がん性，生殖細胞変異原性及び生殖発生毒性が認められる「特定第一種指定化学物質」として，ベンゼン，ダイオキシン類等15物質が指定されている．第二種指定化学物質は，環境中の存在の増加が見込まれる物質である．対象製品の要件は，第一種指定化学物質を1質量％以上（ただし，特定第一種のみ0.1質量％以上）含有する製品であり，代表的な種類としては，化学薬品，染料，塗料，溶剤等が挙げられる．ただし，固形物や密封された状態で使用される製品，一般消費者用の製品，再生資源は対象外となる．対象業種としては，医療業を含む24種類の業種が選定されている．常用雇用者数が21名以上であって，いずれかの第一種指定化学物質の年間取扱量が1トン以上（特定第一種指定化学物質は0.5トン以上）の事業所を有する事業者が対象となる．その結果，事業者は化学物質管理を改善し，排出量の削減を行うことができ，行政や市民は環境への排出の現状を把握することができる．経済産業省のウェブサイトから集計結果を見ることができる．

E. 化学物質安全性データシート（MSDS）制度

MSDS は，化学物質の特性及び取扱いに関する情報であり，平成4年：地球環境サミット（アジェンダ21第19章において，MSDSの普及の重要性に言及）．化学物質排出把握管理促進法は，事業者による化学物質の適切な管理の改善を促進するため，対象化学物質またはそれを含有する製品を他の事業者に譲渡または提供する際には，そのを事前に提供することを義務づけているが，PRTR法以外にも，毒物及び劇物取締法で指定される毒物や劇物，労働安全衛生法で指定された通知対象物にも提供することが求められている．取引先の事業者からMSDSの提供を受けることにより，事業者は自らが使用する化学物質について必要な情報を入手し，化学物質の適切な管理に役立てることをねらいとしている．PRTR法においてMSDSを添付することが義務付けられているのは，第一種指定化学物質に第二種指定化学物質の100種類を合わせた，562種類である．MSDS制度の対象事業者は，業種，常用雇用者数，年間取扱量にかかわらず，MSDSの対象化学物質または対象製品について他の事業者と取引を行うすべての事業者が対象となる．MSDSには，平成15年国連の「化学品の分類及び表示に関する世界調和システム」（GHS）勧告に従ってピクトグラムを配することとなっている（図2）．GHSとは，様々な化学物質が世界中に流通している中，国際的に調和された化学品の分類・表示方法が必要であるとの考えから，すべての化学物質を危険有害性（ハザード）で分類したもので，化学物質および混合物の有害性を判定するための基準と，絵表示（ピクトグラム）を含むMSDSなどによる危険有害性の情報伝達に関する事項を含む．GHSにおける危険性とは，可燃性・引火性，自然発火性，酸化性，金属腐食性，高圧ガス等16分類あり，GHSにおける有害性とは，急性毒性，皮膚や眼に対する刺激性，発がん性，生殖毒性，吸引性呼吸器有害性等10分類ある．

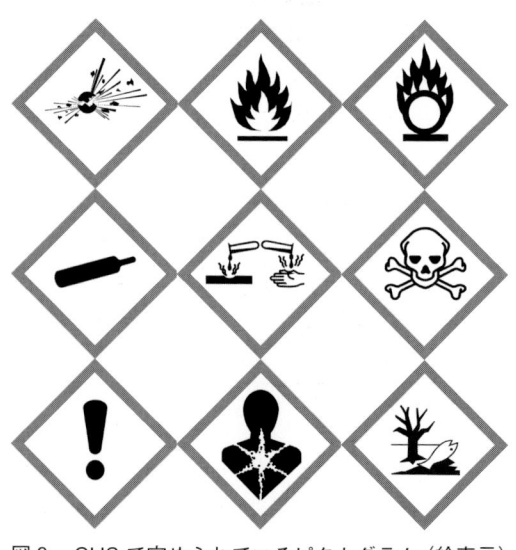

図2　GHSで定められているピクトグラム（絵表示）

関連法

A. 特定化学物質障害予防規則

　産業現場において化学物質から労働者の健康を守る法律として，労働安全衛生法に基づいて定められる有機溶剤中毒予防規則，鉛中毒予防規則，四アルキル鉛中毒予防規則，特定化学物質等障害予防規則（特化則）等がある．特化則は，特定化学物質の安全基準を定めているが，ここで言う特定化学物質とは化審法で言う特定化学物質と別ものだということに注意が必要である．第一類物質は，がん等の遅発性障害や慢性障害を引き起こす物質として特に有害性が高く厳重な管理が必要なもので，ベリリウム等7物質，第二類物質は，同類の障害を引き起こすが第一類物質に該当しないもので，アクリルアミドやホルムアルデヒド等36物質，第三類物質は，大量漏えいにより急性中毒を引き起こすもので，塩酸等8物質が指定されている．事業者には，
　　発散抑制措置：密閉化や局所排気装置の設置等
　　漏えいの防止措置：腐食防止やバルブ等の開閉方向の表示等
　　作業主任者の選任：講習修了者を事業者が選任
　　作業環境測定の実施：6ヵ月ごとに1回
　　健康診断の実施：雇入れまたは配置換えの際およびその後6ヵ月ごと
が課せられる．その他，管理のための保管容器，保管場所，表示等が規定されている．

B. 化学物質等による危険性または有害性等の調査等に関する指針

　厚生労働省は，平成18年に，労働安全衛生法に基づいて「化学物質等による危険性または有害性等の調査等に関する指針」を公表した．これは，リスクアセスメントに対する基本的な考え方及び実施事項について定めたものである．事業者は，作業現場での化学物質の情報を得た後は，この指針に基づいてリスクアセスメントを行い，優先度に対応したリスク低減措置を実施する必要がある．GHSシステムに基づいた化学物質等による危険性または有害性を特定し，それにより発生する恐れのある負傷または疾病の重症度と発生の可能性からリスクを見積もる．

当該法の今後の課題

　化学物質の安全性評価がほとんどなされていないうちに様々な化学物質が巷間に出回っている．肝心の化審法はまだリスク評価のための優先順位を決める準備段階にある．だが，PCB様の物質の規制から始まった化審法は，国際的に調和した化学物質管理の潮流に乗って，制定当初からは考えられないほどその規制の対象を広げてきた．現在は「2020年までに化学物質による人や動植物への悪影響を最小化する」というWSSD目標達成に向けて着実に進んでいるところであり，来る十年ほどで化学物質管理の実務は大きな転換点を迎える可能性がある．化管法に関しても，今後さらなる発展が考えられる．多種多様な化学物質が日々送り出されるおかげで我々は便利な生活をしているが，それらが気づかないうちに私たちの健康を蝕んでいることもあり，化学物質管理の難しさを改めて感じさせる．我々は化学物質と共存していくしかなく，関連法は移り変わっていくことが考えられるので，我々は日々これらの法律や世界の動向に意識的であらなくてはならない．

（谷口善仁）

文　献

1) 経済産業省 (http://www.meti.go.jp/policy/chemical_management/index.html)
2) 環境省 (http://www.env.go.jp/chemi/kagaku/index.html)
3) 厚生労働省 (http://www.nihs.go.jp/mhlw/chemical/kashin/kashin.html)
4) 化学物質の審査及び製造等の規制に関する法律（逐条解説）

3. 獣医師法

法の趣旨と概要

　獣医師という仕事，一般的に小動物の診療を行う獣医師を連想されるが，実際に獣医師になって獣医療に携わるのは家畜を含めて約半分にすぎない．動物病院の獣医師として働く人は獣医師全体の約3割程度である．

　獣医師の資格を持つ人は獣医療（診療業務）のみならず，食の安全性を守ることから，公衆衛生，環境衛生，研究・教育，行政と実に幅広い分野で活躍している．このような獣医師の資格を与え，業務を規定しているのが獣医師法である．

　獣医師法は，日本の獣医師全般の職務，資格等に関して規定した法律であり，昭和24年6月1日法律第186号として成立，同年10月1日から施行されている．最終改正は平成19年6月27日法律第96号となっている．
内容（目次）を以下に示す．

- 第1章　総則（第1条，第2条）：獣医師の任務，定義，名称の禁止
- 第2章　免許（第3条〜第9条）：免許，免許を与えない場合，獣医師の名簿，登録及び免許証，免許の取り消し及び業務の停止，免許の申請手続き等
- 第3章　試験（第10条〜第16条の5）：試験の目的と実施，受験資格，合格者名簿の提出，不正受験者の処置，受験手数料，試験科目等，臨床研修，農林水産省令への委任，臨床研修実施に関する援助
- 第4章　業務（第17条〜第23条）：飼育動物診療業務の制限，診断書の交付等，診療及び診断書等の交付の義務，保健衛生の指導，診療簿及び検案簿，届出義務，経過措置
- 第5章　獣医事審議会（第24条〜第26条）：設置，委員
- 第6章　罰則（第27条〜第29条）

　獣医師の任務は飼育動物に関する診療及び保健衛生の指導その他の獣医事をつかさどることによって，動物に関する保健衛生の向上及び畜産業の発展を図り，あわせて公衆衛生の向上に寄与するものとされている（第1条）．

　獣医師になるには，獣医師国家試験に合格し，政令で定める額の手数料を納め，農林水産大臣の免許を受けなければならない（第3条）．

　未成年者や成年被後見人又は被保佐人には免許が与えられず（第4条），また，次のいずれかに該当する者には免許が与えられない場合がある．

①身体の障害により，獣医師の業務を適正に行う事が出来ない者として，農林水産省で定めるもの（詳細は施行規則第1条の2参照）．
②麻薬，大麻又はあへん中毒者
③罰金以上の刑に処せられた者
④前号に該当する者を除く他，獣医師道に対する重大な背反行為者若しくは獣医事に関する不正行為のあった又は著しく徳性を欠くことが明らかな者
⑤第8条第2項第4号に該当して免許を取り消された者
（免許の申請に関する詳細は施行規則第1条①〜③参照）

　免許の取り消し及び業務の停止を命ぜられる場合として
①第19条第1項の規定に違反して診療を拒ん

だとき
②第22条の規定による届出をしなかったとき
③前2号の他，第5条第1項第1号から第4号までの一つに該当するとき
④獣医師として品位を損ずるような行為をしたとき

この際，当該獣医師に対して，事実の文書での通知と意見の聴取が獣医事審議会によって行われる．

処分を受けた者は10日以内に免許証を農林水産大臣に返納又は提出しなければならない．（施行規則第9条）．

獣医師国家試験は，飼育動物の診療上必要な獣医学並びに獣医師として必要な公衆衛生に関する知識及び技能について行われ，毎年少なくても一回実施される（第10条，11条）．

受験資格は①学校教育法（昭和22年法律第26号）に基づく大学（短期大学を除く）において獣医学の正規の課程を修めて卒業した者．
②外国の獣医学校を卒業し又は外国で獣医師の免許を得たものであって，獣医師審議会が前号に掲げる者と同等以上の学力及び技能を有すると認定した者．
③獣医師国家試験予備試験に合格した者．

合格者の名前は獣医事審議会によって農林水産大臣に提出される．

受験者に不正行為があった場合には，獣医事審議会によって，当該不正行為に関係がある者について，その受験を停止し，又はその受験を無効にする事ができる（第14条）．

受験者には受験手数料が必要であり，試験期日の4月前までに試験科目，場所，日時，受験手続き，その他試験に関する細目を農林水産大臣に報告し，試験3月前までに広告される．

診療を業務とする獣医師は免許を受けた後も大学の診療施設等で臨床研修を行うよう努めなければならない（第16条の2）．

臨床研修の実施期間（6ヵ月以上）及び開設者の同意を得ての診療施設の指定，報告（1年間の実施期間及び参加人数）その他必要な事項は農水省令で定められている．（施行規則第10条①〜④）．

業務：獣医師でなければ飼育動物（牛，馬，めん羊，山羊，豚，犬，猫，鶏，うずらその他獣医師が診療を行う必要があるものとして政令で定める物に限る．）の診療を業務としてはならない（第17条）．

また，自ら診療しないで診断書の交付や，劇毒薬，生物学的製剤，その他農林水産省で定める医薬品の投与，処方，自ら立ち会わずに出産証明書を交付してはならない（診療中死亡した場合に交付する死亡診断書については，この限りでない）（第18条）．

診療を業務とする獣医師は正当な理由がなければ，診療や診断書，出生証明書，死産証明書，検案書の交付を拒む事は出来ない（第19条）．

また，獣医師は飼育動物の診療をしたときは，その飼育者に対し，飼育に係る衛生管理の方法その他飼育動物に関する保健衛生の向上に必要な事項の指導をしなければならない（第20条）．

獣医師は，診療をした場合には，診療に関する事項を診療簿に記載，検案した場合は検案書に記載し，一定期間保存しなければならない．

診療簿及び検案簿の保存期間は牛，水牛，しか，めん羊，及び山羊にあっては8年間，その他の動物は3年間である（施行規則第11条の②）．

診療簿には診療の年月日，診療した動物の種類，性，年齢（不明のときは推定年齢），名号，頭羽数及び特徴，診療した動物の所有者の氏名又は名称及び住所，病名及び主要症状，凛告，治療方法（処方及び処置）を，検案簿には検案の年月日，検案した動物の種類，性，年齢（不明のときは推定年齢），名号，特徴並びに所有者又は管理者の氏名，又は名称及び住所，死亡年月日時（不明のときは推定年月日時），死亡の場所，死亡の原因，死体の状態，解剖の主要所見を記載しなければならない（施行規則第11条）．

届出義務：獣医師は住所，氏名，その他農林水産省で定める事項を2年ごとに都道府県知事を経由して農林水産省に届け出なければならない（第22条）．

獣医事審議会：獣医師国家試験に関する事務その他この法律及び獣医療法によりその権限に属された事項を処理させるため，農林水産省に獣医事審議会が置かれている．委員は20名以内で組織され，獣医師が組織する団体を代表する者や学識経験者から農林水産大臣によって任命される（第24条，25条）．

主に国家試験に関する事務を担当する試験部会と免許を与えるか否かを審査する免許部会そして獣医療提供体制の整備や臨床研修施設の指定を行う企画部会の三部会からなる．このように獣医事審議会は獣医行政の中で最も重要な役割を担っている．

罰則としては次の3つがある．
1. 獣医師でなくて飼育動物の診療を業務とした者（第17条違反）や虚偽又は不正の事実に基づいて獣医師の免許を受けた者は2年以下の懲役若しくは100万円以下の罰金，又はこれを併科される．
2. 業務の停止命令に違反（第28条）した者は1年以下の懲役若しくは50万円以下の罰金又はこれを併科される．
3. 30万円以下の罰金を課せられる場合として，次のようなものがある．

①獣医師又はこれに紛らわしい名称を用いた者（第2条違反），②診断書，出生証明書，死産証明書若しくは検案書を交付し，又は劇毒薬，生物学的製剤その他農林水産省令で定める医薬品の投与若しくは処方した者（第18条違反），③診断書，出生証明書，死産証明書又は検案書の交付を拒んだ者（第19条第3項違反），④診療簿若しくは検案簿に記載せず，又は虚偽の記載をした者（第21条第1項違反），⑤診療簿又は検案簿を保存しなかった者（第21条第2項違反），⑥検査を拒み，妨げ又は忌避した者（第21条第3項違反）．

当該法と医療従事者のかかわり

獣医師法では，動物の診療や保健衛生指導等を通して，①動物の保健衛生，②畜産業の発展，③公衆衛生の向上に寄与する事が使命とされている．これら三つの面から，この法律を考えなければならない．

1．動物の保健衛生としての人獣共通感染症

獣医師には感染症法13条1項に該当する感染動物について届出義務がある．届出対象の感染症と動物は以下の10種類である．

1. エボラ出血熱（サル），2. 重症急性呼吸器症候群（SARS）（イタチアナグマ，タヌキおよびハクビシン），3. ペスト（プレリードッグ），4. マールブルグ病（サル），5. 細菌性赤痢（サル），6. ウエストナイル熱（鳥類），7. エキノコックス症（イヌ），8. 結核（サル），9. 鳥インフルエンザ（H5N1）（鳥類），10. 新型インフルエンザ感染症（鳥類）　最近では特に，BSE，高病原性鳥インフルエンザ等が問題となっている．わが国では発生していない狂犬病も，グローバル化している現在，いつ海外から持ち込まれるかわからない．このような感染症に対しての水際作戦が重要であり，動物検疫所での獣医師の役割は大きい．

また，学校飼育動物の感染症対策も必要である．

獣医師は学校や児童に対し，飼育動物の正しい飼育方法や感染症についての正しい知識，予防の大切さを教えていかなければならない．

獣医師会のHp（http://nichiju.lin.gr.jp/school/siiku.html）に「学校飼育動物の診療ハンドブック」が掲載されている．

2．畜産業の発展について

近年，口蹄疫，鳥インフルエンザといった畜産業界に大打撃を与える家畜，家きんの感染症が発生し，獣医師は感染拡大防止，終息

に追われた.

これら感染症に対しては，家畜伝染病予防法において，獣医師には監視伝染病として都道府県知事への届出義務が課せられている．獣医師は家畜防疫員として所有者に対しての指導にあたる．平成23年3月には家畜伝染病予防法が改正された．農林水産大臣より防疫指針が作成されており，高病原性鳥インフルエンザの感染又は疑いのある場合には届出義務があり，届出を怠れば罰せられる．

口蹄疫に関しては，口蹄疫の蔓延防止と口蹄疫に起因する事態に対処する為に，口蹄疫対策措置法（平成22年法律第44号）が制定されている．主な内容は①一般車両等の消毒，②患畜，疑似患畜の予防的処分，③死体の焼却又は埋却の支援，④無利子融資など家畜の経営再建等の為の措置などである．

3．公衆衛生の向上に関して

公衆衛生獣医師の役割の1つに狂犬病対策がある．いつ侵入してくるかわからない狂犬病に対して，獣医師は常日頃から万全な体制で望む必要がある．公衆衛生獣医師が行わなければならない狂犬病対策として，1）狂犬病に対する危機意識の高揚，2）市町村職員，臨床獣医師，医療関係者，動物飼育者等への狂犬病に関する正しい知識の啓発，3）狂犬病検査体制の整備・充実，4）狂犬病発生時に備えた対策マニュアルの作成とマニュアルに沿ったシミュレーションの実施の4つがあげられている．さらに，狂犬病等が発生した際の近隣府県の行政，研究機関の協力体制の構築が必要である．

4．食の安全について

平成13年9月，わが国で初めて牛海綿状脳症（BSE）が確認されてから，食の安全性に関する問題がクローズアップされてきた．食品安全行政における国民の不安や不信感は残留農薬，食品・飼料添加物やダイオキシン，内分泌攪乱化学物質等の問題にあったが，O-157食中毒事件，BSE問題，食品の偽装表示事件をはじめとする一連の不祥事により，食品の安全に対する行政の危機意識の欠如と生産者優先，消費者保護軽視等の弊害が指摘された．平成15年7月に「食品安全基本法」が制定され，食品安全委員会が設置された．それによって獣医師は科学的知見に基づいて客観的かつ中立公正に対応できるようになった．しかしながら，海外とはリスク分析手法（リスク評価，リスク管理，リスクコミュニケーション）の導入背景と食品安全に対する歴史的な違いがあり，日本の現状は，1）リスク評価に携わる科学者（獣医学）の絶対数の不足，2）リスク管理行政の縦割り弊害，獣医専門官不足と獣医管理専門官の職責における権限の低さ，3）リスクコミュニケーション構築の未熟さが指摘されている．法律整備がなされ，危機管理体制の確立，マニュアルの策定がされているとはいえ，消費者保護軽視の政策になっていないかどうか，消費者の健康保護を最優先する仕組みのなかで獣医師は活動しなければならない．

5．動物福祉に関して

医薬品・医療機器等の開発や未知の病原体や難病の解明には動物実験はかかせないものである．これら動物実験実施に関しては特に動物福祉が重要とされている．動物実験に大きな抑制がかかるようではこれらの開発，解明が遅れ，それだけ医療が遅れる可能性がある．適正な動物実験実施が求められるのは当然であるが，それには大学，研究機関，企業の研究所に勤務する獣医師が重要な役割を担っている．最近，これら動物福祉の概念は家畜に対しても適用されようとしている．

当該法について医療従事者が知っておくべき事項

1．獣医療現場における放射性物質への対応

平成23年3月11日の東日本大震災・福島原発事故以来，放射線・放射能に対する国民の関心は高まる一方であるが，獣医療を実施する上でも，放射線照射や放射性物質の投与といったことが行われる．その際の安全性確保のためにさまざまな基準が決められている．

近年，高度医療に対するニーズが高まり，エックス線装置を用いた診断，診療用高エネルギー照射装置を用いたがんの早期診断など高度放射線診療が望まれている．そのため，平成21年2月に獣医療法施行規則が改正され，獣医療における高度放射線診療の体制が整備された．

エックス線診療：管理者が放射線従事者に対しそれぞれの業務内容に応じた教育訓練を毎年実施することが規定に追加された．

診療用高エネルギー放射線治療及び核医学検査：リニアック装置などを用いたがん治療や核医学検査によるがんの早期発見を対象に，構造設備や管理・飼養などに関する放射線の防護基準が整備された．

対象動物と核医学検査の種類を以下に示す．
① 馬における骨シンチグラフィ（テクネチウム99m）
② 犬猫における各種シンチグラフィ（テクネチウム99m）
③ 犬猫における陽電子断層撮影検査（フッ素18）

設備：放射線防護の為の十分な壁を設け，操作は必ず照射する部屋の屋外で行うこと．放射線障害防止法上の許可も必要である．核医学検査では放射能を含む液体やエアロゾルが発生するため，液体や気体が浸透しにくい構造とし，廃液・廃水もそのまま排水されないよう貯水槽を設けること．

管理基準：放射性薬品は規則に従って貯蔵，使用，廃棄し，使用後の汚染物は適切に処理すること．

獣医療においては，放射性医薬品が投与された犬猫の体内から放射線が出る為に1～2日収容室内に入院させること．その際，糞尿から放射線が出るため，適切に処理することが必要である．

検査後の動物体内に残留する放射性医薬品からの飼い主等の被曝については無視できる程度であるといわれている．

2．獣医療における各種義務（応召義務，守秘義務と通報義務）

1）応召義務：獣医師には飼い主をえりごのみする事が出来ない応召義務がある．
2）守秘義務：獣医師法にも獣医療法にも獣医師に対して守秘義務を定めた規定はないが，飼い主の利益に配慮し，獣医療行為を通じて知り得た秘密は，事実上守秘義務を負っていると考えるべきである．ちなみに日本獣医師会が平成14年に作成した「小動物医療の指針」では，獣医師は飼育者に関する個人情報を保護しなければならないと定めている．
3）通報義務：獣医師は職務を遂行する過程で虐待されている，または，虐待が疑われる動物に接した場合には，飼い主に対し注意や指導をし，悪質な場合は行政機関へ通報，虐待を認知した場合は警察へ通報するといった対応が望まれる．これらを義務づける法律はないが，飼育動物に関する診療及び保健衛生の指導その他獣医事をつかさどるという任務を負っている獣医師としてはそのような行為をとる事は当然とも思われる．

3．その他

不適切な飼養について：飼い主がペットに対して，糞尿の処理を全く行わない場合や犬に鑑札を装着させない場合など，不適切な飼養を放置すると結果として動物の生活環境が悪化し，疾病に罹患する可能性が高まり，公衆衛生の維持という観点からも問題であり，保健所などの自治体へ連絡し，知事等による飼い主への指導を促すことが望ましい．

当該法の今後の課題

1．全体的な獣医師数の不足

医師，薬剤師数に比べて獣医師の数は現在3万人，年間1,000人足らずが誕生しているに過ぎない．幅広く様々な分野で活躍している獣医師としては，絶対数が足りないのは明らかである．

1）需要に即した獣医師の確保

産業動物の診療に携わる獣医師の不足が目立っている．

地方自治体の家畜衛生，公衆衛生部門で働く獣医師の採用が難しく，獣医業の地方偏在が顕性化してきている．所得の格差も理由の一つと考えられる．

産業動物や公務員獣医師部門への獣医師誘導策の為の全国獣医師バンク構想がある．獣医系学生の就業誘導やこれら獣医師の処遇改善も考えられている．

2）獣医療の質の確保（チーム医療提供）

近年，獣医療は高度化，多様化してきている．

人の医療においては，臨床検査技師，看護師などコメディカル医療スタッフが国家資格として制度化されているが，獣医療には獣医師のみであり，過酷な労働環境にあるとも言われている．動物の診断・治療などをアシストする獣医療従事専門家による機能分担体制（チーム医療体制）が求められる．

産業動物診療部門及び公務員獣医師部門においては，慢性的獣医師不足の状態にあり，獣医師専門職の業務をアシストできる公的資格の付与を制度化した獣医療従事者の必要性に迫られている．

これらの人的問題解決に向けて，地域における動物医療提供体制の計画的整備と，獣医師法に基づく卒後臨床研修制度の実行の確保及び一次，二次診療の地域ネットワーク体制の整備が考えられている．また，獣医療専門職の公的資格化に向けた法整備（国家試験と大臣による免許の付与）が望まれる．

2．獣医学教育の改善

獣医学の教育年限が6年になり，30年が経過するが，専任教員の確保は進展していない．大学設置基準では医学部130人以上，歯学部75人以上に対し，獣医は28人のままである．特に獣医の任務の根幹をなす動物臨床，家畜衛生，獣医公衆衛生学等の実務教育の不備が指摘されている

獣医学教育を国際的に通用する専門職養成課程とするため，大学設置基準における専任教員の数と施設設備の要件を引き上げ，学部体制にむけた整備が進められている．

3．動物の福祉の増進と適正管理

平成17年の動愛法改正により，これまで種々の規制の整備が図られて来たが，依然として動物福祉の概念に反する動物の生産，取引，飼育，加えて無責任な飼育者による安易な動物の引き取り依頼，飼育放棄，さらには動物虐待事例が散見される．動物所有者の責務である個体識別，特にマイクロチップ（MC）の導入によって家庭動物の殺処分数の削減，流通，飼育履歴に関してのトレーサビリティの確保などが図られている．

また，地方公共団体で保護・引き取られた犬及び猫の譲渡推進のために様々な取り組みがなされている．

4．行政について―省庁一元化―

わが国の動物関係中央組織行政は複雑であり，業務内容によって以下のように所管省庁が異なる．①獣医師，獣医療制度，家畜衛生，動物薬事対策の所管は農林水産省，②狂犬病等の人と動物の共通感染症対策や食肉・食鳥衛生検査等の食品衛生対策の所管は厚生労働省，③動物の福祉・愛護対策や野生動物保護管理等の生物多様性保全対策は環境省，④学術振興，獣医学教育・研究体制の整備は文部科学省，⑤食品に対するリスク評価の所管が内閣府というように1府4省の複数の省庁にまたがっている．

その目的は異なるものの，関係する施策はすべて獣医師が担っている．また，目的は同じでもそれぞれ各省庁から出される指針もある．一元的に所管する組織の設置が望まれる．

5．食の安全に関して

BSE発生以来，食の安全に関してさまざまな分野で獣医師の活動が知られるようになり，生産現場から消費者の食卓までが獣医師の活動範囲と認識されるようになってきた．科学者としての獣医師は食の安全に関し，「公正」かつ「中立」な立場で「食の安全安心」「食品安全行政」「消費者の安全を求める

権利」「アニマルウェルフェア」に深く関わり，研究関連機関と連携協力のもと，公衆衛生の向上と食の安全に寄与することを強く留意すべきである．さらに国際的な食の安全対策を考えれば，国際機関への提言が出来る人材の育成も重要である．

6．口蹄疫等動物伝染病に対する防疫体制

人及び動物のグローバル化や地球温暖化等に伴い，新興・再興感染症の発生リスクが高まっている．口蹄疫，高病原性鳥インフルエンザ，狂犬病など社会経済へ影響が甚大な家畜伝染病に対する迅速な防疫措置実施体制の不断の整備と国際間の協調・連携が求められる．

狂犬病については外国船からの犬の不法上陸等により，侵入リスクは増大している．犬所有者の義務とされている国内飼育犬の登録率は5割水準，定期予防接種率は4割を下回ると言われている．国内発生予防及び蔓延防止措置の実効性確保のため，①防疫体制の整備，②国・自治体・民間組織の役割分担と連携確保，③検査・診断機能の強化，④財政措置の充実が求められる．

特に，国内発生予防と蔓延防止策については，地域における緊急防疫に備えた家畜防疫・衛生ネットワーク体制の整備が重要である．

また，狂犬病対策が広く国民に理解されるよう，犬の所有者の責務としての狂犬病予防措置の普及・啓発を推進する事が望まれる．

7．動物実験と福祉

現在，動愛法改正論議の真最中にある．獣医師には実験動物の合法的な飼育管理を指導する役割があるが，動物実験に関しても，科学的・倫理的視点から実験動物の利用者を助言・指導すべきである．それが出来るように学生を教育する必要がある．動物実験に対する社会的理解の促進に繋がる教育も必要である．北海道大学の取り組みは多いに参考になる．

動物実験実施に対して，EUは法律による規制強化を，アメリカは研究機関による動物実験の自主規制を採択している．わが国では，動愛法における3Rの理念，各指針，ガイドライン，規定等を遵守した形での自主管理，そして，外部委員による検証を受ける形が望まれている．それには，獣医系大学での高度な専門性知識の育成と教育カリキュラムでの福祉教育の充実が必要である．動物の福祉に関しては，実験動物のみならず，畜産すべての分野に広がりつつある．

獣医師が業務を遂行するにあたっては，獣医師法，獣医療法のみならず，動物愛護法，感染症法，薬事法，カルタヘナ法，外来生物法，各省庁から出されている飼養と保管等に関する基準，その他多くの法律，指針，ガイドラインが関係している．これら法令を熟知した上で，より専門性の高い知識を持って，各々専門分野で活躍する必要がある．その為にも，ニーズに会ったカリキュラムによる教育，そして卒後研修が重要と思われる．教育改革は現在，全国代表者協議会において進められており，①臨床実習における獣医学性の診療行為への参加，②獣医学モデル・コアカリキュラムに準拠した共通テキストの作成，③共用試験の実施などが検討されている．

（森本純司）

文　献

1）獣医畜産六法　平成22年版
農林水産省生産局畜産部　監修　日本獣医師会　編集　新日本法規株式会社　平成21年　発行
2）わかりやすい獣医師・動物病院の法律相談
動物病院経営法務研究会編集　新日本法規株式会社　平成22年　発行
3）北村直人：食の安全に関わる法制度と獣医学及び獣医療行政の役割．日獣会誌　64　167-170（2011）
4）栗栖輝光，伊藤伸彦，並木宣雄：動物医療における高度放射線診療の体制整備（Ⅰ），（Ⅱ），（Ⅲ）日獣会誌　63　158-167, 2010
5）鍵山直子：動物愛護管理法における3R原則の明文化と実験動物の適正な飼養保管．日獣会誌　63　395-398, 2010

索　引

AIDS	244			第25条	118
ALARA	50	**い**		第29条	118
DV防止法	267			第39条	119
ICRP	50	1歳6か月児健康診査	225	医療法人	119
MSDS	372	医師	224	医療法人の業務	120
PRTR制度	371	医師法	3	医療保護施設	265, 266
SARS	244	医師でない者の医業禁止・業		医療保護入院	304
THP	341	務独占	5	医療用エックス線装置	262
		医師の任務	4		
あ		医師法	3	**う**	
		第1条	4		
悪臭防止法	366	第17条	5	牛海綿状脳症	377
あへん法	151	第18条	7		
第1条	151	第19条	7	**え**	
第3条	151	第21条	9		
第10条	154	第23条	10	栄養士	92, 224
第12条	151	第22条	8	栄養指導員	96
第13条	151	第24条	10	栄養士法	92
第19条	152	異状死体等の届出義務	9	第1条	92
第20条	154	一類感染症	239	第2条	92
第37条	154	一般病床	117	第3条	92
第40条	155	医薬品の販売業	140	第4条	92
第52条	152	医薬品の供給	27	第5条	93
第55条	152	医療観察法	314	第6条	93
第57条	152, 154	第1条	314	第7条	94
第58条	152	医療機器	141	第8条	94
アルコール	199	医療施設の管理者	115		
アレルギー疾患	353	医療ネグレクト	236	**お**	
安全衛生三管理	327	医療法	113		
あん摩マッサージ指圧師，は		第1条	113, 115	応急処置	42
り師，きゅう師等に関する		第4条	116	応急入院	304
法律	77	第6条	116	応召義務	7
第1条	77	第7条	117, 300	汚染者負担原則	367
第3条	78	第10条	117		
第4条	79	第13条	118	**か**	
第5条	79	第15条	118		
第6条	79	第16条	118	介護福祉士	98
第7条	79	第17条	118	介護保険制度	208
第9条	78	第21条	118	介護保険法	208
第13条	77, 78	第22条	118	第2条	208

第4条	208	第19条	355	第44条	45
改正化審法	370	第20条	355	救急救命処置	43
改正児童福祉法	231	第23条	356	救急救命処置の範囲	43
カウンセリング	98	第27条	355	救急隊員	42
化学物質安全性データシート		第28条	356	休業補償給付	334
制度	372	第29条	356	救護施設	265, 266
化学物質審査規正法	368	学校保健計画	353	協会管掌健康保険	183
化学物質等による危険性また		学校薬剤師	357	教職員の健康診断	355
は有害性等の調査等に関す		学校薬剤師の職務	357	業法的規制	3
る指針	373	過労死	333	業務従事者	259
化学物質排出把握管理促進法	368	がん	200	業務上の疾病	333
化管法	368	環境基本法	363	居宅サービス	211
覚せい剤	155	第2条	363	緊急措置入院	305
覚せい剤取締法	155	看護師	224		
第1条	155	看護師・准看護師の業務	39	**く**	
第2条	155	看護職の定義	34		
第3条	155	患者の被ばく	262	組合管掌健康保険	183
第18条	156	感染症に対する主な措置	249	グループワーク	97
第20条	156	感染症の分類	246		
第22条	157, 160	感染症法	238, 244	**け**	
第23条	160	第2条	244		
第29条	160	第3条	245	ケアマネジメント	98
第30条	156, 157, 160	第4条	245	ケアワーカー	98
第41条	156	第5条	246	刑法第39条	315
第42条	157, 160	第12条	246	刑法第134条	10, 33
化審法	368	第13条	246	軽費老人ホーム	291
家庭支援専門相談員	282	第54条	243	ケースワーク	97
寡婦	283	第55条	243	血液製剤	121
寡婦福祉資金	284	感染症病床	117	血液法	121
学校安全	355	がん対策基本法	202	第1条	122
学校医の職務	356	第2条	203	第3条	122
学校環境衛生基準	353	第3条	203	第8条	122
学校歯科医	357	第9条	203	第9条	123
学校歯科医の職務	357	第12条	204	欠格事由	56
学校保健安全法	352	第19条	205	結核病床	117
第1条	352	がん対策基本法の目的と基本		健康増進法	197
第2条	352	理念	202	第3条	200
第3条	352	がん対策推進協議会	206	第5条	200
第4条	352	管理栄養士	92	第6条	200
第5条	353			第7条	197
第6条	353	**き**		第8条	197
第7条	353			第10条	197
第8条	353	機会均等推進責任者	321	第12条	95
第9条	354	気管挿管	48	第16条	197
第10条	354	救急救命士	42	第17条	197, 200
第11条	354	救急救命士の業務	43	第18条	197, 200
第12条	354	救急救命士の資格	43	第19条	200
第13条	354	救急救命士法	42	第21条	201
第14条	354	第2条	42	第25条	201

索　引　383

健康保険法	183	第32条	215	作業環境測定士	343
第1条	183	第36条	215	作業環境測定法	343
第64条	185	第42条	215	産業医	323
第72条	186	第43条	215	産業保健職	321, 326
第78条	185	第44条	215		
第80条	185	第46条	215	**し**	
言語聴覚士	84	第48条	216		
言語聴覚士法	84	第60条	215	歯科医師	224
第1条	84	第65条	217	歯科医師法	13
第2条	84	第74条	215	第16条	13
第3条	85	第75条	215	第17条	13, 353
第4条	86	第76条	215	第18条	13
第6条	86	第77条	215	第19条	13
第42条	86	第80条	215	第20条	14
第43条	86	第93条	217	第21条	14
第44条	87	第100条	217	第22条	14
第50条	87	第131条	218	第23条	14
検体検査	57	国際放射線防護委員会	50	第29条	14
健康監視	241	国民医療法	3	第30条	14
健康管理手帳	340	国民健康保険制度	192	歯科衛生士	224
健康相談	353	国民健康保険法	192	歯科衛生士国家試験	19
検疫	238	第5条	192	歯科衛生士法施行規則第1条	19
検疫感染症	240	第19条	192	歯科衛生士法施行規則第2条	20
検疫感染症に準ずる感染症	243	第40条	193	歯科衛生士法施行規則第4条	21
検疫業務の内容	239	第42条	193	歯科衛生士法施行規則第9条	21
検疫法	238	第68条	193	歯科衛生士法施行規則第11条	20
第1条	239	第76条	193	歯科衛生士法施行規則第12条	20
第2条	239	第77条	193	歯科衛生士法施行規則第18条	22
第13条	242	第78条	193	歯科衛生士資格の喪失	20
第14条	242	第82条	193	歯科衛生士法	19
第27条	243	第83条	193	第1条	19
第28条	240	第87条	193	第2条	21
		国立がんセンター	206	第3条	19
こ		子ども家庭110番電話相談	231	第4条	19
		個別援助技術	97	第5条	20
公害対策基本法	363	コミュニティワーク	97	第6条	20, 21
公共職業安定所	327	コンサルテーション	98	第7条	19
更生施設	265, 266			第8条	20
交通バリアフリー法	274	**さ**		第10条	19
後天性免疫不全症候群	244			第11条	19
高齢者医療確保法	212	3歳児健康診査	225	第12条	19, 20
第3条	214	36（さぶろく）協定	330	第13条	22
第4条	214	採血	58	第14条	20
第5条	214	作業療法	88	第18条	20
第6条	214	作業療法士	88	第20条	21
第8条	214	産科危機的出血ガイドライン	128	歯科衛生士免許	20
第15条	214	再興感染症	244	歯科技工	23
第16条	214	作業環境測定	344	歯科技工所	25
第18条	214	作業環境測定機関	344	歯科技工士	23

歯科技工士法	23	第20条	83	授産施設	265, 266
第1条	23	社会医療法人	120	獣医師	376
第2条	23	社会福祉士及び介護福祉士法	97	獣医師法	374
第17条	24	第1条	97	第1条	374
第18条	24	第2条	97	第3条	374
第19条	24	第44条	99	第4条	374
第20条	25	第45条	99	第10条	375
第26条	25	第46条	99	第14条	375
施設サービス	211	第47条	99	第16条	375
市町村保健センター	175, 179, 225, 278	宗教的輸血拒否	128	第17条	375
		集団援助技術	97	第18条	375
指定薬物	144	柔道整復師	73	第19条	375
児童	275	柔道整復師法	73	第20条	375
児童委員	278	第2条	73	第22条	376
児童虐待防止法	231	第3条	73	獣医療現場における放射性物質への対応	377
第2条	232	第4条	74		
第4条	234	第6条	74	出席停止	355
第5条	234	第12条	74	処方せんによる調剤	29
第6条	235	第15条	75	処方せんの記載事項	30
児童指導員	281	第16条	75	処方せんの交付義務	8
児童自立支援施設長	281	第17条	75, 76	処方せん中の疑義照会	31
児童自立支援専門員	281	第19条	76	女性労働基準規則	322
児童生活支援員	281	第20条	76	小規模多機能型居宅介護事業	290
児童生徒等の臨時の健康診断	354	第24条	76	少年	275
児童相談所	277	循環器病	200	障害者	275
児童福祉の法体系	276	小児での脳死判定基準の妥当性	135	障害者の雇用の促進等に関する法律	270
児童福祉司	278			
児童福祉施設	278	消防法	51	障害者基本法	270
児童福祉施設最低基準	281	第2条	42	障害者雇用納付金制度	271
児童福祉法	275	助産	226	障害者自立支援法	272, 307
第1条	275	助産師	224	食の安全	377
第2条	275	助産師の業務	39	食中毒	255
第3条	275	助産所	116	食品衛生監視員	254
第7条	278	社会福祉事業	297	食品衛生管理者	254
第8条	276	社会福祉事業の概要	297	食品衛生推進員	254
第10条	277	社会福祉法	264, 293	食品衛生責任者	253
第12条	277	第1条	294	食品衛生法	253
第13条	278	第2条	294	第6条	255
第16条	278	第3条	294	第11条	254
第18条	281	第4条	294	第30条	254
第25条	277	第5条	294	第48条	254
第34条	231	第6条	294	第50条	253
視能訓練士法	81	第14条	265, 295	第58条	255
第1条	81	第18条	295	第61条	254
第2条	81	第20条	295	新興感染症	244
第3条	82	第26条	296	人工妊娠中絶	228
第17条	82	第60条	295	心神喪失	315
第18条	82, 83	第89条	295	心神喪失者等医療観察制度	315
第19条	83	主任児童委員	278	心神耗弱	315

索　引　385

新生児	224	施術所	76	大気汚染防止法	363
新生児訪問指導	226	精神保健福祉法	299	男女雇用機会均等法	320
身体障害者福祉法	270	第1条	300		
身体障害者補助犬法	272	第5条	302	**ち**	
身体的虐待	233	第12条	302		
振動	366	第18条	302	地域医療支援病院	116
じん肺健診	349	第19条	302	地域援助技術	97
じん肺法	25, 347	第20条	302	地域保健法	172
第1条	347	第22条	302	地域保健法	223
第2条	347	第29条	304	第1条	178
第4条	349	第33条	303	第2条	178
第5条	349	第34条	305	第3条	178
第17条	351	第36条	306	第4条	177, 178
じん肺法施行規則	347	性的虐待	231, 234	第5条	178
心理的虐待	234	石綿則10条	348	第6条	178
心理発達相談員	224	責任能力	315	第7条	179
心理療法担当職員	282	責任無能力	315	第8条	179
診療所	116			第11条	179
診療放射線技師の業務	53	**そ**		第13条	179
診療放射線技師法	50			第14条	179
第2条	52	騒音	366	第18条	179
第24条	52	臓器移植法	130	第21条	179
診療放射線従事者	259	相談援助	101	地域保健法の概要	178
		相対的欠格事由	5	地域密着型サービス	211
す		措置入院	304	知的障害者相談員	312
				知的障害者福祉司	312
水質汚濁防止法	364	**た**		知的障害（精神遅滞）の定義	309
スーパービジョン	98			知的障害者福祉法	307
ストーカー規制法	267	第1種作業環境測定士	343	調剤	27
		第2種作業環境測定士	344	調剤された薬剤の表示	31
せ		第五次医療法改正	115	調剤の場所の制限	28
		大麻研究者	164	調剤応需義務	28
生活保護法	263	大麻栽培者	164	調剤業務	28
精神鑑定	315	大麻草	161	調剤権	28
精神病床	117	大麻取締法	161		
精神保健福祉士	101	第1条	161	**つ**	
精神保健福祉士の業務	109	第2条	161		
精神保健福祉士法	101	第3条	162	通勤	333
第1条	101	第4条	162	通勤災害	333
第2条	101	第5条	162		
第40条	109	第6条	162	**て**	
第41条	104	第13条	162		
第43条	104	第14条	163	典型七公害	258
第44条	109	第15条	164	電波法	51
生物由来製品感染等被害救済		第16条	163	電離放射線障害防止規則	363
業務	126	第17条	164		
生理学的検査	57	第24条	162, 163	**と**	
セクシュアルハラスメント防		第25条	162, 163, 164		
止対策	320, 322	たばこ	199	糖尿病	200

索引

毒物及び劇物取締法	146
第1条	146
第2条	146
第6条	147
第7条	147
第12条	149
第15条	149
第22条	146, 147
第24条	146
特定機能病院	116
毒物劇物取扱責任者の資格	148
毒物又は劇物の交付の制限等	149
毒物又は劇物の表示	149
毒薬及び劇薬の取扱い	143
土壌汚染対策法	365
特定化学物質障害予防規則	373
特定粉じん作業	347
特別養護老人ホーム	291

に

乳児	224, 275
任意入院	303
妊産婦	224, 275
妊産婦訪問指導	225
認知症対応型老人共同生活援助事業	291

ね

ネガティブリスト方式	325
ネグレクト	231, 234

の

脳死は人の死	134

は

ハートビル法	274
派遣元責任者	326
派遣先責任者	326
歯の健康	200
バリアフリー新法	274

ひ

被虐待児の排除	136
被ばく管理	260
秘密漏示	10
病院	116
病原体等の取り扱い	252
病者の就業禁止	341
病理解剖	59

ふ

ファミリーソーシャルワーカー	282
副作用	220
ふぐ調理師	255
不妊手術	228
フラッシュバック	155
婦人相談所	267, 268
福祉三法	265, 293
福祉六法	265
福祉事務所	264, 277
福祉事務所職員	281
粉じん作業	347
粉じん施行規則	347
粉じん障害防止規則	347

へ

ヘロイン	165

ほ

保育士	224, 281
放射線	257
放射線アレルギー	257
放射線施設における定期測定	261
放射線施設の維持管理	261
放射線施設の施設基準	261
放射線障害防止法	257, 258
法律	3
ホームレスの自立の支援等に関する特別措置法	268
保管管理	149
保険医等の業務	194
保険医療機関の責務	195
保険医療機関の療養担当	187
保険給付	183, 192
保健師	224
保健師助産師看護師法	34
第1条	34
第2条	34
第3条	34
第5条	34
第6条	34
第7条	35
第8条	35
第9条	35
第10条	35
第11条	35
第12条	35
第13条	35
第14条	35
第15条	35
第16条	35
第17条	35
第18条	35
第19条	35
第22条	35
第23条	35
第27条	36
第31条	353
第33条	36
第35条	36
第36条	36
第37条	36
第42条	36
第43条	36
第44条	36
第45条	36
保健室	353
保健指導	354
保健師の業務	38
保健所	179, 225, 278
保健所数の推移	172
保護者	224, 275
母子及び寡婦の自立支援	284
母子及び寡婦福祉法	283
第1条	283
第2条	283
第3条	284
第4条	284
第5条	284
第13条	284
第17条	285
第31条	284
第33条	285
母子家庭	283
母子家庭自立支援給付金事業	284
母子家庭等日常生活支援事業	285
母子休養ホーム	285
母子健康センター	175

母子健康手帳	225	第72条	171	**ゆ**	
ポジティブ・アクション	320	麻薬処方せん	169		
ポジティブリスト方式	325	マリファナ	161	有料老人ホーム	291
母子保健サービス	223			輸血管理料	127
母子保健施設	225	**み**		輸血療法	124
母子指導員	281				
母子生活支援施設	285	未熟児	224, 226	**よ**	
母子福祉センター	285	未熟児訪問指導	226		
母子福祉資金	284			養護教諭	353
母子保健法	223	**め**		養護老人ホーム	291
第1条	223			幼児	224, 275
第6条	224	名称の使用制限・名称独占	7	要保護児童	275
第10条	225	メタンフェタミン	155	要保護児童対策地域協議会	277
第11条	226	メディカルコントロール	46	予防接種	219
第12条	225	メンタルヘルス対策	340	予防接種の種類	219
第13条	225			予防接種法	219
第16条	225	**も**		第3条	219
第17条	225			第8条	219
第19条	226	モルヒネ	165		
第22条	226			**り**	
保助看法	34	**や**			
母性健康管理措置	320, 322			理学療法	88
母体保護法	227	薬剤師の任務	27	理学療法士	88
第1条	227	薬剤師法	27	理学療法士及び作業療法士法	88
第2条	227	第1条	27	第1条	88
第3条	228	第2条	27	第2条	88
第14条	228	第3条	27	第3条	89
第15条	229	第19条	28	第4条	89
第25条	228	第21条	28	第5条	89
第26条	228	第22条	29	第6条	89
第27条	230	第23条	29	第11条	90
第32条	230	第24条	31	第16条	91
ほねつぎ	73	第25条	31	第21条	90, 91
		第26条	31	リハビリテーション	84
ま		第27条	32	療担第1条	187
		第28条	32	療担第2条	187
麻薬及び向精神薬取締法	165	薬剤師免許	27	療担第3条	187
第1条	165	薬事法	51, 138	療担第5条	187
第3条	165	第1条	138	療担第12条	188
第27条	165	第2条	138	療担第13条	188
第33条	169	第4条	138	療担第14条	188
第34条	169	第5条	138	療担第15条	188
第35条	170	第6条	138	療担第16条	188
第41条	170	第8条	138	療担第19条	188
第42条	171	第49条	140	療担第20条	189
第50条	165, 169	第66条	138	療担第22条	190
第66条	165	薬担第8条	190	療担第23条	190
第69条	165	薬担第9条	191	療養病床	117
第70条	165, 169, 170	薬担第10条	191		

療養方法等の指導義務	10	老人福祉施設	291	第4条	330
臨時休業	355	老人福祉法	287	第5条	330
臨床検査技師法	56	第1条	287	第32条	330
第1条	56	第2条	287	第34条	331
第2条	56	第3条	287	第35条	331
第3条	56	第4条	288	第36条	330
第4条	56	第5条	288	第56条	331
第8条	59	第6条	288	第61条	331
第30条	59	第10条	288	第62条	331
臨床工学技士	61	第11条	288	第64条	331
臨床工学技士の業務	62	第14条	290	第65条	331
臨床工学技士法	61	第15条	291	第66条	332
第1条	61	第20条	291	第67条	332
第2条	61	第29条	292	第75条	332
第37条	61	労働安全衛生法	336, 343	第88条	332
第38条	61	第10条	337	労働者派遣事業適正運営協力員	327
		第13条	337	労働者派遣法	325
ろ		第14条	337	第36条	326
		第15条	337	第40条	329
老人	287	第66条	340	第41条	326
老人デイサービス事業	290	第68条	341	第45条	325
老人デイサービスセンター	291	第69条	341	第47条	326
老人介護支援センター	291	労働安全衛生法の適用	328	第52条	327
老人居宅生活支援事業	290	労働基準法	321, 330	第53条	327
老人短期入所施設	291	第1条	330
老人短期入所事業	290	第2条	330
老人福祉センター	291	第3条	330

医療従事者のための
これだけは知っておきたい61の法律

2012年1月10日　第1版第1刷発行

編集代表	河野公一
編　　集	田邉　昇
	森田　大
	米田　博
	鈴木俊明
発 行 者	市井輝和
発 行 所	株式会社 金芳堂
	〒606-8425 京都市左京区鹿ケ谷西寺ノ前町34番地
	振替　01030-1-15605
	電話　075-751-1111(代)
	http://www.kinpodo-pub.co.jp/
印 刷 所	亜細亜印刷株式会社
製　　本	亜細亜印刷株式会社

© 河野公一, 2011

落丁・乱丁本は直接小社へお送りください。お取替え致します。

Printed in Japan
ISBN978-4-7653-1512-8

JCOPY ＜(社)出版者著作権管理機構 委託出版物＞

本書の無断複写は著作権法上での例外を除き禁じられています。複写される場合は，その都度事前に，(社)出版者著作権管理機構(電話 03-3513-6969，FAX 03-3513-6979，e-mail: info@jcopy.or.jp)の許諾を得てください。

●本書のコピー，スキャン，デジタル化等の無断複製は著作権法上での例外を除き禁じられています。本書を代行業者等の第三者に依頼してスキャンやデジタル化することは，たとえ個人や家庭内の利用でも著作権法違反です。